역학과
방사선

RADIATION EPIDEMIOLOGY

역학과 방사선

이원진

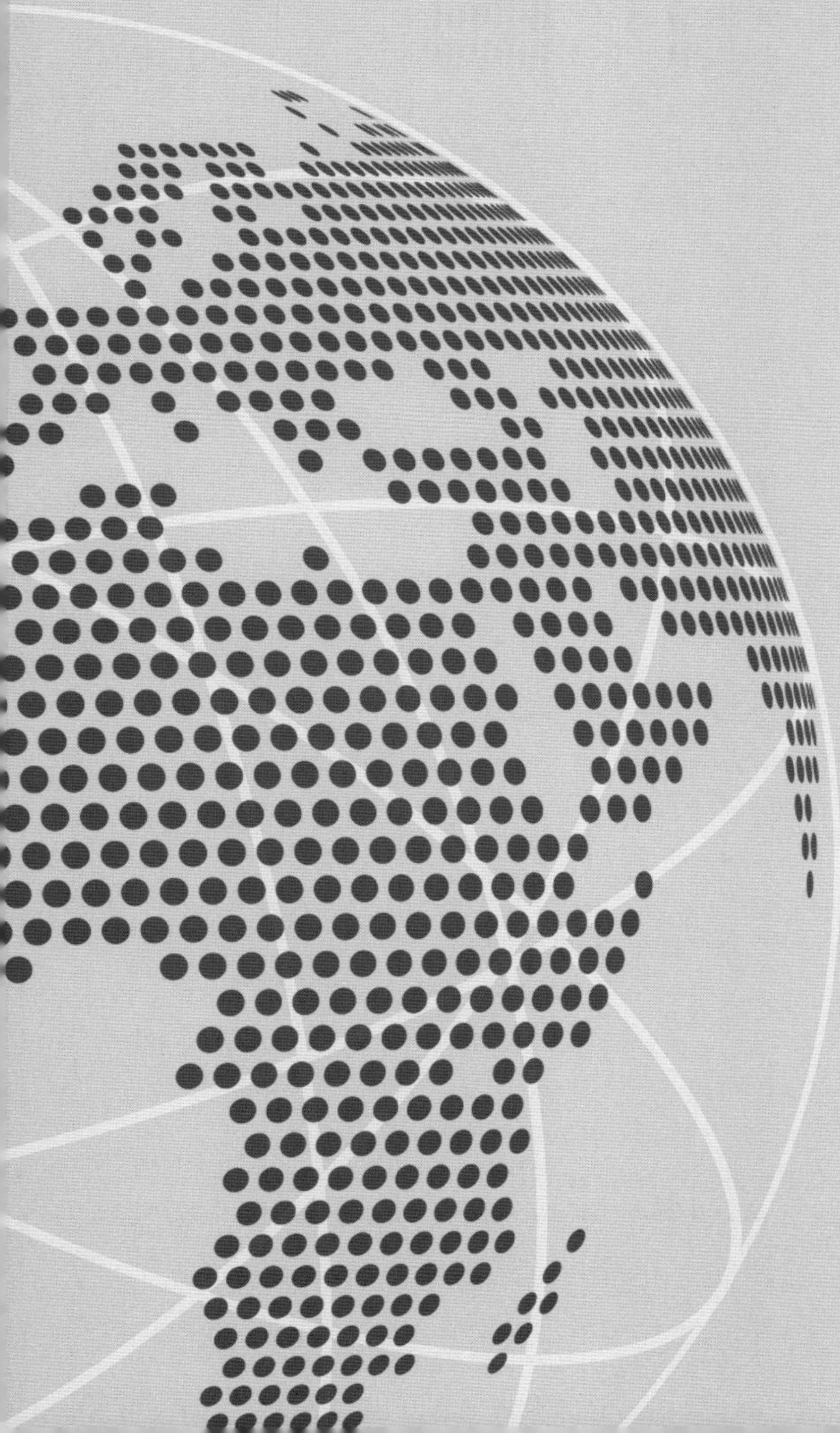

KU PRESS
고려대학교
출판문화원

▌ 이 성과는 정부(과학기술정보통신부)의 재원으로 한국연구재단의 지원을 받아 수행된 연구임 (No. 2020R1A2C1008891).

머리말

이 책은 방사선 역학radiation epidemiology을 소개하고 이해하기 위해 준비하였다. 영어 단어에 대한 우리말 제목은 '방사선 역학'이라고 표현하는 것이 정확하지만, 학문 분야에 대한 올바른 이해를 위해서 '역학과 방사선'이라고 순서를 바꾸었다. 방사선 역학은 역학의 한 전문분야로서 인구집단을 대상으로 방사선이라는 환경 인자의 노출과 이로 인한 건강 영향을 집단적 비교를 통해 파악하는 특성을 가진다.

이 책의 첫 번째 목적은 역학 및 보건학 분야에 방사선 역학을 소개하는 것이다. 방사선 역학은 학문적으로 많은 장점을 가졌기 때문에 역학 및 보건학의 다양한 내용을 학습하는 데 좋은 사례가 될 수 있다. 특히 방사선 역학은 정교한 노출평가에 근거해서 다양한 역학 지표를 개발하고 대규모 인구집단 연구에 적용한다. 또한 다른 분야보다 상대적으로 활발히 진행된 정량적 접근은 바이어스 및 인과성 평가에서도 학문적 근거를 심화시키고 있다. 따라서 방사선 역학 사례들을 배우는 것은 역학 및 보건학에 대한 깊은 이해와 학습에 도움이 된다.

두 번째 목적은 방사선 관련 학문 분야에 역학의 이해를 돕기 위한 것이다. 방사선 역학은 방사선의 건강 영향을 올바로 파악하고 관리해 나가는 데 사회적으로 크게 기여하고 있다. 이러한 활동 과정에서 역학에 관한 관심과 이해가 점차 중요해지고 있다. 그러나 역학 연구에 대한 이해의 부족은 방사선 연구 및 관리에 있어서 학문 간 유기적 소통을 제한하기도 한다. 따라서 방사선을 둘러싼 여러 분야의 전공자들이 역학이라는 학문의 특성과 결과를 올바로 이해하는 데 도움이 될 자료가 필요하다.

책의 구성은 크게 두 부분으로 나누었다. 1부에서는 역학 자체의 이해를 위한 역학 지표, 연구 방법, 자료 분석, 인과성, 바이어스 관련 내용을 방사선 연구 사례들을 중심으로 살펴보았고, 2부에서는 방사선 역학의 특징과 각 노출 형태별 연구 사례들을 역학 및 보건학적 내용을 중심으로 정리하였다. 이러한 1부와 2부의 다른 접근방식이 서로 연결성을 갖도록 하나의 책자로 구성하였다. 이를 통해 역학적 내용을 올바로 이해하는 것이 방사선 연구를 잘 수행할 수 있는 기초가 되고, 방사선 연구를 깊이 있게 진행하는 것이 역학 및 보건학을 더욱 발전시킬 수 있다는 것을 강조하고자 하였다.

역학 및 방사선 관련 내용은 매우 방대하고 새로운 내용이 빠르게 보고되고 있다. 이 책은 총론적 차원에서 기존 연구 내용을 소개하는 데 초점을 둔 것으로, 아직 다루지 못하거나 깊이 있게 소개되지 못한 부분이 많다. 따라서 더욱 구체적인 내용은 제시된 참고문헌들을 통해 살펴보기를 권장한다. 많은 부족함에도 불구하고 이 책이 우리나라에서 방사선 역학 분야를 이해하고 발전해 나가는 한 단계의 과정으로서 도움이 되길 기대한다.

책의 내용은 일일이 열거하는 것 자체가 불가능한 수많은 분들로부터 제공된 것으로 그분들의 연구 활동에 깊은 존경과 고마움을 드린다. 또한 책 준비과정에 도움을 준 장은진 연구원과 흔쾌히 출판해 준 고려대학교출판문화원에 고마움을 전한다.

2022년 11월

이원진

• CONTENTS •

제1부

역학의 이해

Epidemiology

제1장 역학의 소개
Introduction

1.1. 역학의 정의와 목적(definition & purpose)

역학(epidemiology)은 인구집단에서의 건강 혹은 건강 관련 요인들에 대한 분포와 원인을 연구하는 학문이다. 역학의 범위는 점차 확대하고 있어 최근에는 인구집단만이 아니라 동식물의 질병까지 포괄한다. 역학의 정의와 관련된 여러 표현이 있지만, 핵심 단어는 '건강'과 '인구집단'이다. 그러나 영어단어 자체는 그리스어에서 유래된 인구집단에 대한 학문(즉 epi=upon, demos=people, ology=study)으로 인구학과 비슷한 의미로만 해석되어, 역학에서 다루는 주제인 질병 및 건강이라는 내용은 분명하진 않다. 따라서 영어로는 'epidemiopathology'란 용어가 질병이라는 단어를 포함함으로써(pathos=disease) 역학이 의미하는 내용을 더욱 구체적으로 표현해 준다.

역학은 과학으로서의 학문(science)인 동시에 현실에 지식을 적용하는 실천(practice)이기도 하다. 학문으로서의 역학은 과학적 질문을 통해 지식을 확장해 나가는 기능을 담당하고 있으며, 실천으로서의 역학은 얻어진 지식을 현실에 유용하게 적용하는 기능을 한다. 간혹 역학이 과학이라기보다는 다른 과학이나 전문분야의 방법론적 수단으로만 오해되기도 하나, 방법이나 도구로서의 활용을 넘어선 이론과 가설에 근거한 새로운 지식을 추구하는 사고체계에 대한 과학이다. 특히 건강과 질병에 대한 가설을 세우거나 이론적 근거를 제공하여 인구집단에서 질병의 규모와 원인에 대한 이해를 발전시키는 중요한 역할을 한다.

역학은 개인이 아닌 인구집단에서의 질병을 생물학적 내용뿐 아니라 사회문화적 요인까지 함께 다루므로 자연과학뿐 아니라 사회과학 분야와 연결된 다학제적(multidisciplinary)인 특성을 갖는다. 따라서 역학 연구는 특정 분야의 전유물이 아니다. 과거 다양한 분야의 전공자들이 인구집단에서의 질병을 진지하게 파악하고 합리적이며 창의적으로 사고함으로써 역학의 발전에 크게 이바지하였듯이, 각 분야에서의 건강에 대한 인구 집단적 사고와 접근은 다양한 측면에서 역학을 수행한다고 할 수 있다.

역학은 지식을 적용(application)하는 기술로서 질병의 예방과 통제에 이바지한다. 그런데 역학 결과물이 어떻게 활용되느냐는 그 사회의 몫으로, 결과의 현명한 활용에는 정치, 경제, 문화 등 사회적 특성이 개입된다. 따라서 똑같은 역학적 결과라도 사회에 따라 다르게 적용될 수 있으며 역학의 현실적 적용은 학문적 측면의 역학과는 다른 측면을 가진다. 즉 특정 주제를 둘러싼 보건학적 문제를 풀어나가는 데는 역학만이 아니라 사회의 여러 분야가 관여한다. 예를 들어 방사선 역학(radiation epidemiology)의 일차적 목적은 방사선 노출 집단이 얼마나 높은 질병 위험도를 가졌느냐를 정확히 평가하는 데 있다. 반면 현실적으로 방사선 방호(radiation protection)의 실무적 적용에는 역학을 포함한 과학적 근거뿐 아니라 사회적 가치 및 상황들이 함께 고려된다. 따라서 인구집단적 차원에서의 방사선 노출로 인한 건강 및 질병을 탐색하는 것은 역학의 몫이지만, 그 결과를 사회에 적용하는 것은 역학만이 아니라 사회 모두의 종합적 역할이다.

> 1995년 《사이언스(Science)》 지에 역학 연구의 유용성에 의문을 제기한 저널리스트의 기사(Epidemiology faces its limits)가 보고된 바 있다. 당시에도 여러 역학자로부터 많은 비판을 받은 바 있으며, 최근엔 당시 위양성으로 평가절하되었던 대부분의 역학 연구 내용이 현재는 분명한 근거를 갖는 중요한 공중보건학적 내용이 되었다고 재평가되었다. 즉 역학은 한계에 갇혀 있던 것이 아니라 혁신적 발전을 통해서 한계를 극복해 왔다(Epidemiology beyond its limits). 다른 학문과 마찬가지로 역학 자체가 일정한 한계를 가지고 있는 것은 분명하지만 다른 학문에 비해서 신뢰하기 어렵다고 비판되는 것은 공평하지도 않고 사실도 아니다.

1.2. 인구집단의 특성(population characteristics)

역학은 집단적 사고(population thinking)와 집단 간 비교(group comparison)라는 특성을 갖는다. 역학에서의 집단적 사고는 개념(conceptualization)의 형태이고, 집단 비교는 학문적 활동(scientific activity)이다. 이러한 특성으로 역학 연구는 개인보다는 인구집단에 대해서, 실험보다는 관찰 연구를 통해서, 질적 보다는 양적 접근을 한다.

인구집단은 단순한 개체의 합이 아니라 그 자체가 하나의 살아 움직이는 개체이다. 마치 원자의 구성이 분자를 이루고 분자가 세포를 세포가 기관을 기관이 개체를 이루는 과정에서 기관은 세포의 단순한 합이 아니라 그 자체의 특성이 있는 것과 비슷하다. 따라서 역학은 인구집단을 하나의 유기체로 살펴보면서 건강 및 질병 문제를 연구한다.

역학에서는 인구집단을 합리적으로 비교하기 위해서 확률이라는 개념이 적용되며, 이와 관련된 다양한 지표들이(incidence, prevalence, mortality, odds ratio, relative risk, attributable risk, excess risk 등) 집단의 특성을 설명하기 위해 사용된다. 그리고 집단정보를 합리적으로 해석하고 비교하기 위해서 여러 역학 방법론들이 사용된다. 또한 결과값을 논리적으로 해석하기 위한 역학적 사고 과정 및 판단을 위해서 교란변수, 상호작용, 바이어스, 비교군 선정, 인과성 탐구를 위한 지침 등 집단 비교를 위한 개념들이 적용된다.

인구 집단적 사고가 질병 현상과 원인을 파악하기 위해 중요하다. 실제로 많은 질병이 사회적(집단적) 영향을 받는다(예를 들어 음주로 인한 간경화 등의 질병 발생은 개인적 요인들도 관여하지만, 사회적인 음주 허용 문화 및 술의 가격 등도 크게 영향을 미친다). 그리고 집단적 정보가 질병의 원인을 해석하는 데 개인적 정보보다도 더 유용한 경우들이 많다. 예를 들어 감염성 질환의 규모 및 전파력을 설명하는 데 있어서 인구밀도 및 가족의 식구 수 등 집단적 정보가 그 개인이 특정 음식을 섭취하거나 혹은 손을 씻었는지보다 중요할 수 있다. 이것은 개인의 질병 원인이 집단의 질병 원인과 반드시 같지 않을 수 있다는 것을 의미한다.

또한 개인에 대한 건강 문제는 개인만을 바라보아서는 완전히 얻지 못하고 그 개인이 소속된 집단의 정보를 다른 집단과 비교함으로써 얻을 수 있다. 예를 들어 만약 모든 사람이 담배를 피운다면 폐암은 단지 유전적 차이에 의해 발생하는 것처럼 보이고 정말 중요한 흡연의 영향에 대해서는 파악할 수 없게 된다. 따라서 집단에 정보를 파악하는 것은 각 개인의 유전적 요소 및 특성을 파악하는 것보다 중요한 경우들이 많다. 즉 노출과 질병과 올바른 관련성을 파악하기 위해서는 노출이 비슷한 집단만을 대상으로 많은 연구를 진행하는 것보다 노출 분포가 다른 여러 집단으로 확대할 때 비로소 파악할 수 있다.

개인에게 중요했던 위험요인이 집단에서는 중요하지 않을 수도 있다. 예를 들어 개인의 유전적 감수성은 개인의 질병 발생에 큰 영향을 주지만, 전체집단에서의 질병 발생률은 환경적 요인이 더 크게 영향을 준다. 이러한 사실은 이민자 연구와 쌍둥이 연구를 통해서 잘 알려져 있다. 반대로 집단 차원에서는 중요하게 고려되어야 하지만, 개인에게는 중요하지 않을 수도 있다. 예를 들어 방사선 노출량은 개인적 차원에서 1-2mSv 더 노출되는 것이 중요하지 않을 수 있지만, 집단적으로는 노출량을 줄이면 그만큼 질병을 예방할 수 있으므로 비록 1-2mSv의 노출 감소라고 하더라도 중요한 의미를 가진다.

인구 집단적 사고를 통해 개인에게는 불확실한 것도 집단 차원에서는 확실할 수 있다. 예를 들어 특정 인구집단에서 방사선 노출 증가로 인해 암 위험도가 증가하는 것은 확실하지만 개인적으로 누가(개인적 차원) 암에 걸릴지는 불확실하다. 즉 방사선 1Sv 노출 시 대략 100명당 5명의 암사망이 증가한다는 사실은 많은 연구를 통해 입증되었지만, 누가 5명의 암사망자에 포함될지는 확실하지 않다. 다시 말해 개인적 차원에서의 암발생에는 우연(variation) 혹은 운(luck)이 작용하여 불분명해 보일 수 있지만, 인구집단적 차원에서는 방사선 노출 증가로 인해 암 환자가 증가한다는 것은 확실하다.

인구 집단적 특성은 질병을 예방하는 전략을 이해하는 데도 중요하다. 즉 개인적 차원에서는 고위험군을 집중하여 관리하는 방법이 권장될 수 있으나, 인구 집단적 차원에서는 전체를 대상으로 관리하는 것이 효율적이다. 예를 들어 고음주자들을 대상으로 집중적인 예방 관리를 하기보다는 사회의 평균적 음주량을 줄이는 것이 전체적으로 음주로 인한 피해를 더 많이 줄일 수 있다. 즉 전체 인구집단 차원에서 질환자들을 줄이기 위해서는 개별 질환자들에 대한 접근보다는 그 인구집단 자체를 대상으로 위험요인을 전체적으로 감소시키는 것이 질환자들을 효율적으로 줄일 수 있다.

고위험집단은 질병에 걸리는 경우가 많지만, 전체 인구집단에서 차지하는 비율이 낮아, 발생한 환자수로 보면 오히려 대부분의 환자는 저위험집단에 속해 있다. 따라서 인구집단 차원에서 보면 위험도를 적게 가진 일반 사람들에 대한 예방 대책이 많은 위험도를 가진 집단보다 사회적으로는 더 많은 이득을 준다. 예를 들어 비만자들은 만성질환의 위험도가 높지만 전체 인구집단의 일부만을 차지하며, 비만하지 않은 사람들은 만성질환의 위험도가 상대적으로 낮지만, 인구수가 많아 실제 발생한 만성질환자의 대부분을 차지한다. 이런 상황에서 전체 인구집단에서 비만도를 낮추는 예방전략은 사회적으로 질병 예방효과가 크지만, 개별 사람들에게는 도움이 되지 않거나 매우 적은 이득만을 가져다줄 수 있다. 질병자의 대부분이 해당 질병의 위험이 낮은 집단에서 발생하고 고위험집단에서는 극히 적은 질병자가 발생하여 모순된 것처럼 보이는 상황을 예방의 역설(prevention paradox)이라고 한다. 이처럼 개인과 집단의 서로 다른 효과 차이를 고려하는 것이 역학적 접근의 원리를 이해하는 데 중요하다.

역학에서 사용되는 집단정보는 대표성(representativeness)이 있어야 적용 가능하며 이를 위해 인구집단의 규모 및 분모를 명확히 파악하는 것이 중요하다. 그런데 인구집단은 시간에 따라 변하며 그에 따라 위험요인과 질병 현상도 변한다. 따라서 인구집단의 특성을 지속적으로 파악해 나가는 것이 중요하다. 연구하고자 하는 전체 인구집단을 대표하도록 선정하는 것이 가장 이상적이지만 그렇지 않다면 조사된 집단이 전체 모집단과 비교하여 어떻게 다른지를 파악하는 것이 올바른 결과 해석을 위해 필요하다.

방사선 방호를 위해 문턱 없는 선량 모델(LNT)을 기준으로 설정한 것도 집단적 개념에서 비롯되었다고 할 수 있다. 즉 특정 개인에서 일정 선량 이전에는 건강 영향이 나타나지 않다가 그 이상에서 영향이 나타나는 현상은 존재할 수 있다. 그러나 인구집단에는 민감도가 다른 다양한 개인들이 존재하기 때문에 집단을 대상으로 한 단일한 역치의 방사선량을 설정하는 것은 합리적이지 못하다. 따라서 인구집단에서의 방사선 방호 목적으로는 문턱 없는 선량 모델이 지지되고 있다.

대부분의 역학 연구는 인구집단에 대해 관찰한 완전하지 못한 자료를 사용하는 경우가 많다. 완전하고 분명한 자료를 통해 결과를 산출하는 것은 상대적으로 쉽지만 그렇지 못한 상황에서 올바른 결과를 산출하는 것은 어렵다. 역학의 큰 특성 중의 하나는 이러한 불완전한 자료를 통해 합리적인 결과를 도출하는 데 있다. 현재 주어진 자료와 근거들로 과학적 추론을 내리는 것이 가능한지, 어느 범위에서 가능한지, 어렵다면 합리적 결정을 위해서 어떤 정보를 어떻게 확보하는 것이 필요한지 등에 관한 사고가 필요하다. 따라서 역학에서는 합리적으로 생각하는 힘(logical reasoning)이 무엇보다도 중요하다.

역학은 정부시스템상 민주주의와 비교된다고 하버드 대학의 디미트리오스 트리코풀로스(Dimitrios Trichopoulos) 교수가 표현한 바 있다. 즉 민주주의 제도와 역학은 여러 약점을 갖고 있는 것은 사실이나, 둘 다 관련 목적을 달성하기 위해 현재 가능한 가장 최선의 접근방법이라는 공통된 특성을 갖는다고 할 수 있다. 역학 연구에서 많은 변수가 통제되지 않고 있는 그대로 관찰되어 산만해 보일 수도 있으나, 실제 현실에 기초해서 합리적 접근으로 문제를 풀어나가는 특성은 민주주의 제도와 유사하다고 할 수 있다.

제2장 역학 지표
Epidemiological Indices

역학에서는 지표들을 통해 결과를 이해하고 서로 소통하기 때문에 사용되는 각 지표의 기본적인 개념을 이해하는 것이 필수적이다. 역학에서는 인구집단에서 질병의 양적 규모를 파악하는 것이 중요하기 때문에 수리적 측정과 표현이 자주 사용된다. 이때 한 가지 지표로는 전체적인 이해가 제한될 수 있으므로, 여러 지표를 통해 결과를 종합적으로 파악하는 것이 중요하다.

2.1. 비(ratio), 분율(proportion), 율(rate)

비(ratio)는 분자를 분모로 나누는 일반적인 개념의 지표이다. 예를 들어 성비(남성 인원수/여성 인원수) 등이 포함된다. 이 지표의 특성은 분자가 분모에 포함되지 않으며 분자와 분모가 반드시 같은 단위일 필요는 없다. 분율(proportion)은 분자가 분모에 포함되는 지표로서, 예를 들어 남자의 분율은 남자 인구수를 분자로 하고 전체 인구수를 분모로 한다. 유병률도 전체인구 중 질병자를 분자로 하는 분율이다. 율(rate)은 분율과 같으나 단위 시간당 변화는 속도의 개념이 추가된다. 예를 들어 연간 발생률이란 특정 연도의 발생률이라기보다는 평균 연도별 변화에 따른 새로운 환자수의 변화(시간에 따른 변화)를 의미한다. 단위는 0에서 무한대의 값을 갖는다.

반면 비와 분율 지표는 시간 개념이 없거나 있어도 정해진 특정 기간(예를 들어 1년)을 가정한다. 질병의 연간 발생률은 반드시 1년을 조사해서 연간 발생률을 구하는 것이 아니라 6개월 혹은 4년을 조사하고 연간으로 환산할 수 있다. 이는 자동차 시속을 알기 위해 반드시 1시간을 측정해야 할 필요는 없고 순간순간의 값을 통해 산출하는 것과 비슷하다. 따라서 발생률에서의 연간 혹은 월간이란 단위는 인위적이며, 이 기간이 조사 기간과 일치하지 않을 수 있다. 이에 반해 유병률은 특정 기간의 환자수를 의미하는 것이므로, 일정한 기간을 조사하므로 그 기간 자체가 연구조사 기간을 의미한다.

즉 비는 분자와 분모를 사용한 일반적인 지표에서 흔히 사용되는 지표이며, 분율은 상대적인 빈도 혹은 확률을 의미하고, 비율은 질병률 변화의 속도와 방향을 표현할 때 사용된다.

2.2. 유병률(prevalence)

유병률(prevalence)은 특정 인구집단에 존재하고 있는 환자 수의 분율로서 유병분율(prevalence proportion)을 의미한다. 유병률은 시간적 변화를 나타내는 율(rate)이 아니기 때문에 유병분율이 정확한 표현이나 관습적으로 유병률이란 단어를 사용하고 있다. 유병률과 발생률은 질병의 빈도(frequency)를 나타내는 가장 기본적인 지표로서 유병률은 질병의 상태(disease status)를 의미하며 질병 발생(disease onset)과는 직접적인 관련성이 없다. 유병률의 개념은 반드시 질병에만 적용되는 것은 아니며 질병 전 단계의 상태 혹은 노출 인자의 크기(예를 들어 수정체 혼탁을 가진 사람들의 분율 혹은 전체 작업자 중 방사선 작업자의 분율 등)를 표현할 때도 사용할 수 있다.

예를 들어 2022년 7월 1일 1만 명의 인구집단 중 200명이 암환자가 있다면 유병률은 2% 혹은 0.02로 표시된다. 이 수치는 2022년 7월 1일이라는 특정 시점에만 적용되는 것이며 일시에 따라 다를 수 있다. 유병률은 단위가 없는 지표이며 산출 시 특정 기간 혹은 시간을 설정하며, 사람을 소수점으로 나타내지 않으려고 1,000 혹은 100,000 등을 곱해 준다. 이때 분자에는 질병에 걸려 있는 환자가 포함되므로 사망이나 회복된 사람은 제외되며, 분모는 인구집단 전체가 되지만 조사되지 못한 사람들은(예를 들어 의료기관에 입원 되었거나 특수기관에 있는 경우 등) 제외된다.

유병률의 종류는 특정 시점 인구에서의 질병 상태를 표현하는 점유병률(point prevalence)과 특정 기간의 질병 유병을 의미하는 시점유병률(period prevalence)로 구분한다. 만약 특정 기간이 평생을 의미한다면 평생 유병률(lifetime prevalence)이라고 한다. 이론적으로 모든 조사가 특정 시점에 동시에 이루어지기 어려우므로 점유병률이라고 하더라도 일정한 조사 기간이 필요하다.

유병률의 크기는 질병 발생과 질병의 유병 기간에 영향을 받는다. 일반적으로 발생이 많으면 유병률은 증가하나 발생이 많더라도 유병 기간이 짧다면(회복이 빠르거나 반대로 치명적인 질환의 경우) 낮은 유병률을 보일 수 있다. 또는 치료가 잘 안 되지만 오래 생존하게 되는 질환들(당뇨, 고혈압, 치매 등)은 발생률의 크기에 비해 높은 유병률을 보일 수 있다. 또한 질병의 치료율은 각 국가와 인구집단에 따라 다를 수 있어 같은 발생률을 가진 인구집단이라고 하더라도 해당 인구집단의 면역 및 영양 상태, 의료기관 접근성 및 질병 관리 체계에 따라 달라질 수 있다. 유병률은 주로 질병 발생의 크기와 비례하지만, 질병 발생 자체 외에도 질병의 유병 기간과 예후에 영향을 주는 요인들에도 영향을 받는다.

유병률은 인구집단에서 질병의 크기와 부담을 평가하는 데 필수적인 지표이다. 예를 들어 신장 질환 환자들이 얼마나 있는지에 대한 정보를 알아야 해당 지역에 투석시설과 인력이 얼마나 필요한지 올바로 판단할 수 있다. 그러나 유병률은 질병 자체의 발생에만 영향을 받는 것이 아니기 때문에, 질병의 원인 인자를 밝혀내는 데는 유용성이 제한된다.

그러나 유병률은 발생률 산출이 불가능한 건강 상태를 조사할 때 활용될 수 있다. 예를 들어 방사선 노출에 의한 기형아 출산과의 관련성 연구에서 분모는 장애를 가질 수 있는 모든 태아가 되어야 하나 이를 현실적으로 파악하기는 어렵다. 왜냐하면 현재 임신부들은 최소 몇 개월 임신이 유지된 사람들로서 조기에 사산한 경우나 중간에 태아를 손실한 경우들은 제외되었기 때문이다. 따라서 출생아 중에서 장애를 갖고 태어난 아이들의 분율(즉 유병률)을 기형아 출산 지표로 사용한다. 이렇게 파악된 기형아 출산 유병률은 방사선 노출 요인뿐 아니라 기형을 가진 태아가 출산할 때까지 생존할 수 있게 하는 다른 요인들에 영향을 받는다.

2.3. 발생률(incidence)

발생률은 위험에 노출된 인구집단(population at risk)에서 새롭게 발생한 질병빈도를 표현하는 지표이다. 분모의 형태에 따라 발생분율(incidence proportion), 발생률(incidence rate), 발생오즈(incidence odds)로 구분된다. 발생분율과 발생오즈는 분모가 위험에 노출된 인구수이며 발생률은 분모가 위험 시간인 경우(time at risk)를 말한다. 따라서 사람 수를 기준으로 한 발생분율과 발생오즈는 0과 1 사이의 값을 갖지만(재발의 경우를 포함하면 1보다 커질 수도 있다), 발생률과 같이 분모가 시간인 경우는 0-무한대의 범위가 가능하다. 예를 들어 월 단위 발생률(0.1 case/person-month)을 연단위로 바꾸면 발생률 값(1.2 case/person-year)이 달라진다.

발생률 산출 시 분자에는 일반적으로 첫 번째로 발생한 질병을 포함한다(예를 들어 first primary cancer case). 즉 조사 기간 이전부터 질병에 걸려 있는 경우는 발생 사례가 아니므로 제외한다. 그리고 분자에 같은 질병을 반복해서 발생하는 경우(재발의 경우) 질병 발생 위험요인이 첫 발생 사례와 다를 수 있으므로 일반적으로 제외한다. 또한 노출과 관련이 없는 기간에 발생한 경우도 제외한다. 예를 들어 방사선에 노출된 이후 1년 이내에 발생한 고형암 발생 사례는 방사선 노출에 의한 것이라기보다는 그 이전에 다른 요인에 의해 발생한 것으로 판단할 수 있기 때문이다.

발생률 산출 시 분모는 인구수 혹은 관찰 기간을 사용한다. 첫째로 인구수를 분모로 할 때는 모든 인구가 아니라 질병에 걸릴 가능성 즉 위험에 노출된 인구집단(population at risk)만을 포함한다. 예를 들어 자궁암 발생 위험에서는 분모에서 자궁수술을 받은 여성을 제외하고, 감염병 질환의 경우 이미 면역이 생겨 다시 걸릴 위험이 없는 사람들도 분모에서 제외한다. 이때 누가 위험 인구집단이냐는 어떤 질병을 연구하느냐에 따라 달라져 예를 들어 당뇨병 발생 연구를 한다면 당뇨가 있는 사람은 포함되지 않지만, 정신질환이 있는 사람은 포함이 된다(반대도 마찬가지). 연구 주제가 사망, 평생 면역이 있는 전염성 질환, 혹은 만성질환의 경우 해당 질환자들은 상대적으로 쉽게 분모에서 제외될 수 있으나 여러 번 걸릴 수 있는 질환의 경우 질병에 걸려 있는 동안에는 질병에 걸릴 위험도가 없지만 회복된 이후엔 다시 위험에 노출된 집단에 포함된다. 이처럼 위험 인구집단을 파악하는 것은 단순하지 않고 분자 발생에 따라 변화하는 속성을 가진다. 이러한 접근은 유병률을 산출할 때도 같지만, 유병률은 질병의 규모를 파악하는 데 초점이 있으므로 위험에 노출된 인구집단을 정확히 가려내기보다는 전체 인구집단을 적용하는 경우가 많다.

둘째로 분모를 시간 즉 인원수가 아니라 관찰 인구수와 기간의 곱(person-time)으로 할 수 있다. 각 사람이 추적된 기간을 고려하는 것으로, 인구수는 같아도 관찰 기간이 달라지면 위험에 노출된 정도가 다르다는 것을 고려하기 위해 만들어진 것으로 일반적으로 인년(person-year) 단위를 사용한다. 이때 관찰된 모든 기간이 질병 발생과 관련이 있는 것은 아니므로 위험 추적 기간만을 포함시킨다(노출평가 참고).

분모에 시간적 개념을 적용하는 것은 발생률 산출 시 더욱 정확한 값을 제시할 수 있는 장점이 있다. 그러나 추적이 가능한 연구 형태(코호트 연구)에서만 적용될 수 있으며 산출과정이 인구수로 하는 경우보다 다소 복잡하다는 단점이 있다. 이 외에 1) 단위가 시간 개념이므로 실제 인구수를 보여주는 것이 아니어서 공중보건학적으로 구체적인 의미를 전달하는 데 한계가 있다. 일반적으로는 한 사람을 1년간 관찰한 인년 단위를 사용하여 인원수와 같게 해석한다. 2) 인년 단위는 모든 사람이 질병에 걸릴 위험이 같다는 것을 전제로 계산된 것이지만 실제 질병에 걸릴 위험은 인구집단 내의 각 사람의 나이와 코호트 입적 시기 등에 따라 다를 수 있다. 예를 들어 내가 경험한 1년이 다른 사람이 경험한 1년과 질병 발생 위험성이 같지 않다면 시간 단위 사용의 가정은 성립되기 어렵다. 3) 많은 인원수를 짧은 기간에 관찰한 위험도가 적은 인원수를 오랜 기간 관찰한 위험도와 같지 않을 수 있다. 즉 인년 계산은 질병 발생이 시간에 따라 균일하게 발생한다는 전제이지만, 전체 인년이 같더라도 의미하는 바는 다를 수 있다. 예를 들어 10,000명을 2년 추적조사한 연구에서는 비록 인년이 길다고 하더라도 질병 잠재기를 고려하면 합리적인 암발생 연구 결과를 산출할 수는 없다. 이보다는 2,000명을 10년 추적한 연구가 같은 인년값을 가지면서 질병의 잠재기를 합리적으로 반영한 결과를 제시할 수 있다.

분모를 인구수 혹은 인년 단위로 할지는 연구에 따라 적용한다. 추적 기간이 상대적으로 짧은 경우는 인년 단위를 사용하는 장점이 크지 않아 분모로서 인구수를 사용한 발생분율 지표를 사용할 수 있다. 반면 추적 기간이 긴 경우는 추적 기간이 각 개인별로 다를 수 있어 인년 단위의 지표가 더 적합하다. 특히 만성질환에 관한 연구에서는 노출 이후 질병 발생까지의 기간이 길어 분모로서 인년 단위를 흔히 사용한다.

발생률을 거꾸로 표현하면 사건이 발생될 때까지의 기간(waiting time)이 된다(위험률이 시간에 따라 변하지 않는 조건에서). 즉 발생분율은 사람 대 사람이 분자와 분모로 나누어진 형태이므로 단위가 없지만, 발생률은 인구수와 인구수-시간의 비율이므로 결국 '1/시간'의 단위가 되며, 이것의 역수는 1명의 환자가 발생될 때까지의 시간이 된다. 예를 들어 어떤 인구집단의 사망률이 10/1,000인년이라고 할 때 한 사람의 사망이 일어날 때까지의 기간(역수)을 구하면 100년이 되며, 사망이 발생할 때까지의 시간, 즉 예상 생존률(expected survival time)이 100세라는 의미가 된다.

사망률(mortality rate)은 특정 인구집단에서 특정 기간 사망하는 규모를 설명하는 차원에서는 분율의 개념(즉 연간 사망자 수를 연앙인구로 나눈 값)이지만, 연간 사망자의 변화를 보여주는 의미로 사용한다면 율이 될 수 있다. 사망률 산출 시 분자에 포함되는 것은 사망원인 자료에서 사인의 원인(underlying cause of death)에 해당하는 질병정보를 사용한다. 사망자료는 다른 건강 자료보다 정의가 분명하고 완전성이 높아 노출과의 관련성뿐 아니라 지역 간 혹은 국가 간 보건 수준의 비교 등에 중요하게 활용된다. 국가의 의료체계에 따라 영향을 많이 받는 질병의 경우 발생자료보다 오히려 사망자료가 국가 간 질병 비교에 합리적이다(비록 말기 환자들로만 제한이 되지만). 예를 들어 국제암연구소(IARC)에서 암의 규모를 국제적으로 비교할 때 전립선암의 경우 발생률보다 사망률을 통해 비교한다. 그러나 사망자료를 통해 노출과 질병과의 관련성 연구를 할 때는 질병 발생뿐 아니라 질병 기간, 생존 관련 요인들, 그리고 민감한 사망원인의 경우 미보고되거나 오분류되는 경우를 고려해야 한다.

2.4. 위험도(risk)

위험도 혹은 위해도(risk)는 특정 기간 추적된 개인 혹은 집단이 질병에 걸릴(혹은 사망할) 확률을 의미한다. 발생분율(incidence proportion)을 위험도로 표현하기도 하며 발생률에 해당 시간(time)을 곱해서 산출하기도 한다. 위험도 값은 0과 1 사이를 가지며 시간적 단위가 없는 수치로 표현된다.

위험도의 해석을 위해서는 위험 시간(risk period)에 대해서 같이 표현하여야 한다. 예를 들어 '60세 여성이 심혈관 질환으로 사망할 확률이 2%이다'라는 표현은 어떤 의미인지 불분명하다. 왜냐하면 사망할 확률이 24시간 내인지 1년 혹은 10년 동안의 위험도인지에 따라 해석이 달라지기 때문이다.

누적 위험도(cumulative risk)는 사망이나 질병발생에 대한 특정 시간 동안의 누적된 위험을 말한다. 이처럼 시간에 따라 변화하는 위험도를 누적해서 산출하는 것을 생존분석이라고 한다. 이를 위해 질병 발생에 따라 중간에 줄어드는 분모를 고려해서 계산하는 것이 필요하다.

위험도 산출 시 추적 중 보고자 하는 질환이 아닌 다른 질환으로 사망하게 되는 경우를 경쟁위험도(competing risk)라고 하며 이로 인해 위험도 산출의 분자와 분모 값이 변할 수 있다. 건강 영향이 치명적일수록 이 요인은 최소화할 수 있지만 덜 치명적인 질환일수록 영향을 많이 줄 수 있고, 추적 기간이 짧은 기간일 때 보다 긴 기간일 경우 더욱 중요하게 고려해야 한다. 경쟁위험도가 고려될 필요가 없는 상황은 총사망인 경우이며, 사망 외의 다른 건강 영향 주제들은 다른 사망이라는 경쟁위험도가 존재한다.

2.5. 오즈(odds)

오즈(odds)는 분자와 분모로 계산된 확률을 나눈 비(ratio)를 의미한다. 즉 질병 혹은 노출이 발생할 확률(p)과 발생하지 않을 확률(1-p)을 나눈값이다(p/[1-p]). 오즈는 확률을 통해 산출하는 지표이므로 확률 크기에 따라서 오즈와 확률이 비슷할 수도 있고 차이 날 수도 있다. 예를 들어 방사선에 노출되어 1,000명 중 1명이 암에 걸린다면 발생확률은 1/1,000, 발생하지 않을 확률은 999/1,000이며 방사선 노출로 암에 걸릴 오즈는 1/999[(1/1,000)/(999/1,000)]로서 확률값 1/1,000과 거의 같게 산출된다. 반면 흔히 발생하거나 유병이 높은 질병의 경우 오즈는 발생(유병)분율을 과대평가할 수 있다.

오즈는 확률 혹은 위험도 값보다 자료처리 과정에서 유리한 특성이 있다. 표 2.5.1과 같이 확률이라는 값은 0-1 사이에 국한된 지표이지만, 확률을 오즈 변환하게 되면 값이 0과 무한대로 펼쳐지게 할 수 있다. 그런데 오즈는 음수를 포괄하지 못하고 비대칭이라는 제한점이 있다. 따라서 오즈에 자연로그를 취하면(이를 로짓[logit]이라고 한다) 음의 무한대에서 양의 무한대 범위를 갖는 대칭형 분포를 하게 되어 자료를 활용하는 데 유리하다. 확률 혹은 위험도를 로짓으로 전환하는 과정을 로지스틱 변환(logistic transformation)이라 하며 로지스틱 분석에 활용한다. 이처럼 자료 분석 시 관찰된 자료를 그대로 사용하는 것이 아니라 전환해야 할 필요가 있거나 전환하는 것이 유용한 경우들이 있다.

표 2.5.1 확률(probability), 오즈(odds), 로짓(logit)의 관계

지표	값								
확률(위험도)	0.1	0.2	0.3	0.4	0.5	0.6	0.7	0.8	0.9
1-확률	0.9	0.8	0.7	0.6	0.5	0.4	0.3	0.2	0.1
확률/1-확률 (오즈)	0.11	0.25	0.43	0.67	1.00	1.50	2.33	4.00	9.00
ln(확률/1-확률) (로짓)	-2.20	-1.39	-0.85	-0.41	0.00	0.41	0.85	1.39	2.20

2.6. 상대(비교)위험도(relative risk)

상대위험도(relative risk)는 두 집단의 위험도(혹은 발생률)의 상대적인 비(ratio)로서 두 지표를 조합한 지표이다. 상대위험도의 종류에는 율(rate)을 비교한 율비(rate ratio), 위험도(risk)를 비교한 위험도비(risk ratio), 오즈를 비교한 오즈비(odds ratio)가 있다. 상대위험도는 단위를 갖고 있지 않으며 로그 단위를 취해 대칭성을 갖는다. 같은 상황에서도 어떤 지표로 상대위험도를 구했는지에 따라 값이 다르게 산출된다. 예를 들어 표 2.6.1과 같이 발생률을 기준으로 하면 2.0의 상대위험도, 발생분율을 비교할 경우에는 1.9, 오즈를 비교한 오즈비는 2.11의 값이 산출된다. 일반적으로 산출된 값의 크기는 분율비, 발생률비, 오즈비 순이다.

표 2.6.1 10년간 20,000명을 추적한 가상자료에서의 상대위험도 값 비교

	Exposed	Non-exposed	Ratio
Cases	1,813	952	
Non-Cases	8,187	9,048	
Initial population size	10,000	10,000	
Person-years	90,635	95,163	
Incidence rate	0.0200	0.0100	2.00
Incidence proportion	0.1813	0.0952	1.90
Incidence odds	0.2214	0.1052	2.11

(출처: Pearce, 2012)

상대위험도는 위험요인에 노출될 때 질병 발생의 위험이 얼마나 증가하는지를 알려주는 연관성의 강도(strength of the association)를 나타낸다. 상대위험도는 1.0을 중심으로 보호 요인이면 0-1까지의 범위, 유해 요인이면 1에서 무한대의 범위 값을 갖는다. 즉 상대위험도가 1이라는 것은 노출된 집단과 노출되지 않은 집단의 질병 발생 위험이 같다는 것을 의미하며 1보다 크다는 것은 특정 요인에 노출된 집단의 질병 발생 위험이 노출되지 않은 집단에 비해 증가한다는 의미이며, 1보다 작다는 것은 특정 요인에 노출되는 경우 질병 발생 위험이 줄어든다는 의미이다. 예를 들어 방사선 노출자들이 비노출 집단보다 암발생이 2배 높다면 상대위험도는 2가 된다.

오즈비 혹은 교차비는 비노출집단에서 환자의 오즈(즉 확률의 분율)와 노출집단에서 환자의 오즈의 비로 정의된다. 오즈값 자체는 질병의 절대위험도를 파악할 수 없지만 오즈비(odds ratio)를 사용하면 연관성 지표로 활용할 수 있다. 따라서 발생률을 산출하지 못하는 단면연구 및 환자-대조군 연구에서 발생률 비의 대리지표

로서 사용된다. 이때 오즈비가 발생률 비를 반영하는 정도는 질병의 크기에 영향을 받아, 만약 드문 질병의 경우라면 거의 비슷하지만 흔한 질병의 경우라면 두 지표간 차이가 크게 나타난다. 예를 들어 노출군과 비노출의 발생률이 각각 60%와 30%일때 위험도(발생률) 비는 2.0이지만 오즈비는 3.5가 된다(0.60/[1-0.60])/(0.30/[1-0.30]). 어느 정도의 확률일 때 오즈비가 발생률 비 대신 사용해도 되는지에 대해 정해진 답은 없으나 흔히 10% 미만을 제안한다. 발생확률이 높아질수록 발생률과 오즈의 차이가 커지므로 오즈비 해석에 주의를 기울여야 한다.

관찰된 상대위험도 값(연관성의 크기)은 인구집단의 특성과 시점에 따라 변할 수 있다. 예를 들어 폐암은 흡연과 높은 연관성(높은 상대위험도)을 보이지만 라돈과는 상대적으로 낮은 상대위험도를 보인다. 그런데 만약 인구집단 전체가 금연을 한다면(즉 해당 인구집단의 흡연율이 변하면), 폐암 환자의 대부분은 라돈에 의해 발생하여 라돈의 상대위험도 값은 커질 수 있다(마치 밀림에 사자가 없어지면 늑대가 상위 포식자로 등장하는 것과 유사하다). 즉 상대위험도에 의한 강도(strength)는 비노출집단에서의 질병 발생에 대한 기저위험률에 따라 달라지기 때문에 절대적인 값이 아니며, 같은 노출량에 의해서도 인구집단에 따라 그리고 같은 인구집단이라고 하더라도 조사된 시기에 따라 다른 값이 나올 수 있다.

2.7. 기여위험도(attributable risk)와 인구집단 기여위험도(population attributable risk)

(1) 기여위험도

기여위험도(attributable risk) 혹은 기여위험분율(attributable fraction)은 노출군과 비노출군에서의 발생률의 차이로 노출이 질병 발생에 얼마나 기여하였는지를 수량적으로 보여주는 지표이다(예를 들어 방사선으로 인한 추가적인 암발생의 크기가 얼마인지 등). 즉 특정 위험요인을 제거했을 경우 질병 발생을 얼마나 예방할 수 있는지를 의미한다. 이 지표는 두 집단의 위험도 차이를 비가 아닌 절대값의 차이(risk difference)를 통해 산출한다. 즉 노출로 인한 단위 인구집단 내 추가로 발생한 질병자의 절대적 크기(노출군의 발생률-비노출군의 발생률)를 의미한다. 율(rate)과 위험도(risk)지표 모두에 적용할 수 있어 초과율(excess rate) 혹은 초과위험도(excess risk)라고 표현하기도 한다.

기여위험분율은 노출군과 비노출군에서의 발생률의 차이를 노출군에서의 발생률로 나눈 값으로 노출군에서의 상대적 기여분율을 의미한다. 즉 [(노출군의 발생률-비노출군의 발생률)/노출군의 발생률] × 100으로 산출한다. 이때 만약 발생률을 직접 파악할 수 없는 경우라면 노출군에서의 상대위험도를 활용하여 산출하기도 한다. 즉 기여위험도는 (노출군의 상대위험도-1)/노출군의 상대위험도가 되며, 기여위험분율은 [(노출군의 상대위험도-1)/노출군의 상대위험도] × 100으로 산출한다.

예를 들어 표 2.7.1과 같이 일본 원폭 생존자 코호트 연구에서 전체 고형암으로 17,448명이 사망하였고 기저 사망자가 16,595명으로 853명은 방사선 노출로 인한 초과 사망자였다(이 경우 기저사망자와 초과사망자는 직접 관찰된 것이 아니라 모델에 의한 추정값이다). 이를 5mGy 이상 노출자들로만 국한하여 초과사망자를 기저 사망자로 나누면 10.7%의 값이 산출되며, 이 값은 해당 인구집단의 사망자 중 방사선 노출로 추가적인 고형암 사망이 발생한 분율(기여위험도)로 해석한다. 이러한 기여위험도 분율은 선량별로 차이가 있어, 낮은 노출선량의 경우 1.8%이며 2Gy 이상인 경우는 61%으로 노출량이 많을수록 증가하였다.

표 2.7.1 일본 원폭 생존자 연구에서 선량 구간별 고형암 사망에 대한 기여분율

Colon dose(Gy) Category	Subjects	Person Years	Cases	Background	Fitted Excess	Attributable Fraction
<0.005	60,792	1,598,944	9,597	9,537	3	0.0%
0.005-0.1	27,789	729,603	4,406	4,374	81	1.8%
0.1-0.2	5,527	145,925	968	910	75	7.6%
0.2-0.5	5,935	153,886	1,144	963	179	15.7%
0.5-1	3,173	81,251	688	493	206	29.5%
1-2	1,647	41,412	460	248	196	44.2%
2-4	564	13,711	185	71	111	61.0%
Total	105,427	2,764,732	17,448	16,595	853	10.7%

(출처: Preston et al., 2007)

기여위험분율을 분모로 하여 1을 나누면(1/기여위험분율), 질병자 한 명이 발생하는 데 필요한 노출인원수(number needed to harm)가 된다. 예를 들어 방사선 노출에 의한 기여위험분율이 10%라고 하면 그 역수는(1/0.1) 방사선 노출로 인해 암환자 1명이 발생되기 위해서는 10명의 방사선 노출자가 필요하다는 의미이다. 만약 질병을 예방하는 인자 혹은 치료법의 경우에 적용하면 효과가 나타나는 데 필요한 인원수(number needed to treat)를 의미한다. 이러한 지표는 상대위험도나 오즈비보다

직접적인 의미를 전달해 주는 장점이 있다.

기여위험도는 서로 다른 원인 인자들 각각의 입장에서 산출된 값으로, 각 요인들 간의 상호작용을 고려하면 상한선이 없어 100%를 넘을 수 있다. 예를 들어 35명의 암 발생자중에서 기저위험도가 1명, 방사선 고노출로 4명, 흡연으로 9명이 발생하였고, 방사선과 흡연에 동시에 노출된 환자가 21명인 경우에, 방사선 고노출에 의한 기여위험도는 71%(4/35 + 21/35)이며 흡연에 의한 기여위험도는 86%(9/35 + 21/35)로 산출된다. 즉, 각 위험 노출 요인은 자체의 독립된 효과뿐 아니라 공동 노출에 의한 효과를 함께 갖고 있다. 따라서 해당 요인을 없애면 그 자체의 요인에 의한 영향뿐 아니라 공동 노출로 발생한 질병도 함께 예방할 수 있다. 방사선과 흡연에 함께 노출되어 발생한 21건의 암은 반드시 두 요인이 함께 노출되어야만 발생하는 경우들이기 때문이다.

기여위험도는 노출과 질병의 인과성이 전제되어야만 의미가 있다. 인과적(causal)이어야만 기여할(attributable) 수 있기 때문이다. 인과적인 관계가 분명하지 않은 인자들에 대해 산출된 기여위험도 값은 해석에 제한적이다. 따라서 특정 인자의 노출로 인한 기여위험도를 산출할 경우 질병과 인과적인지를 먼저 파악하는 것이 바람직하다. 방사선의 경우처럼 발암물질이 확인된 인자들의 경우에는 암 발생에 대한 기여위험도 산출의 근거가 분명하다.

(2) 인구집단기여위험도

기여위험도를 노출군과 비노출군 모두 포함한 전체 인구집단으로 확대하였을 때를 인구집단기여도(population attributable risk)라고 한다. 즉 인구집단기여위험도는 위험요인이 전체 인구집단에서의 질병 발생에 기여하는 부분을 의미하는 것으로, 만약 해당 위험요인이 없다면 전체 인구집단에서 질병을 예방할 수 있는 정도를 나타낸다.

인구집단기여위험도를 산출하는 방식은 기여위험도에서와 마찬가지로 전체 인구집단에서의 질병 발생률에서 특정 위험요인에 노출된 군에서의 발생률을 빼는 방식을 적용한다. 이때 기여위험도 산출방식과 달리 노출군의 발생률 대신 비노출군까지 포함된 전체 집단에서의 발생률과 비노출군의 발생률과의 차이를 산출한다. 즉 인구집단기여위험분율은 [(전체 인구집단에서의 질병 발생률-특정 위험요인 노출군)/전체 인구집단에서의 질병 발생률]×100로 산출한다. 이때 노출 분율이 1이면(모든 사람이 노출되면) 인구집단기여위험도는 결국 기여위험도와 같다.

집단 내 발생률을 알기 어려운 경우에는 해당 위험요인의 상대위험도(relative risk)와 그 요인의 노출 분율(exposure proportion)을 근거로 산출한다. 즉 인구집단기여위험도는 [노출분율×(상대위험도-1)]/[노출분율×(상대위험도-1)+1]로, 인구집단기여위험분율은 [노출분율×(상대위험도-1)]/[노출분율×(상대위험도-1)+1]×100으로 산출한다. 따라서 인구집단기여위험도 값은 위험요인의 상대위험도가 높거나 지역사회 내 노출 분율이 높으면 증가한다. 만약 높은 상대위험도이지만 노출 인원수가 적으면 인구집단기여위험도는 낮을 수 있으며 반대로 낮은 상대위험도를 갖지만 노출 인원수가 많은 경우 인구집단기여위험도가 클 수 있다. 만약 어떤 위험요인이 발암성은 높지만, 매우 적은 사람들에게만 노출되었다면 그 물질에 직접 노출된 집단(특수 직종 종사자)에서의 암 위험도는 커서 기여위험도는 큰 값을 보이지만, 전체인구에서의 노출 분율은 작아 인구집단기여위험도 값은 상대적으로 작은 값을 보이게 된다.

진단방사선 사용에 의한 방사선 노출이 암 위험에 기여하는 정도를 15개 나라들에 대해 산출한 바 있다. 표 2.7.2에서와 같이 전체 암 발생에서 방사선에 의한 기여위험도는 0.6-3.2% 수준이었으며 조사된 나라들중 영국이 가장 적었고 일본이 가장 높았다. 즉 영국의 경우 전체 암의 0.6%, 일본의 경우 전체 암의 3.2%가 진단용 방사선 노출에 의해 발생한다고 해석되었다(이 값을 해당 국가의 기저 암발생률에 적용하면 영국의 경우 매년 700명, 일본은 7,587명의 암이 진단방사선 때문에 추가적으로 발생하는 것으로 산출되었다). 한편 영국에서 자연방사선을 포함한 전체 전리방사선으로 확대하면 인구집단기여위험도는 2010년도에 1.8%로 추산된 바 있다(남성 1.7%, 여성 2.0%). 이때 방사선의 기여 정도는 암종별로 차이가 있어 남성에서는 폐암이 4.2% 여성에서는 백혈병이 10.4%로 가장 높았다.

표 2.7.2 진단방사선 노출에 의한 75세까지의 누적 암위험도에 대한 국가별 비교

Country	Males		Females		Total	
	Attributable risk (%)	Cases cancer per year	Attributable risk (%)	Cases cancer per year	Attributable risk (%)	Cases cancer per year
Australia	1.2	204	1.5	227	1.3	431

Canada	1.1	406	1.0	378	1.1	784
Croatia	1.5	66	2.2	103	1.8	169
Czech Republic	0.9	67	1.2	105	1.1	172
Finland	0.7	20	0.7	30	0.7	50
Germany	1.3	963	1.7	1,086	1.5	2,049
Japan	2.9	3,724	3.8	3,863	3.2	7,587
Kuwait	0.7	25	0.6	15	0.7	40
Nether lands	0.7	100	0.7	108	0.7	208
Norway	1.3	28	1.1	49	1.2	77
Poland	0.5	99	0.7	192	0.6	291
Sweden	1.1	91	0.8	71	0.9	162
Switzer land	1.0	93	1.0	80	1.0	173
UK	0.6	341	0.6	359	0.6	700
USA	0.9	2,573	1.0	3,122	0.9	5,695

(출처: Berrington & Darby, 2004)

인구집단기여위험도는 특정 노출로 인한 질병 기여 정도의 국제 간 비교, 각 나라 내에서의 위험요인별 질병 위험의 비교, 개별 위험요인에 대한 인구집단 및 장기별 위험의 비교에 대한 근거를 제공함으로써, 보건사업의 우선순위 결정에 유용하게 활용되는 지표 중 하나이다. 그런데 인구집단기여위험도를 산출할 때 상대위험도가 같더라도 노출 정도에 따라 각 나라 및 인종별로 다른 값을 보일 수 있으며, 같은 위해 요인이라고 하더라도 질병 발생에 대한 상대위험도는 기저율 차이로 인해 각 나라별로 다를 수 있다. 따라서 특정 인구 집단에서 산출된 기여위험도는 다른 인구집단에 일반화시킬 수 없으며, 나라별 특이적인 노출 분율과 위험도에 근거한 산출 작업이 필요하다.

한편 인구집단기여위험도 지표가 특정 요인에 의한 질병 기여 정도를 저평가할 수 있다. 왜냐하면 아직 연관성이 확인되지 않은 발암물질, 혼합물질의 상호작용, 낮은 농도의 발암물질에 광범위하게 노출된 인구집단 등을 포괄하지 못할 수 있기 때문이다. 따라서 인구집단기여위험도 값을 올바로 해석하기 위해서는 산출과정에서의 각 단계별 제한점 및 불확실성을 이해할 필요가 있다.

(3) 인구집단기여위험도의 불확실성

인구집단기여위험도 산출과정에서의 불확실성(uncertainty)들을 직업성 질환에 의한 악성종양 사례로 살펴보면 다음과 같다. 첫째는 발암물질의 선정 과정에서의 불확실성이다. 인구집단기여분율 산출의 첫 단계는 발암물질로서 어떤 물질을 포함할 것인지이며 이때 포함되는 물질이 무엇이냐에 따라서 결과가 크게 달라진다. 확인된 발암 물질들은 수많은 화학물질 중 매우 일부임을 고려할 때 이 물질들만으로 국한하여 산출할 경우 과소평가할 수 있다. 따라서 직업성 암 규모 산출 시 확인된 발암물질(Group 1)과 함께 발암성이 추정된 물질(Group 2A)도 포함하는 것이 일반적이다. 확인된 물질만을 대상으로 한 경우와 발암성이 추정된 물질까지 포함한 경우를 비교 분석하는 것도 유용하다. 그러나 발암성이 확인된 물질이라도 노출 정보가 없으면 기여분율을 산출하는 데 포함할 수 없다. 따라서 각 나라별 산출에 포함시킬 수 있는 발암물질의 종류가 달라질 수 있다.

둘째는 악성종양의 종류 선정 과정에서 불확실성이 존재한다. 인구집단기여분율 산출 시 어떤 암종을 연구에 포함할 것인가에 따라 값이 다를 수 있다. 즉 발암물질 선정 단계에서 확인된 발암물질이라고 하더라도 각 신체부위에 따라 인과성이 확인된 암종이 있고 그렇지 않은 암종이 있다. 일반적으로 각 발암물질에 직접적인 인과성이 있는 악성종양들만 선정할 경우 기여분율이 과소 평가될 수 있어 인과성이 의심되는 부위의 악성종양도 포함하는 것이 필요하다. 또한 암 진단 기술이 발달되어 조기진단이 된다면 기존 위험인자로 알려진 발암물질이 암 발생에 같은 크기의 위험인자로 작용했을 것인지는 확실하지 않다. 왜냐하면 초기의 작은 암종은 노출인자에 기인하여 생기지 않을 수도 있기 때문이다. 이러한 문제는 조기진단이 잘 되는 암종(갑상선암, 전립선암 등)에서 특히 크게 나타날 수 있다. 따라서 조기 진단된 암은 1) 직업성 발암물질과 관련 없는 암이 추가로 포함됨으로써 인구집단기여분율 값을 증가시킬 수 있으며, 2) 발암물질과는 관련성이 적어 비교위험도 값을 감소시킴으로써 인구집단기여분율을 감소시킬 수도 있다. 따라서 암의 검진 시기, 검사 방법, 병기 정도에 따라 나누어 발암물질에 따른 기여분율을 살펴보는 것이 중요하다.

셋째는 발암물질에 노출된 인구를 추정하는 단계에서 불확실성이 존재한다. 노출인구 산출은 잠복기를 고려하여 수십 년 이전의 상황을 추론하는 과정이므로 불확실성과 오류를 내재하고 있다. 예를 들어 20년의 기간을 설정한다면 2020년도의 암 발생을 위해서 2000년도의 노출인구를 평가하게 되며, 30년의 잠복기를 설정할 경우에는 1990년도의 노출인구를 대상으로 기여분율을 평가하게 된다. 그리고 산업구조의 변화에 따라 1990년보다 2000년의 노출인구가 많아질 수도 혹은 적어질 수도 있으며 상대위험도에 영향을 주는 노출의 강도도 변할 수 있다. 그런데 과거 수십 년간의 노출이 지속적으로 감소하였다면 그 전 노출 정도를 기준으로 한 상대위험도에 기초한 기여분율은 과대평가될 수 있다. 따라서 현재 암발생 및 사망에 영향을 주었을 것으로 판단된 직업성 발암물질의 위험노출기간을 충분히 길게 설정하면 노출 인구가 늘어나며 짧게 설정하면 노출 인구가 감소하게 된다. 또한 발암물질 노출인구 산정에서 한 사람이 평생 하나의 직종에만 근무하는 것이 아닐 수 있으며 직종을 변경할 경우에는 이직율(turnover rate)을 고려하는 것도 필요하다. 한편 발암물질에 얼마나 많은 인구가 노출되는가를 추정하는 것은 어떤 노출 자료원을 사용하는가에 따라 다를 수 있다. 기존 자료원들은 노출인구를 정확히 평가하기 위해 만들어진 자료라기보다는 행정적 목적으로 구축되었기 때문에 과소 혹은 과대 평가될 가능성이 있다. 따라서 단일한 정답이 얻어지기 어렵고 여러 자료들을 확보하고 경험적 자문을 통해 최대한 합리적으로 추론하는 것이 중요하다.

넷째로 인구집단기여분율을 산출할 때 사용되는 상대위험도 선정 시 불확실성이 존재한다. 일반적으로 상대위험도 값은 체계적 문헌 고찰 및 메타 연구를 통해 얻은 대표값을 적용하는 방법 혹은 가장 질 좋은 연구에서의 단일값을 적용한다. 그러나 암 발생에 대한 상대위험도는 같은 발암물질이라고 하더라도 나라별 노출 정도, 성별 인종별 기저 위험도의 차이로 서로 다른 값을 가질 수 있다. 따라서 다른 연구에서의 상대위험도 값을 그대로 적용하는 것은 이상적이지 못하며, 인구집단별 잠재적인 상대위험도의 차이는 기여분율 값의 차이를 산출한다. 이처럼 기존에 산출된 각 암종별 상대위험도 값들을 특정 연구에 적용하기에는 노출 연도, 인종, 상황, 연령 등이 다르기 때문에 하나의 상대위험도 값보다는 여러 상황을 가정하여 범위를 설정하는 것도 필요하다. 또한 만약 노출 정도별 상대위험도가 구분되어 파악할 수 있다면 노출 정도를 인구 분율로 나누어서 각각의 상대위험도(예를 들어 발암물질의 노출 정도를 저노출 및 고노출 군으로 나눈 후 각 노출집단 별로 다른 상대위험도 값을 할당)를 적용하는 것이 바람직하다.

종합적으로 인구집단기여분율의 값은 유용한 역학지표이지만 사용된 자료들과 적용 방식의 차이에 따라 다르게 추정될 수 있다. 각 연구마다 다소 상이한 수치는 어느 것이 맞고 틀리는 문제라기보다는 기여분율 산출 각 단계에 서로 다른 방법을 적용한 차이인 경우가 많다. 따라서 인구집단기여분율 산출과 관련된 자료 및 방법에 대한 지속적인 보완 및 개선을 통해 가능한 범위에서 가장 합리적인 접근을 해 나가는 것이 중요하다.

2.8. 초과위험도(excess risk)

초과위험도는 초과상대위험도(Excess Relative Risk, ERR)와 초과절대위험도(Excess Absolute Risk, EAR)로 표현한다. 초과상대위험도는 상대위험도에서 1.0을 뺀 값으로 노출요인으로 초과된 상대위험도 값을 의미한다. 이 지표는 노출로 인해 몇 배 초과되는 질병 위험도를 갖는지를 나타낸다. 초과절대위험도는 노출군의 절대위험도와 비노출군의 절대위험도의 차이로서 추적 인년당 노출로 인해 질병 발생이 얼마나 되는지를 나타내는 지표이다. 즉 기저 위험도와는 독립적으로 노출에 따른 절대적인 질병 발생의 증가를 의미한다.

만약 초과상대위험도가 0.5라면 노출량당 기저 위험도(율)보다 50% 증가된 위험도를 의미하며, 초과절대위험도가 10만 명당 10이라면 노출로 인해 추가적으로 10명의 질병 발생이 생긴다는 것을 의미한다. 초과절대위험도는 초과상대위험도에 기저위험도를 곱한값(EAR = ERR × baseline risk)으로 표현된다. 즉, 기저위험도가 10만 명당 20명인 집단에서 노출로 질병 발생이 50% 증가되면(ERR=0.5) 초과절대위험도는 0.5 × 20/10만 명(EAR=10명/10만 명)으로 산출된다. 초과상대위험도는 위험도의 비(ratio)를 나타내며 노출과의 연관성 크기를 의미하고, 초과절대위험도는 위험도의 절대적 차이(difference)로서 인구집단에서의 노출로 인한 질병의 크기에 대한 정보를 제공한다.

초과상대위험도와 초과절대위험도는 각각 서로 다른 측면에서 상호 보완적으로 초과위험도를 표현한 것으로, 상대위험도 지표가 크다는 것이 반드시 절대위험도가 크다는 의미는 아니다. 예를 들어 방사선 노출에 의한 백혈병의 상대위험도는 전체 고형암보다 크지만, 백혈병의 발생률은 전체 고형암보다 적기 때문에 절대위험도는 고형암에서 더 크게 산출된다. 어떤 지표를 사용하느냐에 따라 다른 해석을 할 수 있어, 한 가지 지표만을 제시하는 것보다 두 가지 모두를 사용하는 것이 더욱 많은 정보를 제공해 준다. 따라서 각 연구에서 상대위험도만을 보고할 때도 비노출군의 기저 위험도(절대값)를 함께 제시하는 것이 바람직하다.

초과상대위험도와 초과절대위험도의 관계를 도식화하면 그림 2.8.1과 같다. 예를 들어 방사선 노출에 의한 추가적인 초과절대위험도(EAR)가 일정하다면 초과상대위험도(ERR) 값은 연령에 따라 감소한다(그림 2.8.1의 a). 왜냐하면 기저위험도의 폐암사망은 연령에 따라 증가하기 때문이다. 반대로 초과상대위험도가 0.5로 일정하다면 초과절대위험도는 연령증가에 따라 급격히 증가한다. 왜냐하면 기저율보다 50%의 증가된 값을 유지하기 위해서는 연령증가에 따른 초과 사망자 숫자가 증가해야 하기 때문이다(그림 2.8.1의 b).

초과상대위험도와 초과절대위험도는 기저 위험도에 추가적인 위험이 곱해지거나 더해진 형태로 각각 $\lambda_0(a,s)[1+\rho(d)]$ 와 $\lambda_0(a,s) + \rho(d)$으로 표현된다. 이때 a는 연령, s는 성별, λ_0은 기저 발생률, d는 노출량, ρ는 노출단위당 초과상대위험도(즉 ρ(d)는 선량-반응 함수)를 의미한다). 즉 초과위험도 산출을 위해서는 기저위험 $\lambda_0(a,s)$ 모델(background model)을 먼저 구축하고 여기에 노출로 인한 추가적인 위험도를 곱하기 혹은 더하기 형태로 산출한다. 기저 위험에 성별과 연령외에 다른 변수들(지역, 시기, 직업 등)을 포함할 수도 있다.

방사선 노출에 의한 초과상대위험도 모델은 간단히 RR(d)=1 + β_d로 기술될 수 있으며, 여기서 RR(d)는 선량 d에서 상대위험도, β_d는 단위 선량당 초과상대위험도를 의미한다(예를 들어 100mGy당 ERR). 초과상대위험도의 함수는 λ(선량) = $e^{\beta_1}(1 + \beta_2 \times$ 선량)의 형태로서 방사선에 의한 건강 영향이 선량에 선형함수를 갖는다는 가정에 근거한다. 일반적인 상대위험도 모델이 위험요인들과 위험도 간에 로그-선형모델을 취하는 것에 비해, 초과상대위험도는 선량에 의한 위험도를 선형모델을 가정하여 선량-반응 분석 시 선량의 효과를 직접적으로 설명한다. 선형모델이 방사선 건강영향에 대한 역학연구에서 기본적으로 사용되고 있는 이유는 방사선생물학적 모델에 의해 지지가 되고 있으며 대부분의 역학연구에서도 실제로 관찰되기 때문이다.

방사선 노출에 의한 선량당 초과절대위험도 함수는 λ(선량)=$e^{\beta_1} + \beta_2 \times$ 선량으로 표현될 수 있으며 기저율(baseline rate)과 상관없이 절대위험도가 추가로 더해지는 개념이다. 이처럼 초과절대위험도는 선량에 의한 추가적인 위험도가 더해지는 형태로 기저율과 독립적이지만, 초과상대위험도는 선량에 의한 초과위험도가 곱해지는(기저율에 비례하여 증가하는) 형태로 기저율의 크기에 영향을 받는다.

일본 원폭 생존자 코호트 연구에서 방사선 노출에 의한 건강영향을 산출하기 위해 Epicure라는 자료분석 프로그램을 만들어 사용하고 있다. 현재 이 프로그램

그림 2.8.1 초과상대위험도와 초과절대위험도의 관계.
a) 일정한 초과절대위험도와 감소하는 초과상대위험도.
b) 일정한 초과상대위험도와 증가하는 초과절대위험도.

a)

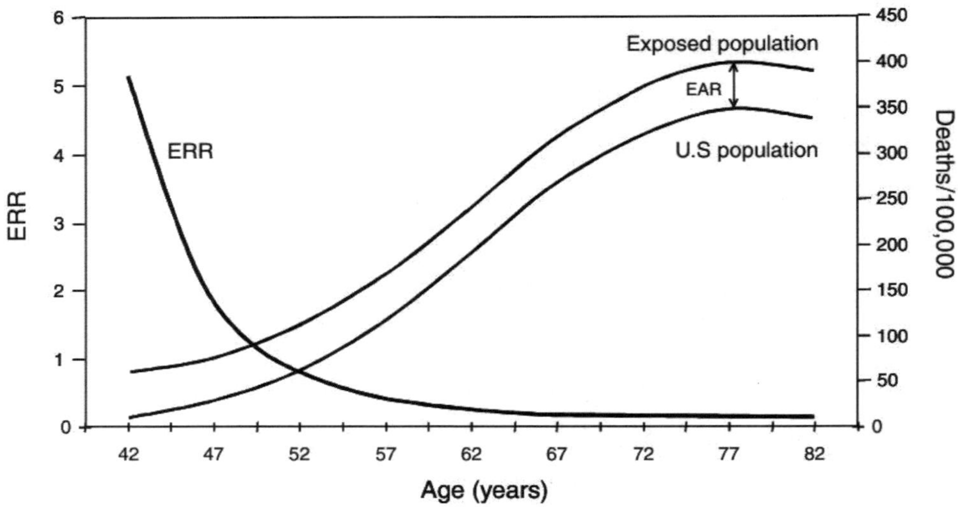

b)

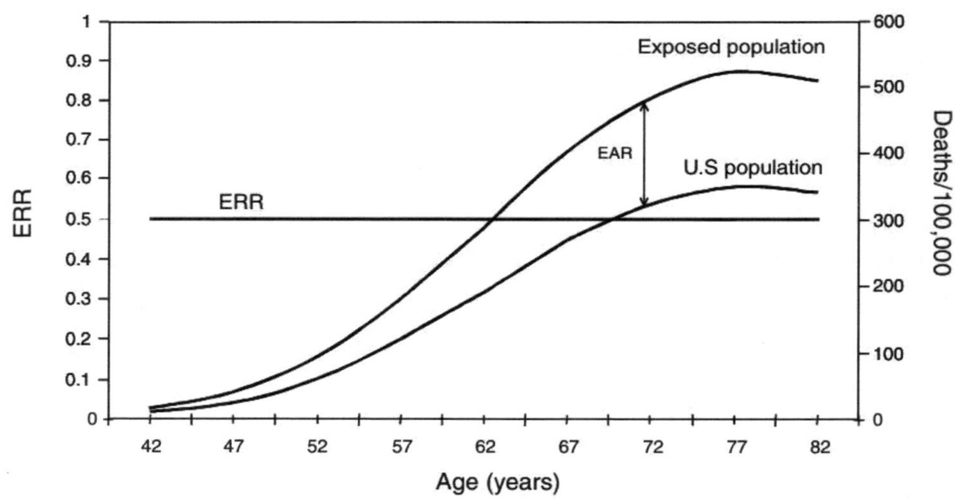

(출처: NRC, 2005)

은 방사선 역학연구에서 선량당 초과위험도를 산출하는 기본 도구로 활용되고 있다. 특히 포아송 회귀분석에 사용하기 위한 인년(person-year) 표를 고차원적으로 생성할 수 있다는 장점이 있어 방사선 역학 자료뿐 아니라 다양한 대규모 코호트 자료 분석에도 널리 활용되고 있다. 또한 이 프로그램은 선량-반응 모델링과 위험요인 간의 효과변경 작용(effect modification)을 평가하는 데도 유용하다. 국내 의료방사선 종사자 코호트에서도 직업적 방사선 노출에 의한 암발생의 초과상대위험도를 Epicure로 산출한 바 있으며 부록에 산출과정을 사례로서 제시하였다.

> 질병에 대한 상대 및 절대 지표 간 장단점을 종합하면 질병의 절대위험도를 많이 줄였다고 너무 자만할 수 없고 상대위험도가 커졌다고 너무 불평할 수 없다. 역사적으로 질병에 대한 절대위험도는 지속적으로 감소하였다고 볼 수 있으나, 집단 간 상대위험도(불평등)는 오히려 증가한 경우들이 많다. 따라서 인구집단에 대한 질병 위험도의 상대 및 절대위험도를 함께 평가하는 것이 공중보건에 대한 균형 잡힌 판단을 위해 중요하다.

제3장 역학 연구 방법론
Epidemiological Study Design

3.1. 연구 방법의 분류와 선택(classification & choice)

역학 연구 방법은 관찰연구(observational study)와 실험연구(experimental study)로 구분하며, 관찰연구에는 기술역학 연구, 생태학적 연구, 단면조사 연구, 환자-대조군 연구, 코호트 연구 등이 포함된다. 이 외에도 체계적 문헌 고찰과 위해도 평가 연구도 역학 연구에 포함된다. 이러한 구분은 연구대상자를 모집하는 방법과 정보의 단위 등의 차이에서 비롯되며, 이에 따라 연구 방법별로 다른 특성을 갖는다. 그러나 각 연구 형태가 혼합되어 명확히 구별되지 않는 경우들도 있다. 또한 역학 연구 방법은 배타적으로 분류된 것이 아니어서 관점에 따라 다른 연구 형태로 불릴 수도 있다. 예를 들어 소규모 인구집단을 단기간 추적하는 경우 일반적으로 패널 연구라고 부르지만, 추적한다는 관점에 의해 코호트 연구라고 할 수도 있다.

각 연구 방법은 고유의 장단점과 특성을 갖는다(표 3.1.1), 따라서 연구 방법의 선택은 연구의 목적, 노출의 정도, 자료의 접근 가능성, 질병 발생의 크기, 수행 가능성 등을 종합적으로 고려하여 판단한다. 아무리 좋아 보이는 신발도 발 크기가 맞는 사람에게만 어울리는 것이지 그렇지 않으면 신을 수 없는 것처럼, 각 연구 내용과 상황에 따라 가장 잘 어울리는 방법을 선정하는 것이 필요하다. 일반적으로 인과성 파악을 위해서는 무작위 실험연구가 가장 확실한 근거를 준다고 알려져 있으며, 관찰연구로서는 전향적 코호트 연구 혹은 코호트 내 환자-대조군 연구들이 우수한 근거를 제공한다. 또한 드문 질환의 경우 환자-대조군 연구를, 흔한 질병의 경우 단면연구나 코호트 연구를 적용하는 것이 상대적으로 유리하다. 역학에서의 연구 방법론은 단지 수단으로서의 접근을 넘어, 파악하고자 하는 연구 내용을 합리적으로 찾아 나가는 사고방식의 산물이다.

역학 연구에서 항상 코호트 연구 혹은 실험연구가 우선시 되는 것은 아니며, 연구 방법의 선정에 있어서 특정 방법론에 국한할 필요는 없다. 예를 들어 원전 주변 주민들의 건강 영향은 국제적으로 많은 관심을 가져온 연구 주제로서 여러 형태의 연구 방법들로 수행되었다. 그러나 미국 학술원에서는 생태학적 연구와 자료 기반 환자-대조군 연구를 미국 내 상황에 적합한 연구 방법으로 추천한 바 있다. 관찰연구에서 전향적 코호트 연구가 인과성을 가장 잘 평가할 수는 있으나, 현실적인 가능성과 효율성 등 다른 요인들도 연구 방법 선정에 중요한 기준이 된 경우이다. 국내에서도 원전 지역주민들의 암 위험도를 조사하기 위해 국제적으로 거의 유일하게 전향적 코호트 연구 방식으로 진행한 바 있으나 합리적으로 선택된 효율적인 방법이라고 하긴 어렵다. 연구 방법 자체는 의욕적으로 시도해 볼 수 있는 선택일 수는 있었지만, 진행 과정이 연구 목적에 충실하지 못한 사례일 수도 있다. 향후 국가적 차원에서 특정 주제에 대한 바람직한 역학 연구 방법을 선택할 때 참고해야 할 교훈이다.

표 3.1.1 주요 관찰연구 방법의 적용상황과 장단점

Objective	Ecological	Cross-sectional	Case-control	Cohort
investigation of rare disease	++++	–	+++++	-
investigation of rare cause	++	–	-	+++++
testing multiple effects of cause	+	++	-	+++++
study of multiple exposures and determinants	++	++	++++	+++
measurements of time relationship	++	–	+	+++++
direct measurement of incidence	–	–	+	+++++
investigation of long latent periods	–	–	+++	-
Probability of:				
selection bias	-	Medium	High	Low
recall bias	-	High	High	Low
loss to follow-up	-	-	Low	High
confounding	High	Medium	Medium	Medium
time required	Low	Medium	Medium	High
cost	Low	Medium	Medium	High

(출처: Bonita et al., 2006)

한 가지 연구 주제에 반드시 한 가지 연구 형태만 적용해야 하는 것은 아니며, 동일한 가설에 대해서 다양한 방법론이 적용될 수 있다. 또한 같은 주제의 연구를 일련의 서로 다른 연구 방법으로 단계적으로 실시함으로써 연관성에 대한 근거를 더욱 분명하게 확인하기도 한다. 예를 들어 미국 내 농약과 암위험도에 대한 역학 연구는 1970년대 생태학적 연구를 시작으로 1980년대 환자-대조군 연구, 1990년대에 와서는 전향적 코호트 연구를 진행하고 있다.

3.2. 기술역학 연구(descriptive study)

(1) 정의 및 특성

기술역학 연구는 관심 있는 질병과 건강에 영향을 주는 노출 요인에 대해 체계적으로 기술하는 연구 방법이다. 예를 들어 방사선 노출과 밀접한 관련성이 있는 백내장 발생률에 관한 연구뿐 아니라, 방사선 노출량 자체 혹은 작업 종류와 보호구 착용 상태에 관한 주제도 기술역학 연구에 포함된다. 기술역학 연구는 1) 인구집단에서의 질병 및 관련 요인들의 분포에 대한 정보 2) 그리고 향후 분석연구의 근거를 제공해 준다는 점에서 역학 연구 중 가장 기초적이면서도 가장 중요한 역할을 한다.

기술역학 연구는 질병의 크기와 인구집단의 특성에 따른 질병 분포에 답을 주는 역할을 한다. 질병 및 위험인자에 대한 상태를 합리적으로 잘 이해하기 위해 연구대상자에 대한 특성을 사람(persons), 시간(time), 공간(place)적 특성별로 분류하여 기술하는 것을 기본으로 한다. 인적 특성에는 대표적으로 나이, 성별, 직업, 결혼상태, 사회경제적 수준 등의 정보들이, 시간적 특성에는 연도, 계절, 요일 등이, 공간적 특성에는 나라, 지역(도시 및 농촌), 특정 요인과의 위치(예를 들어 원전과의 거리 등) 등에 대한 정보가 포함된다. 또한 질병 및 위험인자에 대한 구체적인 정의와 사용하는 역학 지표를 분명히 기술하는 것이 필요하다.

기술역학적 활동의 하나로 감시체계(surveillance)가 포함된다. 감시체계란 체계적이고 지속적으로 자료를 수집하고 조사하여 분석하고, 여기서 얻어진 정보를 보건사업 담당자 및 관계된 사람들에게 전파하는 작업이다. 질병이 특정 지역에서 어느 정도 발생하는지, 해당 질병 발생이 시간에 따라 어떤 추세를 보이고 있는지를 파악하는 것은 지역사회에서 질병의 예방 및 관리를 위해 필수적이므로, 감시체계는 예방적 활동에 대한 중요한 근거를 제공하고 있다. 예를 들어 한국원자력안전기술원(KINS)에서는 전국 환경방사능 측정소를 운영하며 공간 감마선량을 실시간 측정하는 국가환경방사선자동감시망(http://iernet.kins.re.kr/)을 운영하고 있다. 이러한 사례는 질병 자체에 대한 정보를 제공하는 것은 아니지만, 유해 물질 감시체계로서 방사선 안전관리에 중요한 정보를 제공한다.

사례보고(case report) 혹은 사례군 연구(case series)는 환자 혹은 일련의 환자들의 특성을 기술하는 연구 형태이다. 기술역학이 일반인을 포함한 전체 인구집단을 대상으로 하는 것임에 반해 이 연구는 환자군만을 대상으로 한다는 차이점이 있다. 비록 정식 연구 방법 전 단계(pre-study design)로 분류되기도 하지만, 사례보고만으로도 인과성을 밝히는 데 큰 역할을 하는 경우가 있다. 예를 들어 AIDS의 발견도 특정 폐질환(pneumocystis)이 장기간 면역억제 치료를 받는 젊은 남자들에게 보고된 사례들을 통해 시작되었으며, 지카(Zika) 바이러스와 소뇌증의 인과성도 남미에서의 소뇌증 환자들에 관한 사례보고를 통해 알려졌다. 한 마리의 검은 백조를 보고 백조들이 모두 하얀색은 아니라는 사실을 깨닫게 되는 것처럼 환자들에 대한 주의 깊은 관찰은 역학 연구에 크게 이바지할 수 있다. 그러나 이 연구 방법은 주관적 경험에 근거하여 단편적인 현상을 지나치게 일반화시킬 수 있다는 단점도 있다.

(2) 자료 분석 및 지표

기술역학 지표 기술역학에서는 인원수, 빈도, 백분율, 평균, 표준편차 등의 지표(index)들이 많이 활용된다. 예를 들어 국내 의료방사선 종사자 연구에서는 작업 종류, 형태, 고노출 경험 등에 대해서 종사 인원수, 각 작업 특성별 빈도와 백분율을 사용하였고, 개인별 방사선 노출량의 기술적 분석을 위해서는 선량에 대한 평균값과 표준오차를 산출함으로써 누가 어떤 작업을 통해 얼마나 방사선에 노출되는지에 대한 정보를 제공하였다. 산출된 방사선량은 집단별 선량의 분포를 비교하고 선량 노출의 추세를 평가하는 데 유용하다. 선량값을 성별, 연령 등과 같은 개인적 특성, 종사기간 및 작업행태 등과 같은 직업성 특성별로 비교하기 위해서 t-검정과 분산분석, 연속형 척도의 상관성을 보기 위해서 상관계수를 산출하는 부분도 기술역학의 영역이라고 할 수 있다.

기술적 자료를 제시하기 위해서 인위적인 기준을 설정하기도 한다. 예를 들어 개인별 연간 방사선 평균 선량을 산출하기 위해서는 개인마다 부여된 선량을 모두 합한 후 측정된 기간으로 나눈다. 이때 분기별 노출 선량이 하한값 미만으로 나오는 경우들에 대해서는(국내 의료방사선 종사자의 경우 0.01mSv, 작업 종사자의 경우 0.1mSv 이하), 기준 설정에 따라 다른 값이 산출될 수 있다. 즉 측정 가능값 미만으로 나오는 경우를 0mSv로 취급할 수 있고, 하한값의 절반을 부여할 수 있으며, 통계적 방법을 적용하여 추론할 수도 있다. 하한값 설정의 방식 차이는 단기간에는 별 영향이 없지만, 수십 년 누적값을 산출하는 경우에는 어떤 방식으로 변환하느냐에 따라 값 차이가 클 수 있다. 즉 0mSv를 적용하는 경우 수십 년간의 누적 선량값을 산출할 경우 검출한계 미만으로 노출된 값이 모두 0으로 처리됨으로써 노출 선량이 과소평가될 수 있다. 따라서 국내 의료인 방사선 종사자 연구에서는 검출치 기준의 절반을 적용(0.01mSv × 0.5=0.005mSv)하였다.

표준화 표준화(standardization)는 질병에 영향을 미칠 수 있는 요인을 같은 조건으로 맞추고 서로 다른 지역 혹은 다른 시기를 비교하기 위한 목적으로 수행된다. 만약 비교하고자 하는 인구집단 간 연령구조의 차이가 크다면, 표준화를 하지 않을 경우 집단 간 질병률의 차이에 대해 왜곡된 해석을 할 수 있다. 따라서 연령표준화율을 산출하여 비교하고자 하는 집단 간 연령구조의 차이로 인한 영향을 배제한다. 일반적으로 질병 발생률과 연관성이 큰 성별과 연령에 대한 표준화가 가장 많이 적용되지만, 집단 간 조건을 동일하게 맞추고 싶은 다른 변수들에 대해서도 표준화시킬 수 있다.

표준화를 하는 방식은 직접법(direct) 및 간접법(indirect)으로 나눈다. 직접법은 연구집단이 연령별 질병률(age-specific rate)을 갖고 있고 이를 표준인구 분포에 적용해서 직접 값을 얻는 방법이다. 예를 들어 연구집단의 연령별 율을 표준인구집단의 연령별 인구구조에 적용했을 때 기대되는 발생자수(사망자 혹은 유병자수)를 산출한다. 그리고 산출된 연령별 발생자수를 모두 합산한 값을 분자로 하고, 표준인구집단의 전체인구수를 분모로 하여 표준화율을 산출한다. 이때 표준인구로서 세계보건기구에서 권장하는 표준인구를 사용하는 것이 일관된 결과를 위해 바람직하다. 표준화율 값은 어떤 표준인구를 사용하느냐에 따라 달라지기 때문이다. 반면 간접법은 각 연령별 질병률을 산출하기 어려운 경우 표준인구집단에서의 질병률을 연구집단에 적용해서 연구집단의 기대발생자를 구하고 관찰된 발생자의 비(ratio)로 나누는 방식이다(직접법과 방향이 다르나 연령을 보정한다는 의미는 같다). 즉 직접법은 연구집단에서의 질병률을 표준인구에 적용하고, 간접법은 표준인구의 질병률을 연구집단에 적용한다.

표준화 방식에 따라 표준화 값을 율(rate) 혹은 비(ratio)로 제시한다. 일반적으로 직접법을 통해서는 표준화율(rate)을, 간접법을 통해서는 표준화비(ratio)를 산출한다(표 3.2.1). 그러나 반대로 직접법으로 표준화비를, 간접법으로 표준화율을 산출할 수도 있다. 각 경우가 서로 관련되어 있어 표준화율은 이미 표준화비를 알고 있다면 표준인구에서의 실제율과 표준화비를 통해 산출할 수 있다. 예를 들어 간접표준화율은 표준화비에 표준인구의 실제율을 곱하여 산출할 수 있다. 이러한 계산 과정에서 직접법에 따른 표준화 값이 간접법에 따른 값과 정확히 일치하지 않을 수 있다.

표 3.2.1 표준화 방법의 종류와 지표

Measure	Direct	Indirect
Rate	Directly standardised rate (DSRate)	Indirectly standardised rate (ISRate)
Ratio	Directly standardised ratio (DSRatio)	Indirectly standardised ratio (ISRatio)
	DSRate = DSRatio × crude rate in standard population	ISRate = ISRatio × crude rate in standard population

(출처: Higham et al., 2005)

표준화값의 해석 시 직접표준화율은 집단별로 서로 비교할 수 있으나, 간접표준화비는 다른 군별 비교가 적절하지 않다. 예를 들어 농업인의 표준화사망비가 1.2이며 방사선 종사자가 0.5라고 한다면 각각의 해석 즉 농업인이 일반인구집단에 비해서 20% 사망률이 높고 방사선 종사자들이 일반인구집단에 비해서 사망률이 50% 적다는 해석은 가능하나, 농업인과 방사선 종사자들을 직접 비교해서 방사선 종사자가 2.4배(1.2/0.5) 사망률이 높다고 말할 수는 없다. 왜냐하면 산출된 표준화사망비 값은 비교하려는 집단들의 연령구조에 영향을 받기 때문이다. 표준화사망비는 표준(일반)인구와의 비교를 위한 목적으로만 사용되는 것이 적절하다. 만약 군간 비교를 하려면 두 군을 대상으로 직접표준화를 실시하면 가능하다.

조율(crude rate)은 인구집단에서 관찰된 질병율을 말한다. 조율이란 단어가 다듬어지지 않은 다소 부정적 의미이지만 실제로는 현상 자체를 직접 표현해 주는 중요한 실제율(actual rate)이다. 각 연령별 성별 질병의 발생이 크게 다르다면 이러한 차이 자체가 중요한 정보이기 때문에 실제율은 질병의 양상을 이해하는 데 매우 중요하다. 표준화값을 통해서는 실제 규모를 볼 수 없고 단지 표준화된 전체 집단값을 제공해주기 때문에 질병 상태의 실제 모습을 파악하는 데 제한적이다. 즉 전체적으로 모아진 하나의 값만을 제공한다는 것은 그 질병 특성에 대해 잘못된 정보를 줄 수 있다. 표준화율은 전체집단의 규모를 비교하는 데 객관적일 수 있지만, 특정 연령대 질병 발생 규모에 대한 정보는 제공하지 못하며, 어떤 인구집단을 표준으로 하느냐에 따라 다른 값을 산출한다는 제한점이 있다.

국내 방사선관계종사자들에 대한 연구에서 관찰된 암발생률을 일반인구 집단과 비교하기 위해서 성별과 연령을 표준화시키는 방법을 적용한 바 있다. 표준화암발생비(standardized incidence ratio)를 산출하기 위해 국내 일반인구집단의 1996-2017년 연도별, 성별, 연령별 암 발생률을 적용하였다(국내 공식적인 암 발생통계는 1999년 자료부터 가능하므로 그 이전 연도는 1999년의 발생률을 적용하였다). 표준화암발생비 산출 시 코호트의 시기별 연령별로 인년을 산출한 후, 해당되는 일반인구집단에서의 암 발생률을 적용하여 코호트 내에서의 기대 발생자를 산출하였다. 그리고 기대 발생자를 실제 관찰된 암 발생자 수로 나누어 표준화발생비를 산출하였다(구체적인 산출과정은 부록 참고).

경향성 분석 기술역학에서는 질병 발생의 시간적 경향을 분석하는 것이 중요하다. 왜냐하면 질병 발생의 변화는 위험요인의 변화를 의미하며 예방대책을 수립하는 데 근거 자료가 되기 때문이다. 이를 위해 연간 질병 발생률의 시기적 변화(경향성)를 파악한 후 연간 변화가 기존의 흐름과 유의하게 다른 변곡점(joinpoint)을 파악하는 것은 질병을 이해하는 데 중요한 정보를 제공해 준다. 이러한 목적으로 진행되는 분석을 경향성 분석(trend analysis)이라고 하며, 여러 프로그램중에서 미국국립암연구소에서 개발한 Joinpoint Trend Analysis Software(https://surveillance.cancer.gov/joinpoint/)가 많이 활용되고 있다. 기본적인 원리는 질병 발생률이 이전 연도의 발생률과 일정한 분율로 선형적으로 변한다는 가정하에 연간 변화량(annual percent change, APC)을 산출한다. 예를 들어 APC가 1%라고 하고 2020년도에 암발생률이

10만 명당 50이라면 2021년은 50 × 1.01 = 50.5이며, 2022년은 50.5 × 1.01 = 51.005의 발생률이 된다.

연령-기간-코호트 분석 질병의 변화는 특히 연령, 출생연도(코호트), 기간에 따라 영향을 받는다. 연령 효과(age effect)는 연령에 따른 질병 발생의 차이를 의미하는 것으로 연령에 따른 민감성 요인 혹은 노출에 대한 누적 영향 등에 영향을 받으며, 기간효과(period effect)는 특정 기간 전체 인구의 질병율의 변화를 의미하는 것으로, 진단기술의 발전, 질병분류의 변화, 특정 질병의 유행, 집단검진율의 변화 등에 영향을 받으며, 코호트 효과(cohort effect)는 출생연도에 따른 질병의 차이로서 새로운 위험요인의 등장이나 기존 위험요인의 변화, 생활 습관에 따른 위험요인 노출의 변화 등에 영향을 받는다.

그러나 질병율(발생 혹은 유병) 변화에 대해 연령 효과와 기간효과, 코호트 효과를 각각 분리해서 파악하기 어렵다. 따라서 연령-기간-코호트 분석(age-period-cohort)은 각 요인별 효과를 서로 보정한 후 질병 발생률(사망률)의 변화가 어떤 효과에서 기인했는지를 알아보는 것을 목적으로 시행한다. 연령, 기간, 출생코호트 효과를 별도로 파악하는 것은 질병의 원인을 파악하는 데도 도움이 되며, 연구가설을 생성하기 위한 탐색적 분석의 의미가 있다(물론 간접적인 추론 도구로서 제한점이 있으며 연령, 기간, 출생연도 외 질병 발생의 직접적인 원인을 제시해주지는 못한다).

연령-기간-코호트 분석 방법은 회귀식을 통해 각 요인을 서로 보정된 값으로 산출하며(예를 들어 $Y = \alpha + \beta_1 \times$ 연령 $+ \beta_2 \times$ 기간 $+ \beta_3 \times$ 코호트), 분석은 미국 국립암연구소에서 개발한 APC 분석 웹 도구(APC Analysis Web Tool, https://analysistools.cancer.gov/apc/) 프로그램을 많이 활용한다.

자료의 해석 기술역학에서 중요한 것은 자료에 대한 올바른 해석(interpretation)과 객관적 비교이다. 이를 위해 보고된 발생률이라고 하더라도 다양한 이유로 다른 내용을 의미할 수도 있다는 것을 고려해야 한다. 즉 진단 방식의 변화, 검진의 행태 변화(검진 방법 혹은 주기 등), 등록된 인구집단의 변화, 등록체계의 효율성 변화(대체로 기존보다 더 많은 사람을 파악하는 형태로 변화하고 있다), 코딩 방식의 변화 등에 의해 마치 질병 발생률이 변화된 것처럼 보일 수 있다. 만약 이러한 변화를 고려하지 않고 기록된 값으로만 질병 발생률을 해석한다면 실제의 변화를 올바로 파악하지 못할 수 있다. 따라서 역학 연구에 사용되는 자료원들에 대한 이해가 중요하며, 각 자료원의 정확성 및 역학적 활용 가능성에 관한 판단도 중요하다.

질병 진단 기준(disease criteria)이 일관성이 있는지에 관한 확인도 중요하다. 예를 들어 2000년도 국제질병분류에서 이전에 양성 질환으로 분류되어 있던 골수증식성질환(myeloproliferative disorders)를 악성종양으로, 반대로 악성이었던 다낭성 성상세포종(polycystic astrocytoma)를 양성으로, 백혈병에 속했던 만성 림프구성백혈병(chronic lymphocyte leukemia)를 림프종으로 재분류하는 등의 변화가 있었다. 이러한 질병분류 체계의 변화는 특히 추적 기간이 긴 연구의 경우 여러 분류기준 코드를 가질 수 있게 한다. 따라서 이전 분류체계를 최근 분류기준으로 재분류하여 질병 정의의 일관성을 확보하는 것이 필요하다.

(3) 연구 사례

국제암연구소(www.iarc.fr)에서는 나라별 암발생 및 사망에 관한 기술역학 연구들을 진행하고 있다. 이를 통해 악성질환의 규모를 나라별로 보여줄 뿐 아니라, 나라별 암 발생 및 사망률의 차이가 왜 나타나는지에 대한 분석역학의 근거를 제공해 준다. 모든 암역학 연구에서 암발생 및 사망률은 가장 기본적인 정보이므로 이러한 기술역학 결과들은 자주 인용된다.

영국에서는 CT 촬영에 대한 시간적 변화양상을 인적 특성별로 기술한 바 있다. 이 연구에 의하면 CT 촬영이 1993년에서 2002년간 약 2배 증가하였고 특히 1997년부터 두드러지게 증가하였다. CT 촬영은 신체 부위별로 모두 증가하였으며, 어린이 연령대에서는 두부 CT가 가장 많이 증가하였다. 이러한 기술역학 연구를 통해 CT 사용의 증가가 어떤 양상으로 어떻게 나타났는지를 설명하면서, 불필요한 방사선 노출을 줄이기 위한 노력을 강조하는 근거를 제시하였다.

갑상선 암 발생률의 증가가 과잉 진단 때문에 증가하는 것처럼 보이는 것인지 실제로 증가하는 것인지 파악하기 위해 기술역학 연구들이 진행된 바 있다. 국내에서 1999년에서 2011년까지의 갑상선 암 발생에 대한 연령-기간-코호트 분석 결과 연령과 코호트 효과가 일부 관찰되었지만, 기간효과가 가장 크게 관찰되었다. 따라서 국내 갑상선암의 급격한 증가는 초음파 과잉검진이라는 기간효과에 주로 기인한다는 가설을 뒷받침하였다. 한편 미국에서도 갑상선 암 발생 및 사망에 관한 기술역학 연구가 미국 일부 주의 암등록 자료(SEER) 분석을 통해 보고된 바 있다. 이 연구에서는 1974-2013년 동안 77,276명의 갑상선 암 환자가 발생하였으며 매년 3.6%의 증가를 하였고, 변곡점이 두드러지지 않았으며, 갑상선 암으로 인한 사망률도 연간 1.1% 증가하였고, 암종별, 중증도별, 성별 등 일관되게 증가하는 경향을 보였다. 이러한 결과는 갑상선암이 국내와 달리 미국 내에서는 인위적인 변화라기 보다는(예를 들어 급격한 검진 증가) 실제 지속적으로 증가한다는 근거가 되었다.

3.3. 생태학적 연구(ecological study)

(1) 정의 및 특성

생태학적 연구란 사용하는 정보의 단위가 개인이 아니라 집단인 형태를 말하며, 상관성 연구(correlation study)라고도 한다. 집단적 정보를 활용하기 때문에 개인 단위가 있어야 하는 다른 연구에 비해서 상대적으로 쉽고 빠르게 진행할 수 있다. 그러나 집단화된 정보를 사용함으로써 개인별 정보에 근거한 연구보다 결과를 해석하는 데에는 한계를 갖는다. 따라서 생태학적 연구를 통해서는 연구가설을 생성(hypothesis generation)한다고 표현하며, 생태학적 결과가 직접 가설을 검증하지는(hypothesis test) 않는다. 이 연구 방법은 요인과 질병과의 연관성이 잘 알려지지 않았을 때 연구 초반기에 의미 있는 가설을 생성하는 역할을 한다.

생태학적 연구 형태에는 여러 지역의 질병률을 동시에 비교하는 다집단 연구(multiple-group study)와 같은 지역의 질병률을 다른 시간대에 비교하는 연구(time-trend study)로 구분된다. 예를 들어 원전 주변 지역주민과 암위험도 연구는 여러 지역을 동시에 비교하여 원전 지역이 암위험도가 높은지를 비교하는 형태로 진행되었으며, 방사능 낙진과 어린이 백혈병 발생 연구는 동일한 나라에서 백혈병 발생의 시간적 경향을 낙진 농도와 비교하는 형태로 시행된 바 있다.

생태학적 연구에서 활용되는 집단정보는 대체로 일차자료보다는 이차자료들이기 때문에 가설에 부합하지 않는 경우들이 있다. 또한 대체로 연구에서 보고자 하는 내용에 대한 직접 지표라기보다는 간접지표인 경우가 많다. 따라서 사용할 자료가 연구에 적합한가를 파악해서(각 지표가 의미하는 바가 무엇이고 각 지표의 한계가 무엇인지), 자료를 가설에 맞게 가공하던지 혹은 자료가 제시할 수 있는 내용에 근거한 가설을 세우는 것이 합리적이다. 그리고 생태학적 연구에서 표본의 크기는 특정 집단 내의 대상자 수가 아니라 집단정보의 개수이다. 예를 들어 1,000명 단위의 정보를 10개 얻었다면 표본수는 1만 명이 아니라 10인 것이므로, 100명 단위의 인구집단 정보를 100번 얻는 것이 같은 1만 명을 대상으로 했어도 더 많은 표본수를 갖는다.

생태학적 연구에서 사용하는 집단자료는 3가지 종류로 나뉜다. 첫째, 집합 척도(aggregate measures)는 개인별 값에서 유래된 혹은 종합한 형태의 변수로서 일반적으로 집단의 요약 값인 평균 혹은 분율값(흡연율, 가구 평균수입 등)을 의미한다. 이러한 변수는 개인의 정보로부터 유래되지만, 일단 집단적 정보가 되면 독립된 정보로서 개인에게 영향을 준다. 예를 들어 집단면역은 개인의 면역상태가 종합된 집단값이면서 동시에 그 집단의 면역률이 각 개인의 면역상태와 독립적으로 감염에 영향을 준다. 둘째, 환경 척도(environmental measures)는 지역이나 작업장의 물리적 특성을 의미하는 값으로 예를 들어 지역별 자연방사선 노출량 혹은 자외선 조사량 등이다. 이 척도는 개별값에서 합쳐진 값일 수도 있고 지역 수준에서 측정된 값일 수도 있다. 평균 대푯값은 존재하지만, 개인별 차이가 존재할 수 있다. 그러나 일반적으로 개인 수준의 변수와 유사성을 지니기 때문에(즉 지역 노출값과 개인의 노출값이 비례한다), 그룹 내 개인 수준의 값을 모를 경우, 지역 수준의 값을 모두 같게 부여할 수 있다. 만약 개인 간 변이가 크다면 같은 값을 부여할 경우 오분류가 발생할 수 있다. 셋째, 국제 척도(global measures)는 위 두 지표와는 달리 개인 수준의 유사성은 없고 집단 혹은 지역 속성만을 의미하여 변수이다. 예를 들어 농약이나 방사선의 법적 규제 등은 개인에게 유래된 지표는 아니지만, 인구집단의 건강에 큰 영향을 주는 집단정보이다.

(2)생태학적 연구의 적용

생태학적 연구를 수행하기 위해서는 설정된 주제에 대해 집단적 접근이 바람직한지, 집단적 관련성이 개인적 관련성을 설명할 수 있는지, 연구에 적합한 자료인지, 노출과 건강 영향 변수의 단위가 일치하는지, 분류 오차의 가능성이 얼마나 되며 교란 및 효과변경 인자들의 영향이 얼마나 되는지 등을 고려해야 한다.

생태학적 연구는 개인보다 집단별 관찰값의 변동(variation)이 클 때 적용하는 것이 적합하다. 예를 들어 특정 지역 사람들의 소금 섭취량이 비슷할 때 개인별 소금 섭취와 혈압과의 관련성은 분명하게 관찰되지 않을 수 있으나 여러 지역 간 소금 섭취량과 혈압과의 관련성은 다양한 범위의 노출값을 가짐으로서 관련성이 더욱 분명히 관찰될 수 있다. 즉 분석 단위를 개인으로 했을 때 각 집단 내 변이가 적어 잘 나타나지 않지만, 분석 단위를 국가로 했을 때는 변이가 크게 두드러질 수 있어 인과성이 분명해 보일 수 있다. 반대로 지역 간 차이보다 개인별 차이가 큰 상황이라면 개인 단위의 정보를 활용한 연구가 바람직하다.

또한 연구의 관심 자체가 개별 효과보다는 집단 효과를 보고자 할 때(예를 들어 제도 변화가 인구집단의 건강에 미치는 영향 등)는 생태학적 접근 방법이 사용된다. 실제로 질병의 원인으로서 집단적 정보가 개인 차원의 정보보다 더 중요할 수가 있다. 예를 들어 출생아의 저체중은 영아사망률에 영향을 주는 중요한 인자 중 하나이다. 그러나 국가나 지역 간 영아사망률의 차이가 출생체중의 차이에 의한 것으로만 판단한다면 더 중요하게 작용했을 국가 간 영양상태나 의료체계의 차이 등은 간과될 수 있다.

집단적 수준의 정보와 개인적 수준의 정보를 함께 활용하기 위해서 다수준 연구(multilevel studies)가 진행하기도 한다. 예를 들어 개인 수준의 소득정보와 그 집단 차원의 소득수준(예를 들어 GDP, 등)을 함께 활용하여, 개인적 소득을 보정하고도 집단적 소득수준이 사망률과 관련 있다는 결과를 보여줄 수 있다. 이는 인구집단에서 위험요인의 맥락적 효과(contextual effects, 집단 그 자체의 특성 혹은 효과를 말하는 것으로 개인 효과가 아닌 그것을 보정하고도 나타나는 집단적 효과를 의미한다)를 살펴볼 때 유용하다. 즉 전체 효과를 개인 효과와 맥락적 효과로 분리해서 종합적으로 이해할 수 있는 장점이 있다. 예를 들어 미국에서 암등록 자료(SEER, 1973-2009년도)의 집단적 활용을 통해 지역별 방사선치료와 중피종과의 관련성을 조사한 바 있다. 지역별 중피종 발생률을 석면노출의 대리지표로 보정한 다수준분석을 통해 전립선암에 대한 개인별 방사선치료가 중피종 위험도를 유의하게 증가시켰음을 보고하였으며, 이러한 결과는 방사선치료로 인한 이차암 발생에 대해 주의가 필요하다는 근거를 제공하였다.

생태학적 연구는 인구집단의 건강 상태를 모니터링할 때(특히 드문 질병), 집단 수준의 노출과 질병의 관련성을 파악하거나, 개인 수준의 정보를 정확하게 확보하기 어려울 때(정보보호 등으로 제공 자체가 안될 때) 유용하다. 생태학적 연구가 연관성 평가에 적용되기 위한 이상적 조건들은 1) 집단 간 질병률의 차이가 크고 2) 집단 간 노출 수준의 범위가 넓지만 3) 집단 내 노출의 변이는 적으며 4) 노출 변수가 결과 변수를 설명하는 데 중요한 위험인자이며 5) 다른 위험요인들의 분포는 집단 간 비슷한 상황이다.

(3) 분석 방법

생태학적 연구에서 많이 사용하는 분석은 두 변수와의 산점도(scatter plot)를 그리고 상관계수(correlation coefficient)를 산출하는 것이다. 이를 위해 지역 내 전체 노출 정보(위험인자)에 대한 대푯값을 파악하고, 각 인구집단을 대표하는 건강 영향 지표(사망률 혹은 발생률)를 파악한다. 이때 지역 간(혹은 연도별) 비교를 위해서 표준화사망(발생)률을 먼저 산출하는 것이 필요하다.

노출 이외의 다른 요인들을 보정하기 위해서는 회귀분석법(regression analysis)을 사용한다. 즉 지역 혹은 전체 인구집단의 표준화사망 혹은 발생비를 결과변수로 하고, 지역 내 전체 노출 정보(위험인자)에 대한 대푯값을 노출변수로 하며, 다른 요인들을 보정하는 모델을 구축한다. 예를 들어 각 지역별 폐암사망률(Y)와 지역별 라돈 농도(X_1)와의 관련성 평가를 위해서 지역별 흡연율(X_2) 및 지역별 박탈지수(X_3)등의 변수를 보정하는 다중선형회귀모델식을 만들 수 있다. $Y= \beta_0 + \beta_1 X_1 + \beta_2 X_2 + \beta_3 X_3$. 이때 X는 독립변수 또는 노출변수라고 하며 암발생률에 영향을 줄 것으로 고려되는 요인들을 의미하고, Y는 종속변수 또는 결과변수라고 하며 추정된 직선상에 있는 값을 나타낸다. X_2, X_3는 라돈 농도와 및 결과변수인 폐암 사망률에 영향을 주었을 것으로 생각되는 교란 변수들이다. β_0는 추정식의 절편으로서 X가 0일 때의 Y값을 의미하며 β_1, β_2, β_3는 추정식의 기울기로서 회귀계수(regression coefficient)이다. 위 수식에서 β_1은 β_2, β_3가 보정된 상태에서의 X_1이 한 단위 증가할 때, 예를 들어 라돈 농도가 100mSv 증가할 때의 암발생률의 평균적인 증가량을 나타낸다.

자료 분석 시 질병이 노출에 영향을 줄 수 있는 경우 언제부터의 노출이 질병과 관련이 있는지 모호한 경우들이 있으며 이를 위해 일정한 지연 기간(lag period)을 설정하는 것이 필요하다. 그러나 이 기간이 분명하지 않은 경우들이 많아 다양한 지연 기간에 대한 시나리오를 적용한다.

(4) 생태학적 오류

생태학적 오류(ecological bias)는 집단적 자료를 활용하여 산출한 결과와 개인적 결과가 일치하지 않아서 발생하는 바이어스를 말한다. 이것은 분석의 단위(unit of analysis)와 추론의 수준(level of inference)이 다름으로 인한 오류로서 집단정보를 사용하는 생태학적 연구로서 근본적인 한계이다. 생태학적 연구에서 생태학적 오류(이를 의미하는 단어들에는 ecologic fallacy, aggregation bias, cross-level bias 등이 있다)는 주요 결점이지만 모든 연구에서 발생하는 것은 아니며 집단 수준의 정보가 개인 수준의 정보와 일치한다면 발생하지 않는다.

스웨덴에서 실시된 환경 중 라돈(radon) 노출과 폐암과의 연관성 연구에서 생태학적 오류가 보고된 바 있다. 표 3.3.1과 같이 집단 노출 자료를 통해 분석하였을 경우 환경중 라돈 노출량과 폐암 위험도는 음의 관련성(즉 라돈 노출이 폐암의 위험도 감소)을 보였으나, 개인별 자료로 분석하였을 때는 양의 관련성(라돈 노출이 폐암의 위험도 증가)을 보였다. 모두 유의한 수준은 아니었으나 집단정보를 활용 시 개인정보 사용 때와는 결과 해석이 다르게 된다.

표 3.3.1 라돈 노출과 폐암 위험도에 대한 개인 및 집단적 수준에서의 초과상대위험도 비교

Covariates included for adjustment	Level of definition for radon exposure	
	Individual	Aggregated within country
	RR (95% CI)	RR (95% CI)
Stratification for age and sex		
None	0.05 (-0.02, 0.11)	-0.03 (-0.21, 0.15)
Smoking (aggregated)	0.05 (-0.02, 0.11)	-0.02 (-0.21, 0.17)
Smoking (individual)	0.05 (-0.02, 0.13)	-0.01 (-0.21, 0.20)

(출처: Lagarde & Pershagen, 1999)

생태학적 오류의 발생 기전은 집단 노출 변수와 개인노출 변수와의 차이(예를 들어 라돈이 높은 지역에 사는 것과 실제 개인이 라돈에 높게 노출되는 경우의 차이)가 존재하거나, 교란변수와 효과변경인자가 집단별로 다르게 분포되어 있을 때 발생할 수 있다. 예를 들어 코언(Cohen)이라는 물리학자는 1995년에 미국 내 1,601개의 마을에서의 평균 라돈 농도와 폐암 위험도가 음의 관련성을 보인다는 생태학적 연구 결과를 보고하면서 저선량에 대한 문턱없는 선형모델(linear nonthreshold model)을 부정한 바 있다. 그러나 이 결과에 미국 환경청은 흡연이 교란변수로 작용하여 결과의 왜곡

이 나타났다고 지적하였다. 즉 지역별 라돈 농도 증가에 따른 폐암 위험도의 감소는 흡연과 관련된 악성종양일수록(폐암, 구강암, 인후두암, 식도암 등) 강하게 나타났고, 흡연과 관련성이 없는(적은) 암종에서는 음의 관련성이 없거나 약했다. 따라서 폐암과 라돈이 역관련성을 보인 이유는 흡연이라는 교란변수가 집단별로 다르게 분포되어 발생한 생태학적 오류라고 설명되었다.

생태학적 연구에서는 집단정보만을 활용하므로 그 결과가 개인 차원에서도 합리적인지 살펴보아야 한다. 집단으로 뭉쳐진 값들의 상관성이 높다고 반드시 개인 간에도 두 변수의 상관성이 높지 않을 수 있기 때문이다. 예를 들어 방사선 고노출 사람들이 암에 걸렸다고 하더라도 이들이 전체 인구집단 중 소수라면, 집단으로 합쳐진 평균값에서는 암발생률과 방사선 노출량 간에는 관련이 없게 나올 수도 있다.

생태학적 오류의 가능성은 집단정보를 사용하는 한 항상 발생할 가능성이 있다. 이 오류를 줄이려는 방법으로 집단의 단위를 작게 함으로써(예를 들어 지역분류에서 시도 단위 대신 시군구 단위) 보다 동질적인 집단정보를 사용할 수 있다. 더 작은 지리적 집단의 사용은 완벽하게 동질적이지는 않지만, 노출과 다른 위험요인, 잠재적인 교란 요인에 관하여 더 동질적일 수 있기 때문이다. 그러나 단위가 작아질수록 집단 간 이주로 인한 오분류의 가능성이 커지는 단점이 있어 두 요인 간의 장단점을 동시에 고려해야 한다.

생태학적 오류와 반대로 개인적 자료만으로는 인구집단의 전체적인 양상을 파악하는 데 제한점이 있을 수 있으며, 이를 개별주의적 오류(individualistic fallacy)라고 한다. 즉 개인별 자료에만 의존하여 산출된 결과는 숲을 보지 못하고 나무만 보는 데서 오는 오류가 발생할 수도 있다. 이를 최소화하기 위해서는 개인 또는 집단별 자료를 모두 통합적으로 살펴보는 것이 중요하며 이를 위해 집단자료만을 반영하는 전형적인 생태학적 연구에 개인별 자료를 반영하는 다수준분석을 적용하기도 한다.

(5) 관련 바이어스

생태학적 연구에서 교란변수는 개인 단위의 연구와 다르게 작용할 수 있다. 개인 수준에서는 교란변수가 아닌 것이 집단 수준의 자료에서는, 자료가 합쳐져서 평균값으로 표현되기 때문에 교란변수가 될 수 있다(ecologic confounder). 즉 개인 수준에서는 노출과 독립적인 변수라 하더라도 집단 수준에서는 상관성을 보일 수 있으며(cross level confounding), 반대로 개인 수준에서는 노출과 관련된 결과변수의 위험인자라고 하더라도 집단 수준에서는 노출과 관련성을 보이지 않을 수 있다. 예를 들어 성별은 질병 발생에 중요한 교란변수이지만 생태학적 연구에서는(대체로 큰 지역을 비교하는 경우가 많고) 두 지역의 집단적 성비가 대체로 비슷하기 때문에 교란변수가 되지 않는 경우들이 많다. 즉 성별이 비록 개인 차원 정보들에서는 중요한 교란 요인으로 작용할 수 있지만, 지역별로 뭉쳐진 집단자료에서는 반드시 교란변수가 되진 않을 수 있다. 따라서 생태학적 연구에서의 교란변수 선정을 위해서는 1) 기존에 알려진 개인적 차원의 근거와 함께 2) 집단자료 내에서의 변수 간 관련성을 살펴보고 판단해야 한다.

생태학적 연구에서는 교란변수가 단지 집단의 평균 혹은 분율값으로만 표현되어 있어 개별 변수들이 의미하는 바가 정확하게 표현되지 못할 수 있다. 집단 수준의 교란변수를 분석모델에 넣었다고 하더라도 교란 작용을 충분히 보정하기 어렵기 때문이다. 이를 극복하기 위해 만약 각 요인들이 결합한 정보를 알 수 있다면 노출과 교란변수의 공통 집단정보(joint distribution)을 활용할 수 있다. 예를 들어 성별과 인종을 보정하고자 할 때 단지 남성과 백인 분율값 지표를 사용하는 것보다는 백인남성, 백인여성, 비백인남성, 비백인여성의 분률값을 사용하는 것이 더 의미 있게 교란 작용의 개념을 대변한다.

그 외에 집단자료의 평균값은 개별 자료에서보다 변수들의 상관성이 높게 나올 가능성이 있다. 따라서 각 변수 간의 효과를 분리해서 살펴보는 것이 어렵고 다중공선성으로 결과값이 바이어스될 수도 있다. 또한 노출 지역에 거주하였던 개인이 비노출지역으로 이주하였을 때 노출 오분류(migration bias)가 발생할 수 있다. 또한 개인적 차원의 연구와 달리 생태학적 연구에서는 비차별적 오류라 해도 항상 효과가 없는 방향으로(null) 가는 것이 아니며, 집단과 개인 간 정보 수준의 차이 때문에 경우에 따라 기준값에서 멀어지는(bias away from the null) 경우도 있다.

(6) 연구 사례

미국국립암연구소에서는 원전이 위치한 지역의 암 사망률과 발생률에 관한 생태학적 연구를 보고하였다. 원전에 인접한 지역에 거주하는 주민들의 표준화암사망(일부 지역은 사망)비를 그렇지 않은 지역에서 관찰된 비와 비교하였다. 원전 주변 거주 주민들이 더 높은 선량의 방사선을 받았을 것이라고 가정하였으며, 비노출 지역은 노출 지역과 인구학적 요인을 비슷하게 고려하여 3배로 선택하였다. 조사 항목들로는 지역별 인구학적 분율(인종별 25세 이상 인구, 고등학교 졸업, 생산직 종사자, 도시 농촌 거주), 평균 가정 수입, 평균 이주률, 영아사망률, 인구수 등의 집단정보를 확보하였다. 이러한 지역별 비교 외에도 노출 지역 내에서 원전 가동 전과 후의 표준화암사망비를 비교한 상대위험도를 산출하였다. 연구 결과 원전 주변 거주 주민들과 대조지역 주민들 사이에, 그리고 원전 가동 전후로 암 발생 및 사망의 유의한 차이는 관찰되지 않았다.

프랑스에서는 자연방사선 노출과 어린이 뇌종양 발생에 관한 생태학적 연구가 시행된 바 있다. 이 연구에서는 감마선과 라돈 농도가 지역별로 산출되었고 지역별 박탈 지수(deprivation index)를 보정하고 어린이 뇌종양 발생(2000-2012년도)과의 관련성을 분석하였다. 전체적으로 지역별 자연방사선 노출이 뇌종양 발생과 연관성이 없었으나 뇌종양의 한 종류(pilocytic astrocytoma)의 경우 감마선 노출로 증가된 위험도를 보였다.

핵무기 실험들이 국제적으로 많이 시행되었으며(특히 1950-60년대) 이로 인해 방사능이 대기 중에 방출되었다. 따라서 방사능 낙진에 의한 건강 영향, 특히 민감한 건강 영향인 어린이 백혈병 위험도에 대한 우려가 컸다. 이러한 질문에 대한 답을 찾기 위해 방사능 낙진 농도와 등록 체계가 갖추어진 일부 국가들의 어린이 백혈병 발생의 연도별 변화를 시기적으로 비교한 생태학적 연구가 진행되었다. 연구 결과 조사된 나라들의 백혈병 발생률이 방사능 낙진과 유의한 관련성을 보이지 않았다.

방사선 역학 분야에서 생태학적 연구는 주로 환경노출 영역(고준위 방사선 지역 거주 혹은 원전 지역주민에서의 암위험도 연구)에 적용되고 있다. 지역적 정보는 불특정 대규모 주민들에게 해당하며 그 노출 변이가 개별적 요인에 의해 상대적으로 크다고 보긴 어렵기 때문이다(환경 노출 분야 주제의 연구가 반드시 생태학적 연구로만 진행되어야 하는 것은 아니며 다양한 연구 방법들이 적용되고 있다). 반면 의료노출 및 직업적 노출 유형의 경우 대상자가 분명하고 개인 간 차이가 크며 개별 정보에 근거하고 있어 개인적 정보를 활용한 역학연구 방법을 주로 적용한다.

3.4. 단면연구(cross-sectional study)

(1) 정의 및 특성

단면연구는 특정 인구집단을 특정 시점에서 질병과 노출 요인 정보를 동시에 조사하는 연구 방법이다. 인구집단이 가진 질병의 상태를 파악하는 것이므로 유병률 연구(prevalence study)라고도 한다. 단면연구는 1) 인구집단에서의 질병 또는 위험(예방)인자의 규모를 파악하거나 2) 노출과 질병과의 연관성 파악(노출자 중 질병자를 비노출자 질병자와 비교하거나 질병자 중 노출자를 비질병자 중 노출자와 비교하는 형태로)을 목적으로 한다. 첫 번째 목적은 기술역학 연구와 유사한 측면을 가지나 기술역학 연구가 각 요인 및 질병 상태에 대한 분포를 파악하는 것에 중점이 있는 반면, 단면연구는 일반적으로 노출과 건강 상태의 관련성 평가에 더 초점을 둔다는 차이가 있다. 이러한 의미에서 단면연구는 기술역학과 분석역학 연구의 중간에 위치한다고 할 수 있다. 두 번째 목적인 단면연구에서의 연관성 평가는 노출자 중 질병자의 분율을 비노출자 중 질병자의 분율과 비교하거나, 질병자 중 노출자의 분율을 비질병자 중 노출자의 분율과 비교하는 형태로 진행한다.

단면연구의 진행은 우선 가설 설정 후 목표 인구집단을 파악하고, 이들 중 일부를 연구 대상자로 선정한 후, 노출과 건강 영향을 측정한 후 수집된 자료를 분석하여 연구 가설과 비교하고 해석하는 순서로 진행한다. 노출과 건강 상태의 파악이 같은 시점에서 이루어지므로 어떤 집단을 선정하느냐가 결과에 큰 영향을 준다. 따라서 연구 대상자를 어떻게 선정하고 어떤 사람들이 실제로 연구에 참여하는지를 파악하는 것이 중요하다.

단면연구에서 조사는 가능한 단기간에 실시하는 것이 바람직하다. 조사 기간이 너무 길면 처음에 조사된 사람과 나중에 조사된 사람 간의 검사 방법 및 노출과 건강 평가 방식(혹은 인식이나 태도)등이 달라질 수 있기 때문이다. 적절한 연구 기간에 대해 정해진 답은 없으며 연구 대상자들이 같은 조건에 조사될 수 있는 가능한 짧은 기간을 설정하여 잠재적인 바이어스를 줄이는 것이 필요하다.

단면연구에서 연구대상자를 선정하는 방식으로 1) 가장 일반적인 것은 특정 인구집단 전체를 대상으로 무작위(random) 선정하는 방법이다. 비록 소수의 인원을 조사해도 무작위 추출하였다면 전체 인구집단을 대변할 수 있다. 한편 편의상 비무작위(nonrandom) 임의추출을 하는 경우들도 있으며, 이때는 대표성을 보여주지 못하지만, 노출과 질병과의 연관성 조사는 가능하다. 2) 만약 조사하고자 하는 노출 요인이 적다면 노출집단과 비노출집단을 구분하여 각각에서 대상자를 선정하기도 한다. 3) 만약 질병이 흔한 상태가 아니라면 질병자와 비질병자 집단을 구분하여 각각에서 대상자를 선정하기도 한다.

단면연구는 연구의 목적이 질병 규모를 올바로 파악하는 것이므로 일회적 조사에서 파악될 수 있는 유병률 규모를 갖고 있어야 가능하다. 너무 드문 노출 요인 혹은 질환의 경우는 매우 많은 대상자를 조사하지 않는 한 목적을 달성하기 어렵다. 따라서 건강 영향의 종류도 치명적인 질환보다는 비치명적인 질환, 그리고 임상증상 및 생리 병리학적 지표와 같이 누구나 값을 가진 결과변수가 단면조사 연구에 유용하게 적용된다.

단면연구는 조사하고자 하는 노출 요인이 시간에 따라 변화하지 않거나 노출값이 질병으로 영향을 받지 않아야 한다. 예를 들어 성별, 인종, 유전자 정보 등은 시간에 따라 변화되는 것이 아니기 때문에 단면조사가 제한점이 되지 않는다. 그러나 노출 요인이 시간에 따라 변화할 경우에는 원인과 결과를 분리하기가 어렵게 된다. 예를 들어 흡연과 호흡기 질환을 단면 조사할 경우 흡연하는 사람들의 호흡기 질환 유병률이 높을 것으로 기대하기 쉽지만, 거꾸로 호흡기 질환이 있는 사람들은 건강상의 문제로 금연한 경우도 발생하므로(즉 질병이 노출 요인에 영향을 주는 상황), 단면조사가 적합하지 않을 수 있다.

단면연구는 한 번에 대상 집단의 질병 규모와 이와 관련된 여러 속성을 동시에 파악할 수 있으며, 상대적으로 단기간에 다양한 주제의 노출과 질병과의 연관성을 파악할 수 있다는 장점이 있다. 또한 단면연구는 질병의 자연사를 파악하는 데 도움을 주며 다음 단계의 역학 연구(코호트 등)의 시작 역할을 한다. 반면 단면조사에서의 일회적인 비교는 노출과 건강 영향과의 연관성을 평가하는 데 제한점이 된다. 특히 원인과 결과의 시간적 선후관계가 불분명할 수 있으며, 연구 대상자들에 대한 선택적 생존으로 인한 바이어스가 발생할 수도 있다.

(2) 자료 분석 및 지표

단면연구에서는 질병의 규모를 파악하기 위해 유병률(prevalence)을 산출한다. 유병률은 환자 수를 조사 모집단으로 나눈 값이며 0에서 1 사이의 값을 가진다. 반면 유병오즈(prevalence odds)는 질병에 이환될 확률과 이환되지 않을 확률을 나눈 값으로 0에서 무한대의 범위를 갖는다. 따라서 유병률보다는 유병오즈값을 활용한 지표가 수리적으로 다루기 유리하다.

단면연구에서 노출과 질병의 연관성 파악을 위해서는 유병률비(prevalence ratio) 혹은 유병오즈비(prevalence odds ratio)를 사용한다. 유병률비는 노출군에서의 유병률을 비노출군에서의 유병률로 나눈 값(노출군의 유병률/비노출군의 유병률)으로 유병상대위험비라고도 하며, 유병오즈비는 노출군과 비노출군의 유병오즈를 나눈 값([노출군의 유병률/(1-노출군의 유병률)]/[비노출군의 유병률/(1-비노출군의 유병률)])이다(표 3.4.1).

표 3.4.1 가상적인 2만명 유병률 연구

	Exposed	Nonexposed	Ratio
Cases	909	476	
Non-cases	9,091	9,524	
Total population	10,000	10,000	
Prevalence	0.0909	0.0476	1.91
Prevalence odds	0.1000	0.0500	2.00

(출처: Pearce, 2012)

유병률비와 유병오즈비와의 관계는 유병률 자체와 노출 분율의 크기에 따라 변한다. 만약 유병률이 0.75라면 유병오즈는 3(0.75/[1-0.75])이며 유병률이 0.2라면 0.25(0.2/[1-0.2])가 된다. 즉 유병률이 낮아지면 유병률 값과 유병오즈는 거의 비슷해지지만 유병률이 큰 경우 두 지표 간의 차이는 커진다. 한편 같은 유병률에서는 위험인자의 노출분율이 적으면 유병오즈비와 유병률비 간의 차이가 커진다.

유병오즈는 질병 발생률과 이환 기간을 곱한 값([유병률/(1-유병률)=발생률 × 이환 기간]) 이므로, 유병오즈비는 노출군과 비노출군에서의 발생률과 이환 기간의 비(노출군의 발생률 × 노출군의 이환 기간/비노출군의 발생률 × 비노출군의 이환 기간)로 표현할 수 있다. 만약 질병의 이환 기간이 두 군에서 같다면 노출군과 비노출군 간의 발생률 비가 되며, 따라서 유병오즈비는 발생률을 대치하는 연관성 지표로 사용될 수 있다.

유병률비도 연관성 지표로 사용될 수 있는데 유병률비가 발생률비를 대체하기 위해서는 이환 기간이 같다는 전제와 함께 노출군과 비노출군 간의 유병률 차이가 작아야 한다는 추가적인 조건이 필요하다(발생-유병 바이어스 참고). 일반적으로 노출군에서의 유병률이 비노출군보다 높으므로 (1-노출군의 유병률)/(1-비노출군의 유병률)의 값은 1.0 이하가 되어 발생률비를 희석한다. 이때 노출군과 비노출군 간 유병률 차이가 있다고 하더라도 그 크기가 작으면(드문 질환이라면) 1.0에 가까워진다. 즉 유병률비와 유병오즈비 모두 연관성 지표로 사용할 수 있지만 유병오즈비가 상대적으로 유리한 전제 조건을 갖는다.

단면조사 연구에서 유병률 및 유병오즈는 여러 가지 방식으로 비교할 수 있다. 우선 노출군과 비노출군 간의 질병 유병률은 t-검정으로 비교할 수 있으며, 만약 노출 정도에 따라 3군 이상(고노출군, 저노출군, 비노출군)으로 나눌 수 있으면 ANOVA를 통해 비교한다. 만약 백내장 여부와 같이 질병력 유무와 연관된 변수를 파악하기 위해서는 로지스틱 회귀분석을 통해 유병오즈비를 비교하고, 생체지표 값과 같이 연속형 결과변수일 경우는 회귀분석을 통해 회귀계수를 산출한다.

(3) 관련 바이어스

선택바이어스 단면조사에서는 현재 생존한 사람들만 조사하므로 전체 인구집단을 대변하기보다는, 같은 질병에 걸렸어도 예후가 양호하거나 치료를 잘 받을 수 있는 환자들만(사회경제적 수준이 높은 사람들만) 선택적으로 조사될 수 있다. 이러한 특성 차이는 노출과의 연관성 파악에서 선택바이어스(selection bias)로 작용할 수 있으며, 단면조사에서 얻어진 결과를 일반화하는 외적 타당도를 제한한다. 따라서 연구 참여자들에 대한 일반적인 특성을 제시하는 것이 중요하며, 비참여자의 특성을 알 수 있다면 함께 제시하는 것이 바람직하다.

프랑스에서 진행되고 있는 O'CLOC 연구(Occupational Cataract and Lens Opacities in Interventional Cardiology)에서는 노출군으로서 심혈관중재시술자와 비노출군으로서 비중재시술자들을 설정하였다. 그러나 비노출군으로 설정한 비중재 심장의사들의 인원이 적고 이들의 참여 의사도 낮았다(500명의 비중재 심장내과 의사 중 35명만 참여의사를 밝혔다). 또한 참여 의사가 있는 대상자들은 주로 노출군보다 나이가 많은 여성들이었으며 백내장의 다른 위험요인들도 많은 사람들이어서 노출군과의 비교성이 떨어졌다. 따라서 선택 바이어스를 예방하기 위해서 프랑스 방사선 방호 및 원자력안전연구소(IRSN)에서 일하는 엑스선에 노출된 적이 없는 의료인들을 비노출군으로 변경하여 선정하였다(이들은 연구자들과 같은 소속으로 참여율이 높고 성별과 연령 등 보정변수를 수집하기가 상대적으로 쉬웠다). 즉 O'CLOC 연구의 경우 하나의 큰 모집단에서 대상자를 모집한 것이 아니라 노출군과 비노출군을 별도의 모집단에서 성별, 연령을 짝짓기시켜 모집하는 방식을 택하였다.

선택바이어스를 최소화하기 위해서는 연구대상자를 처음부터 일정한 특성이 있는 인구집단으로 제한하거나 그래도 차이 나는 속성에 대해서는 분석과정에서 보정한다. 예를 들어 O'CLOC 연구에서 노출군과 비노출군의 성별과 연령분포를 짝짓기해서 모집하였지만, 모집 후에도 여전히 일부 차이를 보였다. 따라서 이를 보정하기 위해 분석과정에서도 성별과 연령을 포함하여 흡연상태, 체질량지수, 당뇨병이나 스테로이드 복용 여부 등의 변수들을 모델에 추가하였다.

단면연구에서는 연구의 효율성을 위해 의도적으로 연구대상자에 대한 선택 기준을 설정하기도 한다. 예를 들어 O'CLOC 연구에서는 백내장 유병률이 적은 40세 미만을 제외함으로써 연구의 효율성을 높였으며, 의료방사선(두부 CT)에 노출된 적이 있는 경우를 제외함으로써 직업적 방사선 노출에 의한 영향을 분명히 살펴보고자 하였다. 즉 단면조사 연구 시 단순히 많은 대상자를 포함하는 것이 아니라, 연구 가설을 합리적으로 잘 설정하는 것에 초점을 둔 대상자 선정이 필요하다. 따라서 단면연구에서는 가능한 많은 대상자를 포함함으로써 선택바이어스를 줄이는 것과 일부 대상자를 선택함으로써 연구의 효율성을 높이는 것 간의 균형 잡힌 접근이 필요하다.

역인과성 단면연구는 특정 시점에서 노출과 건강 상태를 함께 평가하는 방식이므로 노출 요인으로 설정한 변수와 건강 상태와의 시간적 선후관계(원인과 결과)가 뒤바뀔 수도 있다. 이러한 현상을 역인과성(temporal bias, reverse causality)이라고 하며 정보 바이어스의 한 형태이다. 예를 들어 백내장에 걸린 이후에 방사선 작업에 종사하게 된 경우 눈이 불편해서 작업을 그만두거나 작업량을 줄일 수 있다. 이럴 경우 단면조사 시 방사선 작업이 백내장과 음의 연관성을 보여, 방사선 작업이 백내장의 위험도를 감소시키는 것으로 잘못 해석될 수 있다. 다른 사례로서 흡연과 동맥경화증과의 관련성 연구를 하는 경우 동맥경화증으로 인해 심장질환이 발생할 수 있으며 이는 금연을 유도할 수 있다. 따라서 동맥경화증 유병자만을 포함하는 단면연구의 경우 노출과 질병과의 실제 관련성의 크기가 희석될 수 있다.

단면연구는 기본적으로 현재 시점에서 과거 정보를 얻는 것이므로 시간적 관련성 평가는 불분명할 수 있다. 따라서 단면조사 시 노출과 질병 정보를 시간적 순서대로 확보하는 것이 역인과성을 줄이는 데 도움이 된다(예를 들어 언제 노출되었으며 언제 증상이 시작되었거나 질병에 진단되었는지 등). 또한 노출이 왜 발생했는지에 대한 파악은 역인과성을 예방하는 데 필요하다. 예를 들어 CT 촬영이 노출변수인 연구에서 CT를 왜 촬영했는지에 대한 임상적 이유(indication)를 파악해서, 각 이유별로 층화된 위험도를 살펴보면 CT 촬영 당시 이미 질병의 초기 단계였는지를 판단하는 데 도움이 된다. 만약 특정 증상이 있었던 집단과 없었던 집단 모두에서 악성종양과의 관련성이 나타난다면 역인과성일 가능성이 적다고 할 수 있으며, 만약 특정 증상이 있는 군에서만 관련성이 관찰된다면 역인과성일 가능성을 고려해야 한다(의료 방사선 노출 참고).

발생-유병 바이어스 유병률비를 통해 노출과의 연관성을 파악하는 경우 발생률이 아닌 유병률을 근거로 위험도를 추론하므로 발생-유병 바이어스(incidence-prevalence bias)가 나타날 수 있다. 유병률은 발생률과는 달리 유병기간 및 유병률 자체에도 영향을 받기 때문이다[(유병률 = 발생률 × 유병기간 × (1-유병률)]. 이 식을 노출군과 비노출군의 유병률비로 표현하면 [노출군의 발생률 × 노출군의 유병기간 × (1.0-노출군의 유병률)]/[비노출군의 발생률 × 비노출군의 유병기간 × (1.0-비노출군의 유병률)]이 된다. 따라서 만약 노출로 인한 질병의 유병기간이 비노출로 인한 유병기간보다 짧다면(보다 치명적인 경우), 노출군의 유병기간/비노출군의 유병기간은 1.0보다 작게 되어 유병률비를 과소평가하게 된다. 그러나 대부분의 질병은 일단 발생하면 비슷한 경과를 갖기 때문에 원인이 방사선이던 흡연에 의한 것이던 혹은 다른 원인에 의한 것이던 상대적으로 큰 차이를 보이진 않는다.

반면 일반적으로 노출군에서 유병률이 비노출군보다 높을 가능성이 있어 노출 여부에 따라 유병률의 차이를 보일 수 있다[(1.0-노출군의 유병률)<(1.0-비노출군의 유병률)]. 따라서 발생-유병 바이어스는 주로 노출 및 비노출 집단 간 유병률 차이에 의해 발생한다. 이 바이어스는 집단 간 유병률의 상대적인 비가 같다고 하더라도 유병률의 절대적 규모 자체에 따라 다른 영향을 보인다. 예를 들어 노출군과 비노출군

의 유병률이 각각 4%, 2%인 경우와 40%, 20%인 경우 비노출과 노출과의 유병률의 비는 똑같이 2.0이다. 그러나 유병기간이 노출군과 비노출군이 같다면 첫 번째 경우 집단 간 유병률비는 발생률비 × [(1-0.04)/(1-0.02)]가 되어 발생률비와 거의 차이가 없는 반면, 두 번째 경우는 발생률비 × [(1-0.4)/(1-0.2)]가 되어 유병률비로는 발생률비를 과소평가하게 된다. 그러나 유병률이 크다고 하더라도 노출/비노출군 간의 절대적 차이가 적다면 이 항목에 의해 영향을 받지 않는다(물론 두 군 간 유병률 차이가 적다는 것은 노출이 위험인자로 작용하지 않았다는 것을 의미한다).

유병-발생 바이어스를 예방하는 근본적인 방법은 유병률이 아닌 발생률을 사용하는 것으로, 단면조사에서는 근본적인 해결이 불가능하다. 그러나 유병률이 낮은 질환의 경우에는 영향이 크지 않으며, 유병률비 대신 유병오즈비를 사용하면 이 바이어스를 줄일 수 있다.

(4) 연구 사례

프랑스에서 직업적 방사선 노출과 백내장과의 연관성 파악을 위해 O'CLOC이라는 단면조사가 실시되었다. 연구의 가설은 방사선에 많이 노출되는 심장 중재시술 의료인들의 백내장 유병 실태를 파악하고 직업적 방사선 노출과의 연관성을 평가하는 것이다. 연구 방법은 참여한 대상자들에게서 설문지를 통해 개인정보를 포함한 일반적 특성, 백내장의 위험요인, 직업적 노출 정보, 의료 정보 등을 수집하였다. 이때 미리 질병 상태를 알면 바이어스가 생길 수 있으므로 수정체 혼탁 상태를 모르는 전문가에 의해 실시하였다(그런데도 여러 의사에 의해 백내장 판정이 이루어져서 일관된 질병 정의가 이루어졌는지는 한계를 갖는다). 노출 정보로서 직업력(근무지, 종사기간), 작업량(각 시술별 일주일 평균 시술시간 및 건수, 일 년평균 시술시간 및 건수), 보호구(납복, 갑상선보호대, 납고글, 납장갑, 이동식 스크린, 이외 눈보호구 등)및 배지 착용빈도 등을 조사하였다. 건강 영향 정보로는 시력검사, 안압검사, 세극동 검사를 진행하였다. 백내장 유무는 렌즈 혼탁 분류시스템(Lens Opacities Classification System)으로 평가하였다.

연구결과 심장중재시술 의사 106명 중 71명이 수정체 혼탁 소견을 보여 67%의 유병률을 보였고, 비노출 대조군 99명 중에서는 74명으로 74.7%의 유병률을 보였다. 그러나 후방하수정체 혼탁(posterior subcapsular lens opacities)의 경우는 노출군에서 18명(17%), 비노출군에서 5명(5%)으로 방사선 중재 시술을 담당하는 의사들에서 유병률이 높았다. 즉 노출군에서 직업적 방사선 노출에 의한 후방하수정체 혼탁의 유병오즈는 0.205(18/88), 비노출군의 유병오즈는 0.053(5/94)으로서 집단 간 유병오즈비는 3.84로 산출되었다. 그리고 후방하수정체 혼탁의 유병률비는 3.40(노출군에서의 유병률 17%/비노출군에서의 유병률 5%)으로서 유병오즈비와 비슷한 위험도를 보였다. 잠재적 교란변수(성별, 연령, 흡연, 체질량지수, 질병력 및 약물복용 등)를 보정한 후에도 노출군에서 후방하수정체의 혼탁이 발생할 유병오즈비는 3.85로 유의하게 높은 수치를 보였으며, 종사 기간에 따라 노출군에서 수정체의 혼탁 위험도가 증가하였다.

이탈리아에서는 500명의 중재 시술 의료인과 500명의 비노출군을 대상으로 직업적 방사선 노출과 염색체 변이, 경동맥내중막두께(CIMT), 텔로미어(telomore)의 길이, 후각 기능 및 신경정신과적 검사 등 다양한 임상 및 생체지표와의 관련성 평가를 위한 단면조사가 진행되고 있다(Italian Healthy Cath Lab Study). 심혈관중재시술자 223명(심장전문의와 간호사)이 참여하였으며 연령과 성을 짝짓기한 222명의 비노출군과 비교하였다. 연속변수로 측정된 경동맥내중막두께는 방사선 노출 증가에 따라 유의하게 증가하였으며, 범주형 변수로 평가된 텔로미어 길이는 중재 시술 근무 증가에 따라 유의하게 짧아진 것을 유병오즈비를 통해 보고하였다. 한편 83명의 중재 시술 의료인과 83명의 비노출집단을 비교한 또 다른 단면조사 연구에서는 직업적 방사선 노출이 기억 및 언어기능을 감소시켰다. 이러한 연구들은 모든 대상자에게 측정할 수 있는 질병 이전(subclinical) 단계의 결과지표를 단면연구에 적용하였다는 장점을 가진다.

3.5. 환자-대조군 연구(case-control study)

(1) 정의 및 특성

환자-대조군 연구는 특정 질병이 있는 환자군과 질병이 없는 대조군을 선정하여 비교하는 연구 형태이다. 연구목적은 질병이 있는 환자군에서 질병이 없는 대조군에 비해 위험요인의 노출 빈도가 차이가 있는지를 규명하는 것이다. 환자-대조군 연구의 진행은 우선 연구하고자 하는 질환을 선정한 후 이 질환과 관련될 수 있는 다양한 요인들을 조사하는 방식으로 진행한다. 어떤 요인들을 조사해야 하는지를 결정하기 위해서는 구체적인 연구 가설 및 목적을 분명히 하는 것이 중요하며, 따라서 관련 질환에 대한 인과성 지식에 대한 사전 이해가 필요하다.

환자-대조군 연구는 이미 발생한 환자를 확보하여 진행하므로 다른 연구 형태보다 상대적으로 발생이 드문 질환에 적용하는 것이 유리하다. 그리고 질병의 잠복기가 긴 질환일 때 이들 질환이 발생하기까지 오랜 시간을 기다릴 필요 없이 새로이 발생하는 환자들을 모집하여 효율적으로 연관성을 평가할 수 있다. 또한 환자군과 대조군을 별개로 선정하는 것이 결과를 일반화시키는 데 유리하다. 따라서 점차 환자군과 대조군을 별개로 선정하는 전통적인 환자-대조군 형태보다 코호트를 기반으로 한 환자-대조군 방식을 선호한다.

(2) 환자군 정의 및 선정

환자-대조군 연구를 위한 이상적인 환자군은 환자군 전체이다. 그러나 현실적으로 모든 환자를 조사한다는 것이 불가능하므로 전체 환자군을 대변할 수 있는 환자를 선정하는 것이 중요하다. 현재 환자(유병자)들은 전체 환자들 중에서 살아남은 일부만을 대표할 수 있기 때문에 새로 발생된 환자들만을 포함시키는 것이 바람직하다. 예를 들어 폐암 환자-대조군 연구 시, 현재 입원한 폐암 환자를 환자군으로 정의한다면 예후가 좋은 폐암 환자들만 살아남아 있을 수 있어 전체 폐암 환자를 대변하지 못하고, 이로 인해 폐암과 위험인자와의 연관성을 올바로 파악하지 못할 수 있다.

환자-대조군 연구를 수행할 때 환자군을 최대한 동질적(homogeneous)으로 정의하는 것이 중요하다. 환자군에 환자가 아닌 대상자가 포함되면 결과를 왜곡시킬 수 있기 때문이다. 악성종양과 같이 상대적으로 분명히 정의 내릴 수 있는 질환들도 있지만, 신경정신질환들은 진단의 정의가 나라 및 병원별로 차이가 날 수 있다. 만약 질병의 정의를 분명하게 정의하기 곤란한 경우는 확실한 경우(confirmed), 가능한 경우(probable), 등으로 나누어 분류하고 향후 민감도 검사를 통해 비교할 수 있다.

환자군 선정 시 대표성이 중요하긴 하지만 현실적 상황에 따라 여성, 고령층, 특정 지역 등 국한된 환자군을 대상으로 진행하는 것이 연구 수행에 유리할 수도 있다. 물론 이 경우에는 산출된 결과 해석 시 환자군이 특정 집단에 국한되었다는 주의가 필요하다. 또한 발생자를 확보하기가 불가능한 경우(선천성 이상 등)와 매우 드문 질환의 경우(근위축성축삭경화증 등) 유병자를 대상으로 한 환자-대조군 연구를 시행하기도 한다.

환자군은 병원에서 진단되는 환자들, 지역사회에서의 등록 환자, 코호트 연구에서 발생되는 환자, 단면조사 시 확인된 환자 등 여러 자료원에서 확보할 수 있다. 자료원별로 장단점이 있어 예를 들어 병원에서 환자를 확보하는 것은 쉬울 수는 있어도 지역사회에서 확보한 질병자와 다른 특성을 가질 수 있다. 따라서 가능한 특정 기관 혹은 병원이 아닌 보다 포괄적인 인구집단에 기반한 지역사회에서의 등록 환자 혹은 코호트 연구에서 발생하는 환자군을 대상자로 선정하는 것이 바람직하다.

(3) 대조군 정의 및 선정

환자-대조군 연구에서 같은 환자들이라도 누구와 비교하느냐에 따라 위험도가 높게 혹은 낮게 해석될 수도 있으므로 누구를 대조군으로 선정하느냐가 중요하다. 대조군(control) 혹은 비교군(reference group)은 '환자군이 만약 해당 위험요인이 없었다면 어떻게 되었을까를 말해주는 반사실적(counterfactual) 조건에 대한 현실적인 대리 집단'이다. 그러나 현실적으로 이러한 이상적인 집단은 확보하기가 불가능하며 결국 대조군은 이 목적에 가장 근접한 환자군과는 다른 인구집단에서 선정한다.

대조군은 조사하고자 하는 해당 질병이 없다는 것을 제외하고 환자군과 비슷한 특성이 있는 사람들, 즉 환자군이 발생한 모집단을 대표하여 선정한다. 이때 대조군이 반드시 아무 질병이 없어야(disease-free) 하는 것은 아니며, 관심 질병을 제외한 다른 질병이 있는 대조군도 가능하다. 따라서 지역사회 대조군의 경우 환자군과 같은 지역 내 거주하는 사람들로 선정하고, 병원 환자군의 경우 같은 병원 내에서 대조군을 선정한다. 그러나 환자군과 대조군을 지역사회와 병원에서 선정하는 경우 각 모집단이 달라 위험도의 크기가 달라질 수 있다. 일반적으로 병원기반 환자-대조군 연구가 지역사회 기반 연구보다 바이어스의 가능성이 크고 위험도가 높게 나오는 경우들이 있다.

대조군 선정 시 중요한 점은 대조군이 환자가 발생한 인구집단을 반영해야 한다는 것이다. 이때 환자군을 반영한다는 의미는 1) 환자와 같은 특성을 보여야 하는지와 2) 환자가 나온 집단을 대표해야 하는지의 개념적 차이가 존재한다(이 두 가지 상황은 개념적 차이이지 실제로는 비슷한 경우가 많다). 만약 환자군이 전체 환자집단을 대표해서 선정된다면 1)과 2)는 차이가 없으나, 병원 환자군처럼 지역 인구집단을 대표하지 못할 때의 대조군 선정은 2)의 대표성보다는 1)의 환자군과의 비교성을 적용한다. 이러한 사항들을 고려하면 환자-대조군 연구는 1)과 2)의 조건이 함께 만족하는 지역사회 기반한 연구가 바람직하다. 환자군과 대조군이 한 인구집단에서 선정된다면 이는 결국 코호트 연구 방법의 개념과도 연결된다.

대조군 선정 시 노출 요인과 독립적(independant)이어야 한다. 만약 대조군이 연구하고자 하는 노출이 많거나 적은 집단이라면 결과가 과소 혹은 과대평가될 수 있다. 예를 들어 의료 방사선 노출과 뇌종양 연구를 할 때 대조군을 외상환자로 설정하면 이들은 이미 외상으로 인해 CT를 촬영했을 가능성이 높기 때문에(즉 노출과 비독립적이다) 보고자 하는 관련성을 과소평가할 수 있다.

대조군은 가능한 범위에서 다양한 집단(multiple controls)을 확보하는 것이 연구결과를 입체적으로 파악하는 데 유리하다. 예를 들어 어린이 뇌종양과 방사선 노출과의 연관성에 대한 환자-대조군 연구에서 정상군 대조군만 활용한다면 방사선이 뇌종양의 위험도를 증가시키는지만을 검증할 수 있다. 그런데 2가지 대조군 즉 다른 종양 환자군과 질병이 없는 정상군을 선정하여 환자군과 비교한다면 더 많은 근거를 제공할 수 있다. 즉 만약 뇌종양 환자에게서만 위험도가 증가하고 다른 암환자 대조군에서는 차이가 없었을 경우, 방사선 노출이 뇌종양의 위험도를 특이적으로 증가시킨다고 할 수 있다. 반대로 다른 암환자 대조군에서도 방사선 노출에 의한 위험도가 증가한다면 방사선은 뇌종양뿐만 아니라 다른 암종의 위험도도 증가시킨다고 할 수 있다. 이렇듯 환자-대조군 연구에서 여러 대조군을 활용할수록 더욱 깊이 있는 정보를 제공해 줄 수 있다.

또한 대조군으로 다른 종양 환자군을 설정함으로써 회상 바이어스의 가능성을 확인해 볼 수 있다. 예를 들어 만약 뇌종양 환자에게서만 방사선 노출력이 높았다면 회상 바이어스의 가능성이 적다고 할 수 있다. 왜냐하면 뇌종양 어린이의 엄마가 다른 종양이 있는 어린이의 엄마보다 특별히 더 회상 바이어스에 영향을 받았다고 가정하긴 어렵기 때문이다. 그러나 만약 뇌종양 혹은 다른 종양이 있는 어린이의 엄마가 모두 방사선 노출력이 높았다면 회상 바이어스의 가능성이 크다고 할 수 있다. 이처럼 여러 대조군을 갖는 것은 여러 가설을 탐색하고 잠재적 바이어스를 파악하는 데도 유용하다.

(4) 짝짓기 의미 및 방식

환자-대조군 연구에서는 교란변수를 통제하고 노출 요인과 건강 영향 간의 관련성을 보다 효율적으로 판단하기 위해 환자군과 대조군을 짝짓기(matching)한다. 짝짓기의 목적은 환자와 대조군 간에 노출 요인 이외의 요인들을 최대한 비슷하게 맞춰주기 위함이다. 즉 대조군 설정에서 질병 여부 외에 다른 요인들은 환자군과 최대한 같게 만드는 것이 비교성을 높이는 데 중요하다.

짝짓기 방법은 개별 환자별로 짝짓기 변수의 특성이 같도록 대조군을 맞추는 개별 짝짓기(individual matching) 방법과 환자군 집단의 변수 특성 분포에 따라 대조군에서도 변수의 분포를 같게 짝짓는 빈도 짝짓기(frequency matching) 방법이 있다. 개별 짝짓기가 빈도 짝짓기보다 실행의 어려움이 있지만 교란변수를 더 확실히 보정시킬 수 있다. 왜냐하면, 빈도에 따라 대조군이 모집되었을 경우에는 조건을 충분히 일치시키지 못해 잠재 교란 작용을 유발할 수 있기 때문이다. 예를 들어 10세 단위로 빈도 짝짓기한 경우 50세 구간 분포는 같으나 환자군은 모두 59세인데 대조군은 51세인 경우라면 연령에 대한 짝짓기 효과는 제한적이다.

환자군과 대조군의 짝짓기 비율은 1:1 혹은 1:2 등을 사용하지만 검정력을 높이기 위해 1:4까지도 사용한다. 그러나 환자군의 숫자가 적은 것을 대조군의 숫자를 증가하여 표본수를 보충하려는 것보다는 환자군 자체를 최대한 많이 확보하는 것이 바람직하다.

짝짓기를 하게 되면 짝짓기한 변수에 대해서는 연관성을 볼 수가 없다. 따라서 노출변수와의 연관성을 조사하고자 하는 변수이거나 노출과 질병과의 경과 과정에 관여하는 변수인 경우 짝짓기를 하지 않는다. 만약 변수의 역할이 불분명할 경우 연구 설계 시에는 짝짓기하지 않고 필요 시 자료분석 단계에서 보정할 수 있다. 따라서 일반적으로 연구 설계단계에서는 중요한 최소한의 변수(성별, 연령, 지역 혹은 나라, 인종)들만을 짝짓기하고, 그 외 교란변수로 작용할 만한 변수들에 대해서는 분석단계에서 모델에 추가함으로써 보정한다.

또한 노출과 질병 간의 직접적인 인과적 경로(causal pathway)에 없는 변수라고 하더라도 노출 변수와 관련성이 있는 변수의 경우 과짝짓기(over-matching) 문제점이 나타날 수 있다. 예를 들어 심혈관 질환과 운동과의 연관성 연구에서 흡연 여부, 사회계층 및 소득 수준 등을 짝짓기시켰다면 심혈관 질환과 운동 여부는 관련성이 적게 나올 수도 있다. 왜냐하면 운동 습관은 짝짓기한 변수들과 밀접히 연관되어 있으므로 이들이 짝짓기될 경우 운동상태가 같이 짝지어질 수 있기 때문이다. 따라서 너무 많은 변수를 짝짓기하는 것은 바람직하지 않으며, 현실적으로도 짝짓기 변수가 많아지면 대조군을 확보하는 것이 더 어려워진다.

(5) 자료 분석 및 지표

환자-대조군 연구에서의 분석 지표로는 오즈비 혹은 교차비(odds ratio)를 사용한다. 오즈비의 산출은 짝짓기 방법에 따라 달라진다(그림 3.5.1). 즉 빈도 짝짓기를 했다면 질병자 중 노출자의 비를 비질병자중 노출자의 비로 나누는 방식을 취한다. 한편 개별 짝지은 경우에서는 환자군과 대조군이 서로 같이 노출 혹은 비노출된 경우는 노출과 질병과의 관련성에 대해서 의미가 없으므로 서로 불일치한 경우(discordant pairs)만이 위험도 산출에 활용된다. 즉 같은 환자-대조군 연구라고 하더라도 어떻게 짝짓기를 하였느냐에 따라 서로 다른 계산 방식이 적용되며, 개별 짝짓기의 경우 조건부 로지스틱(conditional logistic) 방법을, 빈도 짝짓기의 경우 비조건부 로지스틱(unconditional logistic) 방법을 적용한다.

그림 3.5.1 환자-대조군 연구에서 짝짓기 방법에 따른 오즈비 산출

	환자군	대조군
노출군	a	b
비노출군	c	d

$$OR = \frac{ad}{bc}$$

a) 빈도 짝짓기

		대조군	
		노출군	비노출군
환자군	노출군	a	b
	비노출군	c	d

$$OR = \frac{b}{c}$$

b) 개별 짝짓기

오즈비가 발생률의 대리지표로서 제한점이 있지만, 발생률이 드문 질병일 때(일관된 기준은 없으나 약 10% 미만) 상대위험도 지표로 유용하게 사용된다. 즉 노출군에서의 발생오즈는 (노출군의 발생률/1-노출군의 발생률)로 산출되는데 이때 발생률이 적다면 분모는 1.0에 가까워져 발생오즈는 발생률과 거의 비슷하게 된다. 이렇

게 산출된 노출 및 비노출 집단의 오즈비는 발생률을 직접 산출하지 못할 경우 연관성 지표로서 유용하게 활용되며 기여위험도 산출에도 오즈비를 적용할 수 있다. 그러나 질병 발생률이 크다면 (노출군의 발생률/1-노출군의 발생률)의 값은 1.0보다 커져서 오즈비는 연관성을 과대평가하게 된다.

오즈비를 통해 위험인자들 간 연관성의 크기를 비교할 수도 있다. 예를 들어 만약 1세 증가에 따라 동맥경화증의 두께가 0.01mm만큼 증가한다고 알려져 있고 간접흡연 여부가 동맥경화증의 두께를 0.01mm만큼 증가시킨다고 한다면, 간접흡연은 동맥경화증 발생에 있어서 1세 증가시키는 것과 같은 위험도를 가진다고 추정할 수 있다. 또한 산출된 위험인자의 위험도 크기로 나누어 해당 위험인자가 몇 세의 연령 증가와 관련이 있는지도 비교할 수 있다. 그러나 이러한 상대적 크기 비교는 산출된 각 위험인자의 속성, 질환의 중증도, 노출 수준에 따라 다를 수 있어 직접 비교는 제한적이다.

(6) 관련 바이어스

환자-대조군 연구 시 전체를 대변하지 못하는 환자군 혹은 대조군을 선정하면 바이어스(selection bias)가 초래될 수 있다. 이러한 선택바이어스는 환자군과 대조군 내 참여자와 미참여자 간의 특성 차이가 큰 경우에도 나타날 수 있다. 일반적으로 환자군보다 대조군이 참여하지 않을 가능성이 더 크며, 실제로 역학 연구에서 대조군의 참여율이 지속적으로 감소해 왔다. 또한 환자군과 대조군 간 연구 참여 의지가 노출과 관련이 있고, 이 경향이 대조군보다 환자군에게서 더 크거나 작을 때(독립적이지 않을 때) 연관성 평가 시 바이어스가 발생될 수 있다.

환자-대조군 연구에서는 현재 발생한 질병과 관련된 과거의 노출 정보를 수집하는 것이므로 회상 바이어스(recall bias)가 발생할 수 있다. 특히 대조군이 과거 노출 상황에 덜 주의를 기울여 정보를 불충분하게 보고할 수도 있다. 예를 들어서, 백혈병으로 사망한 아이의 엄마는 건강하게 태어난 아이의 엄마보다 임신 중 엑스선 노출과 같은 과거의 경험에 대해 더 정확한 정보를 제공할 가능성이 크다. 또한 연구대상자의 질병 상태(중증도)에 따라 차이가 나는 정보를 제공할 수 있다. 질병 상태가 심한 환자일수록 그 원인(혹은 원인이라고 믿는) 요인에 대해서 더 많이 회상하기 때문이다.

연구자가 질병 상태를 알고 있다면 정보를 확보하는 데 바이어스를 초래할 수 있다(observer bias). 따라서 정보 수집 시 대상자가 환자 혹은 대조군인지를 모르고 실시하는 것이 바람직하다. 그러나 환자-대조군 연구는 질병이 이미 발생한 상태에서 조사하는 것이므로 눈가림법(blindness)을 적용하기가 현실적으로 쉽지 않다. 따라서 정보 바이어스를 줄이기 위해서 가능한 기록된 자료(일지 및 사업장 자료 등)를 활용하는 것이 바람직하며, 환자군과 대조군 내에서 신뢰도와 타당도를 비교함으로써 회상 바이어스가 있었는지를 확인하는 것도 필요하다.

(7) 연구 사례

체르노빌 사고로 인한 방사성요오드 노출과 갑상선 암에 대한 평가를 위해 벨라루스와 러시아 지역 주민을 대상으로 한 환자-대조군 연구가 진행된 바 있다. 방사능 오염지역 주민에서 276명의 어린이 갑상선암 환자와 1,300명의 짝지어진 대조군(연령, 성별, 지역)을 선정하여, 인터뷰 조사를 통해 생활 관련 요인들 및 요오드 섭취 관련 정보 등을 조사하였다. 자료 분석은 조건부 로지스틱 회귀모델을 적용하여 오즈비를 산출하였으며, 연구 결과 방사성요오드 노출량과 갑상선 암의 위험도는 남녀 어린이 모두에게 유의하게 증가하였다(체르노빌 사고 참고).

CT 촬영과 뇌종양과의 연관성을 보기 위해서 병원 기반 환자-대조군 연구가 일본에서 실시되었다. 120명의 뇌종양 환자와 360명의 충수염 환자(2011-2015년)를 대조군으로 하여 성별, 연령 및 진단일시를 1:3으로 짝짓기하였다. 이때 연구대상자 포함기준은 진단시 나이가 10-24세로서 병원에 입원한 경우로 설정하였다. 노출평가는 촬영된 CT에 대한 부위, 횟수, 기계적 정보를 평가하는 방법과 프로그램(NCI-CT)을 적용하여 선량을 평가하는 방법을 적용하였다. 자료 분석 시 노출과 질병의 잠재기간은 2년으로 설정하였으며 조건부 로지스틱 회귀모델을 적용하였다. 연구 결과 CT 촬영의 횟수 및 뇌선량 값과 뇌종양 위험도와는 유의한 연관성이 관찰되지 않았다.

3.6. 코호트 연구(cohort study)

(1) 정의 및 특성

코호트 연구(cohort study)는 동일한 특성을 가진 인구집단을 추적 관찰하는 연구 방법이다. 코호트라는 용어는 로마 시대에 같은 명령을 수행하는 부대의 단위에서 유래된 것으로 구성원 간 동일한 특성을 갖는 것을 의미한다. 즉 같은 해에 태어난 사람들, 같은 사업장에 근무하고 있는 종사자들, 혹은 같은 질환이 있는 환자들을 코호트라고 표현할 수 있으며, 특성에 따라 다양한 코호트들이 정의될 수 있다. 방사선 역학 연구 분야에서 코호트 사례들로는 원폭 당시 방사선에 노출된 사람들, 원전 작업 종사자들, 방사선 작업을 수행하는 의료인들, CT 촬영을 받은 아이들, 방사선 치료를 받은 환자들, 체르노빌 사고시 노출된 주민들, 혹은 생활 주변의 방사성 물질에 노출 가능성이 의심된 인구집단들 등 다양한 인구집단이 포함된다.

코호트 연구는 동일한 특성을 가진 인구집단을 선정하여 추적 관찰한 후에 노출군과 비노출군 간의 질병 발생의 차이를 조사하는 방식으로 진행한다. 코호트 연구는 대규모 인구집단을 대상으로 오랜 기간 추적관찰 기간이 필요하므로 많은 시간과 비용이 소요되므로 코호트 연구를 장기간 안정적으로 진행하기 위해서는 코호트 특성이 분명하고 코호트 연구가 필요한지에 대한 학문적 배경이나 근거가 분명해야 한다. 또한 연구자만이 아니라 연구 참여자들 및 이해관계에 관련될 수 있는 기관들의 참여가 중요하며, 이를 위해서 모든 과정과 결과를 최대한 투명하게 하고 자료 활용도 공유되어야 한다.

코호트는 질병이 없는 대상자를 포함하는 것이 원칙이다. 그러나 병력이나 간단한 검사만으로는 주요 건강 영향들의 초기 단계 환자를 확인하지 못하는 경우가 있다. 따라서 등록 조건을 강화하거나 초반기 질병 발생자에 대해 잠복기를 고려하여 분석에서 제외하는 방법을 사용하기도 한다. 코호트 대상자에서 질병이 없다는 것은 연구하고자 하는 질환이 없다는 것을 의미하며 다른 질병이 있는 사람은 포함될 수 있다. 그러나 질병 유병자라 하더라도 평생 같은 직업군 또는 오랜 기간 같은 지역에 거주하고 있는 주민들인 경우, 코호트 등록 시작 때부터 특정 요인에 노출이 시작된 것이 아니라, 이미 수십 년간 노출되어 왔기 때문에 단순히 질병 유병자로 간주하여 제외하는 것은 바람직하지 않을 수 있다.

코호트 규모는 클수록 노출과 질병과의 연관성을 분명히 밝히는 데 유리하다. 그러나 특이한 노출의 경우 비록 적은 인구집단이라 하더라도 코호트로서 추적되는 것은 충분한 의미가 있다. 코호트 연구에서의 모집 기간은 각 연구 상황에 따라 수년 단위로 다양하지만, 되도록 단축해 처음 입적된 대상자와 나중에 코호트에 모집된 대상자가 서로 다른 특성을 갖지 않도록 하는 것이 바람직하다. 질병의 확인은 설문 혹은 인터뷰, 임상검사, 건강검진 자료, 병원 기록과 사망 진단서 등을 통해서 파악한다. 노출 평가에서는 노출 농도만이 아니라 노출 기간, 횟수, 첫 노출 시기 등의 항목들도 파악하는 것이 중요하다. 또한 노출-반응 관련성을 효율적으로 파악하기 위해서는 노출 수준의 분포를 다양하게 확보하는 것이 필요하다. 코호트 연구에서는 전체집단에 자세한 검사를 모두 하기 어려우므로 전체집단은 간단한 검사를 시행하고 전체 중 일부 소규모 집단에 대해서는 자세한 검사를 통해 효율을 높이기도 한다(2-stage design).

코호트 연구는 1) 시간에 따른 질병 및 노출 상황의 변화를 파악할 수 있고 2) 다양한 질병 및 건강상태에 대한 정보를 확보할 수 있으며 3) 질병의 발생률을 직접 측정할 수 있다는 장점이 있다. 이러한 특성으로 코호트 연구에서는 다양한 역학 지표들(상대위험도, 기여위험도, 인구집단 기여위험도, 덧셈 및 곱셈상호작용 등)을 산출할 수 있다. 따라서 코호트 연구는 관찰 연구로서 인과성 추론에 가장 유용한 방법이지만 코호트 입적부터 추적까지 연구에 걸리는 시간이 길고, 비용이 많이 들기 때문에, 발생이 희소한 질병에 적용하기에는 효율성이 떨어진다. 코호트 연구에서 충분한 검정력을 갖는 합리적 결과를 산출하기 위해서는 1) 다양한 노출범위를 가진 2) 대규모 인구집단을 3) 장기간 추적 관찰하는 것이 핵심이다.

(2) 종류 및 바이어스

코호트 연구는 조사 시점을 기준으로 전향적 코호트 연구(prospective cohort study)와 후향적 코호트 연구(retrospective cohort study)로 나눈다. 모두 시점만 다를 뿐 시간적 방향성은 항상 전향적으로 노출부터 시작해서 건강 영향을 조사한다. 전향적 코호트 연구는 코호트를 구축한 시점에서부터 새롭게 추적 관찰하는 것으로 여러 정보를 주기적으로 확보할 수 있는 장점이 있으나 시간과 노력이 많이 소요된다. 후향적 코호트 연구는 기존에 수집된 자료를 통해 과거 노출 시점부터 현재까지의 추적을 수행하는 것으로 자료가 잘 갖추어진 경우에 사용된다. 그러나 후향적 코호트에서는 비치명적인 질병에 대해서는 자료가 수집되어 있지 못한 경우가 많아 주로 사망 및 암 발생 등 일부 건강 영향에 국한된다. 또한 과거 기록의 정확성과 상세함이 부족하다는 단점이 있어 연구목적과 부합되기는 쉽지 않다. 따라서 연구하고자 하는 질환의 잠복기가 짧으면서 흔한 질환이면 전향적 코호트 연구 설계가 유리하고, 잠복기가 매우 길거나 드문 질환인 경우에는 후향적 코호트의 적용이 유리하다. 그러나 최근 만성질환 발생률과 대규모 연구의 증가를 통해 질병별 연구 방법 선정에 대한 구별의 의미는 상대적으로 적어졌다.

후향적 코호트는 단지 시간과 비용을 줄일 수 있는 효율적인 접근만이 아니라 연구의 의미에서도 중요하다. 왜냐하면 과거의 유해물질 노출이 대체로 현재보다 높았기(high exposure) 때문에 전향적 코호트 집단보다 고노출에 의한 건강 영향을 파악할 수 있다는 장점이 있다. 또한 특정 노출이 유해하다고 생각되면 전향적인 연구를 시행해서 수십 년을 기다린다는 것은 비윤리적(unethical)이다.

노출이 과거부터 지속해서 발생하고 있는 경우 후향적 및 전향적 연구 모두를 결합된 형태로 수행하기도 한다. 예를 들어 유럽의 대규모 CT 코호트 연구(EPI-CT)에서는 연구 시작 시점을 기준으로 의무 기록자료를 통해 과거에 CT 촬영한 어린이들을 현재까지 후향적으로 추적하고, 동시에 향후 CT를 촬영하는 어린이들은 전향적으로 모집 및 추적하고 있다.

한편 단면연구에서 과거의 노출 및 건강 상태를 파악하는 것이 후향적 코호트와 유사해 보일 수 있지만, 후향적 코호트 연구에서는 1) 노출과 건강 상태가 다른 시간대에 조사되며(즉 노출이 먼저 파악되고 건강상태가 나중에 평가된다) 2) 특정 노출 모집단을 설정하며 3) 건강영향의 평가가 유병이 아닌 발생에 기초하며 4) 인년(person year)을 산출할 수 있다는 점이 단면조사와는 근본적으로 다르다.

코호트 연구를 대상자 모집을 기준으로 닫힌 코호트(closed cohort)와 열린 코호트(open cohort)로 나누기도 한다. 닫힌 코호트는 처음에 고정된 구성원을 코호트로 정의하고 추가로 참여시키지 않는 것으로 시간이 지남에 따라 인원수는 감소한다. 예를 들어 일본 원폭 생존자 코호트에는 더 이상 새롭게 코호트에 포함되는 사람들은 없으며 원폭 시 노출된 사람들이 사망하면서 점차 규모가 줄어든다. 반면 열린 코호트는 코호트 진행 과정에서 새로운 대상자가 언제든 참여 가능한 형태이다. 예를 들어 지역사회 코호트를 열린 코호트로 진행할 경우 새롭게 이주하는 사람들을 포함하고 지역을 벗어나면 제외할 수 있어 코호트 인원수는 증가 혹은 감소할 수 있다.

일반적으로 코호트가 하나의 동일한 특성을 가진 집단을 추적하는 것인데 반해 노출 수준에 따라 둘 이상의 다른 인구집단을 선정하여 추적 조사하는 다중 코호트(multiple cohort)가 적용되기도 하였다. 예를 들어 미국에서 전공별 의사 집단의 자료를 비교하여 영상의학과 의사들의 높은 사망률(특히 혈액 종양)이 방사선 노출에 의한 것일 것이라는 가설을 제공한 바 있으며, 우라늄 광부에서의 폐암 발생을 센서스나 등록자료를 통해 같은 지역에 거주하는 같은 성별과 인종에서의 폐암 발생과 비교함으로써 증가된 위험도를 보고하기도 하였다. 그러나 다중코호트는 주로 과거에 적용되었던 연구 형태로서 집단별 교란변수의 차이가 발생할 수 있어 활용이 제한적이다.

코호트 연구에서도 선택바이어스(selection bias)가 가능하다. 첫째는 코호트 모집 과정에서 전체 인구집단이 아니라 특정 집단을 모집할 때 발생할 수 있는 의도적(intentional) 선정과 선정된 인구집단에서 참여율이 낮을 때 발생할 수 있는 비의도적(unintentional) 선정에 따른 선택바이어스가 가능하다. 코호트 집단을 전체로 확대하여 의도적 선택바이어스를 줄이면 추적의 완전성이 감소하여 비의도적 선정에 따른 바이어스가 증가할 수 있어, 이 둘 사이의 균형 있는 판단이 필요하다. 둘째는 코호트를 추적하는 과정에서 만약 질병 혹은 노출 상태에 따라 대상자들이 다르게 추적된다면 선택바이어스가 발생할 수 있다. 왜냐하면 결국 추적된 사람들만이 최종적으로 코호트 분석에 포함되기 때문이다.

코호트 연구에서는 질병 발생 이전에 정보를 확보하기 때문에, 회상 바이어스는 줄어들 수 있다. 그러나 긴 추적기간으로 인해 질병 및 노출을 확인하는 방식이 달라지면 정보바이어스(information bias)가 발생할 수 있다. 그 외에 교란 작용의 경우는 코호트 연구에서도 다른 연구 방법에서처럼 발생할 수 있다.

(3) 추적 및 추적손실

코호트 연구가 다른 연구와 구별되는 가장 큰 특성 중의 하나는 연구대상자들에 대한 추적(follow up)이다. 코호트 연구 진행 중 참가자들이 중도에 포기하거나 이주 또는 사망 등으로 이탈할 수 있다. 만약 추적률이 너무 낮으면 선택바이어스로 인해 결과를 왜곡시킬 수 있으므로 최대한 높은 추적률을 유지하는 것이 중요하다. 따라서 코호트 연구에 있어서 추적관찰 손실을 최소화하는 것이 중요하며, 이를 위해서 추적관찰이 가능한 집단을 코호트로서 구축할 필요가 있다. 국내에서 진행된 중재시술자 코호트 구축에서도 국가선량자료에 등록된 의료인만을 대상으로 국한한 바 있다. 비록 선량시스템에 등록되지 않고 중재 시술을 담당하는 의료인들이 있지만, 선량 자료가 연계되어 있지 않으면 노출값을 추적하기가 불가능하기 때문이다. 미국 농업인 코호트(agricultural health study)에서도 노출이 높은 이민자 농업 종사자들이 제외되고 대부분 농약 교육을 정기적으로 받는 농업인들로 국한되었는데 그 주된 이유도 이민자 농업 종사자의 경우 추적 가능성이 낮기 때문이었다.

또한 코호트에 남아있는 사람들과 추적관찰이 손실된 사람들 간의 질병 발생 상태의 차이가 생길 경우(differential loss to follow-up) 노출-질병 간의 관련성이 왜곡될 수 있다. 따라서 추적관찰 손실이 발생한 경우 추적된 연구 참여자와 추적되지 못한 사람들의 특성을 비교함으로써 궁극적으로 연관성에 어떻게 영향을 주었을지를 판단하여 결과를 해석하는 것이 필요하다. 이러한 특성 비교는 향후 코호트 결과의 일반화에 중요한 근거가 된다.

코호트 집단에서 추적손실이 어떻게 발생하였느냐에 따라 추적된 집단에서의 역학 지표들의 값이 전체 인구집단과 달라진다(그림 3.6.1). 즉 코호트 연구의 추적과정에서 1) 노출 혹은 질병 상태와 관련 없이 무작위로 추적 손실이 발생하는 경우 발생률 및 기여위험도를 포함한 모든 역학 지표는 전체 코호트 집단의 값과 같게 유지된다(단 표본수 감소에 따라 정밀도는 감소한다). 2) 추적이 노출 상태에만 차이가 나고 질병 상태에는 영향을 받지 않을 경우에는 유병율만 달라지고 연관성 지표와 기여위험도는 전체 집단 값과 같게 된다. 3) 추적이 질병 상태에 대해서만 차이가 나고 노출 상태에는 영향을 받지 않을 경우에는 오즈비만 같게 유지된다. 4) 추적률이 노출과 질병 상태 모두에서 차이가 날 때는(즉 두 요인이 독립적이지 못할 때), 모든 역학 지표가 원래 집단과 달라진다. 따라서 코호트 연구에서 추적률 자체를 높이는 것도 중요하지만 노출과 질병 상태에 따라 치우치지 않게 추적하는 것이 중요하다. 즉 입적된 사람 중 누가 추적되느냐에 따라서 산출된 역학 지표들이 전체를 올바로 반영할 수도 있고 아닐 수도 있다.

그림 3.6.1 모집단에서 연구집단 선정에 따른 역학 지표의 변화

Target Population

Exposed	Disease Yes	Disease No	Total
Yes	40	160	200
No	60	740	800
Total	100	900	1,000

→ Selection Weights

100	100
10	10

→ Study Population

Exposed	Disease Yes	Disease No	Total
Yes	40	160	200
No	6	74	80
Total	46	234	280

Target Population		Study Population
10%	Prevalence of Disease	16%
20%	Prevalence of Risk Factor	71%
2.67	Relative Risk	2.67
3.08	Odds Ratio	3.08
125/1,000	Attributable Risk	125/1,000

(출처: Miller et al., 2014)

코호트 연구에서의 추적 주기는 노출 및 건강 영향에 대한 변화의 양상을 고려하여 설정한다. 만약, 추적 주기가 너무 짧으면 노출 및 건강 영향에 변화가 없거나 적어 효율적이지 못하고, 추적 기간이 너무 길면 실제 변화가 있었음에도 그러한 변화를 파악하지 못할 수도 있다. 전향적 코호트 연구에서의 추적 주기는 각 코호트마다 다양하지만, 일반적으로 2-5년을 적용하는 경우가 많다.

추적 방법은 전향적 연구에서는 설문조사, 전화 또는 컴퓨터를 이용한 조사, 임상검사 등 능동적 방법을, 후향적 연구는 사망 및 암발생 자료 연계와 같은 수동적 방법을 사용한다. 등록자료를 통한 수동적 방법의 경우 치명적인 질환이 아니면 파악할 수 있는 건강 영향이 제한적이어서, 질병 이전 단계의 건강 영향을 파악하기 위해서는 능동적 추적 방법이 유용하다.

(4) 자료 연계

자료 연계(record linkage)란 같은 연구 참여자들에 대한 2개 이상의 자료를 연계하는 것을 말한다. 역학 연구에서 하나의 자료원에서 연구에 필요한 충분한 정보가 제한되었을 때 가능한 여러 자료를 연계하는 것이 필요하다. 특히 코호트 연구에서는 대상자의 정의를 위해서 그리고 노출 및 건강 영향 정보를 효율적이고 객관적으로 확보하기 위해서 자료 연계를 진행하는 경우가 많다. 코호트 연구에서 일반적으로 연계되는 자료의 종류로는 건강 영향 정보로서 사망원인통계자료, 암

등록통계자료, 건강보험자료 등이며 그 외에도 다양한 자료들이 있다. 또한 코호트 대상자들의 노출 관련 정보들도 자료 연계를 통해 확보할 수 있다. 이처럼 자료 연계는 연구정보를 효율적으로 확대하는 방법이므로 사회에서 수용할 수 있는 범위 내에서 최대한 활성화되는 것이 바람직하다.

자료 연계는 결정론적(deterministic) 혹은 확률론적(probabilistic) 방법을 통해 이루어진다. 결정론적 방법은 개인에게 정확히 일치하는 식별자를 통해 연계하는 것이다. 일반적으로 자료를 연계하기 위해서는 개인별로 부여된 고유한 식별자가 서로 다른 자료원에 공통으로 존재해야 한다. 국내 주민등록번호와 같은 식별자들은 개인을 정확하게 식별할 수 있어 연계에 큰 장점이 된다. 확률론적 방법은 여러 변수의 확률에 기반을 두어 자료를 연계하는 것이다. 예를 들어 미국에서 이름과 출생일, 사회보장번호, 운전면허 등의 각 자료원을 통해 연계하는 방법이 대표적이다. 그러나 확보된 변수들이 각 개인을 완벽히 식별할 수 있는 것이 아니므로 결정론적 방법보다 연계율은 제한적이다.

(5) 자료 분석

코호트 연구에서 자료 분석 시 분모는 질병에 걸릴 가능성 즉 위험에 노출된 인구집단(population at risk)만 포함된다. 예를 들어 방사선에 노출된 집단을 분모로 하고 그중에서 암발생이 된 사람들을 분자로 할 수 있다. 이처럼 인구수를 기반으로 하는 분석은 일반적으로 추적 기간이 길지 않은 코호트의 경우에 적용한다. 그러나 장기간 추적하는 코호트 연구의 경우 각 개인에 대한 추적 기간이 개인마다 다를 수 있어 인원수보다 각 개인의 관찰 기간이 고려된 인년(person-years)을 분모로 사용하는 것이 바람직하다. 인년을 산출하기 위해서는 입적일자, 추적 종료 일자를 파악하고 암발생 및 사망 시기에 대한 정보가 필요하다.

코호트 연구에서 만약 노출과 질병의 유도기(induction time, 원인적 노출 후 실제 질병이 시작되는 데 걸리는 기간)가 3년인 경우 노출군에서는 이 기간이 질병 발생과 관련 없는 기간이므로 제외한다. 반면 비노출군에서는 원래부터 노출이 안 되었으므로 유도기간이란 것이 성립되지 않으므로 분석에 포함한다. 여기에 추가로 노출군의 3년 유도기간은 결국 실제 질병 발생과 관련이 없는 노출이므로(현재 노출군으로 분류되어 있었던 기간이지만) 비노출 기간으로도 볼 수 있다. 따라서 이 기간을 비노출군의 인년에 포함할 수 있다. 그러나 일반적으로 노출과 질병 발생 간의 간격이 불분명하므로 대부분의 코호트 분석에서는 노출 후 일정 기간을 유도기와 잠재기를 합한 것으로 하여 노출 및 비노출 집단 모두에서 제외하는 방법을 적용한다.

코호트 연구에서는 시간에 따른 인구집단의 기저 위험도가 변화하고 노출도 변화한다. 따라서 코호트 자료는 시간에 따라 특정 개체로부터 반복적으로 얻어낸 관측 자료로서 시간의존변수(time-dependent variable)들을 갖는다. 이는 시간에 따라 변수의 값이 변하는 것을 말하는 것으로 노출 선량값, 흡연여부, 근무기간 등이 있다. 이러한 변화를 분석에 적용하려면 한 사람의 자료를 여러 시간대별로 나누어 분석하는 방법이 적용된다. 시간의존변수들을 도표로 만든 것을 랙시스 그림(Lexis diagram)이라고 하며 대표적으로 연령(attained age)과 시간대(calendar time)를 설정한다. 이 외에도 다양한 변수들에 대한 인년표(person-year table)을 통해 다른 연구방법과는 구별되는 보다 정교한 코호트 분석이 이루어진다(부록 참고).

건강 영향을 산출할 때 어떤 집단과 비교하느냐에 따라 결과가 달라질 수 있으므로 코호트 연구에서도 비교군(reference group) 선정은 중요하다. 이상적인 비교군은 다른 특성은 비슷하고 단지 조사하고자 하는 요인에 노출되지 않는 집단이다. 그러나 현실에서 거의 모든 사람이 일반 환경에서 어느 정도의 요인에 노출되어 있으므로 이상적인 비노출 비교군은 확보하기가 어렵다. 따라서 일반적으로 노출군과 일반적 특성이 비슷한 내부 비교군을 설정하는 데 비교성(comparability)을 최대화하기 위해 저노출군을 비교군으로 하는 경우가 많다. 그러나 이때 비교성은 좋아지지만 비노출군을 비교군으로 할 때에 비해서 표본수가 줄어들 수 있다. 반대로 비노출군을 비교군으로 하면 표본수를 증가시킬 수 있지만 비교성이 감소할 수 있다. 따라서 우선 비노출군과 저노출군 간의 일반적 특성을 비교한 후 군 간 유의한 차이가 있으면 저노출군을, 그렇지 않으면 비노출군을 비교군으로 설정한다. 그러나 만약 연구집단의 노출 정도가 비슷하다면 원인적 연관성을 보기 어려우므로 외부 비교군이 필요할 수도 있다.

(6) 연구 사례

미국 방사선사 코호트 연구(U.S. Radiologic Technologists Study)는 방사선사들을 대상으로 미국국립암센터와 미네소타 대학교가 공동으로 진행하고 있는 전향적 코호트 연구이다. 직업적 방사선 노출과 악성종양 및 건강에 미치는 영향을 규명하는 것을 목적으로 1982년도에 시작되었다. 입적 대상자는 1926년부터 1982년까지 면허 발급 후 최소한 2년 이상 방사선사로 종사한 경험이 있거나 종사하고 있는 146,022명을 대상으로 하였다. 이후 이들을 대상으로 1983년부터 4차에 걸쳐 능동적 추적조사 및 사망자료와의 연계를 수행하고 있다. 일부 참여자들에 대해서는 혈액 및 구강세포를 수집하여 방사선-유전 상호작용을 연구하고 있다.

기반조사로서 1983-1989년 동안 133,298명의 방사선사를 대상으로 우편 설문조사를 실시하여 90,305명(응답률 68%)을 모집하였다. 1차 추적조사는 1994-1998년에 약 9만 명(응답률 72%)에 대해 실시하였고, 2번째와 3번째 추적조사는 각각 2004-2006년과 2012년-2014년에 진행되었으며 약 73,000명과 약 58,000명에 대한 추적을 하여 응답률은 약 72% 이상이다.

조사 내용으로는 인적특성, 직업력, 직업적 방사선 노출, 개인적 의료이용에 의한 방사선노출, 출산력, 개인 치료 및 진단목적의 방사선 시술 경험, 여성력, 가족력, 질병력, 기타 암 위험인자 등을 포함하였다. 자가 보고된 암 발생 정보에 대해서는 의무기록을 확인하는 작업도 진행하였다.

투시 및 방사성 동위원소 취급자 등 방사선 고노출군을 대상으로 별도의 설문조사를 수행하였다. 또한 일부 대상자로부터 수집된 배지 노출선량을 활용하여 전체 대상자의 과거선량 재구축 및 장기선량 산출 방법론을 구축하였다. 이러한 자료들을 바탕으로 방사선 및 기타 위험요인에 의한 전체 사망 및 암 발생률 연구, 유전자형에 따른 유방암 및 갑상선 암과 방사선 노출과의 연관성 연구, 설문의 타당도 및 생물학적 선량 연구 등을 진행하고 있다(의료방사선 종사자 참고).

표 3.6.1 미국 방사선사 코호트 연구의 진행

연도	단계	활동
1982	연구 시작	방사선사 자격증을 갖고 1926-1982년 사이에 최소 2년 이상 근무한 전현직 방사선사 146,022명(106,958 여성, 39,064 남성) 파악
1983-1989	첫 번째 조사	90,305(68%)명에 대한 우편 설문조사 실시. 추가로 14,199명에 대해서는 간단한 전화 설문조사 실시
1994-1998	두 번째 조사	90,972(72%)명에 대한 우편 설문조사 실시 유전역학 연구 시작(약 10,000명의 혈액과 900명의 침 채취)
2004-2006	세 번째 조사	73,625(72%)명에 대한 우편 설문조사 실시(1950년대 이전에 근무하고 전화 설문을 한 2,744명 포함).
2012-2014	네 번째 조사	58,484(62%)명에 대한 우편 설문조사 실시. 이 중 14,647명은 중재시술(fluoroscopically-guided procedures), 6,222명에 대해서는 핵의학 시술(nuclear medicine procedure) 설문조사 실시

2015- 현재	진행 중인 연구	직업적 방사선 노출과 개별 암종의 위험도 분석 중재시술자 및 핵의학 시술자들에 대한 직업력과 암위험도 조사 백내장 위험도 평가 자외선 노출력과 관련 질환 위험도 조사

(출처: https://radtechstudy.nci.nih.gov/)

(7) 코호트 내 환자-대조군 연구

코호트에서 대조군을 선정하는 방식에 따라 연구 방법이 다른 형태로 정의된다(그림 3.6.2). 첫째, 코호트를 추적하여 연구종료 시점에서 질병이 없는 사람들과 비교하는 것은 전형적인 코호트 연구이다(A). 둘째, 코호트 연구 중 추적과정에서 환자군이 발생하는 시점에 맞추어 짝짓기 된 대조군을 선정하는 형태는 코호트 내 환자-대조군 연구이다(B). 셋째, 코호트 시작 시점에서 전체 인구집단을 대표하는 소규모 집단을 선정한다면 환자-코호트 연구이다(C).

그림 3.6.2 코호트 연구에서의 대조군 선정 방식

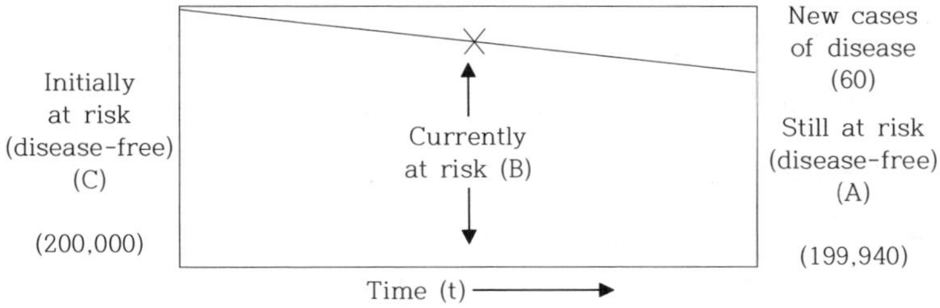

(출처: Dos-Santos-Silva, 1999)

정의 및 특성 코호트 내 환자-대조군 연구(nested case-control study)는 코호트 연구 중 추적과정에서 환자군이 발생하는 시점에 맞추어 대조군을 짝짓기하여 선정하는 형태이다. 환자군과 대조군 모두 같은 코호트 집단에서 선정하므로 코호트 기반(nested)이란 표현을 사용한다. 이 경우 특정 시점에서 대조군으로 선정했다고 하더라도 추적이 끝난 시점에서는 질병자가 될 수도 있다. 코호트 내 환자-대조군 연구는 일반적인 환자-대조군 연구와 같은 설계이나 질병 발생 이전에 대상자들로부터 노출 정보를 확보했다는 점에서 회상 바이어스를 줄일 수 있는 장점이 있다. 또한 연구대상자들에게 추가적인 정보를 확보해야 하거나 수집된 생물학적 시료

를 사용하는 경우 모든 코호트 대상자가 아닌 선정된 대상자들에 대해서만 분석하므로 효율적인 연구를 진행할 수 있다.

연관성 지표로는 노출군에서의 발생오즈를 비노출군에서의 발생오즈로 나눈 오즈비를 사용한다. 노출 집단의 질병 발생률이 비노출 집단보다 높기 때문에서 내재된 바이어스(bulit-in bias)에 의해 오즈비는 발생률비를 과대 평가한다. 그러나 연구 대상 질환이 드물다면 내재된 바이어스의 크기가 작아져 오즈비와 발생률비 값은 비슷해진다. 따라서 오즈비가 발생비를 대치하려면 드문 질환 가정(rare disease assumption)이 필요하다.

연구 사례 유방암에 걸린 여성들에서 방사선 치료로 인한 반대측 유방암 발생위험도를 살펴보고자 WECARE(Women's Environmental Cancer and Radiation Epidemiology) 연구가 진행되었다. 이 연구는 약 5만 2천 명의 여성 유방암 환자 코호트에서 반대측 유방암 발생 환자와 반대측 유방암이 발생되지 않은 환자를 1:2로 짝짓기해서 선정한 코호트 내 환자-대조군 연구로 진행하였다. 이때 출생연도, 진단연도, 지역, 인종을 개별 짝짓기하였다. 자료원은 인터뷰 조사와 의무기록을 활용하였으며 분석은 조건부 로지스틱 회귀모델을 적용하였다. 연구 결과 특정 유전인자(ATM)를 가진 여성에서 방사선 치료를 받는 경우 반대측 유방암 발생위험도가 유의하게 증가하였다. 이처럼 방사선과 유전자의 상호작용으로 유방암 발생 위험이 증가하는 현상은 방사선 치료를 받은 호지킨 림프종 환자-대조군 연구에서도 보고된 바 있다. 이러한 연구들은 방사선에 민감한 유전인자를 가진 사람들은 치료방법 선택 시 방사선 치료 대신 다른 방법을 고려할 필요가 있다는 근거를 제시함으로써 방사선으로 인한 질병의 예방대책을 세우는 데 기여하였다.

일본 원폭 생존자 코호트 연구 내에서 유방암에 대한 환자-대조군 연구가 시행된 바 있다. 유방암 발생 환자 171명 중 분석에 필요한 여성력 정보 혹은 혈액 표본이 없는 경우를 제외하고 57명의 환자를 선정하였으며, 대조군은 연령, 혈액 수집 연도, 거주 지역을 짝짓기하여 109명을 선정하였다(52쌍은 1:2, 5쌍은 1:1로 짝짓기). 코호트 연구에서의 자세한 설문 및 임상 정보(여성력 등)와 유방 장기선량이 분석에 활용되었다. 연구 결과 방사선 노출이 폐경 후 혈중 에스트라디올(estradiol)의 농도를 증가시키고 이는 유방암 위험도의 증가에 기여하였다. 이러한 결과는 방사선 노출이 단지 염색체 손상만이 아닌 다른 기전을 통해서도 암발생 위험도를 증가시킬 수 있다는 것을 의미한다.

(8) 환자-코호트 연구

정의 및 특성 환자-코호트 연구(case-cohort study)는 전체 코호트 집단에서 일부 대상자를 무작위 추출한 서브 코호트(subcohort)를 전체 코호트 집단에서 발생한 환자들과 비교하는 연구 형태이다. 즉 질병이 없는 전체 코호트 집단을 대조군으로 하고 이후에 진단된 경우를 환자군으로 설정한다. 따라서 나중에 환자로 진단된 사람이 대조군으로 선정될 수도 있으며 이 경우 대조군과 환자군으로서 모두 포함된다.

전체 코호트를 대조군으로 설정하는 것은 현실적으로 간편하고 효율적이며, 대조군이 하나의 특정 질환에만 적용하는 것이 아니라 여러 다른 연구 질환에 관한 연구에도 공통 대조군으로 활용할 수 있다는 장점이 있다(즉 전체를 대표한 표본 대상자인 서브 코호트를 코호트처럼 적용). 단점으로는 일부 서브 코호트를 추출하므로 추출률에 따른 가중치를 고려한 분석이 적용되어야 한다.

또한 환자-코호트 연구에서 산출된 오즈비가 실제로 코호트에서의 발생비와 같은 의미가 되므로 드문 질환 가정이 필요 없다. 그 이유는 표 3.6.2와 같이 전체 집단 중 서브 코호트를 대조군으로 선정한 환자-코호트 연구의 경우 오즈비는 Ag(C + D)/g(A + B)C가 되는데(g는 서브 코호트로 뽑힐 확률), 이는 전체 코호트 집단에서의 발생률비와 같다[A(C + D)/(A + B)C]. 따라서 환자-코호트 연구에서의 오즈비는 곧 발생률 산출 지표가 되기 때문에 드문 질환 가정이 필요 없다. 즉 코호트 내 환자-대조군에서는 연관성 지표로서 오즈비를 산출하지만, 환자-코호트 연구에서는 코호트처럼 비례위험모델에 근거한 위험비(hazard ratio)를 산출한다.

표 3.6.2 환자-코호트 연구에서의 위험도 산출

	Cases	Controls	ccOR
Exposed	A	g(A + B)	A g(C + D) / g(A + B) C
Not exposed	C	g(C + D)	

(출처: Westreich, 2020)

연구 사례 유방암 환자 코호트에서 방사선 치료 후 발생한 심혈관 질환의 위험도가 환자-코호트 연구 형태로 평가된 바 있다. 즉 2002-2012년 사이에 이스라엘에서 유방암으로 진단된 2,165명을 대상으로 20%의 무작위 서브 코호트를 선정하여 방사선 치료 여부에 따른 심혈관 질환의 위험도를 평가하였다. 전체 코호트 중 466명의 심혈관 질환자가 발생하였으며(평균 추적기간 5.7년), 방사선 치료는 심혈관 질환의 위험도를 약 3배 유의하게 증가시킨 것으로 관찰되었다.

> 코호트를 기반으로 한 혼합연구 설계들은 다음과 같은 장점이 있다. 1) 연구 설계상 질병이 발생하기 이전에 정보를 확보하였기 때문에 회상 바이어스를 줄일 수 있다. 2) 질병 발생 시점 이전의 노출을 파악할 수 있어 시간적 선후관계가 명확하며 인과성 규명에 유리하다. 3) 한 코호트 내에서 대상자가 선정되므로 집단 간 비교성이 높다. 4) 코호트 대상자 중 일부에 대해서만 자세한 추가조사와 분석이 진행되므로 연구수행의 효율성(efficiency)이 높다(비용, 노력, 시간 등을 줄일 수 있다). 따라서 이들 연구는 점차 코호트 연구들이 많아지고, 세부 집단에 대한 보다 자세한 정보가 필요해지는 상황에 따라 활용 빈도가 증가하고 있다.

3.7. 시험연구(experimental study)

(1) 정의 및 특성

시험연구는 개입연구 혹은 실험연구라고도 하며 코호트 연구와 유사한 방식이지만, 관찰만 하는 것이 아니라 개입(intervention)이 무작위로 할당(randomization)한 후 관찰한다는 점이 다르다. 개입의 내용이 환자에게 새로운 약물이나 수술법을 적용하는 것을 임상시험 연구라고 하고, 지역사회를 대상으로 수도물에 불소를 투여하거나, 비타민을 제공하는 것 등은 예방 혹은 지역사회 시험연구라고 한다. 지역사회라는 단어가 붙으면 개입의 단위가 개인이 아니라 집단 전체에 적용되는 것을 의미하며 평가도 지역단위로 이루어진다. 즉 실험연구, 임상시험, 지역사회 시험연구 등은 기본적으로 인구집단을 대상으로 인위적인 개입을 시도한다는 면에서 같은 방식이며 누구를 대상으로 무엇을 개입하는지에 따라 다르게 표현된다.

연구 진행은 가설을 설정하고 목표 집단을 선정하며 연구대상자를 모집한 후, 집단별로 무작위 할당 후 일정 기간 관찰하여 보고자 하는 결과물을 집단 간 비교한다. 시험연구에서는 관찰연구와 달리 사람들을 대상으로 인위적인 개입을 한다는 측면에서 연구 주제의 윤리적 중요성이 강조된다. 따라서 연구의 내용도 유해보다는 이익을 검증하는 연구들이 많다. 예를 들어 흡연 연구의 경우 금연이라는 개입을 할당할 수 있으며, 방사선 연구의 경우 저선량 방사선치료 방법을 개입하여 기존 치료 방법과 효과를 비교하는 주제들이 진행된다. 그런데 만약 개입의 내용을 할당하기보다는 대상자들이 스스로 선택하도록 하는 것이 더 바람직한 경우라면 개입연구보다는 관찰 연구가 더 적합하다.

시험연구에서 연구대상자 수는 관찰 연구와 달리 연구대상자가 많을수록 바람직한 것이 아니라 꼭 필요한 합리적 대상자만을 선정할 필요가 있다. 왜냐하면 가능한 부작용을 예방하고 불필요한 인원수로 시간과 비용을 늘리는 것은 바람직하지 않기 때문이다. 그러나 연구대상자가 너무 적으면 효과가 있는데도 차이를 검증하지 못하는 제2종 오류가 발생할 수 있다. 따라서 효과 차이를 의미 있게 볼 수 있으면서도 최소한의 인원수로 제한하는 균형 있는 접근이 필요하다.

시험연구는 잘 디자인되고 조절된 환경을 통해 높은 내적 타당도를 가질 수 있다. 그러나 엄격한 기준에 의해 연구대상자를 선정하므로 외적 타당도가 적어질 수 있다. 즉 연구 대상자 선정 시 의미 있는 결과를 산출할 수 있는(질병 결과가 나올 수 있는 위험도가 높은 사람들) 고위험군, 그리고 부작용을 최소화할 것 같은 사람들을 중심으로, 가능한 적은 대상자 수를 모집한다. 따라서 실제 모집된 연구대상자는 연구가설에서의 목표 집단(target population)과 다를 수 있어, 실험연구에서는 높은 내적 타당도는 확보할 수 있지만 외적 타당도 확보에는 불리하다.

시험연구의 또 다른 단점은 대체로 단기간의 효과에 국한된다. 코호트처럼 수십년간의 효과를 보진 못하므로 다양한 장기간의 효과를 살펴보는 데 제한적이다. 지역사회 시험연구의 경우 임상시험보다는 길지만, 시험연구인 이상 관찰연구보다 상대적으로 추적 기간이 짧다. 반면 관찰 연구는 평생에 걸쳐, 더 나아가 다음 세대들에 대해서도 조사할 수 있다.

또한 연구 참여로 인해 그 자체가 개입의 효과와 상관없이 결과를 변경시킬 수도 있다. 즉 개인들이 자신의 행동이 관찰되고 있음을 인지하게 될 때 그에 대한 반응으로 자신들의 행동을 조정하는 호손 효과(Hawthorne effect, observer effect)가 실험연구 참여자들에게 나타날 수 있다. 따라서 시험연구는 관찰된 실제 상황과 다를 수 있으며, 관찰연구가 시험연구보다 실제 상황을 더 잘 반영한다고 할 수 있다. 이러한 차이들로 인해 시험연구의 결과가 관찰연구 결과와 항상 일치하진 않는다.

그 외의 시험연구에서 고려해야 할 사항들로서 1) 연구 참여자들이 할당된 내용을 따르지 않을 수 있으나(noncompliance) 이를 인위적으로 막기는 어렵다(따라서 지역사회 시험연구의 경우 가능한 한 서로 먼 지역으로 설정한다). 2) 연구 도중에 참여를 중단하는 추적손실이 발생한다(예를 들어 연구를 더 이상 원하지 않는 경우 등). 3) 개입의 부작용이 발생할 가능성이 있어 심각한 경우 연구를 중지해야 할 수도 있다.

시험연구는 무작위 할당을 통해 선택바이어스와 교란 작용의 가능성을 줄여 관찰연구보다 연구의 내적 타당도(internal validity)가 우수하다. 따라서 시험연구는 연구 방법 중 인과성 규명에 가장 우수한 근거를 제시할 수 있다. 반면 관찰연구는 시험연구보다 더 많은 인원수를 확보하고, 더 오랜 기간을 연구할 수 있으며, 보다 사실적이어서(목표 인구집단을 더 잘 반영) 외적 타당도(external validity)가 높다.

(2) 무작위 할당

무작위 할당(randomization)은 연구자의 주관적 의도가 개입되지 않도록 실험군과 비교군에 연구대상자를 무작위로 배정하는 방법이다. 무작위 할당을 통해 1) 선택바이어스를 제거할 수 있으며 2) 잠재적인 교란변수를 감소시켜 주어 군간 비교성을 높일 수 있고 3) 연구대상자가 어떤 개입(치료법 등)을 받을 것인지를 같은 확률로 선택하게 함으로써 윤리적으로 바람직하다.

그러나 무작위 할당이 반드시 집단 간 특성을 비슷하게 만드는 것은 아니다. 예를 들어 무작위로 할당된 집단 간 성별과 연령 등의 분포가 다를 수 있다. 단지 연구집단이 크면 두 군간 특성이 확률적으로 비슷해질 수는 있다. 즉 각 집단 내 교란 변수들의 분포는 할당의 횟수를 증가시킴으로써 비슷해질 수 있다. 따라서 시험연구에서의 교란변수는 체계적 오류(systematic error)라고 하기보다는 우연(chance)으로 작용한다고 볼 수 있어 우연에 의한 교란 작용(chance confounding)이라고도 한다. 왜냐하면 교란 변수들의 분포가 무작위 할당을 얼마나 많이 하느냐에 따라(즉 우연과 같이 단지 표본수를 증가시킴으로) 달라질 수 있기 때문이다. 따라서 시험연구에서 반드시 보정해야 할 변수가 있다면 무작위 할당으로만 접근하기보다는 해당 변수(연령 혹은 성별 등)를 우선 층화하고 그 층화된 집단 내에서 무작위 할당을 시행함으로써 나머지 변수들을 통제하는 것이 효율적이다.

무작위 할당을 시행할 경우 연구대상자나 연구자가 배정된 내용을 알게 되면 효과 판정에 영향을 줄 수 있으므로 눈가림법(blinding)이 필요하다. 눈가림법은 연구대상자만 모르게 할 수도 있고(single blinding), 피험자와 접촉하는 의료인을 모르게 할 수 있으며(double blinding), 더 나아가 자료 분석 및 해석하는 연구자도 모르게 할 수도 있다(triple blinding).

시험연구에서 연구 참여자들이 처음에 할당된 내용대로 따르지 않고 실제로는 다른 처치를 하는 경우(contamination)들이 있다. 따라서 자료 분석은 처음에 할당받은 것에 기초하여 치료의 효과를 분석(intention-to-treat analysis)하는 것을 기본으로 한다. 만약 할당된 내용이 중간에 바뀐 경우를 기준으로 분석하게 되면 대상자 선정 및 정보 확보에 대한 바이어스가 발생할 수 있다. 따라서 처음 할당 내용과는 상관없이 실제로 처치받은 내용에 기초한 분석(compliance-corrected analysis)은 일반적으로 부가적으로 활용된다.

(3) 연구 사례

프랑스에서는 방사성요오드 투여의 효과를 평가하기 위해 시험연구가 실시되었다. 이 연구에서는 18세 이상의 776명의 갑상선 절개술을 받은 저위험도 갑상선 환자(low-risk thyroid cancer)를 무작위 할당하여 방사성요오드를 투여한 군과 투여하지 않은 군으로 구분하였다. 각 환자들을 3년간 추적하여 생체 지표 및 신체 구조의 이상 여부를 군 간 비교한 결과 전체 환자 중 5% 미만에서 이상값이 발견되었으며 두 군 간 차이가 없었다. 이러한 결과는 저위험도를 갖는 갑상선암의 경우에는 수술 후 관행적으로 투여되는 방사성요오드의 이익과 위해에 대해 보다 합리적으로 접근할 필요가 있다는 것을 시사한다.

전립선암에 대한 방사선치료 선량을 표준 선량보다 높여서 치료하는 경우 생존율에 변화가 있는지에 대한 시험연구가 미국과 캐나다 공동으로 진행되었다. 전립선 암 환자 1,532명을 무작위로 할당하여 769명에 대해서는 70.2Gy의 표준 선량으로 치료하고 763명의 환자에 대해서는 79.2Gy의 증가된 선량으로 치료한 결과 생존율의 차이는 없었다. 증가된 선량을 사용할 경우 전립성 암 관련 일부 임상 지표들의 호전은 있었으나 소화기 및 비뇨기계에 독성 효과가 나타났다. 이 연구를 통해 치료 시 방사선량 증가에 대해서는 그 이익과 위해에 대해 종합적으로 판단해야 함을 강조하였다.

> 국제적으로 고독성 농약의 규제가 자살률 감소에 영향을 미치는지 파악한 시험연구들이 진행되었다. 연구 결과 국내 패러콰 농약 사용금지를 비롯하여 여러 나라에서 고독성 농약 물질에 대한 엄격한 규제 이후에 자살률 및 농약 사망이 유의하게 감소하였다. 이는 자살률 감소를 위한 여러 다른 시도들보다도 효율적이고 분명한 효과였으며, 이러한 결과는 향후 독성 물질 관리 및 자살 예방 정책의 중요한 근거자료가 될 수 있었다. 마찬가지로 방사선 관리의 변화(기준의 변화, 정책의 변화 등)가 우리 사회에 방사선 노출 혹은 건강 영향에 어떤 영향을 주었는지를 파악하는 것도 중요한 시험연구가 될 수 있다.

3.8. 기타연구설계(other study designs)

(1) 환자-유일 연구

정의 및 특성 환자-유일 연구(case-only study)는 환자군만을 대상으로 실시하는 형태로서 단독으로 사용되기도 하지만 다른 연구 방법과 함께 사용되기도 한다. 환자-유일 연구는 주로 유전-환경 상호작용을 볼 때 활용하는데 환자군 내에서만 특정 유전인자 여부와 노출 여부에 대한 오즈비를 산출한다. 환자-대조군 연구와 함께 수행할 경우에는 환자-대조군 연구를 전후로 환자군에서만 유전인자를 분석함으로써 유전-환경 상호작용을 살펴본다. 물론 환자군과 대조군 모두에서 분석하는 것이 바람직하지만(그렇다면 환자-대조군 연구 형태가 된다), 환자군에서만 심층적인 검사(생체 시료를 활용한 조사 등)를 이 방법이 유용하게 적용될 수 있다.

환자-유일 연구는 환자군 내부에서의 특정 요인을 비교하는 것이므로 대조군을 두었을 때와는 결과값의 해석이 다르다. 즉 관찰된 결과는 질병 발생에 기여하는 위험도로 해석되는 것이 아니라, 발생한 질병에서 각 요인들 간의 상호작용을 설명한다. 주로 유전인자 등 생체지표를 활용한 연구에 적용되지만, 환자군 내에서의 일반적인 정보(성별, 가족력, 조직학적 차이 등)에 대한 상호작용 분석에도 활용된다.

연구 사례 진단용 엑스선 노출과 어린이 백혈병과의 연관성 연구에서 환자-유일 연구가 환자-대조군 연구와 함께 적용된 바 있다. 캐나다 퀘벡 지역에서 1980-1993년 사이에 진단된 급성 백혈병 환자들과 성별, 연령, 지역이 짝짓기한 지역사회 대조군을 선정하였다. 혈액시료는 일부 환자군에서만 확보할 수 있어 유전자 분석은 환자군 내에서만 실시되었다. 설문이나 자료를 통한 정보에 대한 분석은 환자-대조군 연구 형태로 조건부 로지스틱 분석을 하였으며, 혈액시료 검사 결과에 대해서는 환자-유일 연구 형태로서 비조건부 로지스틱 분석을 시행하였다. 환자-대조군 분석을 통해서는 진단용 엑스선 노출의 빈도가 증가할수록 어린이 백혈병의 위험도가 증가하는 결과를 보고하였으며, 환자-유일 연구를 통해서는 특정 유전자형이 방사선 노출로 인한 어린이 백혈병 위험도에 영향을 주는 것으로 보고하였다.

림프종에 대한 방사선치료 후 방사선에 의한 유방암 발생 연구에서도 환자-유일 연구가 적용된 바 있다. 우선 유방암 환자만을 대상(환자-유일 연구)으로 유전자 검사를 통해 많은 유전자 중에서 어떤 유전자가 방사선과 상호작용이 있는지를 파악하였다. 다음 단계로 유의하게 관찰된 유전자들을 유방암 환자와 비유방암 환자(환자-대조군 연구)에게 적용시켜 분석하였다. 즉 환자-유일 연구를 통해 관찰된 통계적 상호작용을 환자-대조군에서 기전적 상호작용으로 확대 적용한 것이다. 처음부터 모든 유전자를 환자군과 대조군 모두에서 분석하면 이상적이겠지만 제한된 자료원에서 환자-유일 연구를 적용함으로써 효율성을 증가시킨 사례이다.

(2) 환자-교차설계

정의 및 특성 환자-교차설계(case-crossover)는 질병 발생 전후를 비교하는 것으로 같은 대상자가 시기에 따라서 환자군 및 대조군이 될 수 있는(self-control) 형태이다. 즉 같은 대상자를 질병이 발생하기 전과 후에 노출 요인의 차이를 비교하는 방법으로 해당 노출 요인을 제외한 모든 요인이 같다는 장점이 있다. 이 연구 방법은 비치명적인 건강 영향(예를 들어 심근경색, 사고 등)에 적용되고 있으며, 적용된 노출 요인은 주로 대기오염, 격심한 운동, 분노, 휴대폰 사용 등이다. 예를 들어 심근경색이 발생한 환자들을 대상으로 발작 24시간 전의 운동력을 조사하고, 같은 환자군에서 발작이 없을 때의 운동력을 조사하여 비교한다.

이 연구는 '왜 내가 질병에 걸렸는지(why me)?'에 대한 질문보다는(이 질문은 환자-대조군 연구에 적합하다), '왜 지금 질병에 걸렸는지(why now)?'에 대한 질문의 답에 적합하다. 즉 환자-교차설계는 같은 사람의 다른 시간대에 대한 비교이며 만약 같은 시간대의 다른 사람과의 비교는 환자-대조군 연구가 된다. 이 두 경우를 모두 포함하는 경우는 환자-시간 대조군 연구라고도 한다(case-time-control design). 이 연구는 짝지은 환자-대조군 형태가 되므로 자료 분석으로 조건부 로지스틱 회귀분석을 적용한다.

환자-교차설계 방법은 유해 요인의 일시적 노출에 의한 비치명적인 질병에 대한 급성 영향(단기간의 효과)을 파악하는 데 유용하다. 특히 민감한 인구집단에서의 급성 영향이 악화하는 영향을 살피는 데, 발병 시점이 명확하고 시간에 따른 위험 요인의 노출 수준이 잘 측정되었을 때 적용할 수 있다. 그러나 발생 전 오랜 기간의 노출을 파악하는 연구나 치명적인 질환이나 사망한 경우는 적합하지 않다.

노출 요인의 파악은 자가 응답으로(기억) 파악할 수 있으며 노출과 질병 발생이 단기간이므로 다른 연구 방법보다 회상 바이어스가 상대적으로 적다. 객관적 기록에 의해서 노출 요인을 파악(예를 들어 휴대폰 통신 기록) 하면 회상 바이어스를 더욱 최소화할 수 있다. 위험도 산출을 위해서는 위험 기간(at-risk period)과 비교 기간(referent period)에 발생한 건강 영향을 비교한다. 위험 기간은 노출로 인해 질병이 발생할 가능성이 있는 기간(예를 들어 질병 발생 직전의 2주)이며, 비교 기간은 질병 발생과 관련 없을 기간(예를 들어 질병 발생 한 달 전의 2주)이다. 이 기간은 노출과 질병 발생 사이의 합리적인 기간을 고려하여 설정하지만, 대체로 유도기와 잠재기에 대한 정보가 충분하진 않아, 일반적으로 효과 크기가 가장 큰 기간으로 설정한다. 그러나 이 경우 위험도가 과대평가될 가능성이 있다.

이 연구 형태는 환자-대조군 연구와 사례군 연구의 혼합 형태라고 할 수 있다. 환자군 스스로 대조군이 된다는 점에서 개입연구에서의 교차설계(crossover randomized trial) 와도 유사하다. 그러나 교차설계의 경우 환자군 및 대조군이 무작위 할당으로 치료를 받고 일정 시간이 지난 후에(washout period) 치료 방법을 서로 교환하는 것으로 두 개의 집단이 활용된다는 차이점이 있다. 또한 교차설계는 전향적인 시험연구인 반면 환자-교차 연구는 후향적으로 원인을 파악하는 관찰 연구라는 점도 다르다.

연구 사례 휴대폰을 길거리에서 사용하는 것이 얼마나 위험한지에 대해 여러 편의 연구가 환자-교차 연구 형태로 보고되었다. 최근 연구로는 중국 상하이 3개 병원에서 2019년 2월과 8월 사이 교통사고로 응급실을 방문한 643명에 대해 사고 전후로 휴대폰 사용 여부를 조사하였다. 사고가 나기 전 7일간의 기간으로 설정하여 조건부 로지스틱 회귀분석을 실시하였다. 연구 결과 휴대폰 사용이 도로에서의 사고 위험도를 약 3배 유의하게 증가시켰으며 이러한 증가는 인구학적 특성별로 일관적이었다.

(3) 패널 및 시계열 연구

정의 및 특성 패널 연구(panel study)는 같은 대상자를 반복해서 단면 조사하는 일종의 코호트 연구이다. 그러나 일반적인 코호트 연구와 달리 소규모대상자를 상대로 단기간의 건강 영향에 초점을 둔다는 점에서 차이가 있으며, 연구대상자로는 주로 특정 질환에 민감한 군을 선정한다. 이를 통해 연구 참여율을 최대한 높이고, 결과를 효과적으로 파악할 수 있는 장점이 있으나 이러한 대상자의 선정은 결과 적용의 일반화에 제한이 있을 수 있다. 패널 연구는 노출로 인해 상대적으로 빨리 나타나는 건강 변화(short-term effects)를 조사하는 데 주로 활용된다. 예를 들어 대기오염에 의한 건강 영향을(천식 증상 등) 평가하는 연구에 효율적으로 적용되고 있다.

패널 연구에서는 같은 대상자에서 노출과 질병에 대해 반복 측정된 자료(repeated measures data)를 사용한다. 이를 통해 각 개인당 시간의 변화에 따른 건강 상태의 변화를 연구할 수 있고 시간적 관련성을 분명히 하여 노출과 질병의 인과성을 더욱 분명히 파악할 수 있는 장점이 있다. 즉, 각 개인 스스로 환자군 및 대조군이 되므로 개인 특성에 의해 발생하는 교란 요인들이 제거될 수 있다. 그러나 같은 사람으로부터 여러 관측 시간에 반복적으로 측정하여 얻어진 자료이므로 측정된 결과값들이 서로 상관성을 가져 이들 간의 상관관계가 고려된 분석 방법을 적용해야 한다.

시계열 연구(time series study)는 패널 연구와는 달리 대규모 집단을 보다 장기간 추적한다는 특성을 갖는다. 건강 영향의 종류도 급성보다는 만성적인 영향을 조사하며 주로 수집된 자료(연구자에 의해 측정된 것이 아닌)를 활용한다. 따라서 사용되는 자료들이 연구 목적이 아니어서 오류의 가능성도 존재하며, 집단적 노출과 건강 영향과의 관련성을 시간 단위로 분석하는 모델 적용이 필요하다. 일반적으로 대규모 인원에 대한 장기간 수집된 자료를 활용하므로 개인적 행위 및 특성 변수에 의한 교란 작용의 가능성은 작다. 개별 행위 요인들이나 인적 특성은 일반적으로 지속되는 특성이 있어 특정 노출의 시간적 변화와 관련되어 있을 것이라는 근거가 약하기 때문이다. 반면 시기적 혹은 계절적 요인의 변화가 교란 작용으로서 더 크게 작용할 수 있다.

연구 사례 방사선 치료를 받는 환자들에 대한 패널 연구 방법이 활발히 적용되고 있다. 예를 들어 프랑스에서 유방암 환자로서 방사선 치료를 받은 환자 120명을 전향적으로 2년간 추적 관찰하면서 반복해서 건강 영향을 조사하는 BACCARAT(BreAst Cancer and CArdiotoxicity Induced by RAdioTherapy) 연구가 대표적이다(이들 연구는 전향적 코호트 연구로서 표현되고 있으나 상대적으로 소규모 환자들을 반복해서 단면 조사한다는 의미에서 패널 연구라고도 표현될 수 있다).

일본 원폭 생존자 연구에서는 원폭에 노출된 14,349명을 32.8년 추적하여 혈액 지표들의 경시적 변화를 보고한 바 있다. 이 경우 노출에 해당하는 원폭은 일회적이었지만 건강 영향에 해당하는 혈액학적 변화는 평균적으로 10번의 변화를 살펴보는 패널 연구 형태이다. 연구 결과 원폭 방사선 노출에 의해 단핵구(monocyte)가 경시적으로 유의하게 증가하였으며 특히 60세 이후에 많이 증가하였다.

지상 핵실험으로 인한 환경 중 방사선 노출량과 백혈병 발생에 관한 국가 단위의 자료를 활용하여 시계열 연구가 시행된 바 있다. 건강 영향과 노출을 시간단위로 분석하는 모델링 방법이 적용되지는 않았으나 기본적으로 장기간의 노출과 질병 발생의 양상을 수집된 자료를 통해 서로 비교한다는 점에서 시계열 연구의 형태이다. 만약 이 연구에서 방사선 노출량 혹은 백혈병 중 한 가지만 선정하여 시간적 변화를 보았다면 기술역학 연구의 속성에 더 가깝다고 할 수 있다.

3.9. 체계적 문헌 고찰(systematic review)

(1) 정의 및 의미

체계적 문헌 고찰이란 특정 주제에 대한 모든 문헌을 바이어스 없이 종합적으로 평가하는 연구 방법이다. 체계적(systematic)이라는 표현은 전통적인 서술적 고찰(narrative review)의 주관성과 대비하여 객관적이고 명확하게 재생 가능한 방법으로 고찰한다는 의미이다. 체계적 문헌 고찰을 통해 관련 연구의 종합적인 연구 동향을 파악하는 것뿐 아니라 각 연구에서의 차이점과 그 원인 그리고 향후 추진되어야 할 연구 방향들을 추론할 수 있다. 또한 이 연구 방법은 인과성 지침에서의 일관성(consistency)과 연관성의 강도(strength of association)에 대한 직접적인 근거를 제공하는 역할을 한다. 따라서 체계적 문헌 고찰은 '역학 연구를 연구하는 역학 연구(the epidemiologic study of epidemiologic studies)'라고 불리기도 한다.

체계적 문헌 고찰은 문헌 고찰과 메타분석을 통해서 기존에 보지 못했던 점을 파악할 수 있으며 새로운 가설을 제안할 수 있다. 즉 개별 연구를 통해서는 그 집단 내(within group)의 결과만을 볼 뿐이지만 여러 집단의 자료를 모아 통합하여 살펴보면 집단 간(between group) 차이도 발견할 수 있으며, 세부 집단별 다른 결과 또는 상호작용에 관한 내용을 새롭게 파악할 수 있다. 따라서 체계적 문헌 고찰은 단지 기존 연구를 모아 요약하는 것이 아니라 개별 연구들에서 발견할 수 없었던 새로운 내용을 창출할 수도 있다.

메타분석(meta-analysis)은 체계적 문헌 고칠 수행의 한 단계로서 정량적인 접근이 가능할 때 적용하며, 체계적 문헌 고찰에서 항상 수행되는 것은 아니다. 체계적 고찰은 연구 방법을 의미하며, 메타분석은 분석 방법을 말한다. 체계적 문헌 고찰에서의 목적은 요약된 값 하나를 산출하는 것이라기보다는 각 논문을 파악하는 과정에서 해당 분야 연구의 흐름과 방향성을 파악할 수 있는 지식의 확장이라고 할 수 있다.

체계적 문헌 고찰을 통해 근거 수준(level of evidence)을 판단하는 과정은 개별 연구들 자체에 대한 질 평가와 이들을 모아서 새롭게 결과를 합산하는 과정을 거쳐 이루어진다. 이때 개별연구가 갖는 바이어스에 대한 문제는 연구자가 조절할 수 없는 문헌 고찰의 근본적 한계이지만, 두 번째 단계인 개별 결과들을 합치면서 발생하는 문제는 연구자에 의해 해결되거나 조절된다. 즉 체계적 문헌 고찰에서 개별 연구들로부터 정보를 추출하지만, 종합적인 해석은 연구자의 지식과 판단에 근거한다.

일반적으로 하나의 연구가 가지는 근거보다 여러 연구의 종합이 더 신뢰성이 높다고 할 수 있으므로 주제와 관련된 많은 논문을 고찰하고 종합하는 것이 필요하다. 그러나 반드시 그렇지만은 않으며 주제에 따라서는 여러 논문보다 질적으로 우수한 하나의 논문 결과가 더 신뢰성이 높기도 하다.

체계적 문헌 고찰은 일반적으로 해당 분야의 전문가(expert)에 의해 이루어진다. 문헌을 찾는 것도 중요하지만 찾아진 문헌들을 가치화하는 것이 더 중요하기 때문에, 이를 위해서는 각 문헌에 대한 깊이 있는 이해와 전문가적 판단이 필요하다. 물론 초보자도 문헌들을 고찰하면서 많이 배우는 장점이 있어 권장되지만, 내용적으로 해당 분야 전문가의 참여가 필수적이다.

(2) 진행 과정

체계적 문헌 고찰은 연구 주제를 설정하고 관련 문헌을 검색하고 선정하며, 선정된 문헌에 대한 질 평가를 시행하고, 분석 자료를 추출하고, 결과를 통합 분석하며, 연구맥락에 맞도록 분석 결과를 제시하는 절차로 진행한다.

연구주제 설정 주제 설정을 구체적이고 분명하게 하려면 4가지 요소들이 포함되어야 한다. 이를 PICO 또는 PECO라고 하며 누구를 대상으로, 어떤 개입(노출)에 관한 내용을, 누가를 기준으로 비교하며, 어떤 결과물을 평가할 것인가의 내용을 담고 있다. 이 구성 요소들을 명확히 함으로써 연구주제를 더욱 분명하게 설정할 수 있다. 만약 연구주제를 가장 잘 볼 수 있는 연구 방법으로만 좁히는 것이 필요한 경우(예를 들어 규모 파악을 위해서는 단면조사, 인과성 파악을 위해서는 코호트 연구로만 등) 연구 디자인(S)을 추가한다. 즉 PICOS(PECOS)는 Population(연구대상 인구집단), Intervention 또는 Exposure(중재요인, 관찰연구에서는 노출요인), Comparison(비교집단), Outcome(결과변수), Study design(연구설계)를 의미하는 약어로서 체계적 문헌 고찰을 수행하기 위해서 핵심 질문을 작성하는 단계를 말한다. 예를 들어 CT 촬영으로 인한 저선량 방사선 노출과 악성종양의 체계적 문헌고찰 연구에 적용된 PECO는 표 3.9.1과 같다.

표 3.9.1 CT 촬영과 암 위험도에 대한 체계적 문헌 고찰 연구에서의 PECO

PECO element	Articles or features included
Population	▪ Any population ▪ All life stages ▪ Study designs(Cohort, Case-cohort, Case-control, Nested case-control)
Exposure	▪ Ionizing radiation exposure ▪ Gamma ▪ X-ray ▪ Low-LET ▪ Quantitative in units of equivalent or effective dose or absorbed dose
Comparator	▪ A comparison population [not exposed, exposed to lower levels, exposed below detection] ▪ Effect measurements reported as RR, ERR, excess absolute risk, or attributable risk
Outcome	▪ Endpoints: Cancers (death or incidence)

(출처: Berrington de Gonzalez et al., 2020)

자료 검색 자료 검색 시 다양하고 포괄적인 자료원을 조사하여 관련 연구가 제외되는 경우가 없도록 하는 것이 중요하며 이를 위해 가능한 다양한 검색엔진(PubMed, Embase, Web of Science 등)을 사용한다. 검색어는 PECO를 잘 표현할 수 있는 용어들을 사용하여 논문을 검색하며, 관련 문헌을 가장 포괄적으로 검색할 수 있도록 검색어를 선정한다. 일반적으로 MeSH term과 자연어 및 논리연산자를 이용하여 검색식을 작성한다. 검색 결과를 비교하면서 반복적인 과정을 통해 최종 검색식을 완성한다. 또한 수기 검색(hand searching)과 기존에 확보한 문헌들의 참고문헌 검색을 병행한다. 문헌 검색의 과정은 체계적이어야 하며 재현성이 있도록 해야 한다.

예를 들어 CT 촬영과 악성종양 연구에서 적용된 Pubmed 검색식은 다음과 같다. "(((Children OR adults OR population OR participants OR patients) AND ((CT-scan OR "CT scan" OR "computed tomography" OR "diagnostic" OR "medical radiation") AND ("ionizing radiation" OR "ionising radiation"))) AND ((Cancer OR malignancy) AND (risk OR ERR OR SIR OR "standardized incidence ratio"))) AND ((Cohort OR case-control OR epidemiological))".

포함기준 및 자료추출 체계적 문헌 고찰에서 연구를 수집하는 단계는 개별 연구에서 연구대상자를 선정하는 것과 같다. 개별 연구에서 어떤 집단을 대상으로 하느냐에 따라 연구 결과가 달라질 수 있듯이 체계적 문헌 고찰에서는 어떤 개별 연구를 포함되느냐에 따라 연구 결과에 큰 영향을 준다. 따라서 개별 연구들에 대한 선정 및 제외기준(inclusion & exclusion criteria) 과정이 합리적이고 투명해야 한다. 선정 및 제외기준에 따른 문헌 선정이 주관적인 평가에 치우칠 수 있으므로 가능하다면 2명 이상의 연구자가 동시에 수행하도록 한다.

연구 논문의 선정은 우선 연구 주제와의 적절성을 기준으로 제목을 통해 일차적으로 판단하고 이후 초록과 본문을 통해 이차적으로 결정한다. 일반적으로 연구 주제의 일치성, 연구대상자의 적절성, 원하는 역학 지표를 가졌는지의 여부, 연구 설계의 형태, 환자군의 특성, 자료의 출판 형태, 사용된 언어, 연구 기간 등을 선정기준에 포함한다. 제외되는 문헌의 경우 그 이유가 무엇인지에 대한 기록을 분명히 한다.

각 연구에서 정보를 추출(extraction)하는 것은 연구주제와 관련되어 판단하며, 기본적으로 연구의 특성, 연구 방법, 노출 특성, 연구 결과 등의 내용을 추출한다. 그리고 체계적 문헌 고찰과 메타분석을 통해 수행된 연구 결과의 보고방식은 PRISMA(Preferred Reporting Items for Systematic reviews and Meta-Analyses, www.prisma-statement.org) 기준을 따름으로써 일련의 과정을 체계적이고 분명하게 보고한다.

PROSPERO는 체계적 문헌 고찰을 사전에 등록하는 시스템(International prospective register of systematic reviews)이다. 2011년 영국(United Kingdom Centre for Reviews and Dissemination)에서 개발되었으며 현재 영국 요크 대학교(University of York)에서 운영하고 있다(미국국립암센터에서 임상시험 연구를 등록하는 시스템과 유사하다). 이 시스템은 문헌 고찰 연구가 증가함에 따라 중복될 가능성을 감소시켜 주는 것뿐 아니라 연구의 질적 향상에도 도움을 주는 것으로 알려져 있다. 따라서 일부 저널에서는 문헌 고찰 연구 투고 시 PROSPERO 등록번호를 요구하고 있다.

이질성 이질성(heterogeneity)은 문헌고찰 시 수집된 개별 연구 결과들의 차이를 말하며, 이질성의 정의를 어디까지 설정할 것인지는 연구 주제와 관련된다. 예를 들어 사과와 오렌지를 비교할 때 각 개별 과일에 초점이 있다면 이질적이지만 만약 연구목적이 야채와 과일의 구별이라면 이질성이 크지 않다고 할 수 있다. 메타분석에서 이질성이 발생하는 원인은 매우 다양하다. 연구가 수행된 인구집단의 다양성, 연구집단 선정의 차이, 방법론적 차이 및 각 연구를 수행하면서 발생한 바이어스 등이 포함되며 때로는 이러한 원인으로 설명이 되지 않을 수도 있다.

연구 간 이질성이 심할 경우 분석 결과에 의미가 없어지거나 효과값이 불명확해질 수 있으므로 연구 간 이질성 검사를 파악하는 것은 중요하다. 연구 간 이질성 검사는 개별 연구의 결과가 함께 분석되는 다른 연구의 결과들과 서로 얼마나 비슷한지를 통계적으로 살펴보는 것을 의미하며 Cochran Q test 또는 I^2로 검정한다. Cochran Q test는 이질성의 존재 여부에 대한 통계적 검정 방법이며 일반적으로 유의확률이 0.1 이하면 효과 크기의 이질성이 존재하는 것으로 간주한다. I^2는 연구 간의 이질성을 정량적으로 분석하는 방법으로 총 분산에 대한 실제 분산의 비율이 높을수록 이질성이 증가한다는 의미이며, 일반적으로 50% 이상이면 효과 크기의 이질성이 크다고 판단한다.

이질성의 관련 요인을 파악하기 위해서는 하위집단(subgroup) 분석과 메타 회귀분석(meta-regression analysis), 민감도 분석(sensitivity analysis)을 실시한다. 하위집단 분석은 각 세부집단별 분석을 통해 이질성의 차이가 있는지를 살펴보는 것이고, 메타 회귀분석은 어떤 변수가 유의하게 이질성에 기여했는지를 파악하며, 민감도 분석은 분석의 각 단계에서 행해진 주요 결정 사항들이나 가정들에 대해 쉽게 변화되는지를 평가한다. 이질성을 해결하는 방법으로 자료 분석단계에서 가장 큰 변이가 있다고 판단되는 연구를 제거해서 분석하거나 이질적이지 않은 연구들을 묶어서 분석할 수 있다.

연구 간의 이질성은 그 자체가 중요한 연구 주제가 될 수 있다. 즉 차이를 보이는 이유를 규명 혹은 설명하는 것이 통합추정치를 산출하는 것만큼이나 중요하다. 동일한 주제에 관한 연구들임에도 불구하고 결과값의 분포에 상당한 변이가 존재할 때는 해당 효과의 차이 나는 원인이 무엇인지를 규명함으로써 새로운 가설을 제공할 수도 있기 때문이다.

메타분석 메타분석(meta-analysis)은 체계적 문헌 고찰 수행 후 선정된 연구에서 제시된 결과들의 추정치를 종합하여 요약 추정치를 통합(integration)하는 통계 방법이다. 즉 2개 이상의 연구를 대상으로 개별 연구의 결과들에 대한 가중평균을 얻는 개념이다. 이를 통해 개별 연구들에서 파악할 수 없었던 종합적 결과를 평가할 수 있으며 연관성의 근거를 규명하는 데 활용된다.

메타분석에 포함되는 개별 연구들에 따라 산출되는 결과가 의미 있을 수도 있고 쓸모없는 정보일 수도 있다. 즉 원래 논문의 바이어스가 메타분석으로 통제될 수는 없으므로 메타분석에서는 포함되는 논문들이 연구목적에 맞게 충실히 찾아져야 하며 질적으로도 적합해야만 의미 있는 결과를 얻을 수 있다.

메타분석 시 더 많은 정보를 담고 있는 연구일수록 많은 가중치를 적용한다. 가중치가 큰 연구들은 정밀성이 높은(신뢰구간이 좁은) 연구들이며, 정밀성이 낮은(신뢰구간이 넓은) 연구들은 적은 가중치가 적용된다. 대규모 연구의 경우 작은 규모의 연구에 비해 우연한 차이로 인한 영향을 덜 받기 때문에 상대적으로 더 많은 가중치를 부여하게 된다.

심슨의 역설(Simpson's paradox)은 하위집단의 부적절한 비중으로 자료의 통합이 잘못된 결과를 초래하는 것으로 교란변수에 의해 발생한다. 따라서 메타분석 수행시 이질성이 유의하게 존재한다면 통합된 요약 추정치보다는 집단별 층화된 결과를 제시하는 것이 바람직하다. 또한 이질성의 원인에 대해 추가적인 고찰이 필요하다.

메타분석 시 서로 다른 지표들을 묶어서 통합하는 것은 연구의 제한점이 된다. 즉 표준화발생비와 상대위험도는 서로 다른 비교군(표준화된 일반 인구집단 대 조사된 내부 대조군)을 기준으로 산출된 역학 지표이지만 메타분석을 위해 함께 묶는 경우가 많다. 이러한 통합은 질병률과 노출로 인한 위험도가 낮다는 전제하에 일반적으로 통용되고 있으나, 엄격한 의미에서 차이가 있을 수 있어 만약 각 연구가 많다면 서로 나누어서 살펴보는 것이 필요하다.

메타분석에서 평균 효과 크기를 계산하는 방식으로는 고정효과모델(fixed effect model) 혹은 변량효과모델(random effect model)을 적용한다. 고정효과모델은 각 연구가 같은 모집단에서 얻어졌다는 동질성을 통해, 모든 연구의 효과 크기가(특히 결과의 방향성이) 유사하다고 가정한다. 즉, 각 연구 결과가 서로 다른 것은 표본추출에서 생기는 표본간의 변동 때문이라고 간주하며, 따라서 연구 내 변이(within-study variation)만 고려하는 추정량을 사용한다. 한편 변량효과모델은 각 연구가 다른 모집단에서 얻어졌다는 이질성을 통해, 모든 연구의 효과 크기는 다르다고 가정한다. 즉 수집된 연구의 인구집단, 노출 양상 등이 동질하지 않다고 판단하며 연구 내 변이와 각 연구 간 변이(between-study variation)를 함께 고려하는 추정량을 사용한다. 만약 연구의 이질성이 없다면 고정효과모델이나 변량효과모델 결과 사이에 크게 차이가 없으나 연구 간 이질성이 있다면 연구 간의 이질성을 반영하는 변량

효과모델을 사용한다.

메타분석 시 단순한 노출 여부가 아니라 노출 수준에 따른 효과 크기를 파악하기 위해서는 선량-반응(dose-response)에 대한 메타분석을 실시한다. 이를 위해 우선 개별 연구의 각 회귀계수를 구한 후 회귀계수들의 가중평균(표본수 크기에 따른)을 고려하여 전체 계수값을 산출한다. 이때 관련성이 선형 혹은 비선형인지를 검정하여 적절한 선량-반응 연관성 모델을 선택한다.

메타분석은 의미 있는 주제만 있으면 상대적으로 쉽게 실시될 수 있는 유용한 방법이다. 메타분석에서 가장 중요한 것은 주제 설정의 필요성 및 독창성이라고 할 수 있으며 관련 주제에 대한 깊이 있는 내용을 가능한 한 최근 방법을 적용하는 것이 필요하다. 한편 전 세계적으로 누구나 연구 자료가 되는 출판 논문을 확보할 수 있으므로 일단 주제가 정해지면 집중해서 신속히 연구를 수행하는 것이 바람직하다.

출판 바이어스 출판 바이어스(publication bias)는 메타분석이 출판된 연구만을 통합하여 분석함으로써 그 효과 크기가 왜곡되는 현상을 의미한다. 연구의 표본이 크거나, 통계적으로 유의한 결과 혹은 그 효과의 크기가 큰 경우들이 그렇지 않은 연구들보다 상대적으로 출판될 가능성이 크기 때문이다. 출판 바이어스는 유의하지 않은 결과(negative finding)를 의미 없는(uninteresting) 결과로 잘못 해석하여 연구자 스스로 출판을 포기하는 경우 발생할 수 있다. 그러나 유의하지 않는 결과라 하더라도 중요한 의미를 부여할 수 있는 경우들이 많다. 따라서 사전 등록 체계를 통해 결과 내용이 모두 보고될 수 있도록(확인할 수 있도록) 하는 것이 중요하다. 출판 바이어스 입장에서 연구자로서 연구 후에 '출판하지 않는 것'은 결과의 왜곡을 가져올 수 있다.

출판 바이어스를 파악하는 방법으로 깔때기 그림(funnel plot)을 그린다. 이는 표본의 크기와 효과 크기의 관계를 보여주는 것으로, X축이 효과 크기를 Y축이 정밀도를 의미하며, 편차가 클수록 그림 아래쪽에 위치한다. 이 깔때기 모양이 비대칭을 한다면 출판 바이어스의 가능성이 있음을 의미한다. 또한 출판 바이어스를 그림으로만 판단하는 것은 주관적일 수 있어 Egger와 Begg 검정을 통해 통계적 유의성 값을 산출한다.

출판 바이어스가 있을 때 보정하는 방법들이 사용되기도 한다. 그러나 이러한 보정 방법을 적용하기 전에 결측된 연구를 찾는 노력이 더욱 중요하며, 이를 위해서 해당 주제 전문가들에게 확인하는 것도 필요하다. 그런데 출판되지 않은 연구결과를 포함할 경우, 연구의 질이나 데이터의 신뢰성이 낮아질 위험이 존재한다. 따라서 출판 바이어스의 보정 값은 보정 전의 결과와 함께 보조적으로 해석할 필요가 있다.

메타분석에서 이상적인 통합은 1) 각 개별 연구들이 바이어스 없는 방법들로 수행되었다는 것과 2) 각 연구에서의 인구집단이 바이어스 없이 모집되었다는 것을 가정한다. 만약 이러한 두 가지 가정이 맞지 않으면 왜곡된 결과를 산출 할 수 있다. 여기서 출판 바이어스는 2)와 관련된 개념이며 1)은 개별 연구들에 대한 질 평가와 관련된다. 즉 출판 바이어스는 아무리 질이 좋은 연구라고 하더라도(즉 개별 연구들에 대한 질적 문제가 아니라) 출판된 논문들의 전체적인 성향이 선택되는 경우의 문제이다.

(3) 연구의 질 평가

질 평가(quality assessments, risk of bias)는 바이어스가 있을 위험도를 평가하는 것이다. 즉 문헌의 질 평가는 논문의 결과가 객관적이고 타당한 정보를 제공하는지를 평가하는 과정이다. 질 평가는 근거를 합성하는 데 필수적 요소로서 투명하고 재연 가능한 방식으로 수행되어야 한다. 질 평가의 내용은 연구의 방법론적 질에 초점이 있으며, 결과값 자체의 효과 크기와는 관련이 없다.

여러 형태의 질 평가 방법들이 개발되었으며 각 주제 및 연구들에 합당한 방법을 선정하여 적용하고 있다. 즉 무작위임상실험용 질평가와 비무작위임상실험용 질 평가들이 구분되고, 임상에서의 진단목적 연구용과 단면조사용 질 평가 등이 구분되어 만들어졌다. 대표적인 것들로는 Jadad 척도, Downs and Black, Newcastle-Ottawa, ROBINS-I tool, GRADE 등이 알려져 있다. 질 평가 방법은 지속적으로 개발되고 있으며 세부적인 항목들을 보다 객관화한 정량화를 시도하고 있다. 각 방법에서의 평가 항목을 개별 연구에 적용하는 것은 각 연구의 질적 수준을 합리적으로 비교하는 데 많은 도움을 준다. 그러나 이러한 도구 자체를 기계적으로 적용하는 것이 아니라 각 연구목적에 맞게 그리고 자료 활용의 가능성을 고려하여 질 평가 항목을 조절하는 것이 필요하다. 또한 각 항목에 대한 판단은 연구자의 통찰력에 의존되기 때문에 질 평가 시 주관성이 개입될 수 있다. 따라서 2명

이상의 연구자가 함께 진행하여 일치시키는 것이 필요하다.

유엔방사선영향과학위원회(UNSCEAR)에서는 방사선 역학연구의 질 평가에 적용하는 8가지 도메인과 평가 내용을 아래와 같이 제시하였다. 다른 질 평가 방법의 항목들과 유사하지만 이해관계 항목이 추가되었다. 평가 방식은 우선 각 질문 내용에 대해서 합당한지 그렇지 않은지 혹은 정보가 충분한지 등을 구분하고, 이들을 종합하여 개별 논문에 대해 4개의 범주(high, moderate, low, very low)로 구분한다.

표 3.9.2 방사선 역학 연구에서의 질 평가 분야와 개념

Domain	Concepts
Methods of selection of study participants	Selection bias
Methods for assessing exposure	Performance bias
Methods for measuring outcome	Detection bias
Sources of bias specific to the study design	Attrition bias, other biases
Methods to control for confounding	Other biases
Statistical methods	Other biases
Study reporting	Other biases
Statement on conflict of interest of authors	-

(출처: UNSCEAR, 2018)

(4) 연구 사례

미국국립암연구소 방사선 역학 부서에서 CT 촬영이 암발생 위험도를 증가시키는지에 대해서 체계적 문헌 고찰을 보고한 바 있다. PubMed를 통해 최종적으로 13개 국가에서 17개 논문을 선정하였다. 연구 형태는 병원 의무기록이나 보험자료를 후향적으로 연계하는 형태의 코호트 연구들이었다. 대부분 어린이 대상 연구였으며 백혈병과 갑상선 암에 초점을 두었다. 각 연구를 고찰한 결과, CT 촬영이 백혈병과 뇌종양에 대해 유의한 선량-반응 연관성이 있다고 보고하였다. 이때 기저질환에 의한 교란 작용은 의미 있게 기여하지는 않은 것으로 파악되었다. 단 뇌종양의 경우 역인과성에 대한 고려가 필요하고 긴 잠재기를 고려하지 않으면 위험도가 과대 평가될 수 있었다.

갑상선 기능항진증 치료를 위해서 수술, 약제와 함께 방사성요오드가 사용되고 있다. 그런데 방사능 요오드 치료 때문에 고형암(특히 유방암)의 사망 위험도가 유의하게 증가했다는 결과가 갑상선 질환 치료자들에 대한 다기관 코호트 연구(미국과 영국)를 통해 보고된 바 있다. 이러한 결과는 많은 논쟁을 불러일으켰으며, 따라서

이에 대한 결과를 종합하고자 체계적 문헌 고찰을 시행하였다. 연구 결과 방사성 요오드 치료를 받은 집단에서 유의한 암발생 및 사망은 관찰되지 않았으나(갑상선 암은 예외적으로 발생과 사망 모두 유의하게 증가하였다), 선량-반응 메타분석에서는 고형암과 유방암이 유의한 증가를 하였다. 그러나 유엔방사선영향과학위원회가 제시한 질 평가를 적용한 결과 대체로 낮은 수준의 연구들로 평가되어, 방사선량 당 위험도를 암종별로 자세히 살펴보기 위해서는 질 높은 선량-반응 연구들이 진행될 필요가 있었다.

원전 주변 거주가 갑상선 암의 위험도를 증가시키는지에 대한 체계적 문헌 고찰을 시행한 바 있다(표 3.9.3). 연구 결과는 10개 국가의 36개 원전으로부터의 결과를 종합한 위험도는 표준화암발생률이 0.98(95% CI 0.87, 1.11), 표준화암사망률이 0.80(0.62, 1.04)로 유의한 관련성이 없었으며, 주요 특성별(노출 정의, 비교군, 성별, 질적 수준 등)로 결과가 일관적이었다. 한국 연구만이 유일하게 전향적 코호트 연구를 적용하였으며 여성에서 갑상선암의 유의한 위험도 증가를 보고하였으나 방사선 노출 평가의 부재, 연구대상자에서 어린이들을 포함하지 않는 등 방사선 노출과의 연관성을 평가하기에 많은 제한점이 있었다.

표 3.9.3 원전 주변 거주와 특성별 갑상선 암 위험도

Characteristics	Incidence		Mortality	
	No. of estimates	OR (95% CI)	No. of estimates	OR (95% CI)
Total	14	0.98 (0.87, 1.11)	6	0.80 (0.62, 1.04)
Excluded Hanford & TMI	11	0.93 (0.81, 1.06)	5	0.78 (0.55, 1.09)
Region				
Europe	8	0.92 (0.78, 1.08)	4	0.64 (0.40, 1.01)
USA	5	0.99 (0.83, 1.17)	2	0.90 (0.65, 1.23)
Asia	1	1.90 (1.13, 3.21)	0	-
Gender				
Female	6	0.93 (0.76, 1.14)	3	0.82 (0.57, 1.18)
Male	2	0.87 (0.70, 1.08)	3	0.86 (0.57, 1.30)
Exposure definition				
20 km	6	0.94 (0.78, 1.12)	5	0.78 (0.55, 1.09)
Living near	8	1.02 (0.88, 1.17)	1	0.84 (0.56, 1.26)
Reference population				
Regional	11	1.00 (0.86, 1.15)	5	0.85 (0.63, 1.15)
National	3	0.93 (0.74, 1.18)	1	0.67 (0.40, 1.13)
Quality assessment				
Good studies	4	1.13 (0.69, 1.84)	3	0.54 (0.21, 1.40)
Adequate studies	3	0.89 (0.79, 0.99)	2	0.90 (0.65, 1.23)
Weak studies	7	1.00 (0.84, 1.18)	1	0.67 (0.40, 1.13)

(출처: Kim et al., 2016)

3.10. 건강 위해도 평가(health risk assessment)

(1) 정의 및 의미

위해도(risk)란 유해 물질 노출 때문에 인구집단에서 나타날 수 있는 건강 위해의 발생 가능성(확률)을 말하며, 위해도 평가(health risk assessment)는 주로 양적 평가(quantitative estimates)로 이루어진다. 건강 위해도(health risk)는 과거에 관찰된 현상을 근거로 미래에 발생할 확률을 의미하여 실제 관찰된 건강 영향(health effects)과는 구별된다. 따라서 위해도 산출에서 얻어진 값은 실제 관찰값과 일치하지 않을 수 있다.

위해도 산출은 전통적인 역학 연구의 제한점을 극복하고 상대적으로 단기간에 시의적절하게 합리적인 추정치를 제시함으로써 보건학적 우선순위 설정 및 비교를 가능하게 한다. 특히 저선량 방사선 노출 시 건강 영향을 직접 확인하기 위해서는 많은 수의 인구집단을 대상으로 장기간 추적관찰이 요구된다. 그러나 방사선 안전관리 및 예방정책을 수립하는 데는 현재 방사선 노출에 의한 위험도 예측값이 시급히 요구되는 경우들이 있다. 따라서 위험도 추정 방법론을 통해서 상대적으로 단기간에 과거 및 현재 노출에 근거하여 저선량 방사선 노출에 의한 잠재적인 위험에 대한 예측을 수행할 수 있다.

건강 위해도 평가 지표는 상대위험도를 나타내는 지표들과는 달리 인구집단에서 위험도의 절대값에 대한 정보를 제공함으로써 공중보건에 대한 정책적 접근에 유용하다. 또한 위해도 산출은 노출값만으로 제시하지 못하는 다른 결과를 제공할 수 있다. 예를 들어 직업적 방사선 노출량의 경우 대체로 여성이 남성보다 적게 보고되는 경우들이 많지만, 여성이 남성보다 단위 방사선량에 의한 암 위험도가 크기 때문에 건강 위해도 결과는 반대로 나타나는 경우들이 있다. 이럴 때 보건학적으로 우선 관리되어야 할 대상이 남성에서 여성으로 달라질 수 있으므로 단지 노출량만이 아닌 건강 위해도를 평가하는 것은 중요하다.

위해도가 전혀 없는 세상에서 살아가는 것은 불가능하나 위해도를 줄이려는 노력은 중요하다. 이를 위해 위해도 산출연구는 위해(risk)와 이익(benefit)을 동시에 산출하여 균형 잡힌 판단을 할 수 있도록 하는 데 도움을 준다. 예를 들어 식품 중 방사능 오염에 의한 위해도는 식품 섭취를 통한 이익(영양소 제공)과 함께 종합적으로 이해되는 것이 필요하다. 또한 위해도 평가 연구는 방사선을 사용한 건강검진을 시행할 때 검진으로 인한 이익과 방사선의 추가적 노출로 인한 위해 간의 균형 잡힌 평가를 할 때도 활용된다.

위해도 산출연구는 방사선 역학 분야에서 환경, 의료, 직업 노출 등 다양한 인구집단에 폭넓게 활용되고 있다. 예를 들어 소아 CT 촬영에 의한 암발생, 방사선 치료에 의한 이차암 발생, 저선량 폐 CT 검진에 의한 생애기여암위험도, 체르노빌 원전 사고 및 후쿠시마 원전 사고 후 암 위험도, 그 외에 생활환경에서의 다양한 방사선 노출 상황(식품 섭취, 핵시설 노출 등)에서의 암위해도 추계 연구가 적용된 바 있다.

건강 위해도 평가 과정은 미국 국립연구평의회(National Research Council)에서 제시한 4단계, 즉 위험성 확인(hazard identification), 선량-반응 평가(dose-response assessment), 노출 평가(exposure assessment), 위해도 결정(risk characterization)으로 진행한다. 위험성 확인은 특정 요인이 해로운 영향을 발생시키는지에 대한 여부를 확인하는 정성적 단계이다(예를 들어 방사선이 악성종양을 발생시키는지를 기존 연구 결과들을 종합하여 판단한다). 선량-반응 평가는 노출 수준별 유해 영향이 나타나는 정도를 평가하는 정량적 단계로서 여러 정보를 종합하고 추론하는 과정을 거친다. 노출 평가는 인구집단이 해당 유해 요인에 얼마나 노출되는지를 평가하는 단계로서 다양한 자료와 방법을 토대로 평가한다. 위해도 결정은 노출 평가와 선량-반응 평가 정보를 종합하여 해당 인구집단에서 해당 요인으로 인해 얼마나 많은 위해도가 나타나는지를 평가한다.

위해도 평가 과정에 많은 자료가 요구되지만, 일반적으로 필요한 자료가 완벽히 갖추어져 있지 못하고 자료들의 정확성이 검증되지 않은 경우들도 있다. 그리고 노출 평가와 위해도 평가 과정에서 추론 및 시나리오에 근거한 경우들도 있다. 따라서 위해도 평가에 있어서 불확실성에 대한 평가 및 이해가 중요하다(바이어스 분석과 불확실성 참고). 또한 위해도 평가가 악성종양 이외에 심혈관 질환 및 백내장, 갑상선 질환 등의 만성질환에도 적용될 필요가 있다.

(2) 생애기여암위험도

생애기여암위험도(lifetime attributable cancer risk)는 특정 노출(예를 들어 방사선)에 의한 생애 암 발생 위험을 요약해서 나타내는 지표로서 일반적으로 인구 10만 명당 방사선 노출로 인한 암 발생자 수(확률)(probability of a premature incidence)로 나타낸다. 생애기여암위험도는 초과상대위험도(excessive relative risk)와 초과절대위험도(excessive absolute risk) 모델을 근거로 산출된다. 이때 초과상대위험도와 초과절대위험도의 가중치는 암종별로 다르게 적용한다.

생애기여암위험도는 수명이 길어질수록 증가하여, 같은 크기의 방사선 위험도라 할지라도 개발도상국이 선진국보다 적게 나타날 수 있다는 단점이 있다. 따라서 생애기여암위험도가 생애기저암위험도(lifetime baseline risk)에 비해서 방사선 노출로 인해 추가된 위험도가 얼마나 차지하는지를 살펴보는 생애분율위험도(lifetime fractional risk) 지표를 함께 사용한다. 즉 생애분율위험도는 생애기저위험도 중 방사선에 기인한 상대적인 증가를 반영하는 지표로서 생애기여암위험도를 생애기저암위험도로 나눈 값으로 정의된다. 이때 생애기저위험은 일반인구집단의 암발생률을 근거로 평생 암에 걸릴 수 있는 누적된 기저 확률을 의미한다. 따라서 생애분율위험도는 생애기여암위험도와는 달리 기저위험률이 낮은 질환의 경우 질병자 수가 적더라도 큰 값이 산출될 수 있다. 예를 들어 방사선 노출에 의한 갑상선암의 생애분율위험도는 다른 암종보다 높게 나오는데 이것은 절대위험도가 높은 것이라기 보다는 기저위험도에 비해서 상대위험도가 높다는 의미이다.

생애암위험도는 일반적으로 전 생애 기간에서의 위해도를 의미하지만, 긴 기간의 불확실성을 최소화하기 위해 특정 기간(예를 들어 노출 15년)까지의 누적암위험도를 제시하기도 한다. 즉 1세 아이가 89세 도달 연령(attained age)이 되려면 전 생애에 걸친 위험도를 추정해야 하는데 이 기간 동안 암발생률, 인구학적 특성, 암 치료율 및 조기진단의 변화 등 모델 설정에 영향을 주는 요인들이 변화될 수 있다. 따라서 이러한 불확실성을 줄이는 방법으로 상대적으로 단기간을 설정하여, 예를 들어 노출 후 15년까지의 위험을 살펴보는 것이 더 안정적인 예측일 수 있다.

전리 방사선 100mSv 노출 시 BEIR VII 보고서에서는 1%의 암 발생 위험이 증가한다고 제시하고 있으며, 국제방사선방호위원회(ICRP)에서는 약 0.5%의 암 사망위험이 증가한다고 보고하였다. 이러한 규모는 개략적인 집단적 위험을 평가하는데 도움을 주지만, 노출 형태와 개인적 요인에 따라 달라진다. 따라서 위해도 산출 연구에서는 특정 인구집단의 노출 상황에 대한 정보를 활용하여 더욱 정확한 위해도 규모를 집단별로 산출한다.

방사선에 의한 위해도를 추정하는 지표들로는 생애기여암위해도(LAR) 외에 Excess Cancer Deaths/Incidence(ECD/ECI), Risk of Exposure-Induced Death/

Incidence(REID/REIC), Years of Life Lost(YLL), Years of Life Lost per Radiation-Induced Cancer(YLLRIC) 등의 지표들이 활용된다. 각 지표 산출 방법의 차이로 인해 결과에 약간의 차이가 발생한다. 예를 들어 LAR은 비노출군의 생존함수를 사용하는 데 반해 REID는 노출군의 생존함수를 사용한다. 비노출군의 생존률이 대체로 높으므로 LAR값이 REID보다 크게 산출된다. 이러한 차이는 고선량에서 차이가 크게 나타나며 지표별 생애암위험도의 크기는 ECD 〈 REID 〈 LAR 순이지만, 1Gy 미만의 선량 영역에서는 큰 차이가 없다.

(3) 위해도 산출 근거 및 프로그램

근거 방사선에 의한 위해도를 산출하기 위해서는 기존에 관찰된 방사선의 위해도를 다른 인구에 적용할 수 있어야 한다. 따라서 방사선의 위해도 산출은 1) 방사선이 발암물질이라는 것 2) 선량-반응 연관성이 있다는 것 3) 일본 원폭 연구와 일관성이 있다는 것이 전제되어야 한다. 방사선이 발암물질이라는 전제는 이미 국제암연구소를 비롯하여 전 세계적으로 확인된 내용이며, 선량-반응 연관성에 대해서도 문턱 없는 선형 모델이 인정되어 있다. 일본인 자료를 어떻게 다른 인구집단으로 전이하느냐의 전제에는 불확실성이 있지만, 다른 인구집단의 연구들이 대체로 일본 원폭 생존자 결과와 일관성이 있다고 보고되었다. 향후 다양한 인구집단을 통해 얻은 역학 결과들이 모이면 위해도 모델은 더욱 정확해질 수 있다.

BEIR VII 방사선 노출에 의한 위해도 평가에 가장 많이 적용되는 방식은 미국국립연구평의회(NRC)에서 개발한 BEIR VII 모델이다. 이 모델에서 백혈병 위험은 일본 원폭 생존자의 1950-2000년 사망자료를 통해 구축되었으며, 고형암 위험은 1958-1998년 암 발생자료를 통해 구축하였다. 백혈병 모델은 선량-반응 함수를 선형-지수함수로 가정하였고, 잠재기는 2년으로 설정하였다. 고형암은 선량-반응 함수를 선형함수를 가정하였으며, 선량-선량률효과인자(DDREF)는 1.5, 잠재기는 5년으로 설정하였다.

고형암 발생의 초과상대위험도 또는 초과절대위험도는 $\beta_s D\exp(\gamma e^{*})(a/60)\eta$으로 산출한다. 이때 β_s는 성별에 따른 선량당 위험계수, D는 노출 선량, γ는 노출 연령에 따른 위험계수, e^{*}은 노출 시 연령, a는 노출 후 도달 연령, η는 노출 후 도달 연령(혹은 암 발생 나이)에 따른 위험계수이다. 반면 백혈병 발생의 초과상대위험도 또는 초과절대위험도는 $\beta_s D(1+\theta D)\exp[\gamma e^{*}+\delta \log(t/25)+\Phi e^{*}\log(t/25)]$으로 산출한다. 이때 β_s는 성별에 따른 선량당 위험계수, D는 노출 선량, θ는 선량제곱항의 위험계수, γ는 노출 연령에 따른 위험계수, e^{*}는 노출 시 연령, t는 노출 후 경과시간, δ는 노출 후 경과시간에 따른 위험계수, Φ는 노출 연령과 경과시간의 상호작용에 따른 위험계수이다.

생애기여암위험도는 초과상대위험모델과 초과절대위험모델로부터 추정된 각각의 가중치를 고려한 기하평균값으로 산출된다. 갑상선암을 제외한 전체 고형암과 백혈병의 생애기여암위험도는 초과상대위험 모델값에 가중치 0.7, 초과절대위험모델 값에 가중치 0.3을 주어 계산한다. 그러나 폐암의 경우는 반대로 초과상대위험값 0.3, 초과절대위험도값을 0.7을 주며, 갑상선암의 경우 초과상대위험모델만(가중치=1), 유방암의 경우 초과절대위험도 모델만을 적용한다.

RadRAT(Radiation Risk Assessment Tool) 미국 국립암연구소에서는 방사선에 의한 생애기여암위험도 산출을 위해 RadRAT이라는 프로그램을 개발하였다(https://radiationcalculators.cancer.gov/radrat/). 현재 RadRAT 프로그램에는 미국뿐만 아니라 프랑스, 스페인, 영국, 일본, 우리나라의 암발생 및 사망률 자료를 적용할 수 있으며 우리나라의 경우 2010년 국내 암발생 및 사망률 자료가 등록되어 있다.

생애기여암위험도는 출생연도 및 성별, 인구집단 등의 인구학적 특성과 방사선 노출 연도, 장기선량, 노출률 및 분포를 입력한 후 산출할 수 있다. RadRAT 프로그램의 방사능 노출 시나리오는 1) 단일 기관에 단일 노출된 경우, 2) 여러 기관에 단일 노출된 경우, 3) 단일 기관에 여러 번 노출된 경우, 4) 여러 기관에 여러 번 노출된 경우, 5) 전체 기관에 장기간 외부 노출된 경우, 6) 단일 기관에 여러 번 노출된 경우 등 6가지로 구성되어 있다.

LARisk program 국내에서도 방사선 노출에 의한 암 위해도를 예측하는 LARisk 프로그램이 개발되었다. 기존 프로그램들이 내장된 분석 조건을 변경하는 기능에 한계가 있고, 집단의 평균값을 활용하여 위험도를 산출하는 반면, LARisk 프로그램은 국내 암발생률 및 생명표를 최신 자료로 변경하는 것뿐 아니라 생애기여암 위해도 예측에 영향을 줄 수 있는 방사선 위험계수, 인구집단 간 전이 가중치, 선량-선량률효과인자 등의 조건들을 조절하는 데 유연하다. 또한 R 언어로 만들어져 있어 개방성이 우수하여, 향후 국제적으로 각 나라 특성에 맞는 방사선에 의한 암위해도 산출에 활용될 것으로 기대된다.

연구 사례 세계보건기구에서는 후쿠시마 사고와 관련하여 일본 및 인접 지역 주민의 생애기여암위험도를 산출한 바 있다. 이를 위해 집단별로 평생 누적 장기선량을 산출하였다. 연구 결과 일본 및 인접 지역 주민의 생애기여암위험도는 사고 가까운 인접 지역에서 고형암의 경우 10만 명당 남성은 394-730명, 여성은 591-1,113명으로 산출되었다. 산출된 성별 연령별 생애기여위험도는 나이가 어릴수록 증가하였고 여성이 남성보다 높았다. 여러 암종 중 특히 갑상선 암의 경우 다른 암종에 비해서 위험도가 더 많이 증가하였다. 암종별로는 방사선에 1세 노출 시 갑상선암의 생애분율위험도가 67%로 가장 높게 나타났으며 백혈병과 유방암은 약 6.5% 수준이었다.

국내 식품 중 방사능 오염으로 인한 암위해도를 산출하기 위해 1) 식품 섭취량을 국민건강영양조사(2008-2010년)를 토대로 5대 식품군(농산물, 축산물, 유제품, 수산물, 가공식품)별, 연령군별 섭취량을 산출하였고 2) 식품 중 방사능농도 측정값을 확보하였고 3) 1)과 2)를 곱해서 식품 섭취로 인한 연간 방사능 섭취량(Bq/year)을 평가[(연령에 따른 식품 섭취량(kg/year) × 식품의 방사능 농도(Bq/kg)]하였다. 그리고 4) 식품 섭취에 의한 내부노출은 국제방사선방호협회에서 제공하는 방사성핵종의 방사성물질 섭취량을 예탁유효선량으로 환산할 수 있는 선량계수를 적용하였다. 연구 결과 국내 2012-2013년 당시 식품 중 방사능 오염으로 인해 생애기여암위험도는 고형암이 10만 명당 약 14-18명, 백혈병은 약 2명, 갑상선암은 약 0.5명 수준으로 추산되었으며 나이가 어릴수록 증가하였다.

국내 방사선관계종사자들에서(선량등록자료에 1996-2011년까지 입적된 종사자 대상) 직업적 방사선 노출에 의한 생애기여암위험도를 RadRAT 프로그램을 통해 평가한 바 있다. 이 프로그램에서 생애기여암위험도를 산출하는 데 필요한 변수들(성별, 출생연도, 노출선량, 노출연도, 노출연령, 노출 시나리오 등)을 파악하여 입력하고, 시나리오별, 성별, 연령별, 암종별 생애기여암위험도와 90% 불확실도 범위를 산출하였다. 산출 결과 1991년부터 노출된 경우를 기준으로 전 생애 기간 추가로 발생하는 암은 10만 명당 22명에서 403명까지의 범위를 보였다(표 3.10.1). 직종별로는 의사와 방사선사

집단이 높았으며, 작업 시작 연도가 이를수록 높았고, 여성이 남성보다 높았다. 이는 여성의 유방암, 난소암, 자궁암, 갑상선암의 방사선에 의한 초과상대위험계수가 높고, 작업 시작 나이가 남성보다 젊었기 때문이다. 선량값 자체는 남성 의료인이 높지만 생애기여암위험도는 여성이 높아 우선순위 설정에 선량보다도 건강 위해도 평가가 중요함을 보여주였다. 기저암발생률을 고려한 생애분율위험도의 경우 갑상선암 가장 높았으며 방광암, 대장암, 백혈병 순이었다.

표 3.10.1 국내 방사선관계종사자들에서의 직업적 방사선 노출에 의한 생애기여암위험도(10만 명당 암발생자)와 생애분율위험도(%)

Occupational Group	Male		Female	
	LAR (90% UI)	LFR (%) (90% UI)	LAR (90% UI)	LFR (%) (90% UI)
Radiologic technologist	264.4 (60.6, 667.3)	0.52 (0.12, 1.32)	391.2 (93.6, 1006.8)	1.00 (0.24, 2.58)
Radiologist	83.7 (22.9, 208.3)	0.17 (0.05, 0.41)	270.5 (67.7, 701.5)	0.70 (0.17, 1.81)
Other physician	35.3 (8.3, 95.1)	0.07 (0.02, 0.19)	131.7 (28.7, 361.8)	0.34 (0.07, 0.94)
Dentist	24.1 (6.1, 61.1)	0.05 (0.01, 0.12)	66.1 (14.7, 174.1)	0.17 (0.04, 0.45)
Dental hygienist	133.0 (9.6, 219.8)	0.26 (0.02, 0.44)	105.3 (24.0, 277.9)	0.27 (0.06, 0.71)
Nurse	158.8 (32.7, 434.0)	0.31 (0.06, 0.86)	402.6 (98.2, 1090.1)	1.03 (0.25, 2.80)
Other	80.8 (16.7, 221.2)	0.16 (0.03, 0.44)	198.3 (40.7, 787.3)	0.51 (0.10, 2.02)

(출처: Lee et al., 2018)

중재시술의료인들에 대한 별도의 연구에서 인터벤션 영상의학과 전문의들이 현재의 직업적 방사선량이 65세까지 지속된다면 남성과 여성의 생애기여암위험도는 각각 10만 명당 970명과 1,560명이었으며, 생애분율위험도는 남성 1.78%, 여성 3.83%로 산출되었다. 장기별로는 남성에서 백혈병은 10만 명당 69.4명, 갑상선암은 15.2명 수준이며 여성은 백혈병의 경우 10만 명당 64.3명, 갑상선암 245명, 유방암 181명 순이었다.

아무리 작은 방사선량도 위험할 수 있다는 말은 맞지만 현실적이지 못할 수도 있다. 모든 환경요인 및 생활 요인은 어느 정도의 위해도가 있으므로 일상생활에서 절대적인 제로값의 위해도를 가질 수 없기 때문이다. 즉 방사선이 발암물질이라는 것은 분명하지만(위험성 확인) 노출량에 따라 위해도는 다른 인자들보다 클 수도 작을 수도 있다(위해도 결정). 따라서 방사선의 위해도를 적용할 경우 다른 요인들과 비교하여 어느 정도의 위해도까지 받아들일 수 있는지(acceptable risk, de minimis risk)에 대한 합의된 현실적 판단이 필요하다.

제4장 역학 자료 분석
Epidemiological Data Analysis

4.1. 자료 분석과 검정력(principles & power)

(1) 자료 분석의 의미와 과정

자료 분석은 자료를 종합하여 오류 없이 올바른 결과를 얻기 위한 과정이다. 자료분석을 효율적이며 가설에 기초해(a priori) 진행하기 위해서는 분석계획을 사전에 수립하는 것이 필요하다. 이는 분석의 방향을 잡아주는 데 도움을 주며 다중검정(multiple test)의 약점을 보완하고 결과의 과대 해석을 예방해 준다. 분석계획에서는 연구목적을 포함하여 분석될 자료, 자료 분석 방식, 변수의 종류와 역할 등을 구체화한다. 자료 분석은 일반적으로 자료 정제, 기술분석, 추론 분석, 민감도 분석의 순서로 진행한다.

자료 정제(data cleaning) 과정은 자료 분석을 하기 전에 수행해야 할 중요한 기초 과정이다. 예를 들어 설문조사 결과에서 각 정보가 올바로 얻어진 것인지 확인하여 간혹 잘못 이해한 응답이나 논리적이지 못한 응답에 대해서 정제가 필요하다. 즉 방사선 작업 여부에 '아니오'라고 응답했지만, 방사선 작업빈도나 기간을 묻는 문항에는 일정한 값을 체크해 놓은 경우가 있다. 또한 방사선 종사자들의 배지 선량이 분기별로 수백 혹은 수천 mSv로 기록된 경우가 있다면 잘못 기록된 값일 가능성이 커서 확인 후 수정할 필요가 있다. 이러한 오류를 최소화하기 위해서는 조사 시 정확한 정보를 얻는 것이 가장 중요하고, 이후 얻어진 자료는 정제 과정을 거쳐 수정 혹은 비정상적 값들을 합리적으로 판단하는 것이 필요하다.

기술분석(descriptive analyses)은 자료를 탐색하고 간단한 관련성을 살펴보는 과정으로 탐색적 자료 분석(exploratory data analysis)이라고도 한다. 이 과정에서 각 변수의 기본적 특성을 이해하고 자료에서 보이는 양상을 파악함으로써 연구자가 측정값들에 대한 이해를 높일 수 있다. 기술분석의 주요 기능으로는 1) 비정상적인 극단값을 파악하거나 정제과정에서 미처 발견하지 못한 자료의 오류를 수정한다. 만약 비정상적인 값이 오류인지 아닌지 불확실한 경우에는 민감도 분석에 적용한다. 2) 결측(missing) 자료가 있는 경우 그 양상을 파악하여 추후 분석시 활용한다. 3) 연구대상자들에 대한 일반적인 특성에 대한 결과 표(일반적으로 표 1에 해당)를 만드는 역할을 한다. 4) 자료의 분포 파악을 통해 추론 분석에서 필요한 가정을 확인해 준다. 5) 기술분석 자체를 통해 주어진 건강 문제를 설명하는 데 충분한 정보를 제공하는 경우가 많아 그 자체가 완성된 분석이 될 수도 있다.

기술분석의 중요한 목적은 자료의 특성을 효율적으로 잘 보여주는 것이다. 이를 위해 표나 그림으로(box plot, histogram, scatterplots 등) 자료를 제시하는 것이 유용하다. 표에는 평균, 분산, 백분율 등 연구에서 의미 있는 결과를 선택하여 제시한다. 이때 제시하는 지표는 연구 목적과 해당 분야에 따라 결정한다. 예를 들어 연속변수의 경우 평균과 표준편차가 일반적으로 많이 제시되지만, 연속변수를 그대로 사용하기보다는 범주화하여 보여주기도 한다. 반복 측정된 자료의 경우에는 평균값 자체보다는 개별 사람들의 변화값을 제시하는 것이 필요하다. 역학연구에서 자료 분석과정 대부분의 시간과 노력은 자료 정제와 기술분석 단계에 집중해야 한다고 해도 과언이 아니다.

추론 분석(inferential analyses)은 해당 자료를 넘어서 연구에서 관찰된 결과를 일반화하는 과정이다. 즉 특정 연구대상자로부터 합리적인 추론(가설)을 끌어내는 과정으로서, 연구집단이 모집단에서 표본으로 선정되었기 때문에 필요하다. 추론 분석을 위해서 가설검정(hypothesis testing)이 진행된다. 가설검정이란 연구자가 부정하고자 하는 값을 귀무가설(null hypothesis)로 설정하고 이를 부정함으로써 연구자가 원하는 대립가설(alternative hypothesis)을 채택하는 과정이다. 예를 들어 방사선 노출과 백혈병 발생과의 연구에서 방사선 노출이 백혈병 발생과 관련이 없다는 귀무가설을 설정하고 이를 부정함으로써 둘 사이의 연관성을 검정한다. 이를 위해 관심 있는 변수 값의 유의성을 검정하는 것을 통계적 추론(statistical inference)이라고 하며 이러한 추론은 가설검정에서 산출된 파라미터들과 통계량에 근거한다. 즉 연관성 지표들(상대위험도, 오즈비 등), 신뢰구간, 유의확률(p-value)이 가설검정을 통해 산출되고 이 값들을 근거로 대립가설을 받아들일 수 있는지 판단한다.

올바른 귀무가설을 받아들이지 않은 것을 제1종 혹은 알파 오류(type 1 error)라고 하며, 반대로 올바르지 않은 귀무가설을 받아들이는 것을 제2종 혹은 베타 오류(type 2 error)라고 한다. 두 오류의 관계는 지렛대와 같아 한쪽을 줄이려면 다른 쪽이 커지는 것을 감수해야 한다. 유의수준(signficance level)이란 연구자가 부정하고자 하는 귀무가설을 기각할 때 발생될 수 있는 오류(제1종 오류)를 범할 수 있는 최대수준을 말한다. 일반적으로 제1종 오류의 크기를 0.05, 제2종 오류는 0.2의 크기로 설정한다. 한편 방사선은 발암성이 확인된 인자로서 근거가 분명하기 때문에 단측검정(one-tailed)을 사용하는 경우가 종종 있다. 단측검정 시 유의확률 0.05는 양측검정(two-tailed)에서는 0.1이 되므로 같은 표본수를 사용하더라도 검정력을 높일 수 있다.

추론 분석에서 기본적으로 먼저 실시되어야 하는 것은 층화분석(stratification)이다. 이를 통해 자료의 특성(본질)에 대해 보다 정확한 정보를 제공할 수 있기 때문이다. 그러나 여러 변수에 따라 층화하면 인원수가 줄어들고 분석과정도 쉽지 않다. 따라서 교란변수를 통제하는 다중 단변량 분석(multiple univariate analysis)을 층화분석에 대한 보완적 방법으로 적용할 수 있다.

자료 분석에서 교란변수 파악 및 보정을 위해 회귀분석 모형에 변수들을 포함한다. 이때 포함될 교란변수 선정은 일반적으로 변수를 포함시키지 않은 모델(crude model)값과 비교하여 특정 변수 추가가 결과값을 의미 있게(약 10%) 변화시키는지를 기준으로 한다. 보정을 위해서 모델에 변수를 포함할 경우에는 일반적으로 간단한 변수 형태로 포함하여, 예를 들어 흡연에 대한 보정은 비흡연자, 과거흡연자, 현재흡연자 등으로 구분하여 모델에 포함시키는 경우들이 많다(이때 잔류 교란효과가 가능하다). 만약 흡연정보가 보정 목적이 아니라 주된 노출 변수라면 보다 자세한 흡연에 대한 정보(기간 및 개피수 등)를 활용한다. 교란변수 추가 여부가 불분명한 경우라면 교란변수를 보정하지 않은 결과(crude result)와 교란변수를 보정한 결과(adjusted result) 모두를 제시한다.

교란변수를 보정하는 방법으로 맨텔-헨젤(Mantel-Haenszel) 분석, 회귀분석, 표준화 방법이 적용된다. 맨텔-헨젤 분석은 교란변수별로 나누어진 층의 각 위험도를 각 층별 가중치(층별 노출 및 비노출인원수)를 고려하여 합치는 방법이다. 즉 교란변수 별로 층화시키고 각 층을 재결합하는 방식(범주형 변수인 경우)을 취하며, 이때 각 층이 기본적으로 동질적이라는 것을 전제한다. 회귀분석은 교란변수가 여러 개일 때 그리고 연속형 변수일 때 활용된다. 반면 표준화는 교란변수 범주별로 각 층이 동질하지 않을 경우(예를 들어 연령) 각 인구집단의 분율을 가중치로 적용하는 방식이다. 즉 맨텔-헨젤과 회귀분석은 각 층이 동질적이라는 가정하에(이것이 만족되지 못하면 적용할 수 없다) 합치는 것이지만, 표준화는 동질적이라는 가정 없이 교란변수를 통제하여 종합한다.

자료 분석 시 독립변수들이 비슷한 의미가 있는 경우 서로 간에 높은 상관관계를 보일 수 있는 다중공선성(multicollinearity)이 발생할 수 있다. 따라서 모델 구축 시 중요한 교란변수들은 가능한 한 포함하되 불필요한 변수들을 포함하여 다중공선성이 발생되지 않도록 해야 한다. 다중공선성이 나타날 경우 모델에 한 변수가 추가되거나 제외될 때 추정된 회귀계수의 변동이 매우 심하거나, 추정된 신뢰구간이 매우 커지거나, 개별회귀계수들이 유의하지 않는데도 결정계수(coefficient of determination)가 높게 나타나거나, 회귀계수들의 부호가 예상과 달리 나타날 수 있다(예를 들어 독립변수와 결과변수가 양의 관련성이 예상되었으나 둘 이상의 독립변수들 사이에 극단적인 양의 상관성을 보일 경우, 결과변수에 대한 회귀계수는 음의 값을 보일 수 있다). 이런 현상이 나타나는 경우 분산팽창요인(Variance Inflation Factor)를 조사하여 관련 변수 중 하나를 제거하거나 변수의 범주를 새롭게 조합하는 것이 필요하다.

민감도 분석(sensitivity analyses)은 특정 모델의 변수들 값을 합리적 범위에서 변화함으로써 결과값의 변화를 검사하는 과정으로 자료분석의 후반부에 실시한다. 만약 결과가 다양한 상황에서도 일관된다면 연구 결과가 강건하다(robustness)는 것을 보여줄 수 있다. 예를 들어 대상자를 제한하거나(3년 이내 발생 환자 제외), 변수를 다르게 처리하는 경우를(잘 모르겠다는 답변의 경우 그대로 사용할 수도 있고 결측으로 취급할 수도 있다) 의미한다. 연구 대상자를 달리하는 인구집단별 분석(subgroup analysis)도 민감도 분석에 포함된다. 한편 민감도 분석이 확대되면 바이어스 분석(bias analysis)이 될 수 있다. 민감도 분석은 변수들을 달리 선택했을 때 결과가 어떻게 달라지는지를 살펴보는 데 초점을 두는 반면, 바이어스 분석은 각 변수 선택에 의한 바이어스의 크기를 파악하는 데 초점을 둔다(바이어스 분석 참고).

가설검정은 과학적인 방법의 하나이지만 학문적 추론 자체는 유의성 검정으로만 이루어지지는 않는다. 왜냐하면 가설검정은 무작위 오류의 존재를 양적으로 평가하지만, 체계적 오류를 평가하지는 못하기 때문이다. 체계적 오류(바이어스)는 가설검정과는 독립적인 연구주제 대한 역학적 판단에 근거하며, 이를 위해서 주제와 관련된 학문적 내용 자체를 깊이 이해하는 것이 필요하다.

> 종속변수가 하나인 경우는 단변량(univarate), 2개 이상인 경우는 다변량(multivariate)이며 독립변수가 하나인 경우는 단순/단변수(simple/univarable), 2개 이상은 다중/다변수(multilple/multivariable)라고 표현한다. 즉 다변수분석(multivariable analysis)은 독립변수를 기준으로, 다변량분석(multivariate analysis)은 종속변수를 기준으로 한 표현이다. 따라서 일반적으로 많이 사용되는 하나의 종속변수에 여러 개의 독립변수로 구성된 회귀식의 정확한 표현은 다중 단변량분석(multiple univariate analysis)이다. 간혹 다변량이라고 표현되었지만 실제로는 다중 단변량분석인 경우도 있다. 다변량분석이 되기 위해서는 종속변수가 2개 이상으로 다항분석(multinominal analysis)라고도 한다.

(2) 통계적 검정력

통계적 검정력(statistical power)은 연구자가 원하는 주장(귀무가설이 틀린 것을 틀렸다고 판단하는 것)을 보여줄 수 있는 정도를 말하는 것으로 '1-제2종 오류'와 같은 의미이다. 즉 실제로 차이가 존재할 때 이를 정확하게 검출할 수 있는 확률을 의미한다. 만약 검정력이 너무 낮다면 실제로 차이가 존재하더라도 그 차이를 발견할 확률이 감소하기 때문에 역학연구에서 적절한 검정력(일반적으로 80%)을 유지하는 것은 중요하다.

유의확률(p-value)은 자료 분석의 유의성을 의미하며 일반적으로 0.05(5%)보다 낮게 나오면 유의한 결과로 판정한다. 그러나 이는 단지 많은 사람이 그동안의 경험을 통해 우연히 일어날 수 없다고 생각하고 있는 의식을 반영하고 있으며, 연구 목적과 자료의 특성에 따라 다르게 판정할 수도 있다. 간혹 의미가 없는 작은 값의 변화를 통계적으로 의미 있다고 판정하는 오류를 범할 수 있고 반대로 의미있는 변화를 단지 통계적으로 무의미하다고 판단할 수 있다. 유의확률은 표본수, 평균차이, 값의 분산 등에 의해 영향을 받으므로 0.05라는 값이 유의성 판단의 절대적 기준이 아니다. 또한 유의확률은 단지 하나의 수치만 표현하고 있어 보여줄 수 있는 정보가 제한적이다. 따라서 역학 및 보건학 연구에서는 효과크기를 제시할 때 유의성의 방향성과 범위를 함께 보여 줄 수 있는 신뢰구간(confidence interval)을 제시한다.

가설에 근거하지 않고 여러 변수들과 다중비교(multiple comparison)를 하는 경우, 실제 연관성이 없음에도 불구하고 우연에 의해 연관성이 있는 것처럼 나올 수 있다. 예를 들어 10개의 질환과 10개의 노출 요인들 간의 가능한 연관성을 보기 위해 2×2표를 만들었다면, 이론적으로 노출 요인과 질환이 관련이 없다고 하더라도 100개의 노출-질환 조합 중에서 우연에 의해서 5개는 통계적으로 5% 유의수준에서 유의한 연관성을 보일 수 있다. 이러한 문제점을 극복하기 위해서 여러 통계적인 방법들이 동원되고 있으며 본페로니(Bonferroni) 검정이 가장 많이 알려졌다. 그러나 기계적인 기준을 적용하게 되면 실제로 연관성이 있음에도 불구하고 무시될 수도 있다. 즉 통계적 보정 방법을 통해 제1종 오류를 줄일 수는 있지만 반대로 제2종 오류는 증가시킬 수 있다. 따라서 다중비교 시 나타나는 제1종 오류는 통계적인 방법을 사용하기 보다는 역학적 인과성 가이드라인(일관성, 연관성의 강도, 양-반응관계 등)을 우선하여 적용하여 판단한다.

방사선 역학연구에서 효과 크기(effect size)를 적절하게 검정하기 위한 표본수(sample size)는 선량(dose)의 크기에 반비례한다. 따라서 저선량에서 유의한 암 위험도를 파악하기 위해서는 규모가 큰 인구집단이 필요하다. 실제로 미국국립과학학술원에서 유의한 암사망률의 증가를 검출할 수 있는 선량별 표본수를 산출한 바 있다. 그러나 여기서 산출된 인원수는 사망률을 바탕으로 산출된 결과로서 발생률을 적용할 경우에는 더 적은 수가 필요하다. 반면 방사선 외 암발생에 미치는 다른 변수들과의 상호작용을 살펴보려면 더 많은 수가 필요하다. 또한 산출된 인구수는 평생 추적을 전제로 한 계산이므로 실제로 추적이 완전하지 못한 경우에는 더 많은 인구수가 요구된다. 이처럼 방사선 역학에서 검정력은 단지 표본수에만 근거하는 것이 아니라 방사선 노출 선량, 선량-반응 관련성, 질병자의 숫자(질병의 기저율), 연구 집단 내 선량의 분포 정도, 위험도의 크기 등에 영향을 받는다.

따라서 방사선 역학에서 통계적 검정력을 향상하기 위해 여러 방법이 적용될 수 있다. 첫째, 유효한 표본 크기를 증가시킨다. 예를 들어 연구대상자로서 방사선 노출에 민감한(sensitive) 인구집단(어린이, 여성 혹은 유전적 민감 집단 등)을 포함시키면 전체 인구보다 방사선 위험성이 상대적으로 높아 같은 인원수로도 검정력을 높일 수 있다. 또한 선량이 높으면 효과 크기(위험도)가 높아지므로 필요한 인원수는 선량 크기에 비례적으로 감소한다. 따라서 방사선에 고노출된 사람들(진단과 치료목적으로 고노출 방사선에 노출되는 환자 혹은 과거 작업자들)을 포함시키면 상대적으로 적은 인원수로도 검정력을 높일 수 있다. 둘째, 방사선 노출과의 연관성이 높은 건강 영향을 파악한다. 예를 들어 백혈병은 여러 연구에서 방사선 노출에 가장 높은 단위 선량당 위험도를 보여주고 있다. 이러한 근거로 방사선 역학연구에서는 어린이들을 대상으로 한 백혈병 연구가 상대적으로 많은 관심을 가져왔다. 셋째, 비슷한 주제의 연구들을 모아서 큰 규모의 형태로 진행한다. 실제로 여러 방사선 연구 주제들(예를 들어 원전 종사자, 광부, CT 노출자 등)이 국제적인 공동연구를 통해 대규모 인원수를 확보한 연구로 진행하고 있다.

한편 방사선 역학에서의 통계적 검정력은 초과상대위험도(ERR)가 0이라는 귀무가설을 검정한다. 따라서 일반적인 역학 분야에서와는 달리 ERR 산출과 관련된 추가 정보들(기저위험도, 선량구간별 평균 선량값 및 인년 혹은 인원수 등)이 필요하다. 길버트(Ethel S. Gilbert)가 저선량 방사선 역학 연구들을 대상으로 통계적 검정력을 산출한 바에 의하면 질병에 따라 차이가 있지만 대부분 80% 미만이었다. 따라서 여러 연구들에서 보고된 '통계적으로 유의하지 않지만 증가된 초과상대위험도 결과'는 낮은 검정력에 의한 것이지 방사선 노출에 의한 건강 영향이 없다는 것을 의미하지는 않는다.

> 저선량 방사선 역학연구가 유의한 검정력을 가지려면 많은 수의 인원이 필요하다는 것은 분명하다. 그러나 이것이 역학연구가 불가능하거나 적은 인원수의 역학연구가 의미가 없다는 것은 아니다. 역학연구에서의 결과해석은 단지 통계적 검정력에만 의존하는 것이 아니고 역학 자체의 논리적 판단에 의해 이루어지기 때문이다. 또한 역학연구 결과는 검정력과는 무관하게 인구집단 차원의 필요한 정보를 제공해 줄 수 있다. 따라서 인원수에 제한받기보다는 특정 유해 인자에 노출된 인구집단에 대해 역학적 조사를 진행하는 것은 중요하다. 역학에서는 인구집단의 특성이 우선적이며 집단의 규모 자체는 부차적이라고 할 수 있다.

4.2. 모델 설정과 가설검정(hypothesis test)

(1) 모델의 의미와 자료의 분포

모델의 의미 모델(model)은 변수간의 연관성을 수리적 형태로 요약 설명한 것이다.

즉 모델이란 연구집단으로부터 발견된 결과를 일반화시키는 것을 말하며, 이를 통해 노출과 질병의 연관성을 단순화시키는 도구이다. 따라서 통계적 모델은 현상을 이해하는 데 유용하지만 실제의 연관성을 완벽하게 설명하기는 어렵다.

모델을 만드는 목적은 첫째는 노출 요인들과 질병 간의 인과적 추론(causal inference)을 위해 다른 노출 변수들의 효과를 통제한 상태에서 특정 노출 변수와 질병 간의 연관성을 평가하는 것이며, 둘째는 질병의 위험도를 각 변수들로 예측(prediction)하는 것이다. 실제로는 2가지 목적이 구별되지 않는 경우들이 있지만, 목적에 따라 모델에 포함되는 변수들이 달라질 수 있으므로 두 가지 목적 중 어디에 중점을 둘 것인지를 구별하는 것이 필요하다.

역학연구에서의 변수들은 다양한 분포를 한다. 인구집단 내에서 혈압이나 키와 몸무게는 정규분포에 가까운 모습을 보이지만 방사선을 비롯한 유해물질 노출은 오른쪽으로 치우친 분포를 보인다. 또한 결과변수로 사용되는 질병 발생 혹은 사망률의 경우 정규분포가 아닌 포아송 분포의 모습을 보이는 경우가 많다. 따라서 각 자료원의 분포와 특성을 고려한 모델들이 각각 적용되어야 한다. 모델 설정 과정은 실제 발생하는 여러 정보와 현상들을 잘 설명하기 위해서 그 값들에 적합한 분포를 찾고 이에 따른 수리적 틀을 만드는 것이라고 할 수 있다.

자료의 분포 우리가 관찰한 자료는 전체의 일부분으로서, 관찰된 자료를 통해 전체 자료의 모습을 추정하려면 자료의 분포를 가장 잘 반영하는 기존에 알려진 확률분포(probability distribution)를 찾아 적용하는 과정이 필요하다. 확률분포는 각 변수가 취할 수 있는 모든 가능한 값들의 확률을 의미하며 수학적으로 표현될 수 있는 이론적 분포이다. 기존 학자들에 의해 여러 자료들의 분포가 발견 혹은 만들어졌으며 이에 따라 다양한 형태의 확률분포들이 존재한다.

모델을 구축하기 전에 관찰된 자료의 분포를 먼저 파악하는 것이 필요하다. 즉 관찰값들이 어떤 형태로 존재하는지의 특성을 파악하고 자료원의 특성에 맞는 모델을 선택한다. 그런데 연구 수행 시 관찰되는 변수들의 값에 따른 각각의 확률분포가 존재할 수는 있으나 이러한 분포를 각각 파악하여 확률을 적용하는 것은 매우 어렵기 때문에 기존에 만들어져 있는 확률분포들을 활용한다. 즉 관찰된 자료가 특정 확률분포를 따른다면 분포에 따른 기존의 이론적인 지식을 활용해 관찰된 자료에 대한 수리적 접근을 할 수 있다. 예를 들어 신뢰구간은 표본에서 얻어진 통계량(인원수, 평균, 표준편차 등)을 이론적인 확률분포에 적용하여 산출한다. 만약 관찰된 자료가 기존에 알려진 확률분포에 맞지 않으면 수리적 산출을 위해 자료를 전환해 기존에 알려진 확률분포를 따르도록 변화시켜 주는 과정이 필요하다.

표준정규분포(normal distribution)는 통계모형의 가장 대표적인 분포로서 평균을 중심으로 좌우 대칭의 형태이다. 만약 관찰된 자료가 표준정규분포 곡선과 유사한 분포를 가지면(정규성을 만족한다) 이미 알려진 표준정규분포 함수를 이용하여 특정 지점 이하 또는 이상의 해당 면적을 구할 수 있다. 예를 들어 X축이 1.96이라면 여기에 해당하는 Y값을 알아낼 수 있으며, 표준정규분포 곡선에서 X축 1.96 이하에 해당하는 전체 면적을 구할 수 있다. 이때의 면적은 누적 확률이 되며 단측검정으로는 0.975, 양측검정은 0.95가 된다(-1.96 왼쪽과 1.96 오른쪽을 제외한 중간 면적). 양측검정의 경우 유의확률은 1-0.95 = 0.05가 된다. 이러한 계산은 얻어진 자료가 표준정규분포를 따라야 가능하며 만약 관찰된 자료가 표준정규분포를 따르지 않으면 자료를 변형하여 정규분포에서 벗어나지 않도록 한다.

이항분포(binomial distribution)는 자료의 분포가 오른쪽으로 치우친 형태이지만 시행 횟수가 많아질수록 정규분포의 모양을 나타낸다. 포아송 분포(Poisson distribution)는 이항분포의 특수한 형태로서 특정 시간 동안 발생한 사건의 빈도를 결과로 나타내며 음수가 아닌 정수 형태이다. 포아송 분포는 자료의 대부분이 낮은 빈도에 몰려 있으며 오른쪽으로 치우친 특징으로 표본수가 많아진다고 하더라도 여전히 정규분포화 되지 않기 때문에 이에 적합한 포아송 회귀모형을 사용한다.

통계적 모형화는 각 설명변수와 결과변수 간의 연관성을 설명하기 위해 만들어진 모형이다. 일반적으로 선형모형을 사용하며 이를 일반화선형모형(generalized linear model)이라고 한다. 이를 위해 두 변수가 선형 관계를 하도록 연결시켜 주는 연결함수(link function)를 사용한다. 예를 들어 결과변수가 이항분포를 하면 로짓 연결함수(logit link)를, 포아송 분포인 경우는 로그 연결함수(log link)를 사용한다. 즉 통계적 분석을 위해서는 알려진 분포의 적용이 필요하고, 이를 위해 자료의 분포를 먼저 확인하여 정규분포 형태로 변환하거나, 자료의 분포에 적합한 알려진 함수를 찾아서 사용한다.

(2) 모델 검정 방법

가설검정(hypothesis test)은 산출된 파라미터(parameters)들과 통계량에 근거하여 가능도(likelihood) 값을 최대로 해주는 모델을 찾는 과정이다. 가능도(likelihood)는 자료가 모델을 설명하는 예측 가능성을 의미한다. 확률과 같은 개념이지만 확률은 모수가 어떤 값일 때 주어진 자료가 얻어지게 될 것인지의 모수 중심 개념인 반면, 가능도는 주어진 자료를 근거로 할 때 모수가 얼마가 되는지를 추론하는 자료 중심 개념이다. 즉 일반화선형모형에서 모형의 가능도란 각 회귀계수들을 통해 관찰된 값을 얻게 될 확률을 의미하며 각 변수들의 계수값들이 모델을 얼마나 설명하는지를 나타낸다.

가능도를 산출하기 위해 가장 많이 활용되는 것은 최대가능도방법(maximum likelihood method)이다. 이 방법은 개별 변수의 계수값이 모델을 설명할 가능도가 높은 것인지(유의한지) 알려주며 이 계수값들의 종합이 가능도를 최대화하는지를 파악한다. 변수의 종류가 달라질수록 혹은 변수의 형태가 변함에 따라 각 계수값이 달라지고, 이들의 종합이 설명하는 가능도의 변화를 초래하여 가능도 값은 각 모델이 구축될 때마다 달라진다. 따라서 비교하고자 하는 두 모델의 가능도를 구한 다음, 이들의 비를 통계량으로 계산하여(likelihood ratio test) 두 모델에 차이가 있는지를 볼 수 있다. 이때 가능도 비의 값이 높을수록 설명력이 높은 바람직한 모델이라고 할 수 있다. 즉 최대가능도 추정치는 가능도 비의 값을 최대로 해주는 계수값(즉 관찰된 결과를 얻을 수 있는 가장 그럴듯한 값)을 모형내 추정치로 선택한다. 가능도는 모델 비교를 위한 기본적인 통계량으로써 최적의 모델을 선택하는 것뿐 아니라 각 계수값의 신뢰구간 산출 그리고 모델의 선형성 유무를 검정하는 데도 활용된다.

실제 모델 검정에서는 가능도값 자체가 직접 활용되지는 않고 이탈도(deviance), AIC(Akaike Information Criterion), BIC(Bayesian Information Criterion)를 산출하여 적용한다. 이탈도는 일반화선형모델에서 적합된 모델의 예측값과 원시 자료에서 실제 값이 얼마나 근접하게 일치하는지 측정되는 값을 비교하는 통계량으로 −2로그(가능도)로 산출되며, 가능도와 반대로 값이 적을수록 모델 적합성이 높아진다. AIC는 가능도 값이 설명변수가 추가될수록 커지게 되어 있는 단점을 보완하기 위해 개발된 지표이다(AIC = - 2ln(likelihood) + 2k 여기서 k는 후보 모델의 파라미터 수). 즉 첫 번째 항에서 최대가능도 추정치 방법을 사용하지만 두 번째 항을 통해 파라미터 수를 보정해 준다. BIC는 추가적으로 표본수의 크기에 영향을 받는 것을 보완하기 위해서 두 번째 항에서 파라미터 수와 표본수를 함께 보정해 준다(BIC = - 2ln(likelihood) + k·ln(n)).

최대가능도 추정을 통해 모델을 검정하는 방법들로는 가능도 비 검정, Wald 검정, Score 검정이 있다. 1) 가능도 비 검정(Likelihood Ratio Test, LRT)은 두 모형을 비교하는 경우에 사용하며, 하나 또는 그 이상의 설명변수를 모형에 넣음으로 인해 그렇지 않은 모형에 비해서 모형 적합도에 향상이 있는지를 검정한다. 두 모델의 차이는 −2로그(가능도)로 계산된다. 즉 가능도 비 검정은 두 모델의 이탈도의 차이를 검정하는 것으로 이탈도가 작을수록(즉 가능도·값이 클수록) 더 적합한 모델이라고 판단한다. 이 방법에서 두 모델은 한 모델에 포함되어(nested) 있어야 한다. 2) Wald 검정은 LRT와 유사하지만 두 모델이 아닌 하나의 모델 내에서 해당 변수의 적합도를 계산한다. 귀무가설은 모델 내 특정 변수의 회귀계수(기울기)가 0이라고 가정한다. 만약 귀무가설이 기각되면 해당 변수들은 계수가 0이 아닌, 즉 모델 추정 가능도에 유의하게 기여하는 것으로 판단되어 모델에 포함시킨다. LRT에 비해서 Wald 검정은 동시에 여러 변수를 한 번의 검정을 통해 판단할 수 있다는 장점이 있다. 3) Score 검정은 Wald 검정과와 반대로 현재 모델에는 없지만, 만약 특정 변수가 추가되었을 때 기대된 모델의 적합도 변화를 파악한다. Wald 검정과 마찬가지로 Score 검정은 하나의 모델 내에서 해당 변수들의 적합도를 계산할 수 있다.

기본적으로 세 가지 방법들은 동일한 결과를 보여주지만, 일반적으로는 LRT가 권장된다. 그러나 LRT는 계산과정이 복잡해서 간혹 수렴되지 않는 경우도 있다. 이때는 계수들의 범위를 제한하거나(-1/maximum dose 등) 매개변수화(parameterizing)하여 Wald 검정 기반 값을 산출하기도 한다. 표본수가 충분히 큰 경우, 3가지 방법이 거의 같은 값을 갖지만 표본수가 제한적일 때는 결과값이 Wald ≥ LRT ≥ score 순의 크기를 보인다.

한편 모델로서 설명되지 않는 부분을 잔차(residual)라 하며 잔차 값에 대한 분석(residual analysis)을 통해 구축한 모델이 적합한지를 판단한다. 모델을 구축할 때 가장 적은 변수들로 가장 설명력이 높은 회귀모델식을 구축하는 것이 이상적이다. 따라서 가능한 한 간단하면서도(parsimonious) 관련성을 만족스럽게(reasonably well) 설명하는 모델이 바람직하다. 그러나 만약 모델을 통한 질병 예측(prediction)이 목적이라면 다소 복잡하더라도 예측력이 높은 모델을 구축할 수 있다.

(3) 모델의 종류와 적용

역학연구에서 가장 많이 활용되는 모델은 일반화선형모형(generalized linear model)이며 $g(Y) = b_0 + b_1 \times X_1 + b_2 \times X_2 + \cdots + b_k \times X_k$으로 표현한다. 여기서 Y는 종속(결과)변수의 예측값, 또는 기대값에 대한 추정치이다. 모델은 결과변수의 형태에 따라 일반적으로 4가지(선형, 로지스틱, 비례위험, 포아송)로 분류한다(표 4.2.1). 선형회귀모델은 단면연구나 패널 연구에서 연속변수의 결과변수를 가질 때 주로 사용하며, 로지스틱 모델은 이분형 결과변수(환자-대조군 연구 등)일 때 사용하고, 비례위험 모델은 생존분석(중도절단 자료를 가진) 시 기저위험 함수 없이 사용 가능하고, 포아송 회귀모델은 결과변수가 질병자 수 혹은 발생률인 경우 로그값을 취해 사용한다.

표 4.2.1. 다중 회귀모델의 종류와 회귀계수의 해석(모델에 포함된 다른 변수들이 보정된 값)

모델		b_1 값의 해석
Linear	$Y = b_0+b_1 \times X_1+b_2 \times X_2+\cdots+b_k \times X_k$	노출변수(X_1) 한 단위 증가당 결과변수의 평균값 증가
Logistic	$\log(odds) = b_0+b_1 \times X_1+b_2 \times X_2+\cdots+b_k \times X_k$	노출변수(X_1) 한 단위 증가당 결과변수의 로그오즈 증가
Cox	$\log(hazard) = b_0+b_1 \times X_1+b_2 \times X_2+\cdots+b_k \times X_k$	노출변수(X_1) 한 단위 증가당 결과변수의 로그위험도 증가
Poisson	$\log(rate) = b_0+b_1 \times X_1+b_2 \times X_2+\cdots+b_k \times X_k$	노출변수(X_1) 한 단위 증가당 결과변수의 로그발생률 증가

(출처: Szklo & Nieto, 2014)

선형회귀 선형회귀(linear regression) 분석은 결과변수가 연속형 변수인 경우 설명변수를 선형적인 관계로 설명하는 데 적용된다. 예를 들어 방사선 노출선량에 영향을 미치는 요인들이 어떤 것들이 있는가에 관한 질문과 관련하여 다음과 같은 선형회귀모델식을 적용할 수 있다. $Y = b_0 + b_1 \times X_1 + b_2 \times X_2 + b_3 \times X_3$(Y=개인별 평균유효선량, X_1=작업종류, X_2=성별, X_3=연령). 여기서 X는 독립변수, 예측변수, 또는 설명변수라고 하며 방사선량(Y)에 영향을 줄 것으로 고려되는 요인들을 의미한다. Y는 종속변수 또는 결과변수라고 하며 추정된 직선상에 있는 선량값을 나타낸다. X_2, X_3

는 관심변수인 요인과 결과변수인 노출선량의 연관성에 영향을 주었을 것으로 생각되는 교란요인들로서 성별, 연령 등이 포함될 수 있다. 그리고 b_1은 b_2와 b_3을 보정(adjust)한 상태에서의 X_1이 한 단위 증가할 때의 Y의 평균적인 증가량을 나타낸다. 예를 들어, X_1의 회귀계수 b_1이 0.7로 추정되었다면 성별과 연령이 보정된 상태에서 일반 진단용 X선 작업을 수행하지 않은 사람에 비해 해당 작업의 주당 작업빈도가 한 단위 증가할 때 방사선량이 평균적으로 0.7mSv만큼 증가한다고 해석한다. 만약 각 요인들 간의 상호작용을 파악하려면 곱하기 항목(작업종류 × 성별)을 포함시킨다. 이러한 모델식을 통해 작업자들의 방사선량을 줄이기 위한 주요 요인들을 파악할 수 있으며 향후 방사선 방호에 근거자료로 활용될 수 있다. 단 회귀분석을 수행하기 위해서는 독립변수와 종속변수 간의 선형성, 관찰값들의 독립성, 정규분포 등의 가정을 만족해야 하고 이러한 가정이 위배될 경우에는 자료값들을 변환하여 가정을 만족시켜야 한다.

식에서 b_0는 추정식의 절편(intercept)으로서 해당 독립변수들이 모두 0일 때의 값을 의미한다. 독립변수가 키와 몸무게처럼 생물학적 특성을 나타내는 변수인 경우 절편은 의미가 없지만(예를 들어 키가 0이라는 것은 현실적이지 못함), 노출 요인인 경우에는(예를 들어 흡연이나 방사선 노출 등) 해당 노출 요인이 없을 때의 기저율을 의미한다. 예를 들어 $Y = b_0 + b_1 \times X_1$ 의 경우 절편 b_0는 방사선 작업을 하지 않을 때의(X_1=0) 개인별 노출선량값을 나타낸다. 여기에서 b_1은 추정식의 기울기로서 회귀계수 값(regression coefficient)이다. 이 값은 두 변수간의 연관성이 얼마나 되는지를 나타내는, 즉 연관성의 크기(strength of the association)를 의미한다. 따라서 회귀계수가 큰 경우는 작은 경우보다 방사선 작업에 의해 선량값이 더 많이 증가하는 것으로 해석한다.

로지스틱 회귀 로지스틱(logistic regression) 회귀는 결과변수가 이항변수인 경우(예를 들어 암발생 여부)에 적용된다. 이 모델은 log(p/1-p) = log(odds) = $b_0 + b_1 \times X$로 표현된다. 즉 선형모델과 같은 식이지만 단지 결과변수 Y가 로그오즈이며 b_1은 독립변수 X 단위당 결과의 로그오즈를 의미한다. 따라서 로지스틱 분석에서는 선형식에서 직접적인 값의 의미가 있었던 b_1값을 지수변환(exponentiation) 해주어야 상대위험도 값으로 해석할 수 있다(즉 단순 선형모델이 아니라 지수모델이다).

질병의 발생률은 음수일 수 없으나 발생률 자체를 Y로 놓고 구축한 선형회귀식에서 X가 0일 때 음수가 될 수도 있으며, 이것은 합리적인 상황이 아니므로 로지스틱 회귀 분석을 적용한다. 즉 발생률을 로그 전환하면 항상 양수 값을 갖게 되며(위험도는 0과 1사이에 위치) 이를 오즈로 바꾸면 0에서 무한대로 값을 갖게 된다. 로지스틱 회귀에서 절편을 환산하면 해당 인구집단의 실제 발생률(조율)을 의미한다(부록 참고). 그리고 단순한 기저율 외에 회귀식에 포함되는 각 변수의 특성을 조합함으로써(예를 들어 남성 비흡연자) 해당 집단에서의 질병 발생률을 예측할 수도 있다.

선형모델에서의 회귀계수값이 노출군과 비노출군의 절대적 차이로 해석되는 반면 로지스틱에서는 상대적인 차이(예를 들어 2배)를 의미하게 된다. 즉 계수는 로그 전환되었기 때문에 단순한 차이가 아니라 비(ratio)를 의미한다. 이값을 환산하여 1보다 크면 위험이 증가한 것이고, 1보다 작으면 위험이 감소한 것이며, 1은 위험에 변화가 없다는 것을 의미한다.

로지스틱 회귀모델은 환자-대조군 연구를 비롯하여 질병이나 사망 여부를 결과변수로 하는 다양한 연구 방법에 적용된다. 또한 결과변수가 3개 이상의 명목형 변수이면 다항 로지스틱(multinomial logistic) 회귀분석을, 3개 이상의 순서형 변수일 경우는(예를 들어 질병의 중증도 등) 순서형 로지스틱(ordinal logistic) 회귀분석을 적용한다. 로지스틱 회귀분석은 모든 대상자가 추적이 완전하다는 것과 질병 발생 시점까지의 시간(time to event)이 중요하지 않다는 것을 전제한다. 만약 추적이 모든 대상자에게 완전하지 못하고 발생 자체보다 발생까지의 시간이 중요하다면 비례위험모델을 적용한다.

비례위험모델 비례위험모델(proprotional hazards model)은 로지스틱 회귀와 같으나 특정 시간 간격 중 질병에 걸릴 확률(로지스틱과 달리 시간 간격이란 개념이 추가된다)을 비교한 것으로 $\log(HR) = b_0 + b_1 \times X$의 식으로 표현된다. 즉 Y가 로그 오즈가 아니라 두 집단의 확률을 나눈 로그값으로 로지스틱은 질병에 걸릴 혹은 걸리지 않을 오즈의 비인 데 반해서, 비례위험모델은 시간변화에 따라 질병에 걸릴 확률을 노출군과 비노출군간에 비교한 것이다. 이때 Y에 들어가는 노출군과 비노출군의 위험도 산출에 질병에 걸릴 시간정보가 분석에 고려되어 시간변화에 따라 질병자와 비질병자간 위험도가 얼마나 다른지를 비교한다.

비례(proportionality)는 두 양이 서로 일정 비율로 증가하거나 감소하는 관계를 말한다. 콕스(Cox) 비례위험모델에서는 위험도가 시간에 따라 일정하다는 가정을 하며, 기저위험도의 분포(함수)에 대해 구체적인 가정을 하지 않는다. 즉 질병의 기저율의 크기에 상관없이 노출군은 산출된 계수만큼씩 시간에 따라 일정하게 증가한다. 따라서 만약 질병에 걸릴 위험도가 시간에 따라 변한다면 추적 기간별로 층화해야 한다.

콕스 비례위험모델에서 b_1은 다른 변수들의 효과가 통제된 상태에서 질병 발생 위험이 상대적으로 얼마나 높은지를 알려주는 값이다. 결과값의 해석은 로지스틱과 같으나 결과변수가 질병 발생의 오즈가 아니라 특정 시간의 위험도를 의미하며, 총 시간을 종합한 위험도는 로지스틱 분석과 차이가 없다.

미국 방사선사 코호트 연구에서는 방사선사들의 암발생 및 사망이 작업력과 어떠한 연관성이 있는지 비례위험모델을 적용하여 위험도를 산출한 바 있다. 일련의 논문들을 통해 전체 방사선사, 핵의학 종사자, 그리고 중재 시술 종사자별로 개인별 작업력 정보를 통해 위험도(hazards ratio)를 산출하여 일부 작업 특성이 건강영향에 연관성이 있다고 보고하였다. 이처럼 콕스 비례위험모델은 개인별로 추적기간이 다른, 개인별 정보를 활용한 코호트 연구에서 흔히 활용된다.

포아송 회귀 포아송 회귀(Poisson regression)분석은 결과변수가 질병 발생률 혹은 사망률의 경우 주로 활용된다. 이러한 자료들이 정규분포가 아닌 포아송 분포를 하는 경우가 많기 때문이다. 포아송 분포는 음수가 없는 비대칭 분포이며 분산이 평균값 증가에 따라 같이 증가한다는 것을 전제한다. 따라서 포아송 분석에서는 비대칭성을 극복하기 위해서 자료값들을 로그전환(log-transformation)한다.

포아송 회귀식은 $\log(\text{rate}) = b_0 + b_1 \times X_1$과 같이 표현되며 로그-선형 모델을 한다. 이때 관심 결과변수인 율(rate)은 events/person-time이므로 log(events) - log(person-time)으로 나누어지고 결국 $\log(\text{events}) = [\log(\text{person-time}) + b_0 + b_1 \times X_1 = b_o^* + b_1 \times X_1$ 형태가 된다. 즉 절편 b_0와 인년(person-year)이 합쳐진 새로운 절편(b_o^*)이 만들어진다. 따라서 질병 발생 자체가 결과변수로 사용된 모델이 되며 인년은 절편을 만드는 데 활용된다. 산출된 값의 해석은 로지스틱 혹은 비례위험모델과 같다. 분석 단위가 집단화한 셀(cell)에서 전체 인년의 합과 질병 발생을 사용하므로 모든 독립변수는 범주화되어 사용한다. 즉 포아송 분석에서는 콕스 비례위험모델과 같이 개별자료를 사용한 분석이 적용될 수도 있지만, 일반적으로 개인별 자료가 아닌 집단자료의 정보를 사용한다.

국내 의료방사선종사자 코호트 연구에서는 직업적 요인들과 자살률과의 연관성을 평가하는 데 포아송 회귀분석을 적용하였다. 주요 변수별로 범주화하여 인년 표를 구축하고 직업특성별(직종, 근무기간, 작업 시작연도, 의료기관 유형 등) 자살 여부에 대한 위험도를 발생률 비(rate ratio) 형태로 산출하였다. 이처럼 포아송 회귀분석은 등록 자료들이 연계된 대규모 자료원(개인별 자세한 정보가 없는)의 범주화된 자료 분석에 유용하게 활용된다.

포아송 분포는 평균과 분산이 같다는 가정이 내포되어 있으므로 분산이 평균보다 큰 과대산포 시에는 적용된 함수가 적합하지 않을 수 있다. 이러한 경우에는 포아송회귀모형을 그대로 사용할 수 없으며 과대산포 포아송 회귀모형(overdispersion Poisson regression) 또는 음이항 회귀분석(negative binominal regression)을 사용한다.

일본 원폭 생존자 연구에서 1980년 이전에는 방사선의 위험도를 주요 집단별로 층화하여 기대 발생수를 산출한 뒤 관찰값과 비교하는 맨텔-헨젤(Mantel-Haenszel) 방식으로 산출하였다. 1980년 이후부터는 콕스 비례위험모델을 적용하여 보다 많은 변수들을 개별적으로 보정하면서 상대위험도를 산출하였다. 그러나 이 모델은 시간의존변수 처리에 시간이 오래 걸렸고, 기저 위험도에 따라 달라지는 방사선의 위험도 평가에 제한적이었다. 또한 방사선 노출의 건강 영향 평가에서는 상대위험도 외에 절대 위험도(초과율) 산출이 중요하였다. 따라서 현재는 시간을 여러 구간으로 나누고 각 구간의 기저위험이 동일하다는 가정의 포아송 회귀분석(piecewise constant hazard)을 적용하고 있다. 이 모델은 초과위험도 모델(초과상대위험도와 초과절대위험도)을 통해 선량-반응관계의 모양을 구현하며 상호작용을 초과위험도 방식으로 보다 편리하게 구현한다는 장점이 있다.

비선형 연관성 노출과 질병과의 연관성은 선형으로만 설명되지 않은 경우가 있다. 예를 들어 연령에 따른 질병 발생률은 선형이라기보다는 고령에서 기하급수적으로 증가하는 양상이며, 음주와 심혈관 질환 혹은 비만과 사망률처럼 J 혹은 U 모양의 연관성도 관찰된다. 어떤 모델이 실제의 모습을 가장 잘 반영해주는지 파악하는 것은 인과성 파악뿐 아니라 예방전략에도 중요하다. 선량-반응 연관성 형태에 따라 유해물질의 노출 기준을 다르게 적용(허용 혹은 금지)할 수 있기 때문이다.

비선형 연관성(nonlinear relationships)을 선형회귀 모델로 탐색하기 위해서 우선 노출 변수를 범주화하여 연관성을 살펴보는 것이 필요하다. 즉 연속변수를 여러 범주로 만들어 집단별 계수값을 통해 위험도를 살펴보면 각 군의 집단별 위험도 차이를 볼 수 있다. 이러한 범주화는 선형모델 식이지만 각 계수값이 음수인지 양수인지의 변화를 통해 비선형 연관성을 파악하는 데 도움을 준다. 한편 비선형 연관성을 설명하는 모델(예를 들어 이차항 등)은 노출과 질병과의 연관성을 더 정확히 설명해 줄 수 있으나 산출된 변수의 계수값 해석이 복잡해지는 단점이 있다.

방사선 노출과 갑상선 암의 연관성은 어느 선량까지는 선형모델을 따르다가 고선량에서는 감소하는 비선형을 보이며, 백혈병의 경우 선형-이차(linear-quadratic) 연관성을 보이기도 한다. 또한 방사선 노출 시 연령과 유방암의 연관성은 소아나 성인에 비해 청소년기 노출 시 위험도가 높아지는 비선형성을 보인다. 이처럼 노출과 질병 위험도의 양상에서 비선형 연관성이 자주 관찰되고 있으므로, 이를 설명하기 위한 다양한 모델들의 적용이 필요하다.

> 저선량 방사선 구간에서는 선형모델이나 로그-선형 모델이나 건강영향에 대한 위험도 값의 차이가 크지 않지만, 고선량 구간에서는 크게 나타난다. 만약 방사선과 암위험도의 관련성이 선형성이라면 로그-선형 모델을 적용할 경우 위험도가 저평가된다. 대부분의 일반인 노출이 저선량임을 고려할 때 저선량 영역에서는 선형 관련성을 선택하는 것이 위험 예방 차원에서 더욱 안전하며, 이는 문턱 없는 선형모델(linear no-threshold model)과도 부합된다. 방사선의 위험성 평가는 기본적으로 선형 모델로 산출하며, 이를 기본으로 적용한 후 다양한 비선형 모델들을 탐색한다.

제5장 인과성
Causality

5.1. 인과성과 질병 발생 모델(causality & disease model)

(1) 인과성의 의미

노출과 질병과의 인과성을 파악하는 것은 역학에서 핵심 주제 중 하나이다. 질병에 영향을 주는 요인을 올바로 파악하는 것은 예방에 필수적인 지식이 되기 때문이다. 만약 잘못된 인과성에 기초하면 잘못된 예방방식이 적용될 수 있다. 역사적으로 올바른 인과성을 적용함으로써 수많은 생명을 살린 적도 있지만 잘못된 인과적 지식을 적용함으로 많은 사람이 희생된 적도 있다.

자료 분석을 통해 산출되는 연관성(association)은 노출군과 비노출군 각각에서 위험도를 파악하는 것이지만, 인과성(causality)은 동일 집단 내에서 노출되었을 때와 노출되지 않았을 때의 위험도를 의미한다. 그러나 동일 집단이 노출과 비노출이 동시에 일어나는 것은 불가능하므로 연관성을 근거로 인과성을 추론하게 된다. 즉 연관성(association)이 인과적(causal)이라는 것은 아니지만, 인과성을 이해하는 데 중요한 출발점이 된다.

인과성은 항상 평가할 수 있는 것이 아니며 일정한 조건들이 만족한 경우에만 가능하다. 우선 연구 대상자가 노출의 기회가 있어야 하는 실증성(positivity)을 만족해야 한다. 예를 들어 방사선 노출에 의한 건강 영향 연구에서 만약 여성 집단에서 노출이 없었다면 노출의 기회가 없어 여성에서는 방사선 노출과 질병과의 인과성을 파악할 수 없다. 그리고 비교하고자 하는 집단들이 노출 요인을 제외하고 비슷해야 한다는 인구집단의 교환가능성(exchangeability)이 필요하다. 만약 방사선에 노출된 두 집단의 성별 혹은 연령분포가 매우 다르다면(교환가능성이 없다면), 설령 두 집단 간 질병 차이가 관찰되었다고 하더라도 그것이 방사선 노출에 의한 것인지를 판단하긴 어렵다. 따라서 노출의 기회가 있으면서 집단 간 교환가능성이 있는 경우(conditional exchangeability with positivity) 인과성 평가가 가능하다. 만약 인과성 평가를 하기 어려운 상황이라면 무리한 추론보다는 인과성 판단을 위해 무엇이 충족되어야 하는지를 제시하는 것이 더 바람직하다.

역학에서 관찰된 결과는 개인보다는 인구집단에 근거한다. 즉 역학에서는 집단적 인과성 파악이 주된 목적이며 개인적인 인과성 파악은 집단적 결과를 활용하여 부차적으로 적용한다. 예를 들어 역학연구를 통해서 개인적 차원에서의 방사선 노출에 의한 암발생 여부 자체를 판단할 수 없지만, 인구 집단적 결과를 통해 개인적 차원에서 방사선 노출에 의한 암발생의 위험도(risk)를 예측할 수 있을 뿐이다. 따라서 역학에서 특정 개인에 대한 인과성의 직접적인 답을 찾는 것은 무리이다. 간혹 역학을 둘러싼 인과성 논란(집단정보를 개인에게 적용)은 역학이란 학문 자체에 있는 것이 아니라, 역학 결과를 개인적 상황에 무리하게 적용하는 데서 발생한다.

인과성 파악은 현상을 보고 즉시 파악할 수 있는 것이 아니라 비인과적 관련성의 가능성(바이어스 및 오류 등)을 배제한 후 판단할 수 있다. 따라서 인과성 파악을 위해서 노출과 질병과의 관련성에서 인과성 외에 다른 설명이 가능하냐는 근본적 질문을 끊임없이 생각하고, 추론과 반박을 계속해 나가면서 인과성 추론을 정립해나가는 진지한 사고의 과정이 필요하다. 이러한 인과성 파악 과정은 금광에서 금을 골라내는 작업과 비교되기도 한다. 즉 인과성은 자료 분석의 산물이 아니라(물론 자료 분석은 인과성 파악에 큰 도움을 준다), 연구자의 지식과 논리적 사고에 바탕을 둔 사고의 산물이다. 이러한 과정에서 인과성 모델과 인과적 사고체계의 증진 및 연구 방법의 발전이 이루어졌다.

(2) 질병 발생 모델

질병은 단일 원인에 의해 발생하기보다는 위험인자, 환경 및 유전 요인이 함께 관여한다. 예를 들어 방사선 노출이 암을 발생시키지만 노출된 모든 사람에게 발생하는 것이 아니며, 개인의 신체 상태와 유전적 특성별로 다르게 나타날 수 있다. 또한 100% 유전적 질환이라도 환경인자의 조절을 통해 질병이 발현되지 않을 수 있다. 따라서 모든 질병은 유전과 환경과의 상호작용으로 발생하며, 발생 원인에 영향을 주는 각 요인이 서로 어떻게 영향을 주는지(상호작용) 이해할 필요가 있다. 질병 발생 모델은 이러한 관계를 설명하기 위해 만들어졌으며 노출과 질병의 인과성을 이해하는 것뿐 아니라 질병을 예방하는 전략에도 도움을 준다.

질병 발생 모델에 의하면 질병 예방을 위해 생물학적 기전을 완벽하게 이해해야만 예방할 수 있는 것이 아님을 나타낸다. 즉 질병 발생에 관여하는 많은 요인 중 일부만 파악하고 있어도 질병으로 연결되는 고리를 차단할 수 있어 예방에 활용할 수 있다. 따라서 모델이 복잡할수록 질병을 예방할 기회나 방식이 늘어날 수 있으며, 보다 정교한 모델을 만들어 내는 것은 질병 예방을 위해 더 많은 기회를 제공할 수 있다. 이처럼 질병의 원인을 구체적으로 파악하는 학문(science)과 실제 적용(practice)으로서 예방의 관점은 다를 수 있다.

또한 질병 발생 모델에서는 질병의 원인을 가까운(proximal) 혹은 먼(distal) 원인으로 분리하기도 한다. 만성질환의 경우 질병 원인이 매우 다양한데 예를 들어 암 발생에 비만이 원인이며, 비만의 원인은 식이나 육체 활동과 관련되어 있고, 이러한 생활양식은 도시화나 고령화라는 사회 현상과도 관련되어 있다. 따라서 질병 예방을 위해서 가장 가까운 원인(비만)만이 중요한 것이 아니라 먼 원인(도시화 등)도 중요하다는 것을 모델을 통해 제시해 줄 수 있다. 모델에서 질병 발생과 원인 인자 사이에 여러 단계를 파악할수록 질병을 예방하는 방법이 많아진다. 또한 간혹 질병 관련된 직접적인 원인을 예방하기보다는 간접적인 원인에 대한 지식이 더 효율적일 수도 있다.

질병 발생 모델은 질병 원인에 관한 생각을 체계화한 틀로서 직선(line)모델, 삼각형(triangle)모델, 수레바퀴(wheel)모델, 거미줄(web)모델, 파이(pie)모델 등이 알려져 있다. 여러 질병 발생 모델 중 파이 모델(그림 5.1.1)은 다른 모델보다 다음과 같은 인과성 내용을 더 잘 설명하는 장점이 있다. 1) 하나의 파이는 여러 원인인자로 구성되었다는 도식을 통해 질병을 발생시키기 위해서는 여러 요인이 관여한다는 질병의 다요인설(multicausality)을 설명한다. 2) 질병 발생에 관여한 요인들이 서로 관련되어야만 발생한다는 것(interaction)을 말해 준다. 이때 파이 내 원인 인자들의 관련성은 반드시 동시에 일어나야만 하는 것은 아니며 수년 전의 인자가 현재의 인자에 영향을 줄 수도 있다. 3) 여러 요인 중 특정 요인이 다른 요인보다 더 중요하고 덜 중요한 것은 아니라는 것을 말해 준다. 왜냐하면 각 요인들중 하나라도 빠지면 질병 발생으로 연결되지 못하기 때문이다. 생물학적 차원에서는 질병 발생에 관여하는 요인인 이상 모두 질병 발생에 기여한 것이므로, 질병과의 강도(strength)가 강한지 약한지는 의미가 없고 단지 원인 인자인지 아닌지를 말해 준다. 즉 질병과의 연관성 크기는 질병 발생이 집단에서 차지하는 분율로 파악되는 집단적 차원의 개념이지 개별 상황에서의 인과적 개념과는 구별된다. 4) 질병이 발생한 각 개별 상황에 관련된 구성요인들이 중복해서 있다는 것을 보여줌으로써 각 인자별 기여 위험도(attributable fraction)를 모두 더하면 100%를 넘을 수 있다는 것을 설명해 줄 수 있다. 5) 원인적 노출 후 질병 발생이 일어나기까지의 기간인 유도기(induction time)는 어떤 원인 인자를 기준으로 하느냐에 따라 달라질 수 있다는 것을 보여준다. 즉 질병이 발생하기 바로 전 단계의 원인 인자는 유도기가 0에 가깝지만 노출과 질병 발생 사이에 다른 여러 원인 인자들이 작용하는 경우일수록 유도기는 길어진다.

그림 5.1.1 특정 질병이 발생한 가상적인 3가지 상황(각 파이 내 구성인자는 질병을 발생시키는 데 작용한 개별 원인인자를 의미함)

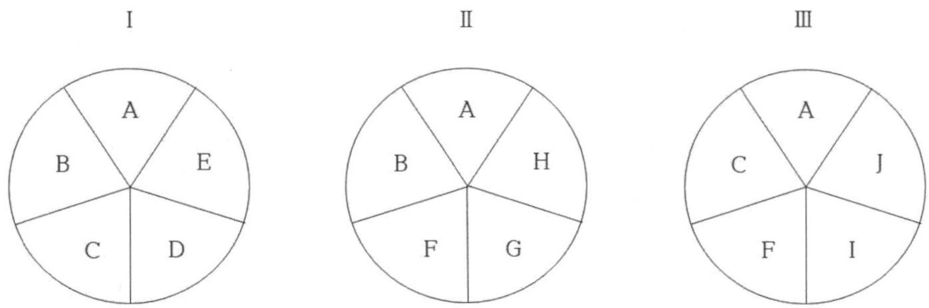

(출처: Rothman, 2012)

인과성을 설명하기 위해서 필요조건(necessary)과 충분조건(sufficient)이라는 용어가 사용되며, 두 가지가 조합된 경우들이 가능하다. 1) 충분조건과 필요조건 모두 만족하는 경우(sufficient and necessary)는 특정 요인이 질병 발생을 위해 필수적이며 충분한 경우이다. 예를 들어 21번 염색체에 이상(trisomy)이 있는 모든 사람은 다운증후군이며(sufficeint), 다운증후군을 가진 모든 사람은 21번 염색체에 이상을 갖고 있다(necessary). 2) 필요조건은 만족하나 충분조건은 아닌 경우(necessary but not sufficient)는 특정 요인이 질병 발생에 필수적이지만 그 자체로는 질병의 원인으로 충분하지 않은 경우이다. 예를 들어 음주하는 모든 사람이 알코올 중독자는 아니지만(not sufficient) 알코올 중독자는 모두 음주로 인한 것이다(necessary). 3) 충분조건은 만족하나 필요조건은 아닌 경우(sufficient but not necessary)는 특정 요인이 원인으로는 충분하지만, 그 자체가 필수적이지는 않은 경우이다. 예를 들어 임신을 예방하는 관점에서 자궁적출술을 받은 모든 여성은 임신할 수 없으나(sufficient) 임신 예방에 자궁적출술 이외에 다른 방법도 많다(not necessary). 4) 충분조건과 필요조건 모두 아닌 경우(not sufficient not necessary)는 각 요인이 그 자체만으로는 질병 발생에 충분하지도 필수적이지도 않은 경우로 대부분의 만성질환이 이에 속한다. 예를 들어 방사선에 노출된 사람이 모두 폐암에 걸리는 것은 아니며(not sufficient), 폐암에 걸린 사람이 모두 방사선에 노출된 것도 아니다(not necessary).

5.2. 인과성 판단의 지침(guideline)

관찰된 연관성(association)이 인과성(causality)을 갖는지를 판단하는 데 도움을 주기 위해 힐의 지침(Bradford-Hill's criteria)이 가장 많이 활용되고 있다. 이 지침은 오스틴 브래드포드-힐(Austin Bradford-Hill)이라는 영국 역학자가 관련 이론과 사고를 정리한 내용을 1965년 의학 저널 *Proceedings of the Royal Society of Medicine*에 "Environment and disease: association or causation"이라는 제목으로 출판한 것이다. 이 항목들은 1964년 미국 의무총감(Surgeon General) 자문위원회가 발표한 "흡연과 건강(Smoking and Health)" 보고서의 내용을 발전시킨 것이다. 즉 이 지침은 한 사람에 의해 만들어진 내용이라기보다는 누적된 사회적 사고의 산물로서, 현재까지도 인과성 파악을 위한 기본적 도구로 활용되고 있다.

(1) 시간적 선후관계(temporality)

인과성이 성립되려면 결과보다 원인이 먼저 있어야 하듯, 노출이 질병의 원인이 되기 위해선 질병 발생보다 앞서 일어나야 한다. 그러나 만성질환의 경우 단지 하루 먼저 노출되었다고 시간적 선후관계가 만족하는 것은 아니며, 각 노출 요인과 질병 간의 합리적인 잠재기간(latency)을 만족해야 한다. 방사선 노출과 악성종양의 경우 잠재기간 전의 방사선 노출이 암 발생을 증가시킨다는 결과들이 일관적으로 관찰되고 있어, 시간적 선후관계의 조건을 만족한다고 할 수 있다.

그런데 실제로 언제 노출되었는지 그리고 질병과의 잠재기가 얼마인지를 확인하기는 쉽지 않다. 그리고 우리가 관찰한 선후관계가 항상 올바른 것은 아닐 수도 있다는 한계를 인식할 필요가 있다. 예를 들어 번개가 치고 천둥소리를 듣지만, 번개가 천둥을 유발하는 것은 아니며 번개가 구름의 충돌보다 먼저 일어나는 현상도 아니다. 따라서 단지 시간적 선후 정보만이 아니라 노출과 질병에 대한 깊이 있는 지식에 대한 이해가 필요하다.

(2) 강도(strength)

노출과 질병의 연관성을 나타내는 위험도 값(effect size)이 크면 인과성일 가능성이 크다. 위험도 값이 크면 대체로 바이어스나 교란 효과에 의한 가능성이 작기 때문이다. 예를 들어 어떤 노출 요인의 상대위험도(relative risk)가 10인 경우 1.5인 노출 요인보다 실제 원인일 가능성이 크다. 방사선 노출의 경우 고선량에서는 매우 높은 암 발생 상대위험도를 보이지만 저선량인 경우에는 대체로 낮은 강도를 보고하고 있다. 따라서 고선량 방사선과 암발생의 경우에는 이 조건을 만족하나, 저선량의 경우에는 충분히 만족한다고 보긴 어렵다.

그러나 질병 발생에 있어서 모든 원인 요소가 항상 높은 연관성을 갖는 것은 아니다. 예를 들어 흡연은 심장질환에 대해 인과성이 분명하지만, 그 연관성의 크기는 폐암에 비해 작다. 마찬가지로 방사선 노출과 폐암의 연관성 크기는 백혈병의 경우보다 작지만 두 질환 모두 방사선 노출과 인과성을 갖는다. 또한 연관성의 크기는 다른 요인들의 분포상태에 따라 달라질 수 있다. 예를 들어 흡연은 폐암의 원인 인자로서 라돈보다 더 큰 강도를 갖고 있는데 만약 모두 금연을 한다면 라돈에 의한 폐암 발생의 상대적 강도는 증가할 수 있다.

(3) 일관성(consistency)

관찰된 결과가 다른 인구집단에서 혹은 다른 연구 방법에서도 비슷하게 관찰된다면 인과성일 가능성이 크다. 왜냐하면 모든 연구가 다 같이 잘못될 가능성은 대체로 적기 때문이다. 일관성은 개별 결과의 일반화(generalizability)와 관련된 개념이다. 그러나 결과가 일관되지 않았다고 하더라도 인과성을 완전히 배제할 수는 없다. 서로 다른 노출 농도나 인구집단인 경우 다른 결과가 산출될 수도 있기 때문이다.

방사선 노출과 악성종양의 경우 서로 다른 노출의 인구집단(의료노출, 직업노출, 환경노출 등)과 연구 방법(코호트, 환자-대조군 등)에서 일관되게 증가된 위험도 값이 관찰되고 있어 이 조건을 만족한다.

(4) 특이성(specificity)

특정 노출 인자가 특정 질병만을 유발한다면 원인일 가능성이 크며 이를 특이성이라고 한다. 그러나 질병의 발생 원인은 매우 다양해서 중피종 발생과 석면 노출과 같은 특이성을 갖는 경우는 매우 드물다. 흡연의 경우도 특정 질병에만 관련된 것이 아니라 많은 질병의 위험도를 증가시킨다. 방사선 노출도 다양한 종류의 건강 영향들과 연관성이 보고되고 있어 인과성이 분명한데도 이 기준을 충족하지는 않는다.

그러나 특이성의 개념을 노출과 특정 질환과의 1 대 1 관련성만이 아니라 그 발생 양상이 다른 질병과는 특이적인 경우에도 적용할 수 있다. 예를 들어 방사선 노출만이 백혈병을 발생시키는 것은 아니지만, 방사선 노출에 의한 백혈병 위험도는 다른 암종들보다 특이적으로 높다. 이런 차원에서 방사선 노출과 백혈병 발생은 특이성이 성립된다고 할 수 있다.

(5) 양-반응관계(dose-response relationship)

노출량이 커지거나 작아질수록 질병 발생률이 증가하거나 감소하면 원인일 가능성이 크다. 하루 한 개비를 피우는 사람보다 두 개비를 피우는 사람, 1년을 흡연한 사람보다 2년을 흡연한 사람의 폐암 발생률이 높다는 것은 흡연이 폐암 발생의 원인이라는 것을 강하게 지지하는 결과이다. 방사선 노출의 경우 선량 증가에 따라 암 위험도가 비례적으로 증가하며 이를 설명하는 여러 선량-반응 모델들이 제시되어 있어, 방사선과 암 발생에 있어서 양-반응 관련성은 잘 부합하는 조건이다.

그러나 인과성이 있음에도 양-반응 관련성이 관찰되지 않을 수도 있다. 예를 들어 노출량이 적은 사람들이 방사선에 대한 감수성이 높지만, 노출량이 많은 사람이 감수성이 적다면 선량-반응 관련성이 뚜렷하지 않을 수 있다.

(6) 생물학적 설명 가능성(biological plausibility)

역학 결과가 동물 및 세포실험 결과와 일관성이 있다면 인과성이 있을 가능성이 커진다. 예를 들어 방사선 노출에 의한 암 발생은 생물학적 연구들에서 잘 알려져 있으며 역학 연구들은 실험적 결과와 유사한 선형 반응 결과를 보여주고 있어 이 조건을 만족한다.

그러나 역학 결과가 반드시 생물학적 결과와 일치해야만 인과성이 있는 것은 아니다. 현재의 생물학적 지식에서 아직 모르는 부분이 있을 수 있고, 세포나 동물 실험에 근거한 결과가 인구집단에서의 결과와 다를 수 있기 때문이다. 예를 들어 19세기에 중엽에 수술 전 손을 씻는 것이 분만 후 감염(postpartum infection)을 감소시킨다는 역학적 결과가 당시에는 미생물이 발견되기 이전이어서 생물학적으로는 설명되지 못했다.

(7) 기존 지식과의 일치(coherence)

관찰된 결과가 기존 지식과 일치할수록, 즉 질병의 자연사나 생물학적 특성과 일치할수록 인과성일 가능성이 크다. 반대로 연관성의 강도가 높더라도 기존 지식이나 질병의 특성과 맞지 않으면 잘못된 결과일 가능성이 있다.

저선량 방사선 노출과 악성종양의 경우 관찰된 결과들은 기존 고선량 방사선 역학연구 및 생물학 연구들과 대체로 일치하고 있어 이 조건을 만족한다. 물론 매우 새로운 결과는 기존 지식과 일치하지 않을 수도 있다.

(8) 실험적 입증(experimental evidence)

어떤 요인을 제거할 경우 질병 발생률이 감소한다면 그 요인은 질병의 원인 인자일 가능성이 높다. 예를 들어 금연하거나 방사선 노출을 줄임으로써 암발생이 감소하는 현상은 흡연과 방사선이 암발생의 원인 인자임을 뒷받침해 준다. 그러나 실험적 입증은 관찰연구보다는 실험연구에서 살펴볼 수 있어 항상 파악할 수 있는 조건은 아니다.

(9) 기존 지식과의 유사성(analogy)

인과성을 판단하는 데 현재 관찰된 연관성과 기존에 밝혀진 인과관계를 활용할 수 있다. 예를 들어 임신 시 풍진에 걸리거나 탈리도마이드(thalidomide) 약제를 복용한 경우 태아에 미치는 영향을 알고 있으므로, 만약 임신 시 잘 모르는 다른 약제를 복용하거나 바이러스에 감염되었고 비슷한 건강 영향이 자녀에게 관찰되었다면 복용 약제나 바이러스 감염을 원인으로 추론할 수 있다.

> 저선량 방사선 노출과 악성종양과의 인과성이 힐(Austin Bradford Hill)의 지침에 따라 평가된 바 있다. 전체 9개 항목 중 실험적 입증과 유사성 항목은 제외하고 7개 항목에 적용한 결과, 5개 조건(시간적 선후관계, 일관성, 양-반응 관련성, 생물학적 설명 가능성, 기존 지식과의 일치성)을 만족하였다. 이는 저선량이라고 하더라도 방사선 노출과 악성종양과는 인과성이 있다는 것을 지지하는 결과이다. 이처럼 방사선 역학에서는 고선량이든 저선량이든 악성종양과의 인과성은 분명하다고 판단하여 인과성 자체보다는(질적 판단), 악성종양을 유의하게 증가시키는 방사선의 최소 선량이 얼마인지(양적 판단) 혹은 발암성의 크기가 어떤 요인들에 따라 영향을 받는지(효과변경인자) 등의 파악에 더 많은 관심을 둔다.

(10) 인과성 기준의 적용(application)

인과성은 힐의 각 기준을 모두 만족해야 하는 것은 아니며, 각 항목을 점수화해서 판정할 수 있는 개념들도 아니다. 힐 교수도 인과성을 위해서 모든 조건이 만족하여야만 하는 것은 아니며 어떤 특정 조건도 인과성 자체를 증명하지는 않는다고 기술한 바 있다. 힐 교수가 제시한 내용은 관찰된 현상의 인과성을 파악하는 데 도움이 되는 중요한 항목들이지만, 실제 인과성을 결정하는 것은 각 항목을 기계적으로 적용하는 것이 아니라 깊이 있는 사고를 통해 합리적으로 판단하는 것이다. 또한 각 항목이 의미하는 바가 엄격히 구별되기가 쉽지 않다. 예를 들어 힐의 지침 중 생물학적 설명 가능성, 기존 지식과의 일치 및 유사성 항목들은 기본적으로 하나의 생각 즉, 제시된 인과성은 기존에 알려진 과학적 내용과 충돌되지 말아야 한다는 것을 의미한다.

인과성 지침을 적용할 때 어떤 항목을 우선적으로 적용할지에 대해서는 명확한 답이 없다. 모든 항목을 적용해 볼 수 있으면 이상적이지만 그렇지 못한 상황도 있고 각 항목별로 대립하는 결과를 보일 경우도 있다. 이때 어느 항목이 더 중요하고 덜 중요한 요인일 수는 없다. 특정 항목이 충족되지 않았을 때 인과성 파악을 위해 다른 항목을 무시할 수도 없다. 또한 어느 한 항목이 절대적 기준을 갖는 것도 아니어서 한 항목을 만족시켰다고 인과성이 성립되지는 않는다. 인과성의 근거로서 일반적으로는 일관성과 강도를 가장 많이 사용해 왔으며, 생물학적 근거, 양-반응 관련성도 자주 사용되었다. 또한 각 기준의 충족 여부의 판단도 객관적 기준이라기보다는 경험적 법칙(rule of thumb)에 의하였다(예를 들어 강도의 조건을 충족하는 것으로 상대위험도 2.0의 기준을 적용). 이처럼 인과성 추론 과정은 질적 차원과 양적 판단이 함께 적용되는 일종의 하이브리드(hybrid) 방식이다.

따라서 힐의 기준(criteria)이라고 하기보다는 지침(guideline)이라고 표현하는 것이 더 정확하다. 왜냐하면 역학적 사고를 위해 참고할 중요한 항목들이지 이러한 항목들을 충족한다고 반드시 인과성이 있는 것은 아니기 때문이다. 이러한 항목들은 믿음의 정도(degree of belief)를 판단하는 관점 혹은 견해로서 인과적 추론의 과정에 도움을 주는 개념일 뿐이다. 만약 이러한 내용 이외에 사고를 논리적으로 확장 시켜 줄 수 있는 항목이나 개념이 있으면 인과성 파악에 적용할 수 있다.

한편 인과성이 아닌 연관성 결과도 질병 예방 차원에서는 중요하며, 인과성의 파악과 예방적 행위는 구별될 필요가 있다. 즉 모든 인과성을 100% 검증하고 나서 행동에 옮겨져야만 하는 것은 아니다. 원인을 파악하는 데 불확실성이 있다는 것이 기존의 지식이 적용되지 못한다는 의미는 아니다. 힐은 '모든 과학적 내용은 불분명하며 과학은 이전 지식에 의해 수정 보완되고 있다. 그러나 이것이 기존에 우리가 가진 지식을 무시하거나 당시 요구된 행동을 지연시키는 것을 의미하지 않는다'라고 기술한 바 있다. 즉 현재 지식의 불확실성은 인정하면서도 불확실성 때문에 현재 축적된 지식에 의한 최선의 행동을 지연해서는 안 된다.

1960년대만 하더라도 저선량 방사선이 백혈병을 유발하는 기전은 잘 알려지지 않았으며, 암을 유발하지 않는 문턱선량의 존재에 대해서도 논란이 있었다. 그러나 국제방사선방호위원회(ICRP)는 적은 선량이라도 그만큼의 위험도를 직선적으로 갖는다고 간주하는 것이 방사선의 위험도를 과소평가하지 않을 것으로 판단하였다. 즉 문턱선량이 존재한다면 일정 선량 이하에서는 암발생 위험도가 없을 것이지만 문턱선량의 존재가 불분명하므로 작은 선량이라도 그에 비례하여 암발생 위험도가 있는 것으로 가정하여 방사선 방호에 적용하였다. 이러한 내용은 1966년 ICRP 보고서에서 기술된 바 있으며 환경 역학에서 중요한 기준인 사전예방 원칙과도 연결된다.

> 사전예방 원칙(precautionary principle)은 위해의 증거가 없다는 것이 위험이 없다는 증거는 아니다(absence of evidence of harm is not the same thing as evidence of the absence of harm)라는 원칙에 근거를 두며, 위험성이 나타나기 이전에 예방행위를 강조하는 개념이다. 즉 사전예방 원칙은 원인과 결과와의 인과성이 비록 과학적으로 충분히 입증되지 않았어도 건강 또는 환경에 위해를 줄 것으로 판단될 때 사전 조치를 하는 것이 바람직하다는 것을 말한다. 현재 건강 영향에 대한 증거가 없는 것이 정말 건강 영향이 없는 것이 아니라 아직 모르고 있거나 단지 관찰하지 못한 것일 수도 있기 때문이다. 그러나 이 원칙은 심각한 위해성이 비가역적으로 나타날 가능성이 합리적으로 존재할 때 한하여 적용하는 것이 바람직하다.

5.3. 방향성 비순환 그래프(directed acyclic graph)

(1) 정의 및 의미

방향성 비순환 그래프(DAG, directed acyclic graph)란 노출과 질병과의 인과성을 그림을 통해 설명하는 인과적 도식(causal diagram)이다. 사이클을 그리지 않는 '방향을 갖는 그래프'라는 뜻으로 연관성에 방향성(directionality)을 설정한다는 특성이 있다. 즉 수식을 통해 표현되는 통계적 모델이 아니라 변수 간의 연관성을 설명하는 인과적 모델이다. 예를 들어 의료 방사선 노출로 인한 악성질환 위험도 증가 시 기저질환에 의한 교란 작용을 설명한 도식은 그림 5.3.1과 같다.

그림 5.3.1 의료방사선 노출과 암위험도 연구 시 적응증에 의한 교란 작용

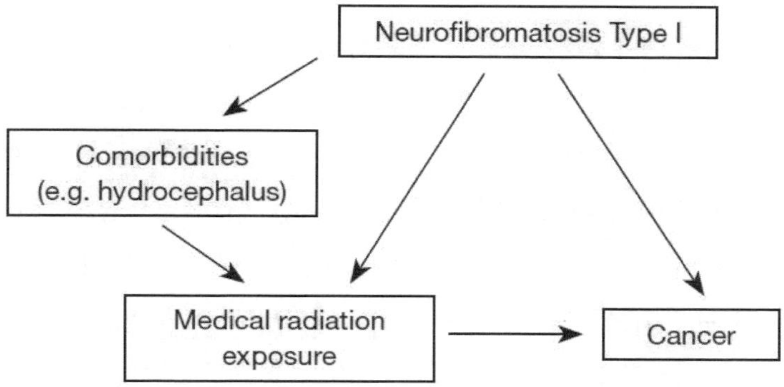

(출처: McBain-Miller et al., 2020)

DAG는 인과성 추론에 있어서 각 변수 간의 연관성에 대해서 더욱 분명하게 사고할 수 있게 하는 도구이다. 인과적 도식을 작성하면서 질병 발생에 있어서 어떤 변수가 어떤 형태로 정의되고 각각 어느 방향성일 것인지를 보여줌으로써 연구가설을 보다 분명하게 설정할 수 있다. 또한 DAG는 연구수행에서 바이어스를 최소화하고 가장 효과적인 최소한의 교란변수 세트(confounder set)를 구축하는 데 도움을 준다.

DAG에 대한 구체적인 적용은 DAGitty(www.dagitty.net)을 참고할 수 있다. 그러나 이러한 도식은 현재 효과변경인자를 설명하지 못하는 단점이 있으며, 잘못된 가설에 근거하여 지나치게 단순화시킬 수 있는 위험성도 있다. 따라서 단점들을 해결하면서 인과성 및 비인과성 관련을 포함한 실제 현상을 설명하는 보다 포괄적인 형태(logic diagram)로 진화되고 있다.

인과적 도식은 컴퓨터 프로그램에서 산출되는 것이 아니라 연구자가 노출과 질병과의 인과성을 생각해서 만들어 내는 사고의 산물이다. DAG에서 어떤 변수들을 어떻게 포함할 것인가는 관련 주제에 대한 사전 지식과 연구자의 창의성에 의존된다. 즉 어떤 계산이나 프로그램을 통해 정해지는 것이 아니라 연구자가 지식과 가설에 기반을 두어 설정한다. 이를 위해서는 1) 연구가설과 관련된 변수들이 무엇인지를 선정해야 하고 2) 각 변수가 서로 어떤 연관성이 있는 것인지를 설명할 수 있어야 한다.

(2) 변수에 대한 이해

연구에서 파악하고자 하는 개념을 구체화한 지표를 변수(variable)라고 한다. 모든 정보 중 역학적으로 활용 가능한 유용한 변수가 되기 위해서는 1) 건강 상태에 영향을 줄 수 있는 변수여야 하며 2) 정확히 측정될 수 있어야 하며 3) 인구집단을 반영하는 변수여야 한다. 예를 들어 지문(fingerprint)은 중요한 개인 차원의 정보이지만 건강에 영향을 주거나 집단적으로 활용하는 데는 의미가 적다. 또한 역학에서 사용되는 변수는 개인적 정보들을 모아서 집단의 특성으로 활용하기 때문에 해당 인구집단을 대표하여야 한다. 아무리 정확한 측정 방법을 동원한다고 하더라도 조사되는 사람들이 치우쳐있다면 인과성을 올바로 평가할 수 없다. 모든 정보가 유용한 것이 아니라 수많은 정보로부터 그 유용함을 가려내는 것이 중요하다.

관찰된 변수들이 연구하고자 하는 개념을 100% 반영하는 경우는 거의 없다. 변수 중 직접 건강 상태를 반영하는 지표들도 있지만(혈압, 키, 몸무게, 사망 여부 등), 쉽게 측정될 수 없는 복잡한 내용을 의미하는 지표도 있다. 예를 들어 성별이라는 변수도 생물학적 차이뿐 아니라 사회적 요인이 반영되어 남녀별 사회경제적 요인들의 차이가 내포되어 있다. 따라서 성별에 따른 질병률 차이를 단순히 생물학적 차이로만 해석하면 오류를 범할 수 있으며 그 변수가 내포하고 있는 개념들을 해석하는 것이 중요하다. 사회계층이라는 변수도 직업, 소득수준, 교육 등의 요인들을 동시에 반영하는 간접지표이다. 따라서 가능한 세부 변수별로(수입, 교육수준 등) 분리하여 파악하는 것이 노출의 개념을 더 잘 반영시켜 준다.

변수에는 여러 종류가 있으며 결과변수(outcome variables), 노출변수(exposure variables), 교란변수(confounder), 효과변경변수(modifier, moderator), 중재변수(mediator) 등으로 구별한다. 인과성 파악을 위해서는 각 지표가 어떤 변수로서 작용하는지를 구분하여 접근하는 것이 필요하다. 이때 한 가지 변수가 배타적으로 한 가지 변수의 종류로 정해진 것은 아니며 동시에 다른 변수의 역할을 할 수도 있다. 예를 들어 CT 촬영과 암발생 연구 시 기저질환이라는 변수는 효과변경인자로 작용하면서 동시에 교란변수로도 작용할 수 있다.

특정 정보가 하나의 변수로 국한된 것은 아니며 연구목적에 따라 다른 형태의 변수가 될 수 있다. 예를 들어 방사선 노출이란 변수는 1) 방사선이 암발생을 증가시키느냐는 연구에서는 노출 변수이다. 2) 의료이용이 어린이 방사선 노출을 증가시키느냐는 연구에서는 결과변수이다. 3) 흡연과 폐암 연구에서 흡연하는 사람들이 방사선에 더 많이 노출되면, 이때 방사선 노출 변수는 교란변수이다. 4) 흡연과 폐암의 연구에서 방사선 노출 상태에 따라 폐암의 위험도가 영향을 받느냐는 연구에서는 효과변경인자로 작용한다(흡연과 폐암 발생 사이에 방사선은 기전적으로 관여하기보다는 단지 두 관계의 크기를 바꾸어주는 변수이다). 5) 거주지역과 암발생과의 연구에서 저소득지역 아이들이 고소득 지역 아이들보다 암 질환으로 병원 입원을 많이 하는데, 이것이 거주지역의 라돈 노출 때문인가를 파악한다면 라돈은 중재변수가 된다(이 경우 라돈은 소득이 낮아짐에 따라 암 위험성이 왜 증가하는지에 대한 기전을 설명하는 변수이다).

> 중재변수(mediator, 매개변수)는 노출과 질병의 연관성 사이에 위치하는 변수로서 질병의 기전 및 경과에 관여하는(노출이 질병을 어떻게 발생시키는지에 대한 기전) 인과성의 의미를 갖는다. 반면 효과변경인자(modifier, moderator, 조절변수)는 인과성을 갖기보다는 노출과 질병 연관성의 크기와 방향을 변화시키는 변수이다. 예를 들어 방사선 노출과 사망 위험도 연구에서 저체중 변수는 중재변수(방사선이 저체중을 유발할 수 있다면)로, 성별은 기전에 관여하지 않지만 효과크기를 남녀별로 다르게 하므로 효과변경인자라고 할 수 있다. 물론 노출과 질병과의 기전이 분명하지 않은 경우 중재변수와 효과변경인자로의 구별은 가변적일 수 있다.

5.4. 인과 확률(probability of causation)

(1) 의미 및 한계

인과 확률(probability of causation)은 집단적 차원의 정보를 통해 개인 차원에서 질병의 원인을 추정하는 것이다. 즉 인구집단 차원에서 얻어진 역학적 결과를, 개인적 인과성 판단에 활용하는 것이 인과 확률의 개념이다. 예를 들어 개인에게 이미 발생한 암이 방사선 노출에 기인하였을 정도가 얼마나 되겠는가를 산출할 수 있다. 이를 위해서 특정 요인이 질병에 얼마나 기여하는지를 나타내는 기여분율이라는 역학 지표를 개인에게 적용한다. 즉 위해도 프로그램이 개인이 방사선 노출 후에 암에 걸릴 확률을 산출하는 것처럼, 인과 확률은 반대로 이미 걸려 있는 암이 특정 노출에 기인했을 확률을 산출한다.

인과 확률은 방사선 작업자들의 업무상 질병을 파악하는 데 유용하게 활용되며, 방사선 이외에도 직업성 요인에 의한 질병 보상을 판단할 때 유용하게 사용된다. 인과 확률 산출 과정에 개인적 감수성 정보를 활용하면 좀 더 정확하게 인과성을 판단하는 데 도움을 줄 수는 있지만, 개인적 차원에서 완벽한 판단을 하기는 어렵다.

역학은 인구집단에서의 결과이기 때문에 개인의 인과성을 직접 증명할 수는 없고 단지 확률로서만 설명될 수 있을 뿐이다. 예를 들어 흡연에 의한 폐암 발생 시 개인에게는 질병에 걸리느냐 아니냐이지만, 인구집단에서는 흡연자의 10%가 폐암에 걸린다고 표현한다. 사실 이미 발생한 질병이 방사선 노출 때문인지를 개인적인 차원에서 정확히 파악하는 것은 매우 어렵다. 왜냐하면 방사선 이외에도 암 발생에는 다른 많은 원인이 관여하기 때문이다. 상한 음식 속의 병원균이 설사의 분명한 원인 인자임에도 불구하고 개인에 따라 설사를 하는 사람이 있고 하지 않은 사람도 있을 수 있듯이, 방사선이 질병 발생의 중요한 원인 인자임에는 분명하지만, 방사선에 노출된 모든 사람이 암에 걸리는 것은 아니며 방사선에 노출되지 않았다고 하더라도 암에 걸리는 경우도 많다.

(2) 산출방식

인과 확률 산출은 방사선에 노출된 사람이 가지는 총 위험도에 비해 방사선 노출로 인해 증가한 위험도의 비로 정의된다. 즉 방사선에 의한 위험도/(기저위험도 + 방사선에 의한 위험도), RR/(1 + RR), 혹은 ERR/(1 + ERR)으로 표현된다. 이렇게 산출된 인과 확률은 전체 위험도에서 방사선에 의한 위험도를 나눈 것으로 계산되며 0에서 100% 사이의 값을 갖는다. 만약 상대위험도가 2.0이면 인과 확률 값은 50%가 된다.

인과 확률을 이용한 업무상 질병의 보상 판단의 근거는 기저위험도에 비해 방사선에 의해 추가로 증가한 위험도의 크기가 어느 정도인지를 산출하여 그 크기에 따라 판정한다. 인정 기준은 나라별로 다르며 선량의 저평가가 의심될 경우는 산출된 수치를 기계적으로 적용하지는 않는다.

악성종양의 인과 확률을 계산하기 위해서는 암 위험도 모델이 사용되며, 성별,

노출 시 연령, 노출 선량, 노출 후 경과시간 등의 정보가 필요하다. 인과 확률값은 방사선 노출량과 발생한 암의 종류에 따라 큰 영향을 받는다. 미국국립암연구소에서는 방사선에 노출된 후 발생한 암의 인과성을 평가하기 위해 미국인에 적합한 인과 확률 프로그램인 NCI IREP(https://radiationcalculators.cancer.gov/irep/)를 개발하였고, 미국 산업안전보건연구원에서는 이를 업데이트한 NIOSH-IREP 프로그램을 운영하고 있다. 최근 독일연방방호청(BfS)에서는 ProZES 프로그램(https://www.bfs.de/EN/topics/ion/service/prozes/prozes.html)을 개발하였다. 국내에서도 한국수력원자력과 산업안전보건연구원에서 인과확률 프로그램을 개발한 바 있다.

방사선 노출에 의한 질병의 흔적(radiation signatures)을 파악하기 위한 생물학적 시도들이 진행되고 있다. 만약 이러한 근거들이 발견된다면 발생한 암이 방사선에 의한 것인지 아닌지 구별될 수 있어, 방사선 노출과 건강 영향에 의한 인과성 파악 및 업무상 질병 보상을 더욱 쉽게 판단할 수 있다. 그러나 아직은 근거 있는 결과들이 충분하지 않아 현실적으로 적용하기는 어렵다. 따라서 인구집단적 차원에서의 노출 정도에 따른 방사선의 위험도를 평가하는 역학적 접근은 인과성 평가를 위해 지속적으로 중요한 근거자료가 된다.

제6장 바이어스와 오류
Bias & Error

6.1. 정의와 종류(definition & type)

(1) 의미와 종류

오류(error)는 참값과 측정값의 차이로서 주로 잘못된 측정이나 방법에 의해서 발생하지만, 개인간 고유한 이질성에 근거한 다양성(variability)에 의해서도 발생할 수 있다. 오류의 종류에는 오류 값이 개인별로 독립적이냐에 따라 공유 오류(shared error)와 비공유 오류(unshared error)로 구분한다. 공유 오류는 오류가 연구 대상자별로 독립적이지 못한 경우이며, 체계적 오류(systematic error) 혹은 바이어스(bias)라고 한다. 예를 들어 몸무게 측정 시 계측기의 잘못으로 전체적으로 과다측정되는 경우처럼 오류가 집단에 다 같이 공유되는 경우이다. 반면 비공유 오류는 오류가 개인별로 독립적으로 발생하는 것으로 무작위 오류(random error)라고도 한다. 예를 들어 몸무게 측정 시 개인별로 식사여부나 탈의 여부에 따라 차이나는 것처럼 오류의 발생 양상이 개인별로 서로 독립적으로 발생한다.

체계적(공유) 오류, 즉 바이어스는 측정한 값이 정확하지 못한 것(lack of validity)을, 무작위(비공유) 오류는 정밀하지 못한 것(lack of precision)을 의미한다. 바이어스는 오류의 한 종류로서 오류와 유사한 의미로 사용되지만, 연구의 내용적 측면과 관련된 보다 역학적 개념인 반면, 무작위 오류는 정량적 접근을 다루는 보다 통계적 내용이다.

국내 방사선 종사자들은 방사선 노출량을 측정하기 위해 배지를 착용하는데, 만약 방사선 작업량이 분기별 혹은 연도별로 변동이 크다면 한번 측정된 배지값은 실제 평균 노출량(참값)과 차이를 보이며 이는 개인별로 서로 독립적으로 발생하여 무작위 오류에 해당한다. 한편 측정값의 검출한계가 방사선관계종사자들의 경우 0.01mSv이며 작업 종사자의 경우는 0.1mSv로 설정되어 왔으며(최근엔 0.1의 기준을 설정하는 대신 측정한계치를 직접 기록하도록 한다), 따라서 검출한계 미만값을 0으로 처리할 경우 방사선관계종사자 중 선량값이 0.1-0.01mSv 인 경우 실제 측정값이 반영되는 반면, 과거 작업 종사자들은 이 범위에 노출된 경우들이 모두 0으로 처리된다. 따라서 방사선관계종사자들의 선량이 방사선 작업 종사자 집단보다 체계적으로 높게 평가될 수 있으며 이는 체계적 오류에 해당한다.

바이어스는 연구의 시작 단계에서부터(주제 설정) 결과를 요약하고 발표하는 전 과정에 걸쳐 발생 될 수 있으므로 많은 종류가 있다. 일반적으로 선택바이어스(selection bias), 정보바이어스(information bias), 교란바이어스(confounding)로 대분류할 수 있으며 각 분류 내에 많은 이름의 개별 바이어스들이 보고되고 있다.

바이어스는 참값과 관찰값의 차이 자체보다는 관찰된 값이 참값과 다른 연구과정에서의 경향성(tendency)을 의미한다. 즉 연구디자인과 과정이 잘 수행된다면 이 연구의 결과는 평균적으로 타당하다고 판단되며, 잘못된 연구는 평균적으로 잘못된 결과를 산출한다. 그러나 잘못된 연구도 표본의 변동(variability)으로 인해 참값을 보고할 수도 있으며, 잘된 연구도 표본 변동으로 잘못된 값을 보일 수도 있어 단순한 차이 자체만으로 바이어스를 규정하기엔 불충분하다.

무작위 오류는 오류값이 참값 혹은 관찰된 값에 독립적이냐에 따라 고전적 오류(Classical error)와 버크슨 오류(Berkson error)로 구분한다. 고전적 오류는 개별적으로 측정 혹은 추정된 값과 참값의 차이를(관찰값 = 참값 + 오류) 의미하며, 버크슨 오류는 특정 집단의 할당된 값이 개인의 참값과의 차이를(참값 = 할당값 + 오류) 의미한다. 각 오류를 표현하는 식은 무엇과 독립성을 갖는지를 구분하기 위해서 다르게 표현한 것으로, 고전적 오류는 참값과 버크슨 오류는 할당값과 독립적이다.

고전적 오류는 측정오류(measurement error)라고도 한다. 예를 들어 개인별로 한번 측정된 방사선량을 각 개인의 노출값으로 설정하는 경우와 반복 측정하여 얻어진 더 정확한 노출값(반복 측정값을 참값으로 설정)과의 차이가 해당된다. 이 경우 각 개인에게서 측정된 선량값은 평균적으로 노출된 참값과는 다를 수 있으며, 이때 발생하는 참값과 한번 측정된 값과의 개별적 차이는 참값과는 상관없이 독립적으로 발생하므로 고전적 오류에 속한다.

버크슨 오류는 특정 집단의 할당된 값이 개인의 참값과의 차이를 의미하며 할당 오류(assignment error) 혹은 평균 오류(averaging error)라고도 한다. 예를 들어 광부들에게 각 작업 형태별로 라돈 농도를 측정하고 개인별로 할당한다면, 실제 개인이 받았을 참값의 라돈 노출값과 차이가 있을 수 있다(집단 평균값이 각 개인이 받았을 실제값을 정확히 반영해 주는 것은 아니므로). 이 경우 같은 값이 집단으로 할당되긴 하지만 개인별로 오류가 함께 공유되지는 않기 때문에 공유 오류에 속하지는 않는다.

또한 핵산업시설과의 거리에 따라 가까운 곳과 먼 곳으로 나누고, 지역별로 측정된 농도를 기준으로 지역별 평균값을 할당하면 각 개인의 참값과는 차이가 생길 수 있다. 이처럼 집단으로 할당된 값과 개인별 참값과의 차이는 할당된 값과 독립적으로 발생하므로 버크슨 오류라고 한다. 특정 개인의 실제 노출 농도는 할당된 평균값보다 클 수도 있고 작을 수도 있지만, 전체적으로 오류에 대한 평균은 제로가 된다(올바른 평균 집단값이 적용되었을 경우). 따라서 만약 바이어스가 우려된다면 집단별 평균값을 사용하여 버크슨 오류 형태로 연구를 진행하는 것이 바람직하다. 그러나 만약 적용된 평균값이 잘못된 경우라면 버크슨 형태의 할당값을 사용한다고 하더라도 선량-반응 관련성을 왜곡시킬 수 있다.

역학에서 오류와 바이어스의 형태들을 구별하여 이해하는 것은 각 연구에서 어떤 오류의 영향이 크며 어떤 오류를 줄이는 것이 중요한지를 파악하는 데 도움이 된다. 그런데 각 바이어스들이 배타적으로 구별되는 것은 아니어서 의미하는 바가 서로 중복될 수도 있다. 경우에 따라 한 가지 바이어스가 선택 혹은 정보 바이어스 모두에 분류될 수도 있다. 예를 들어 건강근로자효과는 대체로 선택바이어스로 작용하지만, 교란 작용을 할 수도 있다. 또한 무작위 오류에서도 고전적 오류와 버크슨 오류가 함께 존재할 수도 있다. 따라서 한 측면만을 보고 바이어스를 배타적으로 규정짓는 것은 적절하지 않다.

또한, 각 바이어스는 서로의 효과에 영향을 줄 수 있다. 예를 들어 선택바이어스가 있다고 하더라도 정보 바이어스로 인해 선택바이어스의 효과가 과소 혹은 과대평가될 수 있다. 여기에 만약 교란 작용까지 더해지면 특정 바이어스의 영향이 다양한 형태로 변형될 수 있다. 따라서 바이어스의 영향을 파악할 때 한 가지 바이어스 측면에서만이 아니라 가능한 여러 바이어스를 종합적으로 해석하는 것이 필요하다.

(2) 예방 및 보정

바이어스와 오류를 예방하고 보정하기 위해서는 연구 설계 단계에서 연구 방법이 목적에 맞게 설정되어야 하며, 자료 수집 과정이 신뢰할 수 있도록 진행되어야 하며, 적절한 자료 분석법의 사용이 필요하다. 그러나 바이어스를 사전에 완전히 통제하는 것은 쉽지 않아 사용된 자료와 산출된 결과에 대한 주의 깊은 해석이 중요하다. 자료 해석 및 분석시 발생할 수 있는 바이어스(예를 들어 교란 작용)는 상대적으로 보정하기 쉬우나, 연구 대상자 선정 및 평가 방법에서 비롯되는 바이어스(선택바이어스 및 정보 바이어스 등)들은 보정하기가 쉽지 않다. 선택바이어스와 정보 바이어스도 관련 정보가 있다면 일부 보정 가능하며 이를 바이어스 분석이라고 한다.

각 바이어스와 오류는 역학연구에서 서로 긴밀히 연관되어 있다. 예를 들어 대상자 수를 증가시켜 무작위 오류를 감소시키기 위한 간단한 노출 평가 방법을 적용하는 것은 정보 바이어스를 증가시킬 수 있다. 반면 정보 바이어스를 줄이기 위해 연구집단을 협조가 잘 되는 일부 집단으로만 국한시킬 경우 선택바이어스가 증가할 수 있다. 따라서 바이어스와 오류를 줄이려는 노력과 함께 각 바이어스가 서로 어떻게 연관되어 작용하는지에 대한 균형 잡힌 접근이 필요하다.

연구에서 비록 참값을 모른다고 하더라도 논리적 사고 과정을 통해 바이어스가 있는지 없는지, 있다면 어느 방향으로 얼마나 있을지는 파악할 수 있다. 이러한 과정에서 보정할 수 있는 부분이 있으면 보정하고 그렇지 못한다고 하더라도 결과를 어떻게 받아들여야 할지를 이해할 수 있다. 바이어스를 가능한 한 예방하는 것이 중요하지만, 그 영향을 합리적으로 잘 해석하는 것 또한 중요하다. 바이어스를 탐색하고 해결하려는 노력 자체가 역학이라는 학문의 한 속성으로서 지식을 확장하는 기능을 한다.

역학에서 바이어스와 오류를 자세히 다루고 진지하게 고민한다는 것은 역학이란 학문의 취약성을 이야기하는 것이 아니라 엄격성을 의미한다. 역학은 단순히 지표를 산출하는 학문이 아니라 결과값에 대한 해석을 합리적으로 끌어내는 사고의 학문이다. 즉 역학 지표로 산출된 값은 많은 요인이 복합된 결과로서 올바른 해석을 위해서는 산출된 값을 그대로 이해하기보다는 그 결과값에 영향을 줄 수 있는 여러 상황을 이해해야 한다. 바이어스와 오류는 질병과 건강에 대한 사고체계를 합리적으로 발전시켜 나가는 역학의 중요한 영역이다.

> 무작위 오류는 표본수 증가로 감소하므로 연구대상자를 증가시킴으로써 어느 정도 예방할 수 있다. 그러나 바이어스의 영향은 표본수와 무관하므로 역학연구에서 있어서 체계적 오류가 더 심각한 문제이다. 사고의 방식도 비슷하다. 경험이 부족해서 정확성이 떨어지는 경우 경험의 횟수를 늘리면 해결될 수 있지만, 잘못된 선입관이나 사고의 틀을 갖고 있으면 많은 경험이나 조언도 잘못된 방식으로 해석될 수 있어 바로잡기가 더 어렵다. 따라서 역학적 입장에서 단순히 경험의 횟수를 증가시키는 것보다는 합리적 사고체계를 유지하면서 올바른 내용을 받아들일 수 있는 열린 자세가 더욱 강조된다.

6.2. 선택바이어스(selection bias)

(1) 총론

정의 및 종류 선택바이어스(selection bias)는 전체 중 일부를 분석하면서 발생하는 형태의 바이어스이다. 선택바이어스는 연구의 모든 단계, 즉 연구대상자 파악, 연구대상자 모집, 연구대상자들을 추적 및 정보를 얻는 각 단계에서 발생할 수 있다. 예를 들어 모집단(source population)에서 연구 집단(study population)이 선정될 때 모든 대상자를 선정하지 못하는 경우, 연구대상자의 추적과정 혹은 정보의 결측 상황에서 전체를 대표하지 못할 때도 발생할 수 있다. 역학연구에서 흔히 모집단 전체 구성원을 연구에 모집 혹은 추적하지 못하며, 연구 진행의 편의성과 비용 등으로 대상자의 일부만 포함되는 경우가 발생하기 때문에 선택바이어스에 대한 이해가 필요하다.

선택바이어스는 모든 연구 방법에서 발생할 수 있다. 단면연구 시 연구집단 자체가 전체를 반영하지 못하게 설정하는 경우(예를 들어 휴대폰을 사용하는 사람들만 대상으로 조사하는 경우 비사용자들이 제외), 환자-대조군 연구에서는 집단을 대표하지 못하는 환자군이 선정될 때(예를 들어 특정 병원에 특정 속성을 가진 환자들이 선택적으로 찾아오는 경우), 코호트 연구에서는 대상자들이 노출과 건강 상태별로 공평하게 추적되지 않는 경우(예를 들어 질병 발생에 민감한 노출자들만 추적이 안 되는 경우), 체계적 문헌 고찰시 출판된 논문들만 선정되는 경우(출판 바이어스)에 발생할 수 있다.

건강검진 시에는 자발적으로 참여하는 대상자들이 비참여자들과 건강 및 노출 상태가 다를 수 있으므로 선택바이어스가 발생할 수 있다. 예를 들어 대장암 검사를 받은 사람들의 암발생률과 받지 않은 사람들의 암발생률을 비교할 때 참여자와 비참여자의 속성차이로 인해 집단 내 암발생률은 높을 수도(건강이 나쁜 사람들이 주로 참가할 때) 혹은 낮을 수도(건강관리를 잘하는 사람들이 참여할 때) 있다. 이 외에도 건강 검진시 발견되는 질병자의 예후는 검진 자체의 효과와는 별도로 검진을 받지 않은 질병자보다 좋게 나타나는 기간 차이 바이어스(length bias)가 나타날 수 있다. 즉 유병자는 전체 발생자 중 살아남은 선택된 일부이며 상대적으로 질병의 심각성이 낮을 가능성이 크기 때문에 발생한다.

완전한 자료를 갖은 세부 집단(결측 없는 집단)이 전체 연구집단(결측 있는 집단)을 대표하지 못하는 경우 자료 결측에 의해 선택바이어스가 발생할 수 있다. 각 연구에서 특정 질문 혹은 정보의 차이에 의해서도 선택바이어스가 발생할 수 있다. 예를 들어 병원 의무기록을 조사하는 경우 자세한 정보를 갖춘 환자는 오래 입원한 경우 그리고 더 심한 질환자들일 가능성이 커서 정보의 결측이 선택적으로 일어날 수 있다.

선택바이어스는 연구의 내용이 생물학적 보다는 역학적 내용(인구 집단적)일 경우 더 중요하다. 생체지표 등을 사용한 생물학적 결과는 비록 전체 인구집단을 대표하지 못하는 결과라고 하더라도 일반화시키는 경우 문제가 적지만, 역학적 내용은 사회 및 생물학적 요인들이 종합된 현상들이어서 인구집단이 누구냐에 따라 일반화에 영향을 받는다. 즉 역학 결과는 어느 인구집단을 대상으로 하느냐에 따라 결과가 달라질 수 있다. 또한 비록 특정 요인과 질병과의 연관성은 일반화할 수 있다고 하더라도, 연관성의 정도(크기)는 집단에 따라 다를 수도 있다.

선택바이어스는 단지 일반화의 문제만이 아니라 내적 타당도에도 영향을 줄 수 있다. 대규모 코호트라고 하더라도 대표성을 확보하지 못한 경우(선택바이어스가 있는 경우) 노출과 질병 사이의 관련성이 왜곡될 수 있다. 따라서 연구집단이 누구를 얼마나 대표하는지 파악하고 만약 선정(selection) 및 소멸(attrition)과 관련된 요인을 파악할 수 있다면 그 변수를 보정하여야 한다.

기전 모든 선택(selection)이 선택바이어스(selection bias)를 유발하는 것은 아니며, 선택이 질병의 위험도와 관련된 경우에만 바이어스가 초래된다. 연구대상자 선정시 발생할 수 있는 선택바이어스의 발생 기전은 (비)노출자 전체가 혹은 (비)질병자 전체가 연구에 적게 참여하면 영향이 적으나, 노출자 중 질병자들만 혹은 비질병자들만 다른 분포로 참여할 경우(즉 노출이라는 요인과 질병 상태라는 요인이 함께 연결되어있을 때) 발생한다.

그림 6.2.1 모집단과 연구 참여집단에서의 오즈비 산출

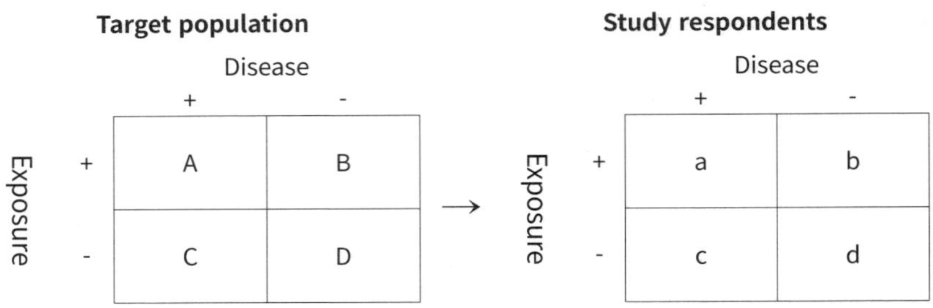

$$OR_P = \frac{AD}{BC} \qquad OR_R = \frac{ad}{bc} = \frac{P_a P_d}{P_b P_c} \times OR_p$$

(출처: White et al., 2008)

그림 6.2.1에서 전체 인구집단에서 오즈비의 참값(OR_p)은 왼쪽의 AD/BC이지만 각 집단에서 일부만 선택되므로 실제 관찰된 결과는 오른쪽의 ad/bc가 된다. 따라서 관찰된 오즈비는 참값의 오즈비에 각 집단별 선택된 확률(예를 들어 P_a=a/A)이 함께 곱해진 형태, (P_aP_d/P_bP_c) × OR_p가 된다. 이때 만약 선택되는 분율이 질병 상태와는 상관없이 노출에 의해서만 영향을 받았다면(예를 들어 노출자 a, b 모두 90%, 비노출자 c, d가 모두 70%인 경우) 서로 같은 분율로 선택되었으므로(P_a=P_b 그리고 P_c=P_d이며 이는 질병에 걸릴 사람과 안 걸릴 사람 모두 같은 확률로 선정되는 경우) 전체집단에서의 오즈비와 같은 값을 산출한다. 만약 노출상태에 영향을 받지 않고 질병 상태에 대해서만 영향을 받는 경우에도(P_a=P_c, P_b=P_d이며 이는 노출될 사람과 안될 사람 모두 같은 확률로 선정되는 경우) P_aP_d/P_bP_c=1이 되는 상황이므로 전체집단에서의 오즈비와 같은 값을 산출한다. 그러나 만약 노출 상태와 질병 상태가 같이 맞물려서 일부만 선정이 될 때는 곱해지는 각 분율의 오즈가 1이 되지 않으므로 선택바이어스가 발생한다(즉 AD/BC가 ad/bc와 다르게 된다). 만약 이 값이 1보다 작으면 원래 위험도를 감소시키는 방향으로, 1보다 크면 원래 위험도를 증가시키는 바이어스를 초래한다.

선택의 과정은 코호트 연구에서의 추적과정에서도 발생한다. 따라서 코호트 연구에서 단지 참여율이 높다는 것은 선택바이어스가 적다는 것을 보증하지는 않는

다. 비록 높은 참여율 혹은 추적률을 보인다고 하더라고 노출과 질병 상태에서 추적률에 차이가 날 경우라면 심각한 선택바이어스를 초래할 수 있다. 즉 선택바이어스는 각 인구집단에서 일정 분율만이 연구에 선택됨으로 발생 되는 것이지만, 모든 경우에 발생하는 것은 아니고 연구에 참여할 가능성이 질병과 노출 요인에 따라 독립적이지 못할 때에만 발생한다.

일반적으로 노출 및 질병 발생 여부에 따른 각각의 참여율과 추적률이 알려지지 않은 경우들이 많아 1) 일단 가능한 높은 참여 및 추적률을 유지하는 것이 중요하고 2) 선택 혹은 참여가 노출과 질병에 따라 영향을 받을 것으로 판단되면 선택바이어스를 파악해야 한다. 만약 선택 확률비(selection probability ratio)값을 알게 된다면(비참여자를 별도로 조사해서 파악할 수도 있다) 관찰된 오즈비가 얼마나 바이어스가 되었는지 산출할 수 있다. 그러나 실제로는 비참여자들에 대해서 잘 모르기 때문에 선택바이어스의 존재는 관찰되기보다는 합리적으로 추론된다.

파악 및 최소화 선택바이어스를 줄이기 위한 실질적 방법으로는 참여 의지가 높은 사람들을 우선 대상에 포함하거나, 연구 디자인으로 전향적 코호트 연구를 적용하고, 높은 참여율(추적률)을 달성하기 위해 노력하는 것이다. 만약 추적이 어렵다고 판단된 사람들은 처음부터 코호트에 포함하지 않는 것도 바람직하다(이 경우 선택바이어스는 대상자 선정 단계에서는 증가시키지만 추적시에는 줄어든다). 그 외에 연구의 주제가 적절하고 연구 주체에 권위가 있으며, 미리 편지를 보내거나 언론의 관심을 유도하고, 지속적 연계를 통해서 홍보하고, 인센티브를 제공하는 등 다양한 전략들이 시도될 수 있다.

선택바이어스를 예방하는 직접적인 방법은 모든 연구디자인과 수행단계에서 비참여를 없애거나 최소화하는 것이다. 그러나 역학연구에서 일정한 비참여는 피하기 어려우며 모든 사람이 참여하였다고 하더라도 자료의 결측이나 세부 분석 대상자가 선정되는 상황이 발생할 수밖에 없다. 따라서 선택바이어스의 존재 여부 및 방향성 등에 대해서 항상 평가하고 최소화하려는 접근이 필요하다. 선택바이어스는 연구 수행 이후 극복할 수 있는 방법이 제한되어 있어 역학연구에서 특히 중요하다.

선택바이어스를 파악하고 최소화하는 방법은 주로 연구자의 통찰력에 의존하며 기존에 도움을 주는 것으로 제시된 몇 가지 방법들은 다음과 같다. 1) 비참여자들의 특성(일반적으로 인구학적 특성)을 파악하여 참여자들과 비교한다. 만약 성별, 연령, 경제수준, 인종 등이 참여 비참여 집단 간 서로 다르면 선택바이어스가 발생될 가능성이 크다. 그러나 이러한 변수들에 차이가 있다고 반드시 선택바이어스가 있다고는 할 수 없으며, 이들 변수가 질병과 노출에 영향을 받느냐가 중요하다. 연구가설과 관련된 주요 특성들이어야 선택바이어스를 유발시키기 때문이다. 2) 비노출군의 질병 발생률을 일반 인구집단의 질병 발생률과 비교하는 것이 선택바이어스를 파악하는 데 도움을 준다. 만약 연구에 참여한 비노출군의 질병 발생률이 일반인구 집단과 비슷하다면 선택바이어스의 가능성이 적다고 할 수 있으며 차이가 크다면 대상자 선정 시 혹은 연구대상자들의 질병 진단 과정에서의 차이 등 바이어스를 의심할 수 있다. 3) 노출에 영향을 받지 않은 질병 발생률을 노출군과 비노출군간 비교함으로써 선택된 집단인지를 평가할 수 있다. 만약 서로 비슷하다면 노출군이 치우쳐서 선택된 집단이라고 보기 어렵고, 다르다면 치우친 선택이었을 가능성이 크다고 할 수 있다. 물론 해당 질병이 실제 노출과 관련된 질병일 수도 있으므로 해석에 주의가 필요하다. 4) 질병 발생이 예측된 경향으로 나오는지를 평가함으로써 선택바이어스가 관여했는지 판단할 수 있다. 즉 성별과 연령 등 일부 잘 알려진 질병 발생 요인들에 따라 해당 연구집단의 질병 양상이 이미 알려진 경향과 비슷한지를 비교할 수 있다. 예를 들어 연령 증가에 따라 혹은 흡연자에서 질병 발생이 감소한다면 선정된 집단이 비정상적으로 선택된 대상자일 수 있다. 이러한 접근은 '알려진' 위험요인의 양상을 확인하는 경우 '알려지지 않은' 영향들에 대한 타당성에 확신을 가질 수 있기 때문에 연구집단이 모집단을 반영하는지를 판단하는 데 도움이 된다. 5) 연구 참여 정도별로 참여자들의 특성을 비교하여 선택바이어스가 얼마나 발생했는지 파악할 수 있다. 만약 교육 수준이 높은 사람들이 더 많이 참여했다면 그리고 이 변수가 질병 및 노출과 관련이 있다면 교육 수준에 대한 정보를 통제함으로써 부분적으로 선택바이어스를 보정할 수 있다. 또한 연구 참여 대상자들에서 선택바이어스가 가장 적을 것 같은 세부 집단을 선정하여 그렇지 않은 집단 간 결과를 비교하여 군간 차이가 적다면 선택바이어스 가능성이 작다고 할 수 있다. 물론 이러한 결과 비교는 선택바이어스뿐 아니라 효과변경, 교란 작용 등 다른 요인들도 작용할 수 있어 해석에 주의가 필요하다. 6) 비참여자들에 대한 정보 추정(multiple imputation, inverse probability weighting 등)을 통해서 선택바이어스를 부분적으로 보완할 수 있다. 간접적이고 불확실성 때문에 실제 측정된 값과 같을 수 없지만, 미참여로 인한 정보를 채워줌으로 선택바이어스를 줄일 수 있다. 그러나 실제 관찰된 정보가 아니므로 이러한 접근을 통한 분석은 대체로 민감도 분석의 형태로 제시한다.

(2) 콜라이더 바이어스

정의 및 사례 콜라이더(collider)는 둘 또는 그 이상의 변수에 독립적으로 원인적 연관성이 있는 변수를 말한다. 콜라이더 바이어스(collider bias)는 콜라이더 변수를 보정함으로서 이 변수와 연결된 다른 변수들 간의 관련성이 왜곡되는 현상을 말한다. 예를 들어 호흡기질환과 근골격계질환과의 연관성 연구에서, 만약 병원에 입원한 사람들만을 대상으로 두 질환의 연관성을 조사한다면 병원 입원이라는 콜라이더 변수가 근골격계 및 호흡기질환 각각에 독립적으로 원인적 연관성이 있으므로(근골격계와 호흡기질환은 병원 입원의 원인변수), 실제 두 질환 간 연관성이 없다고 하더라도 병원 입원이란 변수로 대상자들이 묶이면서(선택 바이어스의 형태로 병원 입원이라는 콜라이더 변수를 보정한 것과 같은 상황이다), 호흡기질환과 근골격계질환의 연관성이 유의하게 관찰될 수 있다(그림 6.2.2).

그림 6.2.2 콜라이더 바이어스 사례

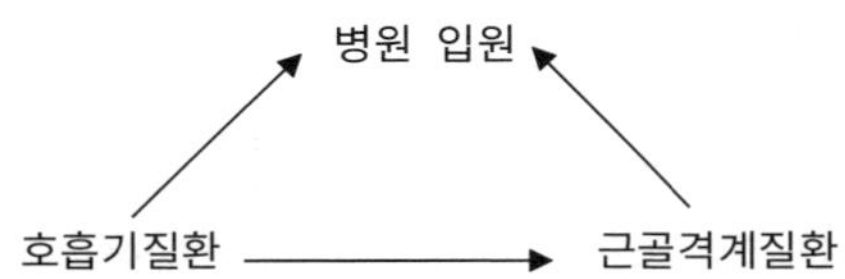

버크슨 바이어스(Berkson's bias)는 병원기반 환자-대조군 연구에서 병원 입원 환자가 전체 환자를 대변하지 못해서 발생하는 상황을 말한다. 즉 병원 입원 환자는 일반적으로 다른 건강 문제를 함께 가진 경우가 많아 일반인에게는 서로 독립적인 두 질환이 병원 기반 환자-대조군 연구에서는 연관성을 보일 수도 있다. 예를 들어 만성기관지염을 갖고 있던 사람이 인플루엔자에 걸리면 만성기관지염이 없는 사람이면서 인플루엔자에 걸린 사람보다 입원할 가능성이 크다. 이런 상황에서는 만약 입원한 사람들만을 대상으로 두 질환의 연관성을 살펴본다면 인플루엔자와 만성기관지염은 연관성이 있게 나올 가능성이 크다. 이와 같이 콜라이더 변

수가 병원 입원이라는 특정 상황의 선택바이어스를 버크슨 바이어스라고 한다.

비만은 일반인에서 사망의 위험을 높이는 인자이다. 그러나 특정 질환이나 병원 입원 환자 중에서는 비만인 경우가 비만하지 않은 경우보다 사망률을 낮추는 것으로 보고되는 경우가 있으며, 이같은 현상을 비만의 역설(obesity paradox)이라고 한다. 이는 특정 질환이나 병원 입원이라는 변수가 콜라이더로 작용하여 비만과 사망을 모두 통제하는 상황이 되어버리기 때문에 발생한다. 사실 비만은 질병의 위험을 높이며 질병은 사망을 높이는 중간단계의 변수(intermediator)라고 할 수 있다. 따라서 특정 질환이 있는 군과 없는 군 모두를 포함한 집단에서 질환을 통제하지 않고(즉 일반 인구집단을 대상으로) 비만과 사망과의 연관성을 조사하는 것이 바람직하다.

비슷한 사례로 당뇨병에 대한 병원기반 환자-대조군 연구에서 피임약 복용과의 연관성이 유의하게 나타날 수 있다. 그러나 이것은 피임약 복용 여성은 그렇지 않은 여성보다 병의원 진료를 받을 가능성이 크며 임상 전 단계에서 당뇨병을 진단받을 가능성이 더 크기 때문이다. 즉 두 요인이(당뇨병과 피임약 복용) 일반인구를 대변하지 못하는 데서 왜곡된 결과가 관찰될 수 있다. 반대로 흡연과 방광암과의 연구를 병원 기반으로 실시할 경우에는 연관성 없이 나올 수 있다. 왜냐하면 연구에서 선정된 환자 및 대조군 모두 일반인보다 흡연율이 높을 수 있으며(흡연하는 경우 건강 상태가 비흡연자보다 좋지 않고 따라서 병원에 입원할 가능성이 높기 때문) 흡연과 방광암의 관련성이 과소평가될 수 있기 때문이다.

선택바이어스는 서로 다른 상황에서 해석함에 따라 여러 가지 용어들이 조금씩 다르게 표현되고 있다. 즉 콜라이더 바이어스(collider bias)는 가장 일반적인 용어로서 공통된 효과를 조건화해서 발생하는 현상을 말하며, 선택바이어스(selection bias)는 콜라이더 바이어스 중에서 대상자 선정을 조건화한다는 특별한 형태를 말하며, 버크슨 바이어스(Berkson's bias)는 선택바이어스 중에서 병원 입원이라는 특별한 형태의 선택 상황을 의미한다.

파악 및 최소화 콜라이더 바이어스를 예방하기 위해서는 무엇이 콜라이더 변수로 작용할 수 있을지 사전에 파악하는 것이 중요하다. 이를 위해 연구가설과 관련된 변수들이 공통으로 원인적 연관성을 가질 수 있는 변수들이 무엇이 있는지를 문헌조사를 통해 파악한다. 또한 분석과정에서 특정 변수별로 층화분석하는 경우

한 가지 변수로 묶어줌으로 인해 콜라이더 바이어스가 잠재적으로 발생할 수 있다. 따라서 층화한 변수가 노출과 질병에 공통적으로 관련된 변수인지를 판단하는 것이 필요하며, 만약 잠재적 콜라이더 변수가 파악되었다면 분석과정에서 보정하지 않는다.

각 변수들이 콜라이더 변수의 원인이 되므로 인과적 도식으로 표현 시 화살표의 방향이 각 변수들에서 콜라이더 변수로 향한다. 반대로 교란 바이어스의 경우 교란변수가 각 변수들의 원인이 되므로 화살표의 방향이 교란변수에서 각 변수로 향한다. 교란 바이어스는 교란변수를 보정하지 않을 때 연관성이 왜곡되는 반면 콜라이더 바이어스는 콜라이더 변수를 보정하는 경우에 발생하게 된다. 따라서 특정 변수가 콜라이더 변수인지 교란변수인지를 구별하는 것이 필요하며 이를 위해서는 연구에서 사용되는 각 변수들의 의미를 인과적 차원에서 입체적으로 파악하는 것이 중요하다.

이런 의미에서 원폭 생존자 및 체르노빌 사고 주민 등을 비롯한 일반인구집단에 대한 코호트가 병원에 방문한 환자들을 대상으로 한 CT 연구보다 선택바이어스의 가능성이 적다고 할 수 있다. 왜냐하면 의료방사선 노출 연구참여자들은 병원 이용자들이므로 만약 CT 촬영 및 암 질환과 동시에 관련된 콜라이더 변수가 있다면 바이어스가 발생할 가능성이 있기 때문이다. 따라서 특정 집단 혹은 특정 자료원(특히 병원 입원)에서 연관성을 발견하였다면 콜라이더 변수에 의한 선택바이어스에 대해 주의깊게 점검하는 것이 필요하다.

(3) 건강근로자효과

정의 및 관련 요인 건강근로자효과(healthy worker effect)는 직업을 가진 인구집단의 건강 수준이 일반인구와 비교할 때 더 좋은 것을 말한다. 초기에는 주로 사망률을 비교하는 연구에서 언급되었으나 사망률뿐만 아니라 질병의 발생 및 유병에도 적용된다. 건강근로자효과는 고용 시 건강한 근로자가 선택되는 과정뿐만 아니라 고용된 이후에도 건강한 근로자가 계속 선택되는 과정으로 나타난다. 즉 건강고용효과(healthy hire effect)와 건강근로자 생존효과(healthy worker survivor effect)의 종합적인 결과이다. 건강고용효과는 고용단계에서 장애나 질병이 있는 사람보다 건강한 사람들이 뽑힐 확률이 더 높은 것에 기인하며, 건강근로자 생존효과는 건강한 사람들이 계속하여 작업을 하고 건강하지 못한 사람은 일을 그만두게 되는 현상에 의해 발생한다.

유병 고용 바이어스(prevalent hire bias)는 질병이 잘 발생될 수 있는 작업자들이 노출과 관련되어 빠져나가고 상대적으로 건강한 집단이 남아있게 되는 건강근로자효과를 말한다. 예를 들어 원전 종사자 코호트 연구에서 방사선 노출은 작업 초기에 가장 높은 경향이 있으나 만약 수년이 지나서 종사자들에 대한 추적이 시작되었다면(독일과 일본 원전 종사자 연구의 경우), 유병 고용 바이어스의 영향이 상대적으로 크지만, 작업 시작과 추적이 비슷하게 이루어진 경우(프랑스와 한국 연구 등)에서는 상대적으로 덜 문제가 된다.

건강근로자효과의 발생 여부 및 크기에는 성별, 인종, 사회경제적 수준, 고용 시 연령, 노출 시 연령, 근무 기간, 질병 종류, 사회적 상황 등 여러 요인이 영향을 준다. 이러한 현상은 사회의 변화와 채용조건의 변화(즉 어떤 사람들이 더 잘 뽑히기가 혹은 직장에 오래 근무하는가 등)에 따라서도 달라진다. 일반적으로 건강근로자효과는 다른 질병에 비해 악성종양에서 비교적 적게 나타나며 심혈관 및 호흡기 질환, 내분비 질환 등에서는 상대적으로 크게 나타난다. 또한 사회경제적인 수준이 높은 전문가 직업군에서 건강근로자 효과가 더 크게 나타나는 경향을 보인다.

사례 및 최소화 일반인구집단과 비교한 표준화사망비 혹은 표준화발생비 지표는 작업 중 노출된 유해 인자의 건강위험도를 직접 설명해 주는 지표는 아니다. 직업군을 대상으로 일반인구집단과 비교하여 표준화비를 산출할 때 일반적으로 직업을 가진 사람은 일반집단에 비해 건강한 집단이기 때문에 위험물질에 노출되었음에도 질병 위험도에 있어서 실제적인 증가가 없는 것처럼 나타날 수 있기 때문이다.

예를 들어 영국 영상의학과 의사들을 대상으로 한 100년에 걸친 사망률 추적연구에서 낮은 사망 위험도가 보고된 바 있다. 이 논문이 출판된 이후 방사선에 노출되는 영상의학과 의사가 사망률이 낮은 것은 저선량 방사선 노출이 건강에 이롭기 때문이라는 해석이 제기되어 논란이 된 바 있다. 이 집단에서 감소한 위험도 크기가 건강근로자효과로만 설명하기에 충분하지 않은 큰 규모로서 나머지는 결국 방사선 때문일 것이라는 주장이었다. 그러나 방사선 작업자들의 수명이 길다는 것은 원전 종사자뿐 아니라 다른 대부분의 사업장 근로자들에게 발견되는 일반적인 현상이다. 즉 방사선 노출이 수명을 연장하는 것이 아니라 방사선이라는 유해요인에 노출됨에도 불구하고 영상의학과 의사 집단이 가진 사회경제 및 개인적 특성들로 인해 다른 집단보다 낮은 사망률을 가진 것이라고 해석하는 것이 합리적이다.

모든 직업인이 일반인보다 건강 상태가 좋게 관찰되는 것은 아니다. 대부분 직업군에서 건강근로자효과가 관찰되고 있으나 농업인이나 광부 등 일부 직종의 경우 오히려 일반인보다 건강 상태가 더 나쁘게 관찰되기도 한다. 즉 건강근로자효과는 해당 직업을 구성하는 인구집단의 특성과 상황에 따라 다르게 나타날 수 있다. 직업군과 일반인구집단과의 건강 상태의 차이는 특히 직업 및 환경 역학 영역에서 자료 분석과 결과 해석에 있어서 다루어야 할 중요한 주제이다.

건강근로자효과를 극복하기 위해서는 인구집단을 오래 추적하거나, 퇴사한 작업자를 추적하여 건강 상태를 파악하거나, 일반인이 아닌 다른 직업군과 건강 수준을 비교하거나, 통계적 보정 방법을 적용한다. 직업 코호트 내에서 노출수준을 추정할 수 있는 경우에는 노출수준이 낮은 집단과 높은 집단으로 구분하여 내부 비교군을 선택할 수도 있다. 또한 상대표준화사망비(relative standardized mortality ratio)를 산출하여 건강근로자 효과를 보정하기도 한다.

건강근로자효과는 특히 의료종사자들을 대상으로 한 직업 역학에서 크게 관찰되고 있다. 국내 방사선관계종사자들도 일반인구 집단과 비교해서 남녀 모두에서 사망률이 유의하게 감소하였다(표 6.2.1). 그러나 건강근로자효과로 인한 전체적인 낮은 사망력을 보정하게 되면 여러 악성 종양들이 높은 위험도 값을 보였다(상대표준화사망비는 관심 질병의 표준화사망비와 관심 질병 이외의 모든 질병에 대한 표준화사망비의 비로 산출한다). 이러한 결과는 비록 의료인이 일반인보다 건강한 편이지만 특정 질환의 경우 의료인이 갖는 직업 및 생활환경 특성들과 연관될 수 있다는 것을 의미한다.

표 6.2.1 국내 방사선관계종사자의 표준화사망비와 상대표준화사망비(남성), 1996-2015

Cause of death (ICD code)	Male		
	Obs.	SMR (95% CI)	rSMR (95% CI)
All cause of death	974	0.45 (0.42, 0.48)	-
Infectious and parasitic diseases (A00-B99)	17	0.29 (0.18, 0.46)	0.64 (0.37, 1.03)
All malignant neoplasms (C00-C97)	398	0.61 (0.55, 0.67)	1.60 (1.41, 1.82)
Diabetes mellitus (E10-E14)	31	0.44 (0.31, 0.62)	0.98 (0.66, 1.40)
Diseases of nervous system (G00-G99)	16	0.54 (0.33, 0.88)	1.20 (0.69, 1.96)
Diseases of circulatory system (I00-I99)	195	0.59 (0.51, 0.68)	1.39 (1.18, 1.63)

Diseases of respiratory system (J00-J99)	23	0.36 (0.24, 0.54)	0.80 (0.50, 1.20)
Diseases of digestive system (K00-K95)	27	0.14 (0.10, 0.21)	0.29 (0.19, 0.43)
Diseases of genitourinary system (N00-N99)	15	0.58 (0.35, 0.96)	1.29 (0.72, 2.14)
Transport accidents (V00-V99)	46	0.32 (0.24, 0.42)	0.70 (0.51, 0.94)
Non-transport accidents (W00-X59)	15	0.14 (0.09, 0.24)	0.30 (0.17, 0.50)
Self-harm (X60-X84)	114	0.45 (0.38, 0.54)	1.00 (0.82, 1.22)

(출처: Lee et al., 2018)

6.3. 정보 바이어스(information bias)

(1) 정의 및 의미

정보 바이어스(information bias)는 측정하고자 하는 변수들이 원하는 개념을 제대로 반영하지 못해 발생하는 현상을 말한다. 즉 연구 개념과 실제 측정값과의 차이(오류)를 의미하며 연속변수에 대한 오류를 측정오류(measurement error), 범주형 변수에서는 오분류(misclassification)라고 한다. 정보 바이어스는 정보를 취득하는 모든 과정에서 발생하며 여러 종류로 나누어진다. 선택바이어스가 대체로 대상자 선정단계에서 발생하는 반면 정보 바이어스는 선정 이후에 발생한다. 특히 대규모 인구집단에 대해서 정보를 확보하는 역학 연구에서 발생하기 쉽다. 예를 들어 실제로는 방사선 작업에 종사하였지만 작업 시 개인선량계를 착용하지 않은 경우, 선량값에 근거한 평가는 방사선에 노출되지 않은 것으로 잘못 분류할 수 있다. 이러한 정보 바이어스는 실제 방사선 노출과 건강 영향과 연관성을 관찰하기 어렵게 만든다.

정보 바이어스는 연구 디자인에 따라 다르게 나타나, 환자-대조군의 경우 질병 발생 이후 정보를 얻으므로 코호트 연구보다 더 잘 나타날 수 있다. 그리고 오류가 발생하더라도 코호트의 경우 많은 대상자 중 일부에 영향을 주지만 환자-대조군의 경우에는 상대적으로 큰 분율의 대상자에게 적용된다. 또한 환자-대조군 연구의 경우 이미 질병 상태가 정해져 있으므로 바이어스가 차별적으로 발생하기가 쉬우나, 코호트 연구의 경우 정확하게 정보를 얻지 못할 수는 있어도 질병 발생 이전 단계이므로 질병 발생 여부에 따라 차별적으로 정보를 얻게 될 가능성은 적다. 반면 코호트 연구에서는 전체 집단에 대해 같은 진단 방법 및 절차를 수행하지 못했을 때는 질병을 확인하는 단계에서 정보 바이어스가 발생할 수 있다. 한편 생태학적 오류도 개인과 집단 수준에서 정보의 차이로 인해 발생하는 정보 바이어스라고 할 수 있다.

정보 바이어스와 관련하여 노출 평가를 어느 수준까지 할 것인지는 연구 목적에 따라 달라진다. 예를 들어 임신 시 약물복용 여부에 따른 기형 출산 위험도를 살펴보는 것이라면 단순히 약 복용력 자체를 평가함으로써 측정오류를 감소시킬 수 있다. 반면 약물의 용량과 기형 출산과의 선량-반응 관련성을 살펴보는 것이라면 복용량을 파악해야 한다. 이 경우 노출의 변이를 파악하는 큰 장점이 있지만, 용량이라는 세부 정보를 기억해 내는 것에 따른 측정오류의 증가를 감수해야 한다. 즉 측정오류(measurement error)와 노출의 변이(exposure variation) 중 어떤 것에 중점을 둘 것인지는 연구 목적에 따른 판단이 필요하다.

각 변수의 정확한 값을 파악할 수 있는 측정 방법이 적용될수록 노출과 질병 간에 더욱 의미있는 결과를 산출할 수 있지만, 변수가 의미하는 바를 올바로 측정하지 못할수록 노출과 질병 간의 연관성이 왜곡된다. 노출 변수 이외에도 결과변수와 교란변수 등 다른 형태의 변수에 각각 측정오류가 발생한다면 그 영향은 다양하게 나타날 수 있다. 이러한 바이어스는 건강에 영향을 주는 주요 교란변수들을 보정하지 못하는 것보다도 결과를 더욱 크게 왜곡시킬 수 있다. 따라서 관찰된 위험도를 그대로 받아들이기보다는 가능한 오류의 영향 등을 파악하면서 해석하는 것이 중요하다.

(2) 정보 바이어스의 종류

차별적 및 비차별적 오류 정보 바이어스의 형태는 차별적(differential) 또는 비차별적(non-differential) 오분류로 나타날 수 있다. 차별적 오분류는 연구집단에 따라 측정오류가 다르게 발생하는 것을 말하며 비차별적 오분류는 이와 무관하게 오류가 발생하는 것을 의미한다(이러한 구분이 항상 분명한 것은 아니다). 예를 들어 표 6.3.1와 같이 정보 바이어스가 없을 경우 오즈비는 1.80이었으나(a) 모든 환자군과 대조군이 비차별적으로 10%의 정보가 잘못되었을 경우 오즈비는 1.56으로 감소하게 되며(b), 만약 차별적으로 20%의 비노출된 환자군에서만 분류 오류가 발생하였을 때는 오즈비가 2.40으로 증가하게 된다(c).

표 6.3.1 차별 및 비차별적 측정오류에 따른 오즈비 변화

(a) 측정오류가 없는 경우

	Cases	Controls	Total	
Exposed	300	250	550	$OR = \frac{300 \times 150}{100 \times 250} = 1.80$
Unexposed	100	150	250	
Total	400	400	800	

(b) 10%의 측정오류가 환자군과 대조군에서 비차별적으로 발생한 경우

	Cases	Controls	Total	
Exposed	300–30+10=280	250-25+15=240	520	$OR = \frac{280 \times 160}{120 \times 240} = 1.56$
Unexposed	100-10+30=120	150-15+25=160	280	
Total	400	400	800	

(c) 20%의 측정오류가 환자군의 비노출자에게만 차별적으로 발생한 경우

	Cases	Controls	Total	
Exposed	300+20=320	250	570	$OR = \frac{320 \times 150}{80 \times 250} = 2.40$
Unexposed	100-20=80	150	230	
Total	400	400	800	

(출처: Webb et al., 2019)

스웨덴에서 갑상선 암 발생이 진단용 엑스선 방사선 노출과 연관성이 있는지 확인하기 위해 환자-대조군 연구를 시행하였으며, 이때 의료 노출량에 대한 정보는 의료기록과 우편 설문을 통해 파악하였다. 연구 결과 환자군에서 의료기록을 통한 방사선 노출량은 1.1mGy였으나 우편 설문을 통해 파악한 노출량은 0.6mGy였으며, 대조군의 경우 의료기록을 통한 노출량은 1.0mGy, 우편 설문을 통해 파악한 노출량은 0.3mGy였다. 즉 의료기록을 통한 정보는 두 군 비슷하였으나 우편 설문에서의 정보는 차이를 보였다. 따라서 우편 설문에 의한 조사는 두 군 모두에서 방사선 노출량이 과소 평가된 정보 바이어스를 발생시켰으며 그 형태는 대조군에서 더 크게 발생한 차별적 오류 형태였다. 반면 같은 주제의 또 다른 미국과 스웨덴 연구에서는 정보 바이어스가 비차별적으로 발생하였다고 보고한 바 있다. 즉 특정 정보가 차별적 혹은 비차별적 오류의 형태인지는 정해져 있는 것이 아니라 연구집단별로 파악해야 할 내용이다.

만약 노출을 이분형(노출 혹은 비노출)으로 진행한 연구에서 비차별 오분류가 발생하게 되면 대체로(in general) 결과의 연관성이 작아지는 방향으로 작용한다. 그러나 만약 노출의 분류를 여러 범주(분류가 3개 이상인 집단)로 한다면 비차별적 오분류가 발생하더라도 위험도가 작아지거나 커질 수 있다. 이 경우 단지 위험도의 크기만이 아니라 경향성도 바뀔 수 있다. 그리고 생태학적 연구에서 발생하는 비차별적 오분류는 개인 수준에서의 오류의 방향성과는 다르게 나타날 수 있어 이분형인 경

우라도 연관성이 과장될 수 있다. 또한 비차별 오분류가 발생하였다고 하더라도 연관성의 크기가 작아지지 않는 경우들도 있다. 따라서 오분류가 1) 차별적 혹은 비차별적인지 구별하는 것뿐만 아니라 2) 결과에 어떤 영향을 주었을지를 독립적으로 파악하는 것이 필요하다.

확인 바이어스 확인 바이어스(ascertainment bias)는 건강 영향(결과변수)을 판정할 때 발생할 수 있는 정보 바이어스로서, 질병자를 비질병자로 혹은 비질병자를 질병자로 분류할 경우 발생한다. 질병의 측정은 임상검사, 의사진단, 암 발생 및 사망 등록 정보 등 대체로 객관적 자료를 활용하기 때문에 위험 인자의 노출 평가에서보다는 정보 바이어스가 덜 문제가 된다. 그러나 노출자에서 비노출자보다 질병을 확인하는 방법의 차이가 있을 때(예를 들어 더욱 정확한 방법을 사용하거나 더욱 자주 검사하는 경우) 확인 바이어스가 발생할 수 있다. 또한 세계보건기구의 질병분류 체계는 여러 차례 변화되었는데 새로운 분류체계를 사용하는 과정에서 기존 질병 및 사망 정의에 대한 바이어스가 초래될 수 있다.

주관적인 증상에 의해 질병이 정의될 때에는(질병 여부를 단지 임상 증상 여부로 판단하거나 개인의 기억 또는 판단으로 질병력을 판단하는 경우 등) 확인 바이어스가 나타날 수 있다. 만약 전체적으로 측정오류가 의심되지만 검정하기 어려우면 중증 질환자만을 대상으로 연구를 할 수도 있다. 왜냐하면 질병의 스펙트럼에서 중증일수록 질병의 정확도가 높아지며, 따라서 측정오류가 적어지기 때문이다. 또한 질병을 하나로 정의하기 어려운 경우에는 몇 가지 범주로(예를 들어 분명한 경우, 가능한 경우, 아닌 경우 등) 나누어 살펴보는 것도 필요하다. 이런 과정을 통해 건강 영향 평가에서의 바이어스를 줄이고 보다 정확한 연관성 지표를 얻을 수 있다.

검진 바이어스(surveillance bias)는 의료 이용을 자주 할수록 해당 질환 혹은 다른 질환이 발견될 가능성이 커짐으로 인해 발생하는 확인 바이어스의 한 형태이다. 어떤 원인에 의해서 조사하고자 하는 노출 요인을 가진 집단이 비노출집단보다 더 검사를 자주 받게 되면 두 군간 질병 발생률이 같더라도 노출군에서 질병자가 더 많이 발견하게 된다. 그 결과 노출 요인과 관계없이 마치 노출군에서 질병 발생이 높은 것처럼 왜곡될 수 있다. 이러한 현상은 의료 이용을 자주 할수록 다른 질환이 발견될 가능성이 큰 것을 의미하며 과진단 바이어스(overdiagnosis)라고도 한다. 이 바이어스는 특히 검진을 많이 하는 질환(예를 들어 갑상선 암, 유방암, 전립선암, 당뇨

등)에서 잘 발견될 수 있다.

예를 들어 일본 원폭 생존자 연구(LSS) 대상자 중 일부만이 2년에 한 번씩 의료 검사를 받는 연구(AHS)에 참여하고 있다. 그런데 전체 LSS 대상자 중 상대적으로 높은 선량에 노출된 경우에 AHS에 많이 참여하였고, 따라서 AHS 참여자들은 비참여자들 보다 더 자세히 질병 확인 과정을 가지는 확인 바이어스가 유발될 수 있었다. 특히 치명적이지 않은 갑상선암과 비흑색종 피부암의 진단 가능성이 AHS 참여자들에서 LSS 집단보다 컸다. 따라서 일본 원폭 생존자 연구에서는 고형암 위험도의 과대평가를 예방하기 위해 AHS 참여 여부 자체를 분석 모델에 포함하여 보정한 바 있다. 이러한 사례는 대규모 코호트 집단과 그중에서 검진을 많이 받는 일부 집단(subgroup) 간의 결과 차이를 비교하는 다른 역학연구에도 적용될 수 있다.

확인 바이어스는 연구 방법에 따라 선택 혹은 정보 바이어스가 될 수 있다. 예를 들어 환자-대조군 연구에서는 노출된 환자군이 더 많이 병의원 검사를 했다면 선정단계에서의 문제이므로 선택바이어스가 된다. 그러나 코호트 연구에서는 이미 선정된 집단을 대상으로 진행하므로 선택바이어스는 해당하지 않으며, 이후에 이들 중에 노출군이 검진을 더 많이 받는다면 정보 바이어스로 분류될 수 있다. 즉 같은 현상이라고 하더라도 각 연구 디자인에 따라 분류가 달라질 수 있다.

> 암 역학연구에서 피부암(정확히는 비흑색종 피부암, non-melanoma skin cancer)을 전체 암에서 제외하고 분석하는 경우가 종종 있다. 그 이유는 피부암에 대한 등록이 다른 암종보다 완전하지 못하고, 상대적으로 흔하고 비치명적이며, 다발성 특성으로 진단의 정확성이 상대적으로 떨어지기 때문이다(일부 나라에서는 피부암을 다른 방식으로 기록하거나 아예 기록하지 않은 경우도 있다). 따라서 피부암을 전체 암(all cancers combined)의 범주에 포함하지 않는 것이 다른 암과의 형평성을 고려하면 합리적이기도 한다. 그러나 우리나라의 경우 서구 국가들보다 비흑색종 피부암의 발병률이 낮으며, 국가암등록체계를 통해 비흑색종 피부암 등록의 완전성이 높아 전체 암의 범주에서 굳이 제외할 이유가 적다. 그런데 피부암을 전체 암에 포함하는지의 여부는 전체 암발생의 규모에 차이를 주는 것뿐만 아니라, 코호트 대상자들의 추적 기간 설정에 영향을 준다. 즉 코호트 대상자들의 추적 종료는 어떤 암(any cancer)에 진단된 시점으로 설정하므로 만약 피부암을 포함 시 그만큼 짧아지며 포함하지 않는다면 전체적인 추적 기간이 길어진다.

회귀 희석 바이어스 회귀 희석 바이어스(regression dilution bias)는 처음 측정된 값의 분포가 반복 측정값에 비해 넓어서 노출과 질병과의 연관성에 대한 위험도 크기를 희석하는 것을 의미한다. 이는 나중에 측정한 값들이 처음에 측정한 값보다 평균에 회귀하는 현상(regression to the mean) 때문에 발생한다. 즉 처음에 측정값이 우연에 의해 극단값이 나올 가능성이 있지만, 반복 측정할 때에는 극단값보다는 보통 상태의 값을 가질 확률이 높아져 점차 평균적 값에 회귀된다. 이러한 현상은 측정오류, 자연적인 변동, 장기간 추세 등에 의해서도 나타날 수 있다.

예를 들어 혈압을 처음 측정 시 자연적 변동으로 여러 범위의 값들이 측정될 수 있다. 그러나 반복 측정 시 처음에 극단적으로 나온 값이 반복해서 극단적으로 나올 가능성은 적다(평균적인 원래 값과 비슷하게 나올 가능성이 높다). 따라서 혈압에 대한 질병의 위험도는 첫 번째 측정값에 기초한 경우보다 두 번째 측정한 값을 기준으로 하였을 때 낮아지게 된다. 이를 파악하기 위해서 일부 대상자들에 대해서 다시 검사 후 그 희석 정도를 파악한 후 보정하는 방법을 적용할 수도 있다.

불멸 시간 바이어스 불멸 시간(immortal time)이란 연구 설계상 사망이나 보고자 하는 질병이 발생할 수 없는 시간을(추적 기간을 의미) 의미하여, 불멸 시간 바이어스(immortal time bias)란 이러한 추적 기간을 포함함으로 인해 발생하는 결과의 왜곡을 말한다. 예를 들어 코호트 연구에서 추적손실이 일어난 경우를 포함하면 발생률 산출 시 분모의 인년 산출에는 기여를 하지만 분자는 모르는 상태임에도 불구하고 질병 발생(사망)이 일어나지 않은 것으로 간주한다. 이 경우 분모에 해당하는 기간은 연구 참여자를 마치 살아있는 것처럼 간주한 것으로 불멸 시간이 되며, 질병 발생이나 사망이 없기 때문에 위험도는 저평가된다. 이처럼 불멸 시간 바이어스는 추적과 관련된 형태에서 발생하므로 코호트 연구에서 대상자들에 대한 추적의 완결성을 높이는 것이 중요하다.

불멸 시간 바이어스를 예방하기 위해서 대규모 코호트 연구에서는 일반적으로 추적 관련 정보가 불분명한 대상자들을 분석에서 제외한다. 그러나 임상적 치료법을 비교하는 소규모 단기간 추적하는 연구들에서는(약물 역학 등) 대상자를 제외하는 대신 각 대상자에게서의 불멸 시간을 파악하여 분석에 반영한다. 예를 들어 갑상선기능항진증 환자들에서 방사성요오드 치료약을 처방한 이후 암발생을 보는 연구를 할 때 갑상선기능항진증 진단과 약물 처방 사이는 불멸 시간이 된다. 왜냐하면 진단과 동시에 약물 처방이 되지 않는 경우가 있으며 나중에 약물 처방을 받기 위해서는 반드시 진단 이후 생존해 있어야 하기 때문이다. 즉 환자군에서 진단과 치료 사이의 기간(불멸 시간)을 발생률 산출 시 어떻게 다루느냐에 따라 불멸 시간 바이어스가 발생할 수 있다.

불멸 시간 바이어스를 제거하기 위해서는 1) 치료군에서 불멸 시간을 제외하며, 2) 제외된 시간을 비치료군의 기간에 포함한다. 즉 불멸 시간에서는 분자에 해당하는 사망이나 생존을 파악할 수 없기 때문에 치료군에서는 제외한다. 만약 치료군에서 불멸 기간을 포함할 경우 발생률 산출 시 분모에는 이 기간이 포함되지만, 분자에서는 확인할 수 없어서(그 사이에 사망할 수가 없지만 무엇이 일어났는지 확인이 안되는 기간), 사건이 발생하지 않은 것으로 평가되어 추적손실이 분자에서만 발생한다. 한편 치료군에서의 불멸 시간은 본격적으로 치료를 하기 전의 기간이므로 비치료군의 기간에 해당되며, 만약 이 기간을 무시한다면 비치료군에서의 분모가 적어지게 된다. 따라서 이 바이어스는 약제나 치료가 질병을 예방하거나 도움이 되는 것처럼 잘못된 결론을 도출할 수 있다.

불멸 시간 바이어스의 발생 정도는 1) 노출과 추적 시작 간의 간격이 짧을수록 적으며(즉 추적과 동시에 치료하는 경우 불멸 시간이 없다), 2) 노출자의 분율이 적을수록 적으며(대규모 코호트 연구의 경우 상대적으로 비노출군이 많으므로 해당 시간이 적다), 3) 추적 기간이 길수록 전체 기간에 비해 불멸 시간이 희석되어 적어진다.

(3) 정보 바이어스의 평가

측정오류의 평가 측정오류를 평가하는 방식에는 2가지가 있다. 1) 측정값의 평균값이 참값과 얼마나 다른가($b = \mu_{X1} - \mu_T$. b는 바이어스 μ는 각 군의 평균값)를 살펴봄으로써 오류를 파악할 수 있다. 2) 측정값들의 분산(참값 자체의 크기와는 별도로), 즉 측정값들의 퍼진 정도를 살펴봄으로써 오류를 파악할 수 있다. 오류가 적다면 관찰된 값들이 비슷하게 분포하지만(즉 분산이 작고), 오류가 많다면 분산값들이 넓게 펼쳐지기 때문이다. 이것은 바이어스된 측정에서도 참값을 우연히 맞출 수 있다는 첫 번째 방식을 보완하는 의미가 된다. 즉 참값과 평균값이 같다고 하더라도 그것이 우연에 의해 이루어진 넓은 분산 속에서 이루어졌다면 측정오류가 있다고 할 수 있다. 따라서 측정값의 평균과 분산을 평가하는 두 가지 방식은 서로 다른 측면에서 상호 보완적으로 측정오류를 설명한다.

정보 바이어스를 평가하기 위해 신뢰도와 타당도가 적용된다. 신뢰도(reliability)는 같은 대상자에게 같은 내용을 반복적으로 측정할 때 동일한 결과를 가져올 수 있는 정도를 의미하는 것으로 측정의 재현성 혹은 반복성으로도 표현된다. 만약 어떤 측정용 도구를 동일한 현상에 반복 적용하였을 때 항상 같은 결과를 얻게 된다면 신뢰성이 높다고 할 수 있다. 타당도(validity)란 적용된 검사 방법이 참값(gold standard)을 얼마나 정확히 나타내느냐를 평가하는 것이다. 그러나 현실적으로 진짜 참값을 모르는 경우가 많아 더 정확한 방법과 비교한 두 방법간의 신뢰도를 의미한다.

신뢰도에 사용되는 지표들로는 여러 가지가 있으며 조사하고자 하는 변수의 성격에 따라 다른 지표들이 사용된다. 이분형 척도에는 백분율 일치도(percent agreement)와 카파 통계량(kappa statistic)을 산출하며, 연속형 척도에서는 급내상관계수(intraclass correlation coefficient)를 산출한다. 순위형 척도로 조사하였다면 가중 카파 통계량(weighted kappa statistic)을 적용한다. 그 외에 상관계수, 단순일치율 등이 신뢰도 평가 지표로 사용될 수 있다. 타당도를 평가하기 위해서는 민감도(sensitivity)와 특이도(specificity)지표가 주로 사용된다.

타당도는 내적 타당도(internal validity)와 외적 타당도(external validity)로 구분된다. 내적 타당도는 연구의 설계, 진행, 대상자 선정, 자료 분석 및 해석에서 바이어스가 얼마나 있는지를 말하며 외적 타당도의 전제 조건이 된다. 외적 타당도는 연구결과가 연구에 참여하지 않는 집단에 일반화 혹은 전달 가능한 정도를 의미한다. 역학 연구에서 일반화와 내적 타당도를 모두 확보하는 것이 중요하지만 내적 타당도가 없는 연구는 일반화시킬 수 없다. 따라서 역학연구에서 내적 타당도의 확보가 우선이고 외적 타당도는 그 다음이라고 할 수 있다.

일반화(generalizability)는 실제 연구하는 집단이 목표 집단 내에 전적으로 포함된 경우로서 외적 타당도를 의미하는 가장 많이 사용되는 용어이다. 예를 들어 우리나라 사람들을 목표 집단으로 하고 그 중에서 일부 한국인을 대상으로 연구한 것을 전체 한국인에 적용할 때의 경우를 말한다. 반면 전달 가능성(transportability)은 연구대상자들이 목표 집단에 전적으로 포함되지 않은 경우이다. 예를 들어 한국인 일부를 대상으로 조사한 결과를 다른 나라 사람들에게도 적용할 수 있느냐의 관점이다. 따라서 일본 원폭 생존자 연구에서 산출된 방사선 노출 위험도를 다른 인구집단에 적용할 수 있는지에 대한 것을 표현할 때는 일반화보다는 전달 가능성이란 용어를 사용한다.

타당도란 참값과의 신뢰도를 의미한다. 예를 들어 정보를 측정하는 두 가지 방법(X_1과 X_2)이 있을 때 X_2가 참값을 완벽하게 측정한다면 X_1 방법의 타당도는 두 방법의 신뢰값을 곱한 값과 같다($\rho_{TX1} = \rho_{X1X2}$). 두 가지 방법 모두 참값을 완벽하게 측정하진 못하지만 정밀도가 같다면 X_1 방법의 타당도(ρ_{TX1})는 두 방법의 개별 타당도 값(ρ_{TX1}과 ρ_{TX2})을 곱한 값의 제곱근이 되며 이는 $\rho_{TX_1} = \sqrt{\rho_{X_1X_2}}$와 같이 표현될 수 있다. 이 식은 두 측정 방법간의 신뢰도(ρ_{X1X2})는 X_1 방법의 타당도(ρ_{TX1})를 제곱한 값으로 표현할 수 있다($\rho_{X1X2} = \rho^2_{TX1}$).

두 측정 방법의 신뢰도는 값의 분산을 통해, 즉 참값의 분산(σ^2_T), 측정값의 분산(σ^2_{X1}), 그리고 에러의 분산(σ^2_E)으로 산출할 수 있다($\rho_{X1X2} = \sigma^2_T/\sigma^2_{X1} = 1\text{-}\sigma^2_E/\sigma^2_{X1} = \rho^2_{TX1}$). 즉 타당도 계수란 참값의 분산과 측정값의 분산을 나눈 값으로 실제 관찰된 집단에서의 측정값의 분산과 참값의 분산이 같다면 완전한 타당도를 보인다(에러의 분산이 0이면, 즉 에러가 없으면 1이 된다). 또한 관찰집단의 분산이 참값의 분산보다 크면 타당도가 감소하고 참값의 분산이 크면 타당도는 증가한다(타당도 계수는 1보다 작거나 크게 된다). 여기서 분산은 관찰값 즉 노출값들의 분포를 의미하는 것으로 참값의 노출범위가 크다면(노출범위가 다양하다면) 관찰된 노출값의 타당도가 커진다. 비록 평균 차이가 0이라고 하더라도(이 경우 바이어스는 없다고 할 수 있지만) 노출평가 지표의 분산을 통한 파악에서는 바이어스가 존재할 수 있으므로, 측정오류를 파악하는 데 평균값 차이를 보는 방법 외에 분산의 차이를 보는 방법이 함께 사용된다.

신뢰도 및 타당도 연구는 역학연구를 진행하기 전에 측정 도구의 신뢰도를 향상시키는 역할을 할 수 있다. 또한 주된 연구가 시행된 후 신뢰도와 타당도 계수를 통해 결과값을 보정하는 데도 활용될 수 있다. 이러한 목적을 달성하기 위해서는 신뢰도 평가를 위한 대상자 선정이 무작위로 이루어지는 것이 바람직하다. 만약 집단을 대표하지 못할 때 노출 분포의 차이가 있으면 신뢰도 계수를 적용하기 어렵기 때문이다.

관찰된 위험도는 참값의 위험도에 측정오류가 반영된 값이다. 즉 비차별적 오류의 경우 관찰된 오즈비는 측정 방법의 타당도가 반영되어 표현된다($OR_O = OR_T^{\rho^2_{TX}}$).

따라서 타당도가 완벽한 방법을 사용하였다면 위험도를 정확히 관찰할 수 있지만 측정오류가 있는 경우 위험도를 과소평가시킨다(예를 들어 오즈비가 2.0이고 타당도가 0.7이라면 관찰된 오즈비는 $2^{0.49} = 1.4$가 된다). 반면 차별적 오류의 경우 관찰된 오즈비는 측정 방법의 타당도뿐 아니라 질병군과 대조군의 평균 차이값이 반영되며($OR_O = OR_T^{C\rho^2_{TX}}$. 이때 C는 $1+(b_D - b_N)/(\mu_{T_D} - \mu_{T_N})$, 평균값의 차이 형태에 따라 위험도를 과대 혹은 과소평가한다.

> 방사선 역학에서 개인선량계에 기록된 선량값의 타당도에 대한 논란은 아직 체계적으로 조사되지 못했다. 그러나 보고된 선량이 여러 가지 이유로(의도적으로 착용하지 않는 경우부터 올바로 착용하지 못한 경우 혹은 선량계의 보관 장소가 적절하지 않은 경우 등) 정확하지 않을 가능성이 있다. 이러한 잠재적인 선량값의 오분류를 극복하기 위해서는 개인선량계를 항상 착용한 경우의 값에 근거한 선량당 위험도를 산출하는 것이 바람직하다. 이러한 측정오류를 극복하기 위해서는 단지 물리적인 측정값 외에 선량계 착용 여부 등 작업 특성에 대한 정보가 함께 파악되어야 한다. 또한 방사선 노출에 의한 건강 영향 평가에는 단지 노출량만이 아니라 노출의 기간, 빈도, 시기, 그리고 방사선원의 에너지 크기와 속도 등의 정보들이 중요하다. 그런데 이러한 정보들을 대부분 기록 혹은 개인별 설문 정보를 통해 파악되므로 각 정보에 대한 신뢰도와 타당도 파악이 중요하다.

(4) 정보 바이어스에 의한 영향 및 예방

측정 방법의 신뢰도와 타당도는 역학 결과값에 영향을 준다. 신뢰도와 타당도가 낮을 경우 노출 및 질병 변수의 오분류를 발생시키고 궁극적으로 노출과 결과의 연관성을 왜곡시킬 수 있다. 반면 높은 신뢰도는 효과를 발견할 수 있는 검정력을 높일 수 있고(효과 크기를 잘 발견할 수 있도록) 높은 타당도는 발견된 결과의 정확성을 높일 수 있다. 따라서 평가 방법의 신뢰도 및 타당도를 높이기 위한 노력은 각 연구에서 설문뿐 아니라 측정, 모델링 등 모든 노출 및 결과 변수 평가 방식에 기본적으로 필요하다.

노출에 대한 오류는 관심 변수(방사선 노출), 교란변수(흡연), 효과변경인자(연령) 각각에서 독립적으로 발생할 수 있다. 측정오류가 주요 노출 변수에서 발생하면 연구대상자들의 노출 상태를 잘못 분류시키게 되어 결과적으로 연관성을 왜곡시킨다. 예를 들어 임신 중 엑스선 측정과 기형아 출생과의 관련성 연구 시 환자군과 정상군에서 임신 중 엑스선 노출력에 대한 민감도와 특이도가 각각 다르다면 위험도가 왜곡된다(예를 들어 민감도가 환자군에서는 1.0 정상군에서는 0.5, 특이도는 환자군에서는 0.9 정상군에서는 1.0이라면 원래의 상대위험도 값 1.0이 4.5로 과대 평가된다).

측정오류가 교란변수 및 효과변경인자에서 발생하여도 결과 해석에 잘못된 정보를 제공해 줄 수 있다. 측정오류가 교란변수에서 발생한다면 그 효과는 잔류 교란변수(residual confounding)로서 나타나게 되어, 결과값이 조율(crude rate)과 보정된 값(adjusted rate) 사이로 산출된다. 그리고 측정오류가 효과변경인자에서 발생하게 된다면 상호작용을 감소시켜 취약 집단이 누구인지 파악하기 어렵게 만들 수 있다. 질병 여부와 같은 결과변수를 판정하는 데도 오분류가 발생할 수 있다.

정보 바이어스를 줄이기 위해 다양한 방법이 사용될 수 있다. 즉 여러 번 측정하여 평균값을 사용하거나, 연구 대상자 수를 증가시켜 비차별적 오류에 의한 영향을 줄이거나, 보다 정확한 측정 방법을 일부 대상자에게 실시하여 높은 타당도 값을 얻어 보정할 수 있다. 그러나 자세한 검사가 항상 가능하지 않으며 보정을 위해서는 여러 불확실성을 고려해야 하므로, 만약 잘못된 정보 또는 가정을 통한 보정은 더 큰 바이어스를 초래할 수 있다. 따라서 민감도 분석을 통해 여러 가지 가정하에 보정에 대한 계산이 이루어지는 것이 바람직하며, 보정되지 않은 효과 크기 값도 함께 제시하는 것이 바람직하다. 비록 정보 바이어스를 직접 보정할 수 없다고 하더라도 바이어스의 방향성과 정도를 파악하는 것은 결과의 해석과 활용에 큰 의미가 있다.

개인 수준의 노출 측정값이 집단 차원의 값보다 항상 더 좋은 지표는 아니다. 개인의 측정값은 경우에 따라 집단적 노출 지표를 사용할 때보다 질병에 대한 위험도 값을 더 왜곡시킬 수 있는(Classical error) 반면, 집단적 노출 지표를 개인에게 적용하는 경우 오류가 발생하지만(Berkson's error) 개인 지표 사용 시보다 위험도 값을 덜 왜곡시킨다. 각 군에 할당된 값이 개별값들을 대표한다면 비록 통계적 검정력이 떨어질 수 있지만(집단적 측정값의 숫자가 개인별 측정값보다 적기 때문) 바이어스를 발생시키지는 않기 때문이다. 따라서 각 변수의 속성과 측정방식의 장단점을 파악하고 개인 및 집단 정보의 속성을 함께 활용하는 것이 바람직하다.

6.4. 교란 작용과 효과변경(confounding & effect modification)

(1) 교란 작용

의미와 유형 교란 작용(confounding)이란 질병과 특정 원인과의 관련성을 왜곡시키는 현상을 말하며 이러한 현상을 발생시키는 인자를 교란변수(confounder)하고 한다. 예를 들어 커피 섭취와 암 발생과의 연관성 연구를 할 때 방사선 노출량이 많은 작업자가 노출되지 않은 작업자에 비해 커피를 많이 마신다면 마치 커피와 암이 연관된 것처럼 보일 수 있다. 그러나 관찰된 암위험도 증가는 실제로 방사선에 의한 것으로 방사선이라는 교란변수가 커피와 암의 연관성을 교란시킨 것이다.

관찰연구에서는 변수를 인위적으로 할당하지 않기 때문에 대부분의 역학연구에서 교란변수를 중요하게 고려한다. 그러나 교란변수가 되기 위해서는 노출 요인뿐 아니라 건강 영향과도 동시에 상관성이 있어야 하며, 그렇지 않으면 노출과 질병 사이의 연관성을 교란시키지 못한다. 단지 질병과 관련될 수 있는 모든 변수들이 혹은 노출 요인과 연관된 모든 변수가 교란 작용을 하는 것은 아니다. 예를 들어 흡연이 폐암의 위험인자인 것은 분명하지만 만약 방사선 노출과 연관성이 없다면 흡연은 교란변수로 작용하지 않는다. 일본 원폭 생존자 연구에서도 흡연이 방사선 노출과 암과의 연관성을 파악하는 데 교란변수로 작용하지 않았다.

교란변수가 질병의 위험요인이라는 조건은 그 자체로서의 위험요인을 의미한다. 즉 노출 요인과 함께 질병 발생에 기여하거나 효과변경인자로 작용하기보다는 비노출군에서의 위험요인을 의미한다. 또한 교란변수는 노출에 의해 영향을 받지 않아야 한다. 만약 노출에 영향을 받는 변수라면 교란보다는 중재변수 혹은 간접 노출 지표의 역할을 하게 된다.

이상적인 비교는 노출요인이 있는 군을 다른 조건은 모두 동일한 상황에서 노출요인이 없는 군과 동시에 비교하는 것이다. 그러나 이러한 상황은 반사실적 조건으로 현실적으로 불가능하다. 따라서 역학연구에서는 두 개의 서로 다른 집단을 비교하게 되는데 이때 노출 요인 외에 다른 요인들의 분포가 달라 교란 작용이 일어날 수 있다. 교란변수는 하나 혹은 여러 개일 수 있으며, 측정할 수 있는 것이 있지만 측정되지 못한 것도 있을 수 있으며, 혹은 어설프게 측정된 것도 있다. 또한 조건부 교란 작용, 즉 하나의 교란변수가 다른 변수에 의해 교란될 수도 있으며 이럴 경우 다른 변수의 상황에 따라 교란 작용을 할 수도 있고 하지 않을 수도 있다. 따라서 측정된 교란변수들을 보정하였다고 하더라도 두 집단을 동일하게 맞추었다고 확신하긴 어렵다.

교란 작용은 다른 말로 교환가능성(exchangeability)의 부족이라고 표현한다. 교환가능성은 노출집단이 비노출집단과 노출요인을 제외하고는 평균적으로 같은 위험도를 갖는 조건을 말한다. 교환가능성이 부족하다는 것은 집단 간 교란 작용과 선택바이어스 등이 있다면 특정 집단에 근거한 연구결과가 다른 집단에게 적용되지 않는 것을 의미한다. 조건부교환가능성(conditional exchangeability)은 특정 조건하에서 교환가능성이 존재하는 것으로 여기서 특정조건이란 교란변수를 통제할 경우를 의미한다.

같은 교란변수라고 하더라도 인구집단에 따라 서로 다른 영향을 결과값에 줄 수 있다. 교란변수로 인해 실제 연관성을 과대평가(overestimation)하게 되는 경우(즉 관련성의 크기가 실제보다 커짐)를 양의 교란 작용(positive confounding) 이라고 한다. 예를 들어 일본 원전 종사자의 방사선과 폐암 연구에서 원전 작업을 많이 하는 작업자일수록 흡연을 많이 해서 방사선과 암위험도를 사실보다 크게 나타나게 했다. 반면 교란변수가 실제 연관성을 과소평가(underestimation)하게 하는 경우(즉 관련성의 크기가 실제보다 작아짐)를 음의 교란 작용(negative confounding) 이라고 한다. 미국 원전 종사자에서는 일본 원전 종사자와는 반대로 방사선에 노출되는 종사자들이 흡연을 덜 하였고 이로 인해 흡연은 방사선의 영향을 과소평가하게 하였다. 이는 미국 원전 시설에서 고선량 작업 시 금연이 엄격히 요구되었기 때문이다.

교란변수는 인구집단에서 원래부터 존재하는 특성이며 선택바이어스는 연구대상자 참여(모집) 과정에서 노출과 질병에 영향을 받아 발생하는 것이다. 즉 교란은 실존하는 모습으로 그 자체가 왜곡된 것은 아니며 단지 특정 요인과의 연관성을 살펴볼 때 발생하는 현상이다. 예를 들어 연령의 경우 대부분의 연구에서 중요한 교란변수로 고려되지만 연령 자체가 현실에서 왜곡되어 존재하는 것은 아니며, 단지 비교하고자 하는 인구집단에서의 연령구조가 다름으로 인해 교란 작용을 하는 것뿐이다. 반면 연구대상자들을 선정하는 과정에서 전체를 왜곡해서 뽑는 것은 선택바이어스가 되며, 참여한 대상자들로부터 정보가 올바로 확보하지 못하는 것은 정보 바이어스가 된다. 따라서 교란 작용을 바이어스(confounding bias)라고 표현하기도 하나, 자료 자체의 오류라기보다는 인과성 파악에서 나타날 수 있는 자료 해석상의 오류로서 엄밀한 의미에서의 바이어스와는 구별된다.

파악 및 중요성 같은 교란변수라도 교란 작용은 질병에 따라 다르게 나타날 수 있다. 예를 들어 흡연에 의한 교란 작용은 흡연에 의한 상대위험도가 높은 질병들에서는 크게 나타날 수 있어도 흡연과의 상대위험도가 작은 질병들의 경우 교란 작용이 나타나더라도 적게 나타난다. 예를 들어 흡연과 폐암의 상대위험비가 방사선에 의한 폐암의 상대 위험비보다 높기 때문에 폐암 연구 시 흡연의 보정은 중요하다. 반면 흡연과 다른 암종의 상대위험비는 폐암보다 상대적으로 낮기 때문에, 흡연에 의한 교란 작용의 중요성도 상대적으로 낮아진다. 즉 특정 질환에 중요하게 작용하는 교란변수라고 하더라도 다른 질환에서는 위험요인이 아닐 수도 있고, 위험요인이라고 하더라도 연관성의 크기가 다를 수 있어 교란 작용의 효과가 다르게 나타난다.

교란변수를 파악하고 통제하는 것 자체는 쉽지 않은 과정이며 단순하지도 않다. 예를 들어 전체집단에서 교란 작용을 단순히 있다 혹은 없다고 말하는 데에는 상당한 개략적 추론이 필요하다. 실제로는 각 세부 집단별로, 노출형태 및 정도별로 교란 작용이 나타날 수도 있고 아닐 수도 있기 때문이다. 예를 들어 원폭 생존자 연구에서 방사선 노출과 암위험도 평가 시 의료 노출에 의한 교란 작용은 방사선 고노출자에게는 가능성이 있었으나 저노출자들에게는 없었다.

또한 같은 방사선 노출이라고 하더라도 각 연구별로 교란변수로 작용하는지에 대한 판단은 다를 수 있다. 예를 들어 직업적 방사선 노출 연구의 경우 의료방사선이나 환경 방사선 노출량이 오히려 더 많을 수가 있기 때문에 이들의 교란 작용을 파악하는 것이 중요하다. 반면 치료방사선 노출에 의한 건강 영향 연구에서는 그 자체가 높은 선량이므로 다른 형태의 방사선 노출에 의한 교란 작용은 상대적으로 큰 의미를 갖지 못한다.

특정 요인이 교란변수로서 작용했는지, 만약 했다면 얼마나 영향을 미쳤는가를 파악하는 것은 중요한 역학연구 주제이다. 일반적으로 1) 노출과 결과변수 모두와 관련이 있는지 2) 층화하였을 때 결과가 변하는지 3) 보정하였을 때 결과가 변하는지 등을 점검한다. 교란변수를 파악하는 별도의 통계적 방법이 있지 않으며 깊이 있는 해당 분야의 전문적 지식과 자료에 대한 철저한 탐색적 분석과정을 통한 역학적 사고 과정이 필요하다.

교란변수로 설정된 변수라고 하더라도 시기적 흐름을 고려하면 교란이 아닌 노출의 간접 효과가 될 수 있다. 예를 들어 방사선 노출 작업으로 흡연을 많이 하고 이것이 암 발생으로 이어진다면, 흡연은 교란변수가 아니라 방사선 노출의 간접 지표 역할을 한다. 이 경우 흡연이 교란변수인지 노출의 간접지표인가를 구분해야 하며 경우에 따라 불분명할 때도 있다.

> 흡연은 방사선과 건강 영향의 교란변수일 수도 있지만, 방사선의 직접 노출인자이기도 하다. 왜냐하면 흡연 시 매우 적은 양이지만 방사선에 노출되는 것으로 알려져 있어 장기간 흡연자의 경우에는 무시할 수 없는 선량에 노출될 수 있기 때문이다. 즉 흡연은 1) 방사선 노출의 직접 지표로도 기여할 수 있으며 2) 방사선 노출이 흡연을 증가시켰다면 노출의 간접지표 혹은 중재변수일 수도 있으며 3) 노출자가 비노출자에 비해 흡연을 많이 하거나 적게 한다면 교란변수로 작용할 수도 있다.

교란 작용의 최소화 교란변수를 충분히 보정하지 못하면 결과에 바이어스가 초래될 수 있고, 교란변수를 과보정하게 되면 통계적 검정력을 감소시킬 수 있다. 교란 작용을 최소화하기 위해서는 해당 연구 분야의 전문내용을 통해 무엇이 교란변수가 될지를 미리 아는 것은 중요하다. 사전 지식에 근거하여 교란변수 보정 방법들을 적용할 수 있기 때문이다. 그렇지만 인과성이 충분히 밝혀지지 않은 경우들이 많아 알려지지 않은 교란변수가 존재할 수 있다. 또한 교란변수임을 알고 있지만 해당 연구에서 측정하지 못한 측정되지 않은 교란변수(unmeasured confounders)와 아직 알려지지 않은 교란변수(unknown confounder)도 관찰된 연관성으로부터 인과성을 파악하기 위해서 고려해야 한다.

연구설계 단계에서 교란변수를 보정하기 위해 무작위 할당(randomization), 제한(restriction), 짝짓기(matching) 등의 방법이 적용된다. 무작위할당은 교란변수를 직접 보정하는 것은 아니지만 알려지지 않은 보정요인을 비슷하게 만들 가능성을 높여주는 것이므로 알려진 혹은 알려지지 않은 교란변수를 모두 통제하는 데 효율적이다. 반면 제한과 짝짓기는 알려진 교란변수만을 통제할 수 있다(예를 들어 60세 미만으로 제한하거나 비흡연자로만 국한하는 등).

자료 분석 단계에서 교란 작용을 최소화하는 방법들에는 표준화(standardization), 층화분석(stratification), 다변량 분석(multivariable analysis)등이 있다. 만약 교란변수가 직접 측정되었다면 이러한 분석 방법들로 보정하는 것이 가능하다. 직접 측정을 못 했다면 교란변수와 연관이 되었을 변수를 대신 보정함으로써 어느 정도 교란효과를 감소시킬 수 있다(예를 들어 흡연 정보가 없을 때 사회경제적 수준 혹은 호흡기 질병력을 흡연의 대리지표로서 보정한다).

교란변수가 노출변수와 완전히 일치할 경우는 노출과 교란변수를 떼어 놓을 수 없기 때문에 보정 자체가 불가능하다. 만약 교란변수와 노출변수가 밀접히 관련된 경우 다중공선성이 발생할 수 있으며(예를 들어 대기오염과 거주 지역, 교육수준과 소득, 단백질 섭취와 식이지방 등), 보정 시 과보정(overadjustment)이 될 수 있다. 따라서 일반적으로 중요한 최소한의 변수들만을 보정하는 것이 권장된다. 실제로 주요 변수만을 보정하면 다른 잠재적 교란인자들은 저절로 같이 보정되는 경우들도 있다(예를 들어 방사선 종사자들의 연령과 출생년도를 보정하면 입사년도에 대한 보정은 불필요해진다).

교란변수를 보정했어도 충분히 보정되지 않는 잠재 교란영향이 가능하다. 측정된 변수 자체가 노출을 충분히 반영하지 못할 때 나타날 수 있는데 예를 들어 흡연의 교란 작용을 줄이기 위해서는 통계적 모델에 흡연량(pack-year) 변수를 넣을 수 있다. 그러나 모델에 총 흡연량을 넣는다고 교란변수에 대한 충분한 보정이 이루어지는 것은 아니다. 왜냐하면 현재 흡연자와 과거흡연자가 동일한 총 흡연량을 갖는다고 하더라도 그것이 의미하는 바는 다르기 때문이다. 따라서 흡연 여부에 따라 대상자를 비흡연자, 과거흡연자, 현재흡연자로 구분하여 층화분석을 실시하고 각 집단 내에서 총 흡연량을 보정하면 잠재 교란 작용을 줄일 수 있다. 이처럼 교란변수의 영향을 최소화하기 위해서는 층화 및 모델을 통한 보정이 동시에 적용하는 것이 필요하다.

교란 작용의 파악은 연구에서 관찰된 연관성(association)이 인과성(causality) 인지를 설명하는 것으로, 특정 위험요인에 대한 노출을 줄이는 일차예방에서 매우 중요하다. 교란된 결과에 의해 불필요한 요인을 예방하거나 중요한 요인을 간과할 수 있기 때문이다. 그러나 이차예방에서는 고위험군의 파악이 중요하기 때문에 교란된 결과라고 할지라도 유용한 지표가 된다. 예를 들어 고혈압이 흑인에 많다는 현상은 여러 요인에 의한 교란 작용이 포함되어 있겠지만, 이차예방을 위해 흑인들을 표적 집단(target population)으로 접근하는 것은 현실적으로 중요하다. 즉 인종이란 요인이 고혈압과 인과성을 갖는다는 해석은 교란된 현상이지만, 흑인에게서 고혈압이 많다는 것은 관찰된 현실이다. 따라서 교란 작용은 인과성 규명을 위해서 궁극적으로는 밝혀져야 할 사항이지만, 원인 파악이 아닌 현실적 문제를 풀어가는 이차예방의 대응 과정으로서는 덜 중요할 수도 있다.

> 방사선에 의한 건강 영향을 인구집단 차원에서 해석할 때 흔히 제기되는 주제 중 하나는 방사선 이외에 교란변수들에 의한 영향이다. 특히 저선량 방사선 역학연구에서는 방사선 외의 교란 요인들의 영향이 방사선 자체의 위험성보다 더 클 수도 있다. 그러나 교란변수가 있다고 하는 것 자체가 연구에 문제가 있는 것은 아니며 대부분의 역학연구에서는 교란변수를 갖고 있다. 중요한 것은 교란변수들을 어떻게 통제하고 합리적으로 해석하느냐이며 이것을 전문적으로 풀어나가는 것이 역학에서의 전문 영역 중 하나이다. 역학 및 보건학에서는 완벽하지는 못하지만, 교란변수를 파악하는 방법 그리고 만약 교란변수가 발견되면 이를 통제하여 보다 합리적인 결과들을 산출하는 방법들이 적용되고 있다. 따라서 방사선과 건강 영향간의 관찰된 연관성을 단순히 교란 효과로 간주하거나, 조사되지 못한 변수들을 이유로 결과를 부정하는 것은 과학적이지 못하고 자칫 중요한 역학적 결과를 과소평가할 수 있다.

연구 사례 일본 원폭 생존자 연구에서 방사선 노출과 건강 영향을 파악하는 데 흡연과 의료방사선 노출이 의미 있는 교란 작용을 하지 않은 것으로 파악되었다. 원자폭탄이 동시에 모든 사람에게 방사선을 노출한 것이기 때문에(exposure at random) 특정 인구집단에 선택적으로 방사선 노출을 시켰다고 생각하기엔 상식적이지도 않다. 흡연은 교란 작용보다는 비흡연자에게 더 큰 방사선의 영향을 보여준 효과변경인자로 파악되었다.

환자를 대상으로 의료 방사선 노출과 악성종양에 관한 연구에서는 적응증에 의한 교란(confounding by indication) 작용이 발생할 수 있다. 즉 의료 방사선 검사는 어떤 질환이나 증상이 있는 경우 받게 되는데, 그 질환 자체가 암 위험도를 증가시킬 수도 있다. 이러한 상황에 기저질환(indication)은 암 발생의 위험요인이며 동시에 방사선 노출과 밀접한 관련성을 가지므로 의료 방사선 노출과 암 위험도의 연관성을 교란시킬 수 있다. 대표적인 사례들은 CT 촬영과 어린이 암 역학 연구들에서 많이 탐색되었다(CT 연구 참조).

같은 방사선이지만 다른 노출 형태도 교란변수로 작용할 수 있다. 예를 들어 프랑스 원전 종사자 연구에서 직업적 방사선 노출의 영향에 자연방사능과 의료노출 방사선량이 교란 작용을 하였는지 평가한 바 있다. 즉 직업 방사선 노출에 따른 암위험도를 초과상대위험도로 산출하고 여기에 각 의료 및 환경방사선량을 보정변수로 추가함으로써 그 변화를 파악하였다. 연구 결과 방사선량 자체는 자연방사선이 훨씬 크지만 실제로 그로 인한 영향은 적었고, 의료방사선량은 자연방사선량 보다 적었지만, 그 효과는 상대적으로 더 커서 위험도를 줄이는 방향으로 영향을 주었다. 그 이유는 환경 방사선 노출은 직업 방사선과 연관성이 적지만 의료방사선은 직업방사선량과 비례하였기 때문이다. 이러한 결과는 직업 노출 연구를 할 때 의료 방사선 노출을 파악하여 보정하는 것이 중요하다는 것을 의미한다.

방사선 역학연구를 포함한 직업 역학연구에서는 건강생존자 효과를 보정하기 위해 흔히 근무 기간을 보정하고 있다. 근무 기간은 1) 누적 노출량과 밀접히 관련되어 있고 2) 근무 기간에 따른 건강 영향의 차이가 있다면 교란변수로 작용할 수 있기 때문이다. 실제로 15개국 원전 종사자 연구에서는 근무 기간을 보정한 바 있으며 보정하지 않은 경우는 위험도가 감소하였다. 또한 영국, 미국 원전 종사자 및 국제 원전 종사자 연구(INWORK) 등에서 근무기간 보정은 암의 초과상대위험도를 증가시킨 바 있다.

국내 방사선관계종사자 연구에서는 근무 기간이 길수록 누적 방사선량이 높았으며 사망력은 낮았다. 즉 건강근로자효과에 의한 음의 교란 작용(negative confounding)이 존재하였다. 따라서 이를 보정하기 위해 근무 기간을 통제한 바 있으며 보정 전후의 변화는 유의하지 않았지만 보정한 경우 방사선에 의한 초과상대위험도 값이 유의하지 않은 수준에서 증가하였다.

저선량 방사선 노출과 악성종양과의 인과성에 대한 역학연구들에서 잠재적인 교란 작용과 선택바이어스의 가능성을 분석한 결과 이들에 의해 결과가 심각하게 왜곡되지는 않았다고 보고된 바 있다(표 6.4.1). 왜냐하면 1) 실제로 흡연 및 석면 등 다른 주요 교란변수들이 방사선량과 약하게 관련되어 있거나 역관련성을 보인 경우도 있으며 2) 교란변수 존재 자체가 적어 영향이 크지 않았다. 예를 들어 일부 질환의 경우 CT 노출과 암발생에 중요한 교란변수임에는 분명하지만, 질환 자체의 발생이 적어 그로 인한 교란영향은 적을 것으로 추정되었다.

표 6.4.1 저선량 방사선 노출과 악성종양 연구들에서 교란 작용과 선택바이어스의 가능성

Study	Overall likelihood of uncontrolled confounding?		Overall likelihood of selection bias?	
	All cancers excluding leukemia	Leukemia	All cancers excluding leukemia	Leukemia
Environmental				
Chornobyl residents	NA	Unlikely	NA	Likely↑*
Three Mile Island	Unlikely	Unlikely	Unlikely	Unlikely
China background	Unlikely	Unlikely	Unlikely	Unlikely
GB background	NA	Unlikely	NA	Unlikely
Swiss background	Unlikely	Unlikely	Unlikely	Unlikely
Techa River	Unlikely	NA	Unlikely	NA
Finnish background	NA	Unlikely	NA	Unlikely
Taiwanese residents	Unlikely	Unlikely	Unlikely	Unlikely
Medical				
Canadian cardiac imaging	Likely↑↓	Unlikely	Unlikely	Unlikely
French Pediatric CT	Unlikely	Unlikely	Unlikely	Unlikely
UK Pediatric CT	Unlikely	Unlikely	Unlikely	Unlikely
PIRATES	Unlikely	Unlikely	Unlikely	Unlikely
Occupational				
Korean workers	Likely↓	Unlikely	Likely↓	Likely↓
Chornobyl liquidators: Belarus, Russia, Baltic countries	Unlikely	Unlikely	Unlikely	Unlikely
UK NRRW	Likely↓	Unlikely	Unlikely	Unlikely
Korean nuclear workers	Likely↓	NA	Unlikely	NA
Rocketdyne nuclear	Likely↓	Unlikely	Unlikely	Unlikely
Japanese nuclear workers	Likely↑↓	Unlikely	Likely↓	Likely↓
Canadian nuclear workers	Likely↓	Unlikely	Unlikely	Unlikely
Chornobyl liquidators: Ukraine	Unlikely	Unlikely	Unlikely	Unlikely
German nuclear workers	Likely↓	Unlikely	Likely↓	Likely↓
US nuclear workers	Likely↓	Unlikely	Unlikely	Unlikely
INWORKS	Likely↓	Unlikely	Unlikely	Unlikely
Smoky nuclear test	NA	Unlikely	NA	Unknown
USRT (BCC)	Unlikely	NA	Unlikely	NA
USRT (breast cancer)	Unlikely	NA	Unlikely	NA
USRT (brain tumors)	Unlikely	NA	Unlikely	NA
French nuclear workers	Likely↓	Unlikely	Likely↓	Likely↓

* ↑ away from null, ↓ toward null

(출처: Schubauer-Berigan et al., 2020)

(2) 효과변경

의미와 종류 효과변경(effect modification)이란 변수의 수준에 따라 효과가 다르게 나타나는 것을 말하는 것으로 노출과 질병의 기전적 관계를 보는 개념이다. 정확한 용어는 연관성 변경(association modification)이라고 할 수 있지만, 연관성이 일반적으로 '효과 크기'로 표현되므로 효과변경(effect modification)이라고도 표현한다. 또한 각 층간 효과가 다르다는 차원에서 이질성을 의미하며, 각 변수가 효과에 서로 관련되어 있다는 의미에서 상호작용이라고 표현하기도 한다. 거의 모든 질환은 한가지 요인이 아닌 여러 요인이 함께 작용하여 발생하므로 효과변경은 현실적 상황을 반영하는 개념이다.

상호작용(interaction)은 생물학적 상호작용과 통계적 상호작용으로 구분한다. 생물학적 상호작용(biological interaction)은 단독이 아니라 다른 요인이 있을 때 질병의 기전으로 작용하는 상황을 말한다. 예를 들어 홍역에 걸리는 상황은 균에 의한 영향과 개체의 면역상태가 같이 작용해야만 발생한다. 일반적으로 환경 및 유전적 요인이 함께 작용하여 질병에 걸리는 경우들이 상호작용에 의한 영향으로 설명될 수 있다. 이런 의미에서 생물학적 상호작용은 둘 이상의 요인이 질병 발생에 기여하기만 하면 되는 개념으로 사실 모든 질병 발생에 존재하는 현상이다. 즉 생물학적 상호작용은 질병 발생에 두 가지 요인이 같이 존재하는 경우를 말하며, 그 크기가 얼마인지를 말하는 상호작용(덧셈 혹은 곱셈작용)과는 다른 개념이다. 만약 두 요인이 각각 독립적이어서 동시에 노출되었을 때 추가적인 위험도가 없다고 하더라도 두 요인이 있어야 질병이 발생하므로 생물학적 상호작용은 있다고 표현될 수 있다.

통계적 상호작용(statistical interaction)은 생물학적 상호작용이 있다는 전제하에 효과를 파악한다. 여기에서 효과는 연관성의 정도를 의미하며 위험요인들이 각각 기여했다면 상호작용은 없다고 표현되며, 추가적인 효과가 있어야 통계적 상호작용이 있다고 표현된다. 즉 통계적 상호작용이 없다는 것은 생물학적 상호작용이 없다는 것과는 다른 개념이다.

상호작용을 어떻게 평가(측정)하느냐의 방법으로서 덧셈 상호작용(additive interaction)과 곱셈 상호작용(multiplicative interaction)으로 구분한다. 만약 위험요인들이 각각만 기여하여 추가적인 효과가 없다면 통계적 상호작용은 없는 것이며,

추가적인 효과가 있다면 이 추가량이 얼마이고 어떤 방향으로 작용했는지를 통계적 관점에서 곱셈 및 덧셈 상호작용으로 분류한다. 덧셈 상호작용은 추가적인 효과를 절대위험도로 평가하며 곱셈 상호작용은 상대위험비로 평가한다. 덧셈과 곱셈 상호작용은 단지 다른 척도를 통해 상호작용을 살펴본다는 차이일 뿐 추가적인 효과를 평가한다는 의미는 같다.

같은 노출 요인이라고 하더라도 연구에 따라 다른 형태의 통계적 상호작용을 보일 수도 있다. 예를 들어 표 6.4.2와 같이 방사선 노출과 폐암 위험도를 살펴본 연구에서 흡연은 우라늄 광부들에서는 곱셈 상호작용으로 작용했지만, 일본 원폭 생존자들에게서는 덧셈 상호작용에 더 가까웠다. 즉 특정 변수의 상호작용이 한 가지 형태로 정해져 있는 것이 아니라 인구집단의 특성(기저 위험도의 차이 등)에 따라 달라질 수 있다. 일반적으로 방사선과 흡연의 상호작용은 덧셈보다는 곱셈 상호작용에 더 가까워 보이지만 인구집단에 따라 다르다.

표 6.4.2 인구집단별 방사선과 흡연 노출에 따른 폐암의 상대위험도 비교

Radiation Level	Uranium workers (smoking level)		A-bomb survivors (smoking level)	
	Low	High	Low	High
Low	1.0	7.7	1.0	9.7
High	18.2	146.8	6.2	14.2

(출처: Celentano & Szklo, 2019)

평가 방법 덧셈 상호작용은 두 요인이 각각 노출된 효과크기(발생률)의 합을 두 요인에 동시에 노출된 효과크기와 비교하여, 이 차이가 없으면 덧셈 상호작용은 없으며(같이 작용했다고 하기보다는 각각이 독립된 인과적 기전을 보인 경우이다), 동시에 노출된 효과크기가 더 크다면 양(positive), 작다면 음(negative)의 덧셈 상호작용이라고 한다. 곱셈 상호작용은 두 요인이 각각 노출된 효과크기(상대위험도)의 곱을 두 요인에 동시에 노출된 효과크기와 비교하여, 차이가 없으면 곱셈 상호작용이 없으며, 동시에 노출된 효과크기가 더 크다면 양, 작다면 음의 곱셈 상호작용이라고 한다.

상호작용의 존재 여부와 크기는 어떤 효과측정(효과의 차이 혹은 효과의 비)을 사용하느냐에 따라 달라진다. 같은 효과 크기라고 하더라도 어떻게 바라보느냐에 따라 상호작용이 있거나 없다고 판단할 수 있다. 즉 덧셈 상호작용 측면에서는 존재한다고 표현될 수 있지만, 곱셈 상호작용으로는 없다고 표현될 수 있으며, 따라서 곱

셈 상호작용이 없다는 것이 상호작용이 없다는 것을 의미하지는 않는다.

곱셈과 덧셈 상호작용 중 무엇이 더 적합한 것이냐에는 연구자의 역학적 판단에 근거한다. 즉 상호작용 평가의 결과값은 산술적 계산으로 산출된 것이고 그 값의 해석을 위해서는 역학적 근거에 기반하여 연구자가 합리적으로 판단하는 것이 필요하다. 만약 어떤 상호작용이 맞는지 판단하기 어려우면 종합적 해석을 위해 두 가지 모두를 제시하는 것이 바람직하다.

덧셈 상호작용 파악은 발생률을 알 수 있는 코호트 연구에서 가능하다. 다른 연구 방법에서는 발생률 자체를 얻기보다는 상대위험도 지표를 제시하기 때문에 곱셈 상호작용이 덧셈 상호작용보다 많이 활용되고 있다. 일반적으로 상호작용은 교란 작용을 먼저 확인하고 나서 평가하는 방식을 권장한다. 만약 상호작용을 먼저 조사하면 교란 작용이 잠재되어 있으므로 상호작용에 대한 위양성이 나타날 수 있기 때문이다.

효과변경 작용은 인구집단의 기저 위험도에 따라 다르게 나타날 수 있다. 예를 들어 아래 표와 같이 인구집단 1에서 상대위험도 비가 2이며 절대위험도가 0.125인 상황에서 인구집단 2의 위험도를 적용하는 데 상대위험도 비로 혹은 절대위험도 차이로 하느냐에 따라 서로 다른 값을 적용할 수 있다. 첫 번째 방법은 인구집단 1에서 상대위험도가 2.0이므로 단순히 2를 곱하면 인구집단 2에서의 위험도 값이 0.250이므로 2를 곱해 0.50가 된다. 이 값은 비노출군의 위험도 0.250과 위험비 측면에서 보면 2.0, 위험도 차이로 보면 0.25가 된다. 두 번째 방법은 인구집단 1에서의 위험도 차이(0.250-0.125)를 더해주면 인구집단 2에서 노출군의 위험도는 0.250+0.125=0.375가 된다. 이 값은 위험도 비로 보면 0.375/0.25=1.50이지만 위험도 차이로 보면 인구집단 1과 같이 0.125가 된다. 즉 만약 인구집단 2의 노출집단에서 관찰된 위험도가 0.50에 가깝다면 곱셈 상호작용을, 0.375에 가깝다면 덧셈 상호작용을 한 것으로 판단할 수 있다. 이처럼 같은 노출요인이라고 하더라도 인구집단 간 기저 위험도의 차이에 의해 효과변경의 형태가 다르게 나타날 수 있다.

표 6.4.3 기저 위험도 변화에 따른 효과변경 작용

Population 1	Disease(yes)	Disease(no)	Total	Risk
Exposed	400	1,600	2,000	0.250
Unexposed	250	1,750	2,000	0.125

Population 2	Disease(yes)	Disease(no)	Total	Risk
Exposed	-	-	3,000	-
Unexposed	750	2,250	3,000	0.250

(출처: Westreich, 2020)

만약 인구집단 간 기저 위험도 값이 비슷하다면 기존의 알려진 위험도 값을 다른 인구 집단에 그대로 적용할 수 있다. 그러나 인구집단 간 기저 위험도가 다르다면 상대위험도 비 혹은 절대위험도 차이 둘 중 어느 지표를 기준으로 하느냐에 따라 다른 인구 집단에서의 위험도 값이 달라진다(그림 6.4.1). 예를 들어 위암의 경우 일본 원폭 생존자 집단의 발생률이 서양인보다 높아 원폭 생존자 집단에서 관찰된 방사선의 위험도를 미국인에게 절대위험도 차이로 적용한 경우 상대위험비를 적용한 경우보다 증가한 값을 산출하게 된다. 반대로 유방암의 경우는 미국인의 기저위험도가 높아 일본인에게 관찰된 방사선 위험도의 절대치를 적용할 경우 상대위험도를 적용한 경우보다 낮은 값을 산출하게 된다. 즉 상대위험도 비와 절대위험도 차이 모두 한 측면만을 보는 것이므로 연구집단의 위험도를 다른 집단에 적용할 때 완벽하지 못하다. 따라서 방사선 역학에서는 위험도의 인구집단 전이(population-to-population risk transport)를 장기별 암종에 따라 상대 혹은 절대위험도의 분율을 조합하고 있다. 그러나 같은 인구집단이라고 하더라도 기저 위험율은 시간에 따라 변화하는 경우가 많다(예를 들어 흡연율 증가와 폐암 증가). 따라서 위험도의 인구집단 전이에서는 지속적인 위험도 평가를 통해 가장 적합한 지표 및 각 지표의 분율을 찾아 나가는 것이 필요하다.

인구집단 전이에서 상대 혹은 절대위험도의 분율을 조합하는 방식은 각 기관별 및 시기별로 약간씩 다르다. BEIR VII(2006)에서는 폐암의 경우 초과절대위험도 70%, 초과상대위험도 30%, 다른 고형암은 반대로 초과절대위험도 30%, 초과상대위험도 70%, 갑상선암은 초과상대위험도 100%, 유방암은 초과절대위험도 100%를 적용한다. 이러한 가중치는 연구 축적에 따른 변화해 온 것으로 과거 BEIR III(1980)에서는 모든 암종에 초과절대위험도 100%를,

BEIR V(1990)에서는 초과상대위험도 100%를 적용한 바 있다. 한편 ICRP에서는 1990년에 모든 암종에 초과상대위험도와 절대위험도를 각각 50%씩 적용하였다가, 2007년도에 폐암의 경우 초과절대위험도 70%와 초과상대위험도 30%, 갑상선암과 피부암은 초과상대위험도 100%, 유방암과 백혈병은 초과절대위험도 100%를 적용하였다.

그림 6.4.1 기저 위험도가 다른 인구집단에 절대 및 상대위험도 모델을 적용할 경우의 위험도 전이 효과(LSS, 일본 원폭 생존자 연구)

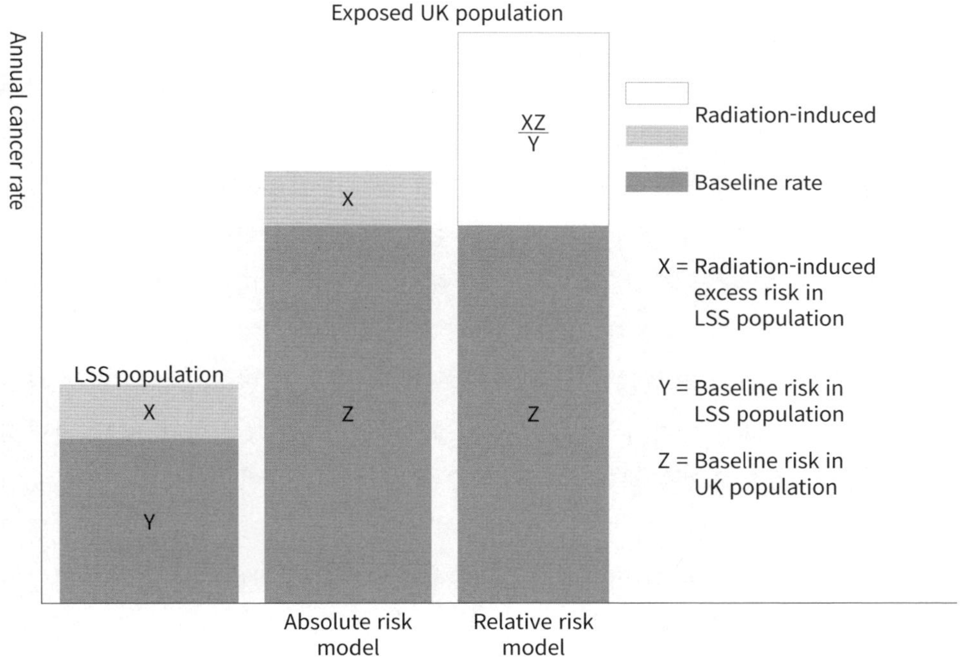

(출처: Health Protection Agency, 2011)

교란변수와 효과변경인자의 차이 교란변수란 보고자 하는 요인과 질병과의 연관성을 혼란시키는 부정적 의미의 변수로서 반드시 보정해야 하지만, 효과변경인자는 노출과 질병 간의 연관성에 설명력을 추가하는 긍정적 의미의 변수로서 보정하면 바이어스가 증가된다. 즉 효과변경인자를 통해서는 질병 발생의 내용을 더욱 자세히 살펴볼 수 있지만, 교란변수는 인과적 관련성을 혼란시킨다. 따라서 교란변수인지 효과변경변수인지를 구분하는 것이 중요하다.

교란 작용은 인과성을 파악하기 위해서 없애야 할(관심이 없는) 현상인 반면, 상호작용은 인과성의 내용을 더 잘 설명해 줄 수 있어 더욱 파악해야 할 현상이다. 상호작용이 있으면 군간 효과크기의 값이 다르게 나타나므로 동질성을 평가하는 것이라고 볼 수 있다. 따라서 교란 작용은 비인과적 연관성의 파악(identifying noncausal associations)으로, 효과변경은 효과의 이질성 파악(assessing heterogeneity of effects)이라고 표현하기도 한다.

일반적으로 교란 작용 발생 시 각 군별 효과측정 값은 비슷하지만, 전체값이 각 군별 값의 범위를 벗어난다. 반면 효과변경은 각 군별 효과측정 값은 다르며 전체값이 각 군별 값의 범위 내에 있다. 교란 작용 자체에 대한 통계적 방법은 없지만, 상호작용은 그 값 자체를 평가하는 통계적 방법이 존재한다.

특정 변수가 교란 또는 효과변경인자로 정해져 있는 것은 아니어서, 어떤 변수가 교란변수로 작용할 것이냐 또는 효과변경인자로 작용할 것이냐는 연구마다 다르다. 예를 들어 흡연과 암발생 연구 시 연령에 따라 흡연율이 다르고 연령이 암발생의 위험요인이라면 교란인자로 설정할 수 있다. 그러나 연구자가 흡연으로 인한 암발생 효과가 젊은 사람들보다 고령층에서 더 높게 나타나는지에 관심 있다면 연령은 보정이 아니라 효과변경인자로서 파악해야 할 인자이다.

교란변수와 효과변경인자는 배타적으로 구별될 수 있는 변수가 아니다. 효과변경인자(effect modifier)는 기저위험도에 영향을 주어 효과를 조절한다. 즉 효과변경인자는 기저위험도를 변화시키는 모든 변수를 말하나 교란변수와 같이 노출 요인과의 관련성이 있을 필요는 없다. 반면 교란변수는 정의상 기저위험도를 변경시키고 노출인자와도 관련이 되어있다. 따라서 대부분의 교란변수는 효과변경인자라고 할 수 있으며 특정 변수가 교란 작용을 보이면서 동시에 효과변경인자로 작용할 수도 있다.

예를 들어 폐경 상태는 영양상태와 유방암 사이의 교란 작용이 될 수도 있고(폐경이 특정 영양소와 연관성이 있고 폐경인 경우 그 영양소를 덜 먹는다면), 폐경 여부에 따라 특정 영양소와 유방암의 관련성이 달리 나타난다면(폐경에 따른 호르몬 관련 상태에 따라 영양소가 암에 미치는 효과가 다를 수 있다) 효과변경인자라고 할 수 있다. 이때 결과를 교란변수처럼 보정하고 제시해야 하는지 아니면 효과변경인자로 취급하여 층별로 나누어서 제시해야 하는지는 연구 목적에 따라 다르다. 만약 애매한 경우에는 보정된 결과와 층화하여 나누어진 결과를 함께 제시한다.

연구 사례 프랑스에서 2000년부터 2010년 사이에 CT 검사를 받은 10세 미만의 소아 약 7만 명을 대상으로 후향적 코호트 연구가 진행되었다. 이 연구에서 누적 장기선량에 대한 초과상대위험도는 뇌종양이 mGy당 0.022(95% CI -0.016, 0.061), 백혈병은 mGy당 0.057(95% CI -0.079, 0.193), 림프종은 mGy당 0.018(95% CI -0.068, 0.104)로 CT 노출과 관련해서 유의한 초과 위험은 발견되지 않았다. 그런데 암 발생 위험을 높이는 기저질환을 보정하였을 때에는 초과상대위험도가 뇌종양은 mGy당 0.012, 백혈병은 mGy당 0.047, 림프종은 mGy당 0.008로 감소하였다. 즉 기저질환을 보정한 경우 백혈병의 위험도 변화는 적으나 뇌종양과 림프종은 상대적으로 많이 감소하는 경향을 보였다. 따라서 CT에 의한 암위험도 평가 시 기저질환의 영향이 효과 크기를 과대평가할 수 있다고 보고하였다.

한편 암 위험도를 증가시킬 수 있는 기저질환 여부별로 층화하여 살펴보면 CT로 인한 소아암의 위험도가 기저질환에 의해 유의하게 달라졌다. 즉 기저질환이 없는 군의 초과상대위험도는 mGy당 뇌종양 0.028, 백혈병 0.187, 림프종 0.025로 모두 증가하였으나 기저질환이 있는 집단에서는 각각 -0.005, -0.012, -0.005로 모두 음의 값을 보였다. 이러한 기저질환 유무에 따른 위험도의 차이는 기저질환이 교란 작용보다는 효과변경인자(qualitative interaction)로 작용했다는 것을 의미한다. 즉 기저질환이 없는 군에서 기저질환이 있는 사람보다 방사선의 효과가 더 크게 나타난 것으로 평가되었다. 이러한 결과들을 종합하면 기저질환은 일부 교란 작용을 보이기도 했으나(특히 뇌종양의 경우), 전체적으로 효과변경인자로 작용하였다고 볼 수 있다. 따라서 전체 인구집단에 대해 초과상대위험도를 합쳐서 보여주기보다는 기저질환별 유무별로 나누어서 제시하는 것이 바람직하다.

표 6.4.4 기저질환 유무에 따른(층화 및 보정) 뇌종양, 백혈병, 림프종의 초과상대위험도

		Unadjusted	Adjusted for PF	Without PF		With PF	
	N	ERR/mGy (95% CI)	ERR/mGy (95% CI)	N	ERR/mGy	N	ERR/mGy
CNS tumours	22	0.022 (-0.016, 0.061)	0.012 (-0.013, 0.037)	15	0.028	7	-0.005
Leukaemia	17	0.057 (-0.079, 0.193)	0.047 (-0.065, 0.159)	12	0.187	5	-0.012
Lymphoma	19	0.018 (-0.068, 0.104)	0.008 (-0.057, 0.073)	12	0.025	7	-0.005

(출처: Cardis et al., 2015)

6.5 바이어스 분석과 불확실성(bias analysis & uncertainty)

(1) 바이어스 분석

바이어스 분석(bias analysis)은 바이어스의 잠재적인 크기와 방향을 추정하고 바이어스 관련 불확실성을 정량화하는 것을 말한다. 즉 바이어스 분석은 체계적 오류(즉 교란 작용, 오분류, 선택바이어스 등)가 연구 결과에 대해 미치는 영향을 평가하는 것으로, 민감도 분석(sensitivity analysis) 혹은 세부 집단 분석(subgroup analysis)은 넓은 의미의 바이어스 분석에 포함된다.

바이어스 분석에는 많은 시간과 노력이 소요되므로, 모든 연구에 필수적인 것은 아니며 바이어스 분석을 시행함으로 인한 이득이 분명해야 의미가 있다. 기술 역학 연구나 효과가 분명하여 논란이 되지 않은 연구(예를 들어 흡연과 폐암, 비닐 클로라이드 노출과 혈관 육종, 에스트로젠 치료와 자궁내막암 등)들의 경우는 바이어스 분석이 굳이 필요하지 않다. 반면 공중보건학적 정책이 시행되어야 할 상황에서 애매한 결과값을 보인 주제에 대해서는(특히 상대위험도가 1과 2 사이), 전통적 메타분석 결과보다는 바이어스 분석을 통해 더욱 정밀하게 접근하는 것이 권장된다.

바이어스 분석 방법은 단순 바이어스 분석(simple bias analysis), 다차원 바이어스 분석(multidimensional bias analysis), 확률적 바이어스 분석(probabilistic bias analysis), 다중 바이어스 모델링(multiple bias modelling)으로 나뉜다. 단순한 방법부터 매우 복잡한 방법까지 있어 어떤 방법을 적용할 것인가는 계산에 들어가는 복잡성과 그만큼의 실질적인 가치와 설명력 간의 균형 잡힌 판단으로 결정한다.

단순 바이어스 분석은 주요 바이어스들(선택바이어스, 교란 작용, 오분류)을 각각 하나씩 고정된 변수 값을 할당하여 분석하는 가장 간단한 형태이다. 예를 들어 선택바이어스는 참여자만을 대상으로 산출된 위험도에 선정된 대상자의 선택확률을 곱해주어 위험도를 수정한다. 교란 작용에 대해서는 각 교란변수와 관련된 정보들이 얼마나 달라질 수 있는지를 파악하여 위험도 산출에 적용한다. 오분류에 대해서는 민감도와 특이도를 비롯하여 유병률, 양성 및 음성 예측치 등의 정보들을 통해 노출 분류 정도를 달리하면서 가능한 위험도를 산출한다.

다차원 바이어스 분석은 단순 바이어스 분석을 확대하여 각 바이어스 변수 값들을 동시에 고려한다. 특히 변수 값들을 전혀 모르는 경우 혹은 여러 다른 값들을 적용해야 할 경우 하나의 고정된 값을 할당하기보다는 다양한 시나리오를 고려하는 것이 바람직하다. 예를 들어 민감도와 특이도를 하나의 고정된 값이 아니라 여러 가능한 경우들을 각각 적용하여 종합된 값을 산출할 수 있다.

확률적 바이어스 분석에서는 각 바이어스 변수값에 확률 분포를 적용한다. 이 방법은 각 바이어스 변수로 하나의 고정한 값 혹은 여러 개의 값을 적용하는 대신 몬테카를로(Monte Carlo) 분석을 통해 각 파라미터를 여러 번 반복함으로써 분포를 생성시켜 확률론적 값을 할당하여 단순 및 다차원 분석보다 정교한 분석을 진행할 수 있다.

다중 바이어스 모델링에서는 여러 바이어스들을 동시에 고려하여 분석한다. 각 연구에서는 선택바이어스, 정보 바이어스, 교란 작용들이 같이 존재할 수 있으므로 이들을 동시에 분석하는 것은 중요하다. 가능한 여러 바이어스들 중 어떤 것에 우선순위를 설정할 것인지를 판단하기 위해 단순 바이어스 분석을 먼저 시행하여 결과값을 비교한다. 어떤 바이어스를 먼저 보정하느냐에 따라 결과 차이가 가능하므로, 각 연구 가설에 기초하며 순서를 설정한다.

표 6.5.1 바이어스 분석 방법별 특성

Analytic technique	Treatment of bias parameters	No. of biases analyzed	Output	Combines random error?	Computationally intensive?
Simple sensitivity analysis	One fixed value assigned to each bias parameter	One at a time	Single revised estimate of association	usually no	no
Multidimensional analysis	More than one value assigned to each bias parameter	One at a time	Range of revised estimates of association	no	no
Probabilistic analysis	Probability distributions assigned to bias	One at a time	Frequency distribution of revised estimates of association	yes	yes
Multiple biases modeling	Probability distributions assigned to bias parameters	Multiple biases at once	Frequency distribution of revised estimates of association	yes	yes

(출처: Lash et al., 2009)

바이어스 분석을 위해서는 내부적인 세부 분석 자료, 비참여자들에 대한 추가조사 자료, 관련 값에 대한 외부 자료들이 필요하다. 이를 위해 관련 연구를 많이 찾아보고 정보를 확보해야 하며, 따라서 바이어스 분석은 분석만이 아니라 문헌 고찰의 성격도 함께 갖고 있다. 예를 들어 문헌고찰 논문을 통해 인구집단에서의 비참여자가 얼마나 될지, 교란변수가 얼마나 분포되었는지, 노출 분류 관련 항목들의 다른 가능한 경우들에 대한 정보를 확보하며 필요한 경우 관련 내용에 대한 전문가의 의견도 값의 형태로 포함할 수 있다. 이때 분석에 적용된 자료와 가정들에 대해서는 투명성과 신뢰성이 공유되어야 한다.

바이어스 분석을 시행한 연구들에 대한 체계적 문헌 고찰에 의하면 2006-2019년까지 총 238편의 논문이 발표되어 그 중요성에 비해 상대적으로 많이 보고되지는 않았다. 사용된 방법 중 확률적 바이어스 분석을 가장 많이(57%) 사용하였으며 반영된 바이어스는 오분류, 교란 작용, 선택바이어스 순이었으며, 대부분의 연구에서 여러 바이어스를 동시에 고려하지는 않았다. 약 60% 정도의 연구에서 원래 값보다 10% 이상 변화된 결과값을 보고하였다. 그러나 대부분 연구자(63%)는 바이어스 분석값에 근거하여 원래 해석을 변경하지는 않았다. 이는 연구의 목적이 연관성에 대한 양적 평가라기보다는 연관성의 존재 여부에 두었기 때문으로 해석되었다.

영국 핵시설 종사자들의 심장질환 사망과 직업적 방사선 노출과의 연구에서 확률적 바이어스 분석이 진행된 바 있다. 기존 결과에서 오즈비 1.35의 유의하지 않은 결과를 보고하였는데 이 결과에 대한 해석이 다양하게 제기되어 보다 정교한 결과가 요구되었기 때문이다. 따라서 측정오류, 흡연 정보 결측, 측정되지 않은 교란요인 등을 고려한 확률적 바이어스 분석을 실시하여, 직업적 방사선 노출이 허혈성 심장질환의 사망을 43%(95% CI: 7-92%) 증가시키는 인과적 요인이라는 것을 더욱 분명히 하였다.

(2) 불확실성 분석

불확실성(uncertainty)은 측정 결과값 또는 모델의 예측값에 대한 확신의 부족을 의미한다. 모든 연구는 완벽하지 못한 정보들을 사용하거나 가정하는 경우들이 있어 어느 정도의 불확실성을 갖고 있다. 불확실성 분석(uncertainty analysis)이란 불확실성을 통해 발생할 수 있는 결과값의 변화를 파악하는 정량화 과정을 말한다. 불확실성 분석은 기본적으로 바이어스 분석과 같은 의미이나, 바이어스 분석이 주로 체계적 오류에 집중하는 반면, 불확실성 분석은 무작위 오류까지 포함하는 보다 포괄적인 의미로 사용된다. 한편 불확실성 전파(uncertainty propagation)란 불확실성에 기여하는 모든 요인들을 불확실성 분석에 함께 반영하는 것을 의미한다.

방사선 역학연구에서 대표적인 불확실성 요인들로는 선량 평가에서의 불확실성, 연구 집단 선정 및 추적에서의 가능한 바이어스 등에 의한 불확실성, 정보 확보에서의 회상 바이어스로 인한 영향, 건강근로자효과로 인한 영향, 적은 표본수로 인한 통계적 불확실성, 기저율, 추적기간, 선량-선량률 효과인자(고선량에서 추정된 위험도 모형에서 저선량에서의 위험도를 외삽 추정하는 데 따른 계수)의 불확실성, 각 암종의 잠재기간에 대한 불확실성, 방사선 노출과 다른 암 위험인자에 의한 교란 작용 및 가능한 상호작용(예를 들어 폐암과 흡연, 유방암과 출산력 등) 등이 포함된다.

각 불확실성 요인의 중요성은 연구 주제별로 차이를 갖는다. 예를 들어 원전 종사자 연구에서는 일부 작업자에서 선량계 정보가 없음으로 인한 선량값 자체의 불확실성, 흡연 혹은 사회경제적 지표가 없는 작업자들에서 이 변수들로 인한 교란 작용의 영향 등이 큰 요인으로 작용한 반면, 방사선 노출에 의한 생애암위험도 산출의 경우에는 노출 선량 평가에서의 불확실성 이외에도, 특정 연도의 암발생률을 긴 기간 동안의 추정에 적용하는 불확실성, 인구학적 특성 및 암 치료율 및 조기진단의 변화에 따른 영향, 선량-반응 모델에서 각 암종별 특이적 모델이 반영하지 못하는 데서 발생하는 불확실성 등이 주요 요인이 되었다.

불확실성을 줄이기 위해서는 여러 역학 연구들을 종합하는 것이 필요하다. 예를 들어 인구집단이 다름으로 인한 위험도 전이(risk transfer)에서의 불확실성을 줄이기 위해서는 보다 다양한 인구집단에서의 역학연구 결과값을 확보하여 적용하는 것이 중요하다. 방사선과 다른 노출 인자와의 상호작용 혹은 교란 작용의 불확실성을 줄이기 위해서도 가능한 많은 자료원에서의 다양한 정보를 종합하는 것이 필요하다.

불확실성이 있을 때 연구에 따라서 이를 무시하거나, 정성적으로 평가하여 기술하거나, 정량적으로 평가하는 방식을 취한다. 일차적으로 불확실성 자체를 줄이려는 노력이 중요하지만, 현실적으로는 불확실성의 특성을 파악하고 그것이 결과에 어떠한 영향을 줄 것인지를 해석하는 것이 더욱 중요하다.

러시아의 마야크(Mayak) 지역 핵시설 종사자들에 대해 기존에 보고된 폐암 사망 결과가 선량에 대한 불확실성을 갖고 있었기 때문에, 여러 불확실성 요인들을 고려한 연구가 보고된 바 있다. 연구 결과 불확실성을 반영 시 노출선량은 기존 연구과 비교해 조금 증가하였고 위험도 값은 조금 감소하였다. 방사선 종류별로는 감마선 노출에 의한 폐암 위험도 값에는 큰 변화가 없었으나, 플루토늄의 내부노출의 경우 폐암 위험도가 조금 감소 하였고 신뢰구간 상한값이 증가하였다. 이러한 결과는 감마선 노출의 경우 기존에 보고된 위험도 값이 신뢰성을 갖는다는 의미이며, 플루토늄에 의한 건강 영향은 기존에 산출된 결과보다 위험도가 클 수 있다는 것을 의미한다.

불확실성은 대부분의 연구에서 발생하는 것으로 불확실성의 존재 자체가 연구의 잘못됨을 의미하는 것은 아니다. 오히려 정확한 결과를 위해서 '무엇을 모른다는 것'을 '아는 것'이기 때문에 연구에 추가적인 정보를 제공한다. 방사선 역학에서 불확실성에 대한 탐색은 더욱 정교한 위험도를 파악하기 위한 것이며, 불확실성 자체가 기존 결과들이 잘못되었다는 근거가 될 만큼 크지는 않다고 평가되었다.

제2부

방사선 역학의 이해

Radiation Epidemiology

제7장 방사선 역학 소개 Introduction

7.1. 정의와 분야(definition & type)

방사선 역학(radiation epidemiology)은 인구집단을 대상으로 방사선이라는 환경인자의 노출과 이로 인한 건강 영향을 집단적 비교를 통해 파악하는 역학의 한 전문분야이다. 방사선 역학에서 '방사선'이라는 단어가 '역학'보다 먼저 나오면서 학문영역이 방사선학에 가깝다고 오해하기도 하지만, 이는 마치 겉옷 때문에 옷을 입은 사람이 누구인지 간과되는 현상과 비슷하다. 물론 방사선 역학은 다른 방사선 학문 분야와 같이 방사선이라는 물질을 다룬다는 공통점을 갖고 있으나 방사선 물리학, 화학, 생물학, 의학과는 구별되는 특성(집단적 사고(population thinking)와 집단 비교(group comparisons))을 가진 역학이라는 학문 분야이다.

방사선 역학의 분야(field)는 방사선 노출 형태에 따라 여러 영역으로 나누어진다. 즉 방사선 종사자들의 직업적 노출에 대한 분야, 일반인이나 환자들의 의료노출 분야, 사고로 인한 노출 분야, 원폭 생존자 연구, 자연방사선 노출 연구 분야 등이 대표적이다. 그리고 노출 선량을 통해 인구집단에서의 건강 위해도를 추정하는 연구 분야도 포함한다. 따라서 방사선 역학은 저선량만이 아니라 고선량 노출 상황, 그리고 어린이에서 성인에 이르기까지 다양한 인구집단을 포함한다. 국제적으로 잘 알려진 대표적인 방사선 역학연구의 일부 사례는 표 7.1과 같다.

표 7.1 주요 방사선 역학 연구 종류들

노출형태	연구 종류
원폭 및 사고 노출	원폭 생존자 연구(Life Span Study, Adult Health Study, In Utero Study, F1 cohort)
	체르노빌 사고 연구(UkrAm, BelAm, Cleanup workers 등)
	후쿠시마 사고 연구

의료 노출	방사선 치료 환자 연구(소아암, 유방암, 호지킨 림프종, 자궁경부암, 혈관종 환자 등, 방사성요오드, 양성자 치료 등)
	방사선 진단 환자 연구(CT 검사, 투시촬영, 척추 옆굽음증, 유방엑스선 촬영, 산전 방사선 검사, 치과검사 등)
직업 노출	핵산업종사자 연구(INWORKS, Mayak 종사자, Million Person Study 등)
	의료종사자 연구(미국 방사선사 코호트 연구, 중재 시술 및 핵의학 종사자 연구 등)
	기타 종사자 연구(라듐 다이얼 도장공, 광부, 비파괴작업자, 항공 승무원 등)
환경 노출	Techa River 주민 연구
	방사능 낙진 노출 연구(Marshall Islands, Polynesia, Nevada, SEMI-NUC project 등)
	핵시설 주변 주민 연구(미국 Three Mile Island 및 Hanford, 독일 KiKK, 영국 COMARE, 프랑스 Geocap, 스위스 CANUPIS 등)
	고준위지역 주민 연구(인도, 중국, 브라질, 이란 등), 자연방사선과 어린이 백혈병 연구(영국, 스위스, 덴마크, 핀란드, 프랑스 등)
	기타 환경 노출 연구(^{60}Co 오염 건물 등)
위해도 추계	사고 노출(체르노빌, 후쿠시마 등), 의료노출(건강검진, CT 등), 직업노출, 환경노출(식품 오염 등)

방사선 역학은 인구집단에서 방사선에 의한 건강 영향의 이해를 넓히고 방사선을 효율적으로 관리하는 데 이바지하여 왔다. 즉 방사선 역학연구는 방사선 노출 수준 및 관련 위험요인 파악, 방사선 노출과 건강 영향과의 관련성 규명, 발암 및 질병 발생기전 규명, 정교한 노출평가 방법의 적용, 방사선의 유용성과 위해에 대한 균형 있는 평가, 방사선 방호 기준 설정 등에 기여하고 있다.

특히 방사선 역학 연구를 통해 그동안 밝혀진 악성종양에 대한 주요 학문적 결과들로는 1) 방사선에 단 한 번의 노출도 평생 암 위험도를 증가시킨다. 2) 적은 양의 방사선에 여러 번 노출되어도 암 위험도를 증가시킨다. 3) 나이가 어릴 때 노출될수록 방사선의 위험도가 크다. 4) 태아 노출은 소아 노출보다 위험도가 크지 않다. 5) 유전 영향은 관찰되지 않았다. 6) 여성이 남성보다 민감하다. 7) 방사선의 위험도는 각 장기별로 다르다 등이다. 이러한 결과들은 다른 학문 분야에서는 파악하기 어려운 인구집단에 대한 직접적인 내용으로서 오랜 기간 많은 사람을 추적하는 역학 연구를 통해서만 얻을 수 있다.

또한 방사선 역학 결과들은 일반적인 보건학 분야에도 기여하고 있다. 예를 들어 911 테러 시 세계무역센터 붕괴로 인해 많은 사람이 발암물질에 노출되었고 이후 발생한 악성종양이 당시 노출과 관련된 것인지를 평가하기 위해서 악성종양의 최소 잠복기를 설정한 바 있다. 이때 고형암, 혈액종양, 갑상선암의 경우 방사선 역학연구 결과에 근거하여 각각 4년, 0.4년, 2.5년으로 설정하였으며, 그 외 중피종은 석면 연구로부터 11년으로, 소아암은 소아암 환자 생존자 연구에 근거해 1년으로 정한 바 있다. 이처럼 방사선 역학은 방사선 분야를 넘어 일반적인 역학 분야에 기여하고 있다.

7.2. 방사선 역학의 특성(characteristics)

(1) 노출 평가

방사선은 환경의 일부분으로 우주가 생겨날 때부터 존재하였다. 따라서 모든 사람이 방사선의 바닷속에 살고 있다고 할 정도로 지구상의 모든 생명체는 방사선을 벗어날 수 없다(설령 우주로 나간다고 하더라도 지구에서보다 더 많은 방사선에 노출된다). 방사선을 방출하는 물질은 지각, 토양, 해양, 건축물, 음식물, 그리고 우리가 호흡하는 공기 중에도 존재한다. 즉 방사선은 느낄 수 없지만 모든 인간은 일상에서 매 순간 방사선에 노출되고 있는 우리 생활에 매우 밀접한 환경 인자이다. 따라서 방사선 역학연구에서 방사선에 전혀 노출되지 않은 집단을 찾는 것은 불가능하며, 저노출군을 비교 대상으로 하거나 비교 시 조사하고자 하는 노출 형태 이외의 다른 방사선 노출에 대해서는 추가로 조사하거나 같다고 가정해야 한다.

방사선 역학은 노출에 대해 매우 정량화된 평가 체계를 갖고 있다. 일반 역학에서는 개별 사람들에 대한 측정자료가 있는 것만으로도 정확한 노출지표라고 간주하고 있는 데 반해, 방사선 관련 학문 분야에서는 개인 측정자료를 넘어서 신체에 들어온 선량, 그것도 각 장기별 흡수선량(organ absorbed dose)값까지 산출하는 것이 일반화되어 있다. 이러한 장기별 노출지표는 각각의 장기별 건강 영향을 평가할 수 있는 근거자료가 되며. 방사선 역학에서는 이러한 자세한 노출값을 통해 다른 역학에서는 시도하기 어려운 선량당 건강위험도에 대한 절대값을 산출한다. 즉 해당 인자의 위험성 여부를 넘어서 얼마나 위험한지에 대한 직접적인 답을 추구하는 것이 가능할 수 있었으며, 이것은 다른 역학 분야와 비교해 방사선 역학이 갖는 큰 장점이다.

한편 지속적인 정량적 선량 평가는 더욱 정교한 학문적 발전을 위해 필요하지만, 역학 연구의 허용 가능한 범위 내에서 이루어지는 것이 바람직하다. 비록 정교한 선량 평가라고 하더라도 절대적으로 완벽한 값을 얻기는 어렵고 선량 평가의 각 단계마다 불확실성이 존재한다. 따라서 장기선량 등의 정량적 지표를 산출한 연구들뿐 아니라 일반적인 다른 역학 분야에서의 상대적 노출 지표들에 대한 보건학적 의미를 충분히 살리는 것이 바람직하다. 왜냐하면 경우에 따라 양-반응 관련성을 평가하지 못한다고 하더라도 인과관계에 중요한 단서를 제공할 수도 있으며, 가장 중요한 연구들이 반드시 정교할 필요는 없기 때문이다.

(2) 건강 영향 평가

방사선 역학에서는 단지 원인적 인과성을 넘어서서 위험도가 얼마나 있는지에 대한 양적 평가(level of risk)가 더 비중 있게 연구되고 있다. 사용되는 지표로서 상대위험도뿐 아니라 초과상대위험도 및 초과절대위험도, 그리고 생애추가위험도라는 지표를 산출함으로써 건강 영향을 분석한다. 즉 전체 고형암에 대한 위험도 모델뿐 아니라 장기별 특이적인 위험도 모델이 만들어져 있으며, 이러한 모델들에는 노출 시 연령, 성별, 노출 이후 시간 및 도달 연령 등을 고려한 특이적인 위험계수들이 적용되고 있다. 이처럼 정교한 위험도 값은 인구집단에서 방사선의 위험도에 대한 자세하고 중요한 정보를 제공해 줄 수 있다(예를 들어 어린이가 CT에 노출되었을 때 과연 얼마나 위험도가 있는지 그리고 그것이 진단을 위해 촬영되는 CT의 의료적 이익을 초과하는지 등).

정교한 건강 영향 평가가 가능한 것은 방사선 역학분야에서 이미 많은 연구를 통해 모델들이 만들어졌고 다듬어지고 있기 때문이다. 특히 일본 원폭을 계기로 만들어진 약 12만 명에 대한 대규모 전향적 코호트 연구는 다른 역학 연구들보다 선도적 기여를 하고 있다. 일반적으로 Framingham Heart Study(약 5,000명을 대상으로 1948년부터 진행)가 대표적인 전향적 코호트 연구의 초기 사례로 알려졌지만, 원폭 생존자 연구는 이보다 더 많은 대상자를 더 일찍 추적한 앞선 연구 형태이다. 자료 분석적인 면에서도 일본 원폭 생존자 코호트 자료 분석을 위해 Epicure라는 별도의 전문적인 통계 프로그램까지 개발되어 여러 모델의 개발 및 적용에 활용되고 있다. 이 프로그램은 방사선 역학에서만이 아니라 일반적인 코호트 자료를 분석할 때 대용량 자료의 인년(person-year) 산출에 유용하게 활용되고 있다.

건강 영향을 평가할 때 여러 불확실성이 존재하며 방사선 역학에서는 불확실성에 관한 연구와 논의가 상대적으로 많이 진행되고 있다. 이것은 방사선 역학이 매우 정량화된 접근방법으로 진행해온 것과 관련되어 있다. 정량화로 갈수록 더 많은 불확실성이 필연적으로 수반될 수밖에 없기 때문이다. 방사선 역학에서는 불확실성에 관련되는 요인들을 단계별로 구분하고 각 요인에서의 불확실성의 크기와 방향을 평가하고 있다. 불확실성의 원인을 찾고 줄여나가는 노력은 학문적 엄격성에서 바람직하며 이를 통해 많은 과학적 진전을 이루는 데 기여한다.

(3) 전문화

각 국가는 방사선 관련 분야를 특수한 영역으로 간주하여, 독립되고 전문화된 관련 기관을 가진 경우가 많다. 또한 국제적으로 방사선 연구를 중심으로 활동하는 다양한 전문 기구들과 학술단체들이 있다. 예를 들어 유엔방사선영향과학위원회(UNSCEAR)와 국제방사선방호위원회(ICRP) 등의 국제단체들은 주기적으로 방사선 관련 연구 결과들을 검토 평가하고 있으며, 방사선 연구와 방호에 큰 영향을 주고 있다. 이러한 주변 환경은 방사선 관련 분야(방사선 생물학, 물리학, 의학 등)를 서로 긴밀하게 연계시켜 방사선 자체에 대한 깊이 있는 이해를 통해 역학자들이 더욱 전문적인 연구를 가능하게 한다.

역학 분야에서 전문화(specialization) 현상은 자연스럽게 나타나고 있으며, 일반역학이라는 것은 추상적인 개념으로 어떤 형태로든지(질병 종류, 노출 형태, 혹은 연구 방법별 등) 전문화된 영역을 통해 역학연구가 구현된다(감염병 역학, 환경역학, 암역학 등). 방사선 역학도 이러한 전문화의 한 형태로서 역학연구 내용을 깊게 발전시키는 데 큰 역할을 하고 있다. 그러나 너무 세분화되고 분절되어 다른 역학 분야와의 교류가 적어지는 단점도 있다. 예를 들어 현재 대부분의 방사선 역학자들은 국내외적으로 역학보다도 방사선 관련 학회의 분과에서 활동하는 경우가 많다. 따라서 기존 방사선 관련 학문과의 지속적인 교류뿐 아니라 다른 역학 분야와의 활발한 교류가 방사선 역학과 전체 역학 분야의 발전을 위해 중요하다. 방사선을 올바로 이해하고 잘 활용하는 것이 중요하듯이 역학에서 전문화 현상의 장단점을 파악하고 이를 근거로 전체 역학과 각 전문 분과의 발전을 모색하는 것이 필요하다.

제8장 방사선 노출 평가
Exposure Assessment

8.1. 노출 형태와 단위(type & unit)

(1) 방사선의 종류와 노출 형태

방사선(radiation)은 에너지의 흐름으로 불안정한 상태에 있는 원자가 안정한 에너지 상태로 이동하는 과정에서 방출되는 입자나 전자파 형태의 에너지를 말한다.* 한편 방사능(radioactivity)은 방사성 물질이 방사선 방출을 통해 안정된 상태가 되면서 발생하는 핵종의 붕괴 수로서 방사선을 내는 강도(방사선을 방출하는 능력이나 성질)를 의미한다. 예를 들어 의료기기의 경우 방사능은 없어도 전류의 에너지로 방사선을 만들어 낼 수 있다.

방사선은 물질 내 원자를 전리(이온화)시킬 수 있는지에 따라 전리방사선(ionizing radiation)과 비전리방사선(non-ionizing radiation)으로 나눈다. 전리방사선에는 감마선, X선, 베타선, 알파선, 중성자 등이, 비전리방사선에는 자외선, 태양광선, 적외선, 마이크로파, 전자파 등이 포함된다. 감마선과 X선은 전자파의 형태이며 베타선, 알파선, 중성자는 입자의 형태를 띤다.

방사선 노출의 형태는 외부노출(external exposure)과 내부노출(internal exposure)로 나누며 두 가지 형태가 동시에 일어날 수도 있다. 외부노출은 방사선 발생이 인체 외부에서 이루어지는 것으로 대부분의 의료 및 직업 노출 형태에 해당한다. 내부노출은 방사성핵종을 섭취하고 이들 핵종이 몸에서 붕괴할 때 내는 방사선에 노

---

* 방사선 노출 평가는 역학과는 구별되는 별도의 전문분야로 자세한 내용은 전문 서적과 자료를 참고할 것을 권장한다. 방사선 분야에서는 'exposure'를 '피폭'으로 표현하고 있으나, 이 책에서는 보다 일반적인 용어인 '노출'이란 단어를 사용한다.

출되는 것으로서 호흡을 통해 체내에 흡수되는 라돈, 혹은 방사성 물질로 오염된 음식물을 섭취하는 경우, 또는 치료를 위해 방사성 약제를 투여받는 경우들이 해당한다. 외부노출의 경우 방사선 발생원이 차단되면(즉 장비의 전원이 꺼지면) 방사선 노출이 없어지지만, 내부노출의 경우 방사성 물질이 반감기에 따라 일정 기간 존재하며 체내 축적될 수 있어 노출이 상대적으로 오래 지속된다. 방사선의 내외부 노출이 동시에 이루어진 경우에는(예를 들어 마야크 사업장 종사자 연구), 서로를 보정하고 각 노출 형태의 독립된 영향을 살펴본다.

내부노출의 경우 체내로 방사성핵종이 유입되면 방사성핵종의 물리적 반감기와 함께 생물학적 반감기에 따라 영향을 받는다. 방사성핵종은 방사성붕괴를 통해 안정적인 핵종으로 변환되면서 방사능 값도 시간이 지남에 따라 감소하게 되는데, 최초 방사능이 절반으로 줄어드는 데 걸리는 시간을 물리적 반감기라고 하며, 신체에 들어온 방사성 물질이 대사나 배설을 통해 반으로 줄어드는 데 걸리는 시간을 생물학적 반감기라고 한다. 실제 사람이 방사성핵종에 노출된 경우, 물리적 반감기와 생물학적 반감기 모두에 영향을 받으며 이 둘을 조합한 개념은 유효반감기(effective half-life)라고 한다. 내부노출이 외부노출보다 건강 영향이 더 크다고 여겨지는 것은 주로 누적되는 특성으로 선량 자체가 많아지기 때문이며, 노출 형태 자체의 차이에 의한 영향은 상대적으로 적은 것으로 알려졌다.

방사선의 발생 원천에 따라서는 자연방사선(natural radiation)과 인공방사선(artificial radiation)으로 나눈다. 자연방사선이란 우리 주위의 자연계에 존재하는 방사선을 두루 일컫는 것으로 우주방사선, 지각방사선, 라돈 및 식품 중 방사성 물질이 포함된다. 인공방사선은 의료 및 산업 목적을 위해 인위적으로 만들어 내는 방사선이 포함된다. 그러나 자연방사선과 인공방사선 자체의 본질적인 차이는 없으며 '자연(natural)'이란 단어가 '안전(safety)'하다는 것을 의미하는 것은 아니다.

우주방사선(cosmic rays)은 우주 공간에서 지구로 들어오는 방사선을 의미한다. 우주 방사선량은 비행 고도가 높을수록 증가하며, 적도 지역보다는 극 지역에서 더 높게 나타난다. 특히 북극은 외부 은하나 태양에서 오는 입자가 지구의 자기장에 이끌려 들어오는 지역이기 때문에 지구에서 우주방사선이 가장 강한 지역이다. 따라서 비행기를 타고 북극항로를 한 번 지날 때 흉부 엑스선 검사를 한 번 검사하는 만큼의 방사선량에 노출되는 것으로 알려져 있다.

지각방사선은 지구의 토양(soil)과 암석(rocks)에 존재하는 방사성핵종으로부터 방출되는 방사선을 말한다. 수십억 년 전 지구가 생성될 시점에 수많은 종류의 방사성동위원소들이 존재했으며, 이 중 반감기가 짧은 핵종은 붕괴하여 사라졌지만, 반감기가 긴 핵종들은 아직도 남아있으면서 방사선을 계속 방출하고 있다. 지각 토양이나 암석에서 방출되는 감마선 수준은 지역에 따라 차이가 난다.

주요 자연방사선인 라돈(radon)은 지각방사선의 일종으로 우라늄(uranium)과 토리움(thorium)의 붕괴를 통하여 자연적으로 형성되는 핵종이다. 라돈의 밀도는 공기보다 무거워 고도가 낮을수록 농도가 더 높으며 밀폐된 공간 특히, 지하 작업 공간(광부 또는 빌딩 작업자 등)에서 일하거나 생활하는 사람들은 높은 농도에 노출될 수 있다.

방사선 노출 형태의 분류는 방사선의 발생원에 따른 규모와 경향성을 파악하여 예방 가능성을 모색하는 데 도움이 된다. 과거에는 전체 방사선 노출 중 자연방사선이 80% 이상을 차지하였으나, 점차 의료 및 산업의 방사선 활용도가 높아지면서 인공방사선의 분율이 증가하고 있다. 전 세계적으로 일반인의 경우 자연방사선 중에서는 실내 라돈, 인공방사선 중에서는 의료노출이 가장 중요한 노출 요인으로 알려져 있다.

전체 방사선량의 상대적인 분포만을 보면 인공방사선의 중요성을 간과할 수 있다. 그러나 자연방사선량은 시간에 따른 변화가 거의 없고 개인당 선량 차이가 작다. 반면 인공방사선 노출은 급격히 증가하고 있으며 개인별 노출 선량의 차이가 크고, 높은 노출량을 보인 고위험집단들이 존재한다. 또한 인공방사선은 인간 활용에 기인한 것으로 우리가 조절할 수 있어 보건학적으로 자연방사선보다 더 중요하다고 할 수 있다.

우리나라 국민이 2002년도에 노출되는 자연방사선량은 개인당 연간 평균이 3.08mSv(우주방사선 0.26mSv, 지각 감마선 1.04mSv, 음식물 섭취 0.38mSv, 라돈과 토론 핵종 흡입 1.40mSv), 인공방사선량은 0.742mSv(의료 노출 0.74mSv, 직무 노출 0.002mSv)로 보고되었다. 이러한 노출량은 유엔방사선영향과학위원회에서 보고한 세계 평균(개인당 자연방사능 2.4mSv, 인공방사능 0.6mSv)보다 약간 높은 것이다. 그러나 인공방사선량은 자연방사선과 달리 조사연도 및 사용된 자료원에 따라 값 차이가 크게 발생한다.

(2) 방사선량의 단위

방사선량은 다양한 형태의 단위로 표시된다. 우선 조사선량(exposure dose)은 방사선에 의해 생성된 공기 중 전하량을 의미하며, 공기 분자를 이온화시킬 수 있는 방사선의 세기를 표현하기 위하여 사용되는 양으로 단위는 뢴트겐(R)이다. 흡수선량(absorbed dose)은 물체 단위질량 당 흡수된 방사선 에너지량을 말하며 측정할 수 있는 물리적 선량으로 Gy(혹은 mGy)라는 국제표준단위로 표현된다(1Gy는 1kg의 물질에 1J의 에너지가 흡수된 방사선량을 의미한다).

등가선량(equivalent dose)은 흡수선량에서 방사선의 종류에 따라 주변에 전달되는 에너지가 다른 방사선 가중치(예를 들어 엑스선이 1, 알파입자는 20)를 반영한 선량으로 Sv(혹은 mSv)라는 국제표준단위를 사용한다. 이때 곱해지는 방사선가중치 값은 기존 연구들을 근거로 부여된 값이므로 등가선량은 직접 측정한 값이 아니다. 반면 선량당량(dose equivalent)은 흡수 선량에 방사선의 선질(quality)을 곱해서 얻은 단위로서, 선량당량에서 곱해지는 선질 계수는 실측 가능한 값이다. 일반적으로 작업자들의 개인선량계에서 측정된 값은(Sv로 표시) 선량당량을 말하며 방사선 방호 목적으로 유효선량으로 가정하기도 한다(유효선량이 선량당량보다 작아 방어를 위한 보수적인 가정이다). 만약 개인선량계의 심부 개인 선량당량(Hp(10)) 판독값이 5mSv였다면 그 작업자의 체내 모든 조직이 각각 5mSv에 노출되었다는 의미이다.

유효선량(effective dose)은 인체 각 장기별 방사선에 대한 위험도가 다른 조직가중치를(예를 들어 골수는 0.12, 갑상선은 0.04) 적용하여 인체 전체에 미치는 영향을 나타내는 선량 값으로 단위는 Sv이다. 즉 각 조직의 등가선량에 해당 조직의 가중치를 곱하여 이를 모든 조직에 대해 합산한 양이다. 이때 조직가중계수는 인구집단의 평균적 값으로 각 조직의 상대적 위험은 전체가 1이어야 하므로 어떤 장기의 비중이 커지면 상대적으로 다른 장기는 줄어든다. 따라서 물리량을 기본으로 하지만 직접 측정해서 얻어지는 값은 아니며 연구 결과에 따라 각 조직가중치의 변화에 따라 변화되어 왔다. 즉 유효선량은 노출된 실질적인 선량값을 의미하는 것이 아니라 방사선 방호 목적으로 개발한 방사선 영향의 종합적 위험 척도이다.

그림 8.1.1 흡수선량, 등가선량 및 유효선량의 관계

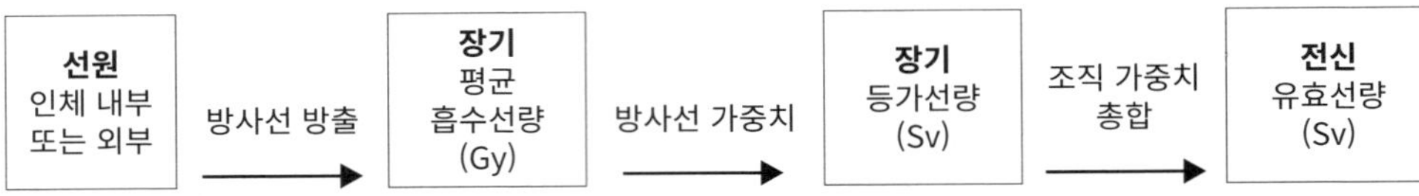
선원
인체 내부 또는 외부
방사선 방출
장기 평균 흡수선량 (Gy)
방사선 가중치
장기 등가선량 (Sv)
조직 가중치 총합
전신 유효선량 (Sv)

(출처: ICRP, 2013)

집단유효선량(collective effective dose)은 특정 집단에서 개인 유효선량값을 모두 합한 것으로 유효선량으로 표현하며 단위는 person(man)-Sv이다. 예를 들어 직업적 방사선에 노출되는 종사자를 대상으로 산출하거나 직종을 세분하여 각 집단에서의 집단선량 값을 산출할 수 있다. 그런데 개인별로 높은 선량에 노출되더라도 해당 집단의 인구수가 적으면 집단선량 값이 적게 산출될 수 있다. 즉 방사선 작업자들의 숫자는 전체 국민 수와 비교해 매우 적으므로 직업 방사선에 의한 집단선량 값은 다른 노출 형태에 비해 적게 산출된다. 그러나 해당 집단에서의 방사선 노출 선량은 일반인보다 높으므로, 집단선량 값만으로 직업적 노출의 중요성을 간과하는 것은 올바른 해석이 아니다. 또한 집단유효선량 산출에는 많은 불확실성이 있어 역학 연구 및 위해도 추계에 사용하는 것은 적절하지 않다.

예탁선량(committed dose)은 체내에 존재하는 방사성핵종으로부터 일정 기간에 노출할 것으로 예상되는 총 방사선량을 말한다. 예탁선량은 체내에 들어온 방사성 물질의 반감기에 따라 감소하는 방사선량을 생애 기간 적분한 선량 값으로서 주로 오염된 방사능 섭취로 인한 생애기여암위험도를 평가할 때 사용한다. 특정 조직이나 장기에서의 예탁 등가선량은 섭취 후 일정 기간 받게 될 총 흡수선량에 방사선가중치를 곱한 양을 말하며, 예탁 유효선량은 각 조직의 예탁 등가선량에 조직가중치를 곱하여 이를 모든 조직에 대해 합산한 양을 말한다. 예탁 기간은 일반적으로 성인에 대해서는 50년의 기간이, 아동에 대해서는 70세가 되는 시점까지로 설정한다.

심부선량(deep dose)이란 방사선이 인체에 노출될 때 신체 10mm 깊이에서 최대 흡수선량이 발생하기 때문에 이 깊이에서의 방사선량을 각 장기에 노출된 것으로 가정한 노출선량이다. 단 안구 렌즈의 경우는 3mm, 피부는 0.07mm 깊이에서의 선량값을 적용하며 이 경우는 표층선량(shallow dose)이라고 한다.

장기선량(organ dose)은 인체의 각 장기에 흡수된 선량(단위는 Gy)을 의미하며 역학 연구에서 초과위험도 평가 시 가장 많이 사용한다. 같은 방사선에너지라도 각 조

직의 방사선에 대한 민감성 차이로 장기에 흡수된 선량은 장기별로 다르다. 장기선량은 장기의 특정 위치에서의 선량을 의미하기보다는 전체 장기에 설정된 값이다. 예를 들어 대장(colon) 선량은 특정 위치에서의 선량이 아니라 대장 전체에서의 평균적 선량을 의미한다. 방사성 핵종이 달라도 장기선량이 같은 경우에는 인체에 미치는 영향이 같은 것으로 평가된다.

생물학적 선량(biological dose)은 생체 시료를(혈액, 치아 등) 통해 산출된 방사선량을 말한다. 가장 많이 사용하는 평가 방법은 말초혈액 림프구 세포에서 관찰되는 염색체이상의 수를 선량-반응 표준곡선에 대입하여 인체의 흡수선량을 추정하는 방법이다. 현재 활용되는 염색체이상은 이동원염색체(dicentric chromosome)와 염색체 전좌(chromosome translocation) 2가지로, 일반적으로 1,000개의 세포에서 이상이 관찰된 세포수를 통해 전신 선량을 산출한다. 이동원(불안전형) 염색체는 방사선 노출 후 시간이 지남에 따라 감소하여 주로 최근 노출에 대한 선량 평가에, 염색체 전좌(안전형)는 방사선 노출 후 시간이 경과해도 일정 수준을 유지하는 특성이 있어 과거 노출을 포함한 총 누적 노출량을 평가하는 데 활용한다. 한 세포 내에서 이동원 염색체가 얼마나 관찰되었는지에 따라 방사선의 부분 전신 노출(partial-body exposure)을 파악하기도 한다. 그러나 이러한 방법은 측정 가능 한계(약 0.1-0.25Gy)가 있어 저선량 노출에 적용하는 것은 제한적이며, 사고나 직업적 방사선량 외에 의료방사선 등 다른 변수들에 의한 잠재적인 영향도 가능하다. 따라서 개인선량계를 착용하지 않았을 경우에 보완적인 선량 평가에 주로 사용하며 배지 선량값과의 직접적인 비교는 제한적이다.

8.2. 노출 평가의 이해(exposure assessment)

(1) 노출 평가의 원칙

역학연구에서 노출이란 질병 발생과 관련된 요인들 혹은 연구대상자의 속성을 말하는 광범위한 의미이며, 노출 평가란 신체가 특정 위험요인에 접촉되어 있는지 또는 몸 안에 얼마나 흡수되었는지를 파악하는 것이다. 노출값을 통해 노출-질병의 관련성을 평가할 수 있으므로 노출 평가값이 정교할수록 질병과의 관련성을 더욱 잘 평가할 수 있다. 따라서 최대한 정확한 노출 평가 방법을 적용하는 것이 바람직하다. 예를 들어 방사선 역학 연구에서는 방사선 노출량을 개인적 수준을 넘어 각 장기별로 산출하고 있다. 이러한 정교한 노출량을 근거로 방사선에 의한 건강 영향을 단위 선량당 위험도(risk per unit dose)로 제시할 수 있는 것이 방사선 역학의 큰 장점 중의 하나이다.

노출 평가는 관심 있는 주된 노출 변수 이외에 교란변수 및 효과변경인자 등에도 적용할 수 있으며, 질병 자체를 노출 정보로 활용하여(예를 들어 흡연 정보가 없을 때 폐암 혹은 호흡기 질환이 흡연의 대리지표로 활용) 보정변수로서 적용할 수도 있다.

노출 평가에서의 변수(parameter)들로는 노출 농도(mGy 등), 노출 기간(시간, 년수 등), 노출 시점(연령 등), 노출 횟수(주당 또는 연간 노출 횟수 등) 등이 포함된다. 노출률(속도)은 단위 시간당 노출되는 양으로서 노출 횟수와 농도를 곱해서 산출할 수 있다. 노출 평가는 같은 노출 요인이라고 하더라도 각 노출 시점에 따라 다른 건강 영향을 줄 수 있으므로 하나의 개별 노출지표만 사용하는 것이 아니라 여러 변수를 종합하는 것이 바람직하다(즉 몇 살에 노출되었는지, 노출 시 양이 얼마나 되었는지, 얼마나 오래 노출되었는지, 노출 이후 기간이 얼마나 지났는지 등). 예를 들어 육체 활동은 장기간으로는 심근경색증 위험도를 낮추지만, 운동 후 한두 시간 후에는 위험도를 증가시킬 수 있다. 음주의 경우도 장기간 소량의 음주는 심혈관 질환의 위험도를 낮출 수 있지만, 음주 직후에는 심혈관 질환의 위험성을 증가시킬 수 있다.

노출량과 노출시간은 서로 구별되는 개념이기 때문에 분석시 서로를 보정해 주는 경우가 많다. 예를 들어 음주 누적량과 음주 시작연령은 상관성이 높아 음주 누적량 효과를 보려면 음주 시작 나이를 보정해 주어야 한다. 마찬가지로 직업적 방사선량에 의한 효과를 파악하기 위해서 근무 기간을 보정하기도 한다.

누적 노출(cumulative exposure)은 단순히 노출 혹은 비노출에 대한 정보보다 얼마나 노출되었는지에 대한 양적 정보를 제공해주어, 노출과 질병과의 관련성을 근거 있게 판단하는 데 도움을 준다. 따라서 일반적으로 노출량을 가장 잘 대변하는 노출 지표로 활용되고 있다. 누적 노출량은 노출 기간, 횟수, 그리고 농도를 곱하여 산출한다. 그런데 장기간 노출이 일정하였다면 누적량 적용이 바람직하지만, 만약 시기 혹은 나이에 따라 노출의 변화가 크면 누적 지표의 의미가 제한적이다. 따라서 누적 노출 지표에 포함되는 각 개별지표가 가진 특성의 차이 및 각 개별지표 간의 상관성을 살펴보고 결과를 해석하는 것이 필요하다.

노출 형태에 따라 건강 영향이 달라질 수 있다. 예를 들어 같은 양의 방사선에 노출되었다고 하더라도 노출 형태와 조건이 다르면 다른 건강 영향이 나타날 수 있다. 즉 일본 원폭에서와 같이 한 번에 순간적으로 방사선에 노출되는 경우, 환자가 간헐적으로 저선량 혹은 고선량에 노출되는 경우, 작업자가 매일 일정하게 저선량에 노출되는 경우 등은 총 노출선량이 같다고 하더라도 서로 다른 건강 영향이 나타날 수도 있다. 따라서 방사선 역학에서는 노출 형태에 따른 다양한 역학 연구들이 진행되고 있으며 서로의 차이점을 비교 평가하여 방사선의 영향을 종합적으로 파악하고 있다.

노출 평가에 있어서 질병 발생과 관련이 있는 노출을 파악하는 것이 중요하다. 왜냐하면 모든 노출값이 질병 발생과 관련이 있기보다는 그중에서 일부 노출값만이 질병과 인과성을 갖기 때문이다. 특히 만성질환의 경우 최근 노출 정보는 질병과 직접적인 인과성이 적다. 예를 들어 방사선 노출과 암발생과의 관련성을 평가시 1년 전 방사선 노출값은 암발생의 잠재기를 고려했을 때 합리적이지 못하다. 반면 흡연과 심근경색의 경우는 너무 오래전 노출보다도 상대적으로 최근 노출이 더 중요한 인과성을 갖는다. 따라서 질병과 관련된 노출은 생물학적(biological)으로나 시간적(temporal)으로 합당해야 한다. 노출 평가의 목적은 이 두 가지를 만족하는, 즉 전체 노출에서 질병 발생과 관련된 노출만을 합리적으로 분별하는 것이라고 할 수 있다.

노출과 관련된 시기는 이론적으로 원인적 시기(etiological time window), 유도기(induction period), 잠재기(latent period)로 나누어 표현한다(그림 8.2.1). 원인적 시기는 질병을 발생시키는 데 기여한 노출 기간, 유도기는 원인적 노출 이후 실제 질병이 발생하기 전까지의 기간, 잠재기는 질병 시작 이후 증상이나 진단될 때까지의 기간을 의미한다(따라서 잠재기는 질병 진단 방법의 개발에 따라 짧아질 수 있으나 원인적 시기와 유도기는 질병 발생 이전에는 질병을 발견할 수 없으므로 기술적으로 줄일 수 있는 기간은 아니다). 이 중에서 노출이 질병과 직접적으로 관련된 시기는 원인적 시기뿐이며 유도 및 잠재기의 노출량은 질병 발생에 직접 기여하지 않는다. 유도기의 기간은 노출 이외의 다른 원인 인자들이 얼마나 그리고 어떻게 작용하느냐에 따라 차이가 난다(질병은 하나의 노출 원인만으로 발생하는 것이 아니라 다른 원인 인자들과의 상호작용(생물학적)을 통해서 발생한다. 따라서 질병이 실제 시작되기 위해서는 원인적 노출 이후에 다른 인자들의 작용이 수반되어야 한다). 즉 원인적 기간은 노출 인자 자체로 인한 질병 발생까지의 기간을 의미하며, 유도기는 노출 후 다른 원인 인자들의 작용이 더해지면서 실제 질병이 발생하기 전까지의 기간을 의미한다. 따라서 유도기 및 잠재기 기간의 노출을 포함하게 되면 노출의 오분류를 발생시킬 수 있어, 노출 평가에서 원인적 시기를 정확히 평가하는 것이 중요하다. 그러나 현실적으로 원인적 시기, 질병의 유도기, 잠재기를 구분하기는 매우 어렵고 구별할 수 있는 정보도 부족하다. 특히 원인적 시기와 유도기는 이론적으로만 구별할 수 있는 개념이다. 따라서 대부분의 역학연구에서는 각 기간을 구별하기보다는, 모두 합한 노출 기간을 사용하거나 임의로 설정한 잠재기를 제외하는 방식을 적용한다.

질병 발생과 관련 있는 노출을 역학연구에 적용하기 위해 시간변수를 고려한 분석 방법들로는 1) 처음 노출 시기(age at first exposure)에 따른 분석(즉 처음 노출 시 연령 혹은 처음 노출 후 기간), 2) 질병의 잠재기에 해당되는 기간을 제외한 분석(latency analysis, 예를 들어 방사선 노출과 폐암 발생 시 10년 이전 노출만 고려), 3) 원인적 노출 이전에 노출을 제외하고 질병과 관련이 있을 최근 노출만 포함한 분석(recency analysis, 예를 들어 흡연과 심근경색 관련성에서 질병 발생 1년 전까지 노출만을 포함), 4) 위의 2)와 3) 방법을 모두 적용해서 앞뒤로 질병 발생과 가장 관련 있을 노출만 선택하는 분석(exposure time window analysis) 등이 있다.

그림 8.2.1 노출에서 질병 발생 과정에서의 시간 개념
(× 관심 노출; ⊗ 질병을 발생시키는 노출; ☒ 질병에 의해 영향받을 수 있는 노출)

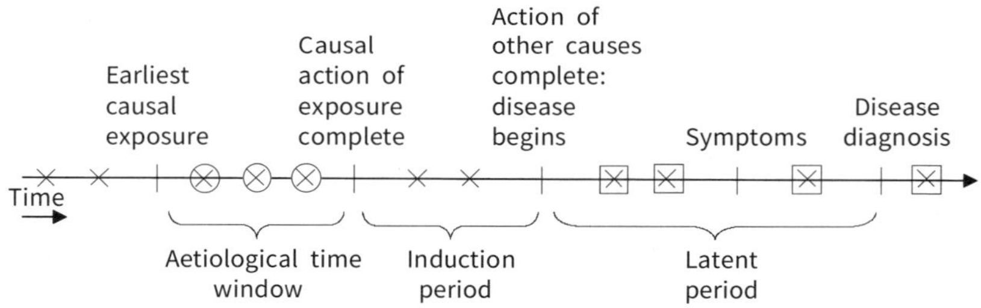

(출처: White et al., 2008)

(2) 노출 평가 방법

노출 평가 방법은 크게 분류(exposure classification), 측정(measurement), 모델링(modeling)으로 나눌 수 있다. 각 연구별로 어떤 방법을 선택할지는 연구목적 및 실무적 요인들을(현실적인 시간, 노력, 비용 및 자료 확보 가능성 등) 고려하여 가능한 범위 내에서 방법을 선택한다. 가장 중요한 것은 연구 목적상 어떤 개념을 파악해야 하고,

그것을 어떻게 지표화할 수 있는지를 판단하는 것이다. 가장 적합한 방법 하나를 선택할 수도 있지만 여러 방법을 동시에 평가하여 해당 노출 평가를 종합하는 것이 바람직하다.

노출 분류(exposure classification)는 전문가적 판단으로 노출의 여부 혹은 정도(no, low, medium, high 등)로 구분하는 것을 말한다. 전문가의 경험과 해당 분야의 관련 자료들에 근거하여 판단할 수 있는데 주로 직종과 작업력에 기초한 노출 평가를 수행하는 데 적용되어 왔다. 이 방법은 다소 주관적이지만 전문성에 근거하여 합리적으로 역학연구에 활용되어 왔다. 일반적으로 역학연구에서는 특정 인자의 진짜 노출(true exposure)량을 파악하는 것이 어렵기 때문에 진짜 노출을 반영하는 대리지표(surrogate)를 합리적으로 평가 혹은 만들어 내는 것이 중요하다. 따라서 노출의 절대값을 파악하지 못하였다고 하더라도 대리지표가 진짜 노출과 상관성이 높고 인구집단의 노출 정도를 올바르게 분류(categorization)할 수 있으면 효율적으로 역학적 연구를 수행할 수 있다. 즉 역학연구에서는 노출 평가 자체의 정교함뿐 아니라 합리적인 분류 자체도 중요하다.

방사선 노출 평가 시 직업 및 작업 종류를 통해 방사선 노출 정도를 분류할 수 있다. 예를 들어 방사선 작업 종사자 내에는 원전 종사자, 의료기관 종사자, 비파괴검사 종사자 등 다양한 직종이 있으며 이들의 평균적 노출수준은 기존 자료를 통해 파악할 수 있다. 따라서 직종의 근무기간 그리고 각 직종 내 작업종류 등에 대한 정보를 모아서 개인별 방사선 노출 수준의 상대적 크기를 분류할 수 있다. 더 나아가 산업명과 직업명을 체계적으로 조합하는 방법(job exposure matrix)을 적용하기도 한다. 예를 들어 개인이 종사했던 각 산업과 직업명에 대해 각각 방사선 노출 수준을 비노출, 저노출, 고노출로 나누고 각 산업과 그 산업 내에서의 직업 형태를 조합하여 종합적 노출 정도를 산출함으로써 전체 대상자를 비노출, 저노출, 중간노출, 고노출, 최고노출군으로 분류할 수 있다. 또한 평가된 지표는 직업의 근무기간과 곱해 누적 방사선 노출 지표로도 활용할 수 있다. 이러한 방식을 통해 산출된 수치는 절대값으로서의 의미는 없지만, 상대적 정도에 대한 범주화를 통해 질병과의 양-반응 관련성을 살펴보는 데 사용될 수 있다. 이때 각 직업 및 노출 정보의 신뢰도를 별도로 점수화함으로써 필요에 따라 신뢰도가 낮은 작업은 제외하고 살펴볼 수 있다.

설문조사는 노출 분류의 유용한 평가 도구이다. 특히 노출 기간이나 노출 횟수 등의 노출력은 설문조사를 통해서만 파악할 수 있다. 또한 대규모 집단 모두에게 측정이 이루어지지 못한 경우, 설문조사를 통해 직접 측정된 일부의 노출값을 적용할 수 있다. 따라서 설문조사는 노출 평가에 있어서 필수적인 도구로 활용되고 있다. 그러나 설문은 응답자의 주관성과 조사자의 차이 등 여러 제한점이 있어 문항의 완결성과 정확성을 높이는 것이 중요하다. 수집한 정보의 정확성이 낮을 경우 살펴보고자 하는 관심 노출 변수 및 질병 변수의 오분류가 발생하고, 노출과 질병 간의 관련성을 왜곡시킬 수 있다. 따라서 설문을 활용한 역학연구에서 설문 문항의 신뢰도와 타당도 연구가 방법론적 근거를 위해 필요하다.

노출 분류 방식은 방사선량값 자체가 부재하거나 선량값이 있더라도 불안정할 경우 방사선 노출 정도를 분류하는 데 유용하게 적용된다. 특히 장기선량 산출 이전 단계의 연구에서 직업적 특성과 건강 영향과의 관련성을 평가하는 데 필수적이다. 예를 들어 미국 방사선사 코호트 연구에서 장기선량이 산출되기 이전 초반기 연구들은 직종 정보를 노출 변수로 활용하여 건강 영향을 보고한 바 있다. 비록 장기선량이라는 자세한 노출값이 있더라도 직종 및 작업 특성에 따른 노출 분류는 연구집단에서의 건강 상태 및 영향을 종합적으로 파악하기 위한 기본적이면서도 중요한 단계이다.

방사선 역학에서는 특히 환경 노출 영역에서 노출 분류 방식을 많이 적용하고 있다. 즉 모든 주민에게 개인적 방사선량을 측정하는 것은 현실적으로 어려우므로 가능한 오염원과의 거리를 노출의 대리지표로 흔히 사용한다. 예를 들어 원전 주변 지역을 거리로 분류하여 5km 이내를 고노출군으로 정의하고, 5-10km, 10-20km, 20km 이상으로 구분하여 상대적 노출 정도를 평가한다. 이때 단순한 거리 정보만이 아니라 방사능 오염물질이 기후조건에 따라 방출되는 모델에 근거하여 더 정교한 노출 대리지표를 만들기도 한다.

측정(measurement)은 노출량을 직접 측정하는 것으로 여러 경로를 통한 노출을 객관적으로 종합 평가할 수 있다는 장점이 있다. 예를 들어 방사선량을 직접 측정한 개인별 배지값, 대기 중 라돈 농도, 생물학적 선량평가에서의 염색체 이상값 등이 포함된다. 개인이 아닌 지역별 환경 측정은 측정값을 다시 개인에게 할당하기 때문에 측정이 아닌 노출 분류 영역에 포함할 수도 있다.

방사선량을 측정하는 대표적인 기기는 작업자들에게 지급되는 개인선량계(thermoluminescent dosimeter)로 흡수된 방사선의 에너지를 나중에 가열하였을 때 저장된 에너지가 빛으로 방출되는 원리를 이용하여 선량을 측정한다. 그리고 외부 계측기를 통해 인체 내에 존재하는 핵종이 외부로 나오는 방사선(주로 투과력이 큰 감마선이나 X선)을 직접 측정하기도 한다. 또한 소변이나 다른 생체 시료에서 방사성 핵종을 직접 측정하기도 하고, 혈액 림프구 세포에서 관찰되는 염색체이상의 수를 측정하여 선량 평가에 활용하기도 한다.

측정은 일반적으로 노출 평가에서 참값(gold standard)의 역할을 하지만, 노출량 자체만을 평가하는 것이지 노출 평가의 다른 중요한 변수(시점, 기간, 횟수 등)들을 평가하는 것은 아니다. 따라서 측정만으로는 노출 평가에 대한 정보를 포괄적으로 제공하지 못하며, 여러 노출 변수들에 대해서는 다른 방법이 보완되어야 한다. 측정은 일반적으로 시간과 노력이 많이 들고 비용이 많이 들며 침습적 방법이 동원된다. 따라서 측정은 일부 집단에서만 실시하고 그 값을 직접 측정되지 않은 개인에게 적용하기도 한다. 또한, 측정된 선량값이 어떤 특정 시점의 노출을 반영하는 것이기 때문에 그것을 근거로 실제 누적 노출량을 추정하는 과정에는 여러 불확실성이 존재한다.

모델링(modeling)은 기존 결과들을 활용하여 노출값을 예측하는 방법으로, 결정론적 및 확률론적 모델링으로 구분한다. 결정론적 모델링은 노출 물질의 물리, 화학 및 생물학적 지식에 근거하여 모델을 구축하는 것으로, 예를 들어 방사능 핵종의 특성과 배출 조건들(굴뚝 높이, 지름, 배출 속도, 온도 및 기후 조건 등)을 고려하며 방사능이 주변에 어떻게 분포될 것인지를 모델링할 수 있다. 확률론적 모델링은 조사된 변수들을 활용하여 회귀분석 식을 만들고 이 변수들의 통계적 관련성에 근거하여 노출량을 예측하는 것으로, 주로 유해물질의 특성이 충분히 알려지지 않았을 때 적용한다.

노출 평가는 학문이 발전함에 따라 점차 복잡해지고 있다. 질병의 원인이 한 가지 노출 요인을 넘어서서 다양한 요인들과 관련되어 있으며, 인구집단은 질병 발생과 관련된 여러 요인에 동시에 노출되어 있기 때문이다. 따라서 하나의 노출을 파악했다고 하더라도 전체적으로 한 부분의 역할만으로 제한되며 여러 유해 요인들에 대한 복합 노출 평가가 요구된다. 그리고 질병의 발생과 노출 사이의 간격을 고려할때 어느 시점에서 노출을 평가했느냐도 중요하다. 또한, 질병의 원인이 되는 노출은 대부분의 경우 현재가 아니라 과거의 노출이지만 과거 노출을 직접 측정하기 어렵기 때문에 현재 노출값을 통해 과거 노출량을 파악하는 것이 중요하다.

방사선 역학에서의 노출 평가는 일반적으로 1) 대규모 인구집단에 적용되며 2) 현재만이 아니라 과거 노출을 평가하는 것이 필요하며 3) 단순한 측정지표보다는 정교한 노출 지표(장기선량)를 필요로 한다는 특징이 있다. 즉 개별화된 장기선량을 대규모 인구집단에서 파악하는 것이 필요하다. 그러나 현재가 아닌 과거의 노출을 파악하는 데 필요한 자료는 준비되어 있지 못한 경우들이 많아 측정자료, 설문(인터뷰)자료, 기후나 작업환경 등의 자료를 문헌 고찰과 함께 종합적으로 활용해야 한다. 방사선 노출 평가를 어떻게 할 것인지에 대해서 일정하게 처방된 방식은 없으며, 여러 가능한 정보들을 종합하는 것이 중요하다.

> 방사선 역학에서 노출평가의 방식과 정밀성은 노출 형태에 따라 차이를 보인다. 직업적 노출의 경우 작업자들이 착용하는 배지를 활용하여 상대적으로 다른 노출 형태보다 쉽게 평가된다. 물론 산출된 배지 선량을 장기선량으로 변환하기 위해서는 작업상황에 대한 추가적인 조사가 필요하다. 의료노출의 경우 환자들에게 선량을 직접 측정하진 않으나 진단 및 치료 방법에 대한 의무기록과 팬텀(phantom)을 통한 측정을 통해 환자들의 노출량을 파악할 수 있다. 한편 환경 노출은 일반적으로 방사선량을 평가하기 가장 어려운 형태로서, 부분적으로 측정된 개인별 자료, 환경 시료에서의 방사능 농도, 다양한 모델링 방법이 종합된다. 한편 이러한 모든 과정에 여러 가정과 불확실성이 존재하며, 따라서 방사선 역학에서는 다른 역학 분야에서보다 불확실성을 고려하는 방법이 많이 적용된다.

제9장 방사선에 의한 건강 영향
Health Effects

9.1. 건강 영향의 이해(introduction)

(1) 건강 영향의 의미

건강 영향(health outcomes)이란 신체 상태나 기능의 변화를 의미하는 것으로, 미세한 생체지표의 변화에서부터 임상증상, 질병 발생 및 사망에 이르기까지의 포괄적인 상태를 의미한다. 예를 들어 방사선 노출로 인한 악성종양은 노출 후 수년 혹은 수십 년 이후에 발생하는 최종적인 형태의 만성효과이지만 세포와 장기에서의 각종 생물학적 변화들은 노출 직후부터 다양하게 나타난다. 이러한 생체 변화 모두를 건강 영향이라고 하며, 가능한 여러 단계의 건강 영향을 동시에 평가하는 것이 노출과 건강 영향을 종합적으로 이해하는 데 이상적이다. 그러나 일반적으로 개별 연구에서는 특정 단계에서의 특정 건강 영향만을 평가한다.

역학 연구에서 질병 발생 이전의 전임상(preclinical) 단계의 건강 영향을 조사하는 것은 중요하다. 왜냐하면 질병 발생 이전의 변화를 파악할 수 있어 노출과 질병 발생의 기전에 대한 보다 자세한 정보를 파악할 수 있으며, 이를 통해 조기 예방에 기여할 수 있다. 또한 질병 발생 여부와 상관없이 모든 사람이 전임상 단계의 값을 갖고 있어 연구에서의 검정력을 증가시킬 수 있다.

질병 및 사망원인의 정의는 세계보건기구의 국제질병분류(International Statisical Classification of Diseases and Related Health Problems, ICD)를 사용하고 있다. 따라서 이 분류체계를 사용하는 것이 기존 연구들과의 비교성을 높이는 데 바람직하다. 그러나 명확히 설정되지 않은 질병에 대해서는 정의를 다양하게 하거나, 여러 건강 영향의 묶음을 질병 정의로 설정하기도 한다. 예를 들어 급성방사선증후군(acute radiation syndrome)은 단기간에 고노출되어(보통 1Gy 이상) 나타나는 여러 건강 영향을 종합하여 정의한다.

건강 영향은 바라보는 관점에 따라 여러 가지로 분류할 수 있으며, 이는 다양한 측면에서 건강 영향을 이해하는 데 도움이 된다. 즉 건강 영향이 나타나는 부위에 따라서 국소적(local) 영향(피부병변 혹은 백내장 등)과 전신적(systemic) 영향(암, 심혈관 질환, 신경계질환 등)으로 구분한다. 건강 영향이 나타나는 속도에 따라서는 노출 후 수일 이내에 발생하는 급성 영향(acute)과 수년에서 수십 년 뒤에 발생하는 만성영향(chronic)으로 구별한다. 건강 영향의 지속성을 기준으로 해서는 일시적(temporary) 건강 영향과 영구적(permanent) 건강 영향으로도 구분된다. 노출과의 연관성에 근거해서는 특이적(specific) 건강 영향과 비특이적(nonspecific) 건강 영향으로 구분된다. 한편 건강 영향의 반응이 민감하게 나타나는 현상을 설명하기 위해 과다반응(hyperreactivity)과 과민반응(hypersensitivity)으로 구분한다. 과다반응은 노출에 의해 정상적으로도 발생하는 건강 영향의 종류이지만 다른 사람들보다 저노출된 경우에서도 나타나는 현상을 말하며, 과민반응은 정상에서는 기대하지 않았던 건강 영향이 노출로 인해 나타나는 것으로 알레르기와 예기치 않은 부작용 등이 해당한다.

건강 영향의 평가(evaluation) 방법으로는 실험실적 생체지표 분석, 설문 및 인터뷰 조사, 임상검사, 질병이나 사망 코드를 통한 평가 등이 포함된다. 또한 건강 자료의 종류는 일차 및 이차자료로 분류한다. 일차자료(primary data)는 특정 연구를 위해 직접 수집된 자료로서 설문, 임상검사, 실험실적 검사들이 포함된다. 예를 들어 미국 방사선사 코호트 연구에서 설문을 통해 직접적인 노출력과 질병력을 확보한 것이나 일본 원폭 생존자들에 대한 2년마다 건강진단을 통해 임상증상, 의사 진단, 생체지표 분석 등을 실시하는 것 등은 일차자료에 속한다. 이차자료(secondary data)는 연구 외 목적으로 수집되거나 신고된 자료 중 연구에 활용하는 자료를 말하며 대표적으로 사업장 의무기록자료, 보고되는 질병 등록자료, 사망 및 암등록 자료 등이 포함된다. 예를 들어 미국 방사선사 코호트 연구 및 일본 원폭 생존자 연구에서 개인별로 연계된 사망 혹은 암 발생자료 등이 이차자료에 해당한다.

(2) 건강 영향의 종류와 특성

방사선은 많은 신체 기관에 건강 영향을 초래한다(표 9.1.1). 악성종양과 관련해서는 여러 장기가 방사선 노출과의 인과성이 확인되었거나 양의 연관성을 보인다. 방사선에 대한 발암성 평가는 다른 발암물질들과 달리 실험실적 연구 결과들뿐 아니라 직접적인 인구집단을 대상으로 한 역학 연구 결과들에 근거하고 있다는 특징이 있다. 그 외에도 방사선 노출은 심혈관 질환, 백내장, 갑상선, 호흡기계, 신경정신계 질환 등 다양한 비악성종양 질환들의 위험도를 증가시킨다. 그러나 비악성종양의 경우 암과 달리 질환의 정의가 발생이 아니라 사망 자료에 의존하거나, 임상 진단으로 정의된 일부 연구의 경우에는 소수의 인구집단에만 적용된 경우들이 많다. 따라서 비악성종양의 건강 영향은 악성종양에 비해 아직 알려지지 않은 부분들이 많다.

표 9.1.1 방사선 노출과 연관성이 알려진 대표적 질환들

건강영향	세부질환
악성종양	
충분한 근거 (sufficient evidence)	침샘암, 식도암, 위암, 대장암, 폐암, 골암, 피부기저세포암, 여성유방암, 신장암, 방광암, 뇌종양 및 중추신경계암, 갑상선암, 백혈병(만성림프구성 백혈병 제외)
양의 연관성 (positive association)	직장암, 간암, 췌장암, 난소암, 전립선암, 비호치킨림프종, 다발성골수암
비악성 질환	
심혈관 질환	뇌졸중, 심근경색, 동맥경화
백내장	후낭하백내장, 피질백내장
갑상선 질환	갑상선결절, 갑상선낭종, 갑상선기능항진증, 갑상선기능저하증
기타	피부염, 피부궤양, 탈모, 유산, 유전적 결함, 인지기능 및 후각기능저하, 정신질환 등

(출처: adapted from IARC, 2012)

방사선 노출 시 에너지가 체내에 전달되면서 DNA에 직접 손상을 일으키기도 하고, 세포를 전리시킴으로써 생성된 여러 화학물질에 의해 간접적으로 손상이 발생하기도 한다.* 손상은 정상적으로 복구되기도 하지만 심한 경우 세포가 사멸

* 방사선의 생물학적 영향에 관해서는 많은 연구가 진행되고 있으며 자세한 내용은 별도의 전문분야 자료를 참고할 것을 권장한다.

하여 질병 및 사망으로 진행하기도 한다. 또한 사멸되지 않은 세포가 변형되어 악성종양으로 발전할 수도 있다. 방사선의 영향은 세포의 증식 활동에 비례하며 세포의 분화 정도에는 반비례한다. 즉 세포의 분열이 활발할수록 방사선에 민감하며 성숙한 세포의 경우 덜 민감하다. 따라서 방사선의 인체 영향은 증식 활동이 많은 골수 및 장 세포가 더 민감한 반응을 보이며, 세포분화 정도가 상대적으로 낮은 어린이에게서 더 큰 영향을 보인다. 이처럼 방사선의 신체 영향은 방사선량에 크게 영향을 받지만, 세포의 종류와 영양상태 등 신체의 다른 인자들에 의해서도 영향을 받는다.

방사선 노출에 의한 건강 영향은 확률론적 영향(stochastic effects)과 조직반응(tissue reactions)으로 구별하고 있다. 그러나 이러한 용어들은 방사선 생물학 연구의 축적에 따라 역사적으로 변화되어 왔다. 우선 1984년 ICRP 41 보고서에서는 방사선의 건강 영향을 확률론적 영향과 비확률론적 영향(non-stochastic effects)으로 구분한 바 있다. 이후 1991년 ICRP 60 보고서에서는 비확률론적 영향을 '방사선 노출에 의해 인과적으로 결정된다(causally determined by precedeing events)'는 의미에서 결정론적 영향(deterministic effects)으로 변경하였다. 그리고 2007년 ICRP 107 보고서에서는 결정론적 영향이 단지 방사선 노출 당시에 결정된다기보다는, 노출 이후 여러 인자들에 의해 조절(modification)될 수 있다는 생물학적 근거에 의해 조직반응(tissue reactions)이라는 용어로 변경하였다.

확률론적 영향은 세포가 돌연변이를 일으켜 세포의 이상증식 혹은 유전과정에 영향을 미치는 것으로 악성종양과 유전질환을 말한다. 이론적으로 매우 낮은 방사선 선량에 노출되어도 확률론적 건강 영향들이 발생 될 수 있어 방사선량에 대한 문턱을 설정할 수 없다. 즉 낮은 선량에서도 질병 발생 가능성이 확률적으로 존재하며 노출 선량이 많아지면 건강 영향의 가능성도 그만큼 더 커진다. 예를 들어 방사선 노출 시 방사선에 의한 건강 영향이 누구에게나 반드시 나타나는 것은 아니지만 선량이 높아질수록 건강 영향이 나타날 확률이 높아지는 것을 의미한다. 따라서 방사선 노출이 증가함에 따라 누가 암에 걸리고 걸리지 않는지는 개인적 차원의 우연(variation)에 의해서 결정될 수 있지만, 인구집단 차원에서 암 발생확률이 증가하는 것은 분명한 사실이다. 예를 들어 컴퓨터 자판을 칠때 환경조건이 어두우면(방사선량이 많은 경우) 입력 에러가(암발생) 평소보다 많이 발생할 수 있다. 즉 암 발생이 세포 증식 과정에서 우연에 의해 발생할 수 있지만 방사선 노출이 증가하면 필연적으로 더욱 증가하게 된다.

결정론적 영향은 여러 세포에 손상을 일으켜 세포들의 손상(기능 상실 또는 사멸)이 나타나는 건강 영향을 말하며, 확률론적 영향을 제외한 건강 영향들이(피부 홍반, 수종, 궤양, 탈모, 기형, 각 장기의 기능 부전 등) 포함된다. 이러한 영향들이 임상적으로 나타나기 위해서는 어느 정도 이상의 방사선량에 노출되어야 하며 건강 영향의 심각도(severity)는 선량 증가에 따라 증가한다. 즉 문턱선량에 초과하여 노출되면 거의 필연적으로(결정적으로) 나타나는 영향을 말하며 대체로 노출 후 급성으로 나타난다. 이때 문턱선량은 일반적으로 방사선 노출자 100명 중 1명에서 영향이 나타날 때의 선량을 의미하므로 개인별로는 다른 문턱선량의 수준을 가질 수 있다.

확률론적 영향과 조직반응(결정론적 영향)의 특성은 일반적으로 표 9.1.2와 같이 구별되나 서로 배타적으로 엄격히 구별된 것은 아니어서, 악성종양중에서도 골육종(bone sarcoma)과 기저세포암(basal cell skin cancer)의 경우 조직반응의 특성을, 비악성종양 질환들의 경우(심혈관 질환 및 백내장 등)에서도 확률론적 특성을 함께 갖고 있다고 알려져 있다. 따라서 이러한 이분법적 구별은 방사선에 의한 건강 영향을 이해하고 관리하기 위한 과정이며, 향후 많은 연구가 축적되면 다른 용어를 통해 방사선의 건강영향이 더욱 입체적으로 설명될 수 있을 것으로 기대된다.

표 9.1.2 결정론적 영향과 확률론적 영향의 특성 비교

영향	결정론적 영향(deterministic effects)	확률론적 영향(stochastic effects)
발생기전	방사선에 의해 많은 세포의 사멸 혹은 기능 손실	방사선이 단일 세포에 작용하며, 영향받은 세포는 반드시 살아서 악성 세포 혹은 유전질환으로 진행
현상	건강 영향은 문턱 선량 이상의 급성 노출 시 발생하며, 건강 영향의 중증도는 선량의 크기에 따라 심해짐	건강 영향의 발생 확률이(중증도가 아님) 선량의 크기에 따라 증가하며, 그 외 연령, 성 등 개인 특성 및 노출 상황에 따라 영향받음
사례	피부손상(홍반, 화상, 표피박탈), 방사선 증후군(피부, 혈액, 소화기, 신경계 증상), 탈모, 생식기 영향(기형, 지체장애)	악성종양
근거	방사선 치료를 받은 환자, 방사선 사고시 고노출자, 그리고 동물실험 결과에서 관찰됨	악성종양은 방사선에 중간 및 고노출된 집단에서 유의하게 증가한 직접 근거가 관찰됨. 유전적 영향은 인구집단이 아닌 고노출된 동물실험에서 관찰됨.
과학적인 합의	방사선이 조직 손상을 유발하는 것에 대해서는 높은 수준의 합의가 있으나, 만성 건강 영향에 대해서는 학문적 논쟁이 존재함	악성종양 발생에 대한 DNA 변이의 역할과 관련 기전들에 대한 합의가 존재하나 저선량에서는 학문적 논쟁이 존재함. 유전 영향은 사람에게 가능하지만 악성종양보다는 빈도가 낮을 것이라고 합의

(출처: UNSCEAR, 2015)

방사선에 의한 건강 영향은 누적(accumulation)된다는 특성이 있다. 따라서 과거에 노출된 방사선의 건강 영향은 없어지는 것이 아니라 평생 누적되어 다음의 건강 영향으로 이어진다. 이런 이유로 방사선 노출과 건강 영향(특히 확률론적 영향)을 파악하는 데 누적선량을 주로 사용한다. 이는 흡연에 의한 건강 영향을 평가할 때 처음 흡연 나이와 함께 총흡연량이 중요한 지표로 사용되는 사례와 유사하다. 따라서 외부 방사선 노출의 경우 노출 이후 방사선이 신체에 남아있지 않지만, 노출력을 기록으로 남기는 것은 중요하다. 마치 약물에 대한 의무기록처럼 방사선 노출이력을 관리하는 것은, 역학적으로 환자들의 총 누적량을 파악하여 임상적 판단 및 질병과의 연관성을 규명하는 데 유용한 정보를 제공해 줄 수 있다.

방사선에 의한 건강 영향은 조사된 인구집단의 기저위험도의 크기와 위험요인의 존재 여부 및 크기에 따라 달라질 수 있다. 즉 우리가 관찰한 방사선 위험도는 방사선 자체의 영향이 해당 인구집단의 특성들과 결합하여 나타나는 영향(효과변경)들이 종합된 결과이다. 따라서 비록 방사선 자체의 실험실적 위험도는 같다고 하더라도, 각 인구집단별로 실제 관찰된 방사선의 위험도는 다르게 관찰될 수 있다. 이러한 차이를 통해 어떤 요인들이 어떻게 그리고 얼마나 방사선의 영향을 변경시키는지를 파악하는 것이 역학적 차원에서 건강 영향을 연구하는 방식이다.

9.2. 방사선 노출과 악성종양(cancer)

(1) 방사선 연관성에 따른 악성종양 분류

국제암연구소(International Agency for Research on Cancer)에서는 방사선(엑스선 및 감마선, 중성자, 알파 및 베타 핵종)을 발암성 확인 물질(carcinogenic to humans, Group 1)로 분류하였다. 엑스선 및 감마선의 경우 침샘암, 식도암, 위암, 대장암, 폐암, 골암, 피부기저세포암, 여성유방암, 신장암, 방광암, 뇌종양 및 중추신경계암, 갑상선암, 백혈병(만성림프구성 백혈병 제외) 등이 인체 발암성에 충분한 근거(sufficient evidence)가 있는 것으로 평가되었으며, 직장암, 간암, 췌장암, 난소암, 전립선암, 비호지킨림프종, 다발성골수암 등은 인체 발암성과 양의 연관성(positive association)인 것으로 평가되었다. 엑스선 및 감마선을 사용하는 의료방사선 종사자에게는 간암 및 부비동암 등은 인과성이 충분히 입증되진 않았다. 그리고 알파와 베타 핵종에 의해 발암성이 확인된 암종들로는 폐암, 골암, 간암, 백혈병, 갑상선암, 담낭암, 고형암, 부비동암, 간외 담도암 등이다. 한편 중성자의 경우 다른 방사선과는 달리 역학 연구에서는 근거가 불충분(inadequate)하지만 동물실험 연구에서의 충분한 근거로 인해 발암성 확인 물질로 분류되었다. 이처럼 국제암연구소에서는 모든 전리방사선을 발암성이 확인된 1군 발암물질로 분류하였으나, 각 방사선 종류에 따라 인과성이 입증된 암종별 차이가 있다.

표 9.2.1 방사선 종류에 따라 인체 발암성이 확인된 암종

방사선 종류	암종
알파 및 베타핵종	폐암, 골암, 간암, 백혈병(만성림프구성 백혈병 제외), 갑상선암, 담낭암, 고형암, 부비동암, 간외 담도암
엑스선 및 감마선	침샘암, 식도암, 위암, 대장암, 폐암, 골암, 기저세포암, 여성 유방암, 신장암, 방광암, 뇌종양 및 중추신경계암, 갑상선암, 백혈병(만성림프구성 백혈병 제외)
태양광선 및 자외선	피부암, 안구암

(출처: El Ghissassi et al., 2009)

국제암연구소의 발암성 평가 프로그램(IARC Monographs on the evaluation of carcinogenic risks to humans)에서 'risks'란 단어는 관습적인 표현으로서 실제로는 'hazards'를 평가한다. 즉 정량적 평가가 아닌 정성적 평가이다. 이 프로그램에서 판단의 근거는 출판된 자료에 근거하고 있다. 따라서 아직 보고되지 않은 암종의 경우 암을 발생시키지 않는다는 것을 직접 의미하는 것이 아니라, 아직 확인되지 않은 것이라고 해석한다. 이 프로그램의 절차와 진행이 완벽하지는 않지만, 현재 가능한 수준에서 인과성을 판단하는지에 대한 최선의 현실적 접근이라고 할 수는 있다.

한편 방사선 노출과의 관련성을 역학 연구들에 근거하여 아래와 같이 구분하기도 한다. 즉 역학 연구들에서 유의한 선량-반응 관련성을 보이는 경우(yes), 일부 선량-반응 관련성이 있긴 하지만 잠재적 교란 요인과 바이어스가 있을 수 있는 경우(possibly), 질 높은 역학 결과의 근거가 없으며 연구별로 일관성이 없는 경우(unclear)로 분류한다. 후자로 분류된 암종은 위험도가 없다는 것이 아니라 아직 선량-반응 관련성을 나타내는 연구가 부족하거나 각 역학 결과들의 일관성이 없는

경우를 말한다.

표 9.2.2 방사선 노출과 암종 분류

Causation	Organ site
Yes	Bladder, Breast, Lung, Leukemia(non-CLL), Brain/CNS, Ovary, Thyroid, Colon, Esophagus, Oral(salivary gland), Stomach, Liver, NMSC, Bone, Soft tissue, Pancreas, Rectum
Possibly	Endometrial, Multiple myeloma, CLL
Unclear	NHL, Prostate, Renal cell, Cervix, Gallbaldder, Melanoma

(출처: Berrington de Gonzalez et al., 2018)

방사선 역학에서는 일반적으로 암종별 방사선과의 연관성 차이를 고려하여 전체 암, 전체암에서 백혈병 제외한 암종, 전체 고형암, 백혈병(CLL 제외) 등으로 분류하여 위험도를 평가한다. 그리고 전체 악성종양 중 방사선 노출과 인과성이 확인된 암종들을 묶어서 방사선 노출과의 연관성을 파악하기도 한다. 물론 개별 암종별 환자수가 충분하다면 암종별로 위험도를 파악하는 것이 바람직하며 굳이 암종을 묶을 필요는 없다. 또한 특정 인자와 관련된 암종을 분석 시 제외함으로써 방사선 노출과의 연관성을 보다 분명히 파악하기도 한다. 예를 들어, 만약 흡연에 의한 영향을 배제하고 싶다면 고형암에서 흡연과 관련된 암종을 제외할 수도 있다. 이는 위험요인들에 대한 충분한 정보가 없는 경우 그 위험요인들과 관련된 결과를 간접적으로 보정하는 방식이다. 비슷하게 방사선 노출과 백내장 발생 연구에서도 전체 백내장을 질병으로 하는 경우보다 상대적으로 방사선 노출과 관련이 높은 후낭하백내장(posterior subcapsular cataract)으로만 국한하면 방사선 노출과의 위험도를 더 분명히 살펴볼 수 있다.

고형암과 백혈병을 구분하여 분석하는 이유는 1) 방사선으로 인한 초과상대위험도의 크기, 2) 선량-반응 곡선의 형태, 3) 노출 후 발생하는 시간적 양상이 서로 다르기 때문이다. 즉 백혈병은 방사선 노출로 인한 초과상대위험도가 고형암보다 크며 노출 후 발병시기도 짧다. 또한 고형암과 방사선량은 대체로 선형 관련성을 보이지만 백혈병은 연구에 따라 선형 혹은 선형-이차 관련성을 보인다. 백혈병을 세분화할 때 전체 백혈병에서 만성림프구성 백혈병(CLL)을 제외하는 이유도 방사선 노출과의 연관성에 대한 이질성 때문이다.

만성림프구성 백혈병(CLL)은 일반적으로 방사선 노출과 연관성이 없는 것으로 간주하여 왔으나 일부 연구에서는 연관성이 보고된 바 있다. 체르노빌(Chornobyl)

사고 당시 작업 종사자들을 대상으로 한 연구에서는 방사선 노출과 유의한 관련성을 보였으나 국제 원전 종사자들을 대상으로 한 연구(INWORKS)에서는 유의한 관련성이 관찰되지 않았다. 현재 미국 보건복지부에서는 보상 차원에서 만성림프구성 백혈병을 방사선에 기인한(radiogenic) 직업적 질환으로서 인정하고는 있지만, 아직 인과성이 과학적으로 인정되지는 않은 상태이다.

방사선 노출에 의한 암발생 기전은 DNA에 대한 직접적인 손상뿐 아니라 후생유전학적 기전 및 세포들과의 상호작용 등 다양한 기전들이 관여한다. 방사선은 암발생시 기폭제(initiator)뿐 아니라 촉진제(promoter)의 역할로도 작용하는 것으로 알려졌다. 한편 방사선 노출에 의한 암발생 최소 잠복기는 일반적으로 백혈병의 경우 노출 후 2년, 갑상선 및 전체 고형암은 5년으로 간주한다. 그러나 방사선에 노출된 나이, 암의 종류와 추적 기간에 따라 다르므로 방사선 유발암의 잠복기 평균은 일정하지 않다.

방사선에 의한 암 위험도 증가는 노출 후 시간에 따라 감소하긴 하지만 기저위험도로 회복되진 않고 평생 지속된다. 그리고 방사선에 의한 암 위험도는 장기별로 달라, 골수는 방사선에 매우 민감하여 백혈병이 방사선 노출에 의한 가장 중요한 질환(cardinal disease)으로 간주하는 반면, 자궁경부, 전립선, 췌장, 만성림프구성 백혈병, 흑색종, 호즈킨 림프종 등과는 연관성이 불분명한 것으로 알려져 있다. 이러한 암종별 연관성의 차이는 방사선 연구의 방향성에 시사하는 바가 크다. 즉 왜 같은 방사선에 노출되었음에도, 장기별로 위험도 차이가 발생하는지에 대한 연구는 암 발생의 기전적 측면뿐 아니라 암 예방의 보건학적 측면에서도 중요한 의미를 제시해줄 수 있다.

방사선이 다른 화학물질에 비해서 약한 발암물질(weak carcinogen)이라고 표현되는 경우가 있다. 이것은 다른 위험요인보다 상대위험도와 인구집단기여위험분율이 작다는 정량적인 수치에 근거한다. 그러나 상대위험도의 크기는 인구집단의 방사선 노출, 다른 위험요인들의 노출률 및 상호작용에 따라 달라질 수 있다. 방사선이 모든 인구집단에서 거의 모든 장기에 발암성을 보이고 특히 어린이에게는 매우 높은 상대위험도를 보이는 것(예를 들어 백혈병과 갑상선암)을 고려하면 약한 발암물질이라는 표현은 적합하지 않다. 악성종양의 심각성을 고려하면 'weak'와 'carcinogen'이란 단어가 함께 묶인 것 자체도 어울리지 않는 조합이다. 대신 방사선이 보편적인 발암물질(universal carcinogen)이라 고 표현되는 것은 합리적이다.

(2) 악성종양의 선량-반응 관련성

방사선량과 암발생 위험 간의 연관성을 설명하는 모델로서 그림 9.2.1과 같은 선량반응 모델들이 제시되었다. 이들 모델들은 관찰된 결과가 아니라 저선량 노출 상황에 추정하기 위한 것이며, 이때 저선량(low dose)이란 일반적으로 100mSv 미만을, 저선량률(low dose rate)은 시간당 5mGy 미만(혹은 분당 0.1mGy 이하)의 속도를 의미한다. 이들은 방사선량이 증가함에 따라 암 발생 위험이 증가한다는 것에는 같지만 1) 문턱선량의 존재 여부와 2) 암 발생 위험 증가 형태를 다르게 가정하였다. 방사선 노출과 암 발생과의 선량-반응 관계를 정확히 파악하는 것은 방사선의 발암 기전을 파악하는 학문적 깊이를 더하는 것뿐 아니라 방사선 방호 방법에 대한 실무적 근거를 다른 집단에 제공하는 데 중요하다.

그림 9.2.1 방사선 위험도를 저선량으로 외삽하는 모델들
(a, linear extrapolation; b, downwardly curving(decreasing slope); c, upwardly curving(increasing slope); d, threshold; e, hormetic.

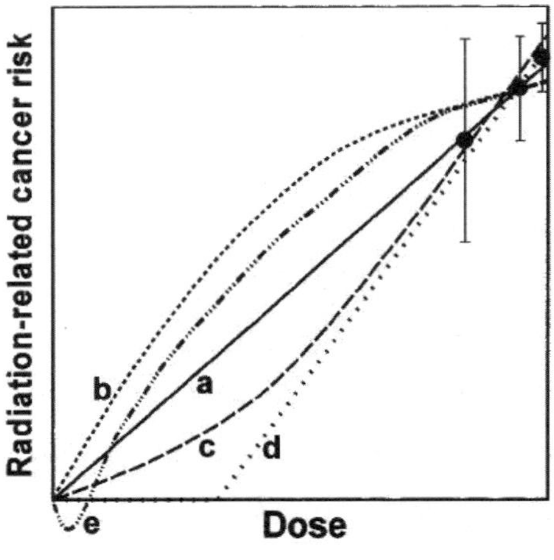

(출처: Brenner et al., 2003)

방사선과 암의 관련성은 대부분 문턱 없는 선형모델로 설명되지만, 방사선 건강 영향에 어느 하나의 모델이 맞느냐고 묻는 것은 적절한 질문이 아닐 수 있다. 왜냐하면 건강 영향의 종류에 따라 각 경우가 모두 가능하기 때문이다. 실제로 백혈병의 경우 선형-이차곡선(linear-quadratic model)을 보이기도 하며, 갑상선의 경우는 선형모델을 따르다가 고선량에서(약 10-30Gy) 수평을 유지하고 이 보다 더 높은 선량에서는 감소하는 비선형 관련성을 보인다. 방사선과 암위험도는 단일 식이라기보다는 인구집단별로(연령, 성별 등) 장기별로 차이가 날 수도 있다.

따라서 어느 하나의 모델로만 설명하기보다는 각 모델을 모두 종합하여 통합시키는 방법(multi-model inference)을 적용하기도 한다. 이 방법에서는 여러 다양한 선량-반응 모델 중 가능성 있는 합리적 모델들을 선정 후 각 모델의 기여분율을 반영시켜 하나의 모델로 구축한다. 향후 이러한 접근이 단일 모델들을 대치할 수 있을지는 불분명하지만, 선량-반응 관련성을 특정 개별 모델에 고정하지 않고 종합적으로 바라본다는 점에서 의미가 있다.

문턱 없는 선형모델 문턱 없는 선형모델((linear no-threshold model, LNT)은 방사선 노출에 의한 암발생이 문턱 없이 선형적으로 비례하는 형태이다. 실제로 여러 역학연구의 결과가 악성종양과 관련하여 문턱 없는 선형 모습을 일관되게 보여주고 있다. 따라서 미국방사선방호협회에서는 현재까지의 주요 역학 연구 결과들이 LNT 모델을 지지하는 것으로 정리한 바 있으며, 이를 근거로 LNT 모델의 사용이 방사선 방호 목적에 가장 적합하다고 주장하였다(표 9.2.3). 이 모델에 의하면 아무리 적은 선량이라도 그 선량값에 비례하는 만큼의 위험도는 이론적으로 존재하게 된다.

그러나 미국방사선방호협회에서의 LNT 모델 지지는 방사선 방호(radiation protection)의 목적이지 위험도 평가(risk estimation)를 위한 것은 아니다. 즉 어떠한 모델도 선량-반응 관련성을 완벽히 설명해 주는 데에 제한점이 있는 상황에서 문턱 없는 선형모델이 현재까지의 지식수준에서 저선량 방사선에 의한 건강 영향을 방어하는 데 가장 유용한(usefull) 모델로 판단한 것이다.

표 9.2.3 LNT 모델 지지 정도에 따른 각 연구별 분류

Study (or groups of studies)	Support for LNT Model
Life Span Study (LSS), Japan atomic bombs	Strong
INWORKS (U.K., U.S., French combined cohorts)	Strong
Tuberculosis fluoroscopic examinations and breast cancer	Strong
Childhood atomic-bomb exposure	Strong
Childhood thyroid cancer studies	Strong
Mayak nuclear workers	Moderate
Chernobyl fallout, Ukraine and Belarus thyroid cancer	Moderate
Breast cancer studies, after childhood exposure	Moderate
In utero exposures, Japan atomic bombs	Moderate
Techa River, nearby residents	Moderate
In utero exposure, medical	Moderate
Japan nuclear workers	Weak to moderate
Chernobyl cleanup workers, Russia	Weak to moderate
U.S. radiologic technologists	Weak to moderate
Mound nuclear workers	Weak to moderate
Rocketdyne nuclear workers	Weak to moderate
French uranium processing workers	Weak to moderate
Medical X-ray workers, China	Weak to moderate
Taiwan radiocontaminated buildings, residents	Weak to moderate
Background radiation levels and childhood leukemia	Weak to moderate
In utero exposures, Mayak and Techa	No support
Hanford ^{131}I fallout study	No support
Kerala, India, high natural background radiation area	No support
Canadian worker study	No support
U.S. atomic veterans	No support
Yangjiang, China, high natural background radiation area	Inconclusive
CT examinations of young persons	Inconclusive
Childhood medical x rays and leukemia	Inconclusive
Nuclear weapons test fallout studies	Inconclusive

(출처: NCRP Commentary No. 27., 2018)

하향곡선 저선량 방사선의 건강 영향은 하향곡선(downwardly curving, supralinear)으로 나타날 수도 있다. 가능한 이유들로 첫째는 방사선에 민감한(hypersenstive) 집단이 존재하는 경우 일반적인 집단의 선형 형태와 합쳐져서 하향곡선이 그려질 수 있다. 즉 초반기에 민감군이 빨리 암에 걸리고 이들이 모두 포화하고 나서는 다시 관련성이 감소할 수 있다. 둘째로 방사선에 대한 저항성이 유도되는 경우(radioresistance), 즉 저선량으로 인해 이후 노출되는 방사선에 적응되어 선량이 증가할수록 반응의 민감성이 감소할 수 있다. 셋째는 방사선에 직접 노출되지 않은 세포들에서도 세포 손상이 나타나는 구경꾼 효과(bystander effect)에 의해 저선량에서 큰 영향을 보이다가 선량이 높아질수록 주변 세포들이 이미 영향을 받아 포화하므로 하향곡선을 보일 수 있다. 하향곡선은 LNT보다 저선량의 위험도를 과대평

가한다.

상향곡선 상향곡선(upwardly curving, linear-quadratic)은 저선량의 경우 위험도가 적게 나타나다가 방사선량 증가에 따라 건강 영향이 급격히 증가하는 형태이다. 생물학적으로 저선량에 노출 시 고선량에서보다 손상이 더 적게 일어나고 따라서 복구가 더 잘 될 수 있다는 데 근거한다. 실제로 역학 연구에서 백혈병(혹은 염색체 변이)의 경우 흔히 관찰되며, 따라서 백혈병에 대한 위험도를 산출할 때 단순 선형이 아니라 선형-이차모델(linear-quadratic model)을 적용한다. 그러나 저선량 구간에서 LNT와 위험도 차이가 크게 없어 일반적으로 단순한 선형모델을 사용하기도 한다. 또한 이 모델은 하향곡선과 반대로 방사선의 위험도를 저평가할 수 있다.

문턱 모델 문턱 모델(threshold model)은 일정 선량 이상에서 암 발생이 일어나고 그 이하에서는 암 발생의 위험이 없는 것을 말한다. 예를 들어 결합 조직에서 유래하는 악성종양인 육종(sarcoma)의 경우 저선량 방사선 노출에서는 잘 관찰되지 않다가 고선량 노출 시 증가한다. 이는 결체 조직이 잘 분화하지 않고 암발생을 위해 고선량이 필요하기 때문으로 해석된다. 따라서 육종은 저선량 역학연구에서는 잘 보고되지 않고 주로 방사선 치료와 같은 고선량 노출 연구에 이차암으로 보고된다. 그러나 이러한 특수 상황을 제외하고 악성종양의 경우 문턱모델은 일반적으로 적용되기에 합리적이지 않은 것으로 판단된다. 반면 비악성 질환의 건강 영향을 설명하는 데에는 문턱모델이 활용되고 있으며, 이때 문턱선량이 얼마인지는 각 건강 영향의 종류에 따라 다르다.

호메시스 호메시스(hormesis)는 매우 적은 선량에서는 암 발생의 위험도가 기저 위험도보다 낮다가(예방 효과) 일정 선량 이상에서 다시 증가하는 현상이다. 방사선만이 아니라 여러 화학물질에 저노출 시 신체기능을 촉진해서 신체가 더 잘 적응하도록 한다는 것으로 실험실적 연구에서 관찰되기도 한다.

이 모델을 방사선 관리에 적용할 수 있는지와 관련해서는(즉 낮은 방사선량 노출을 허용하거나 권장하는 것이 방사선 관리 기준 설정에 바람직한가 등) 많은 논쟁이 있다. 즉 방사선 방호에 호메시스의 적용은 매우 적은 선량으로 인한 불필요한 불안감 혹은 방사선 감소를 위한 과도한 경비를 줄일 수 있다는 장점은 있으나 공중보건학적으로는 적합하지 않은 이유들이 있다. 첫째는 인구집단 내에는 방사선에 취약한 집단(어린이 및 방사선 민감군 등)이 있으며 이들에게는 적은 선량이라도 과도한 노출이 될 수 있다. 둘째, 어느 선량까지를 긍정적인 영향을 가진 선량이라고 할 수 있는지가 불분명하다. 그런데 현재 사회에서는 개인별 방사선 노출량이 점차 증가하고 있으며 호메시스가 존재한다고 하더라도 이미 그 이상의 방사선에 노출되고 있을 가능성이 있다. 셋째, 호메시스에서 발견되는 긍정적인 세포 수준의 지표 변화들이 궁극적으로 건강에 이로운지는 불분명하다. 또한 관찰된 일부 긍정적 효과가 모든 건강 영향을 의미하는 것이 아니므로 다른 영향들에는 해로운 영향을 초래할 수도 있다. 예를 들어 소량의 알콜 섭취가 심혈관 질환으로 인한 사망률을 감소시켜 주기도 하지만, 악성종양의 위험은 증가시킨다. 따라서 알콜 섭취에 대한 허용기준을 심혈관 질환에서의 결과만의 기준으로 설정하는 것은 합리적이지 않다.

> 현재까지의 연구 결과들은 학문적으로나 방호 차원에서나 LNT 모델을 가장 지지하고 있다. 그러나 호메시스 현상을 비롯하여 다른 선량-반응 관련성을 방사선 방호에 적용하지 않는 것이 그런 현상들 자체를 부정하는 것은 아니다. 저선량 방사선의 건강 영향에 대해서는 실제로 다양한 연구 결과들이 관찰되고 있어 학문적으로 탐색되어야 할 중요한 주제이다. 따라서 저선량 영역에서의 과학과 실무를 구별하여 방사선 방호 차원에서는 LNT를 엄격히 적용하되, 학문적 차원에서는 방사선 노출과 질병과의 다양한 선량-반응 관련성에 대한 지속적인 연구가 필요하다.

(3) 암 위험도에 영향을 주는 요인들

방사선 노출에 의한 암 발생에는 많은 요인(노출선량, 노출형태, 성별, 노출 시 나이, 노출 후 시간, 도달 연령 등)이 영향을 준다. 고선량 방사선에 노출될수록 암위험도가 높으며, 방사선의 노출량 및 속도에 따라 위험도가 다르다. 노출 시 연령이 어릴수록 방사선에 의한 암위험도는 높게 나타나며 위험도의 크기는 각 암종별로 다르다. 특히 갑상선암 위험도는 어릴 때 노출 시 매우 높고 20세 이후엔 적게 나타난다. 여성이 남성보다 대체로 단위 방사선량에 의한 암위험도가 높다. 노출 이후 시간이 길수록 그리고 도달 연령이 증가할수록 암위험도는 증가한다. 이때 같은 노출 이후 기간이라고 하더라도 노출 시 연령에 따라 위험도가 달라질 수 있으며 같은 도달 연령이라도 노출 기간이 긴 경우 위험도가 더 높게 나타난다.

노출량 방사선량(dose)에 많이 노출될수록 암발생 위험도는 증가한다. 일반적으로 고형암의 경우에는 역치가 없는 선형모델로, 백혈병과 같은 혈액암은 선형-이차 모델의 형태로 증가하는 것으로 알려졌다. 그러나 방사선 노출로 유의한 암위험도를 보이는 가장 낮은 선량(minimal level of significant exposure)이 얼마인지에 대해서는 아직 분명하지 않다. 대체로 추적 기간이 길어짐에 따라 유의한 위험도를 보이는 선량이 점차 감소하였다. 얼마까지 감소할지는 불확실하지만 충분한 추적 기간이 중요하다는 점, 그리고 저선량에서 위험도가 없어서 안 나타난 것이 아니라 아직 관찰되지 않았을 뿐이라는 추론을 가능하게 한다.

일본 원폭 생존자 연구에서는 고형암 사망의 경우 추적 기간이 1950-1985년과 1950-1990년인 연구에서 최소 선량이 300mGy이던 것이 1950-1995년까지 추적한 연구에서는 200mGy로, 그리고 1950-2003년까지 추적한 연구에서는 150mGy로 감소하였다. 암발생의 경우 1958-1987년 추적연구에서는 175mGy였다가 1958-1998년까지의 추적연구에서는 150mGy로, 그리고 1958-2009년까지 추적한 최근 연구에서는 100mGy로 감소되었다. 체르노빌 작업 종사자들에 대해 추적 기간별로 고형암 발생위험도를 살펴본 결과에서도 추적기간이 길어짐에 따라 최소 유의 선량값이 점차 감소되어 1992-2009년까지는 250mGy까지 였다가 2013년까지 추적한 결과에 의하면 175mGy으로 줄어들었다(사망률을 기준으로 할 때는 225mGy에서 200mGy로 감소하였다). 이러한 변화는 방사선에 의한 초과상대위험도가 연령 증가에 따라 감소하지만, 추적 기간이 길어짐에 따라 질병 발생자가 증가하는 현상과 관련되어 있다. 따라서 향후 각 연구에서 추적 기간을 확대함에 따라 방사선에 의해 위험도(radiation-induced risk)를 보이는 선량은 더욱 낮아질 것으로 전망된다.

일반적으로 100mSv 이하의 노출에서는 위험도가 불분명하다고 알려져 있으나 최근 연구들에 의하면 여러 노출 형태의 낮은 선량에서도 암 위험도가 증가한다는 직접적인 역학 증거들이 보고되고 있다. 이들 연구는 대규모 인구집단으로 일반인의 노출 형태로서, 비일본인으로부터의 결과이면서 일본 원폭 생존자 연구 결과와도 대체로 일관적이다. 태아 및 소아때 방사선 노출 연구들에 대한 고찰에 의하면 20mGy 정도의 저선량에서도 어린이 백혈병 위험도가 유의하게 증가하기도 하였다. 따라서 간혹 100mSv 미만의 방사선 노출에 의해서는 건강 영향이 없다고 표현되는 경우가 있으나 이는 최근 역학 결과들이 반영되지 못한 표현이다. 건강 영향을 설명할 때 사용하는 용어들(위험이 없는 것, 위험이 낮은 것, 아직 잘 모르는 것) 간에는 큰 차이가 있으므로 구별하는 것이 필요하다.

저선량 방사선 역학 연구들에 관한 다양한 측면에서의 고찰이 미국 국립암연구소 저널(Journal of National Cancer Institute)에 특집으로 보고된 바 있다. 결론적으로 개별 연구들에서는 비록 통계적으로 유의한 값을 얻을 수 없다고 하더라도, 여러 연구를 모아보면 전체적으로 암위험성이 의미 있게 증가하였다. 이 고찰에서는 개별 연구 값의 통계적 유의성에만 함몰되지 말고 그 연구들이 의미하는 결과의 양상을 파악하고 해석하는 것이 더 중요하며, 이를 위해서는 각 연구에서의 바이어스 및 오류 가능성에 대한 평가를 실시하여 종합적으로 판단할 것을 강조하였다. 이러한 판단은 특히 저선량 분야와 같이 연구방법론적으로 여러 제한점이 있는 경우 강조되어야 할 '역학적 기준'이라고 할 수 있다.

노출 형태 방사선의 노출량 및 노출 형태(exposure type)에 따라서도 위험도가 다르다. 즉 고선량 노출에 의한 건강 영향 결과를 저선량 노출에 추정하는 경우 그 효과가 줄어들 것으로 예상하며(선량효과), 같은 선량이더라도 장기간에 걸쳐 계속 노출되는 경우 단시간에 노출된 경우보다 건강 영향이 적을 것으로 예상된다(선량률 효과). 이러한 가정은 동물실험을 통해 같은 양의 방사선에 노출되더라도 나누어 받는 경우가, 한 번에 많은 양을 받는 경우보다 손상이 잘 회복되는 결과에 근거한다. 따라서 저선량의 건강 위해도를 추정할 때 고선량에서의 위험도를 저선량에서의 위험도로 나눈 비(ratio)를 적용하기도 하며, 이를 선량-선량률 효과인자(dose and dose-rate effectiveness factor, DDREF)라고 한다.

기존에는 만성 저노출의 경우 DDREF를 2 혹은 1.5값을 적용해 급성 고노출에서의 위험도를 나누었다. 그러나 최근에는 아무런 보정을 하지 않는, 즉 DDREF를 1.0으로 하는 것이 국제적 추세이다(표 9.2.4). 실제로 인구집단에서 관찰되는 효과는 동물실험에서와 달리 선량-선량률 효과가 분명하지 않은 경우도 있다. 예를 들어 저선량의 만성적인 노출 형태인 원전 종사자들에서의 초과상대위험도가 급성 노출 형태인 일본 원폭 생존자 연구에서의 위험도와 비슷하게 관찰되었다.

그러나 각 연구 간에 관찰된 초과상대위험도가 비슷하다는 것이 선량-선량률 효과를 폐기해야 한다는 역학적 근거가 될 수 있는지에는 논란이 있다. 왜냐하면 방사선에 의한 초과절대위험도는 다를 수 있기 때문이다. 실제로 원전 종사자 연구와 원폭 생존자 연구에서의 초과상대위험도 값은 비슷하지만, 초과절대위험도 값은 차이가 크다. 따라서 DDREF를 1로 하는 것은 상대위험도 측면에서만 치우친 판단일 수도 있다. 위험도를 파악하는 두 측면인 상대위험도와 절대위험도를 함께 고려하는 것이 바람직하므로, 제한된 지식으로 다른 노출 상황에서의 인구집단에 방사선 영향을 추정할 경우 지속적인 논의와 연구가 필요하다.

표 9.2.4 선량-선량률효과인자(DDREF)의 발전과정

Organization	Year	Numerical Value	References
UNSCEAR	1977	Reduction factor: 2-20	UNSCEAR (1977)
NCRP	1980	DREF: 2-10	NCRP (1980)
UNSCEAR	1986	Reduction factor: 5	UNSCEAR (1986)
ICRP	1991	DDREF: 2	ICRP (1991)
UNSCEAR	1993	DDREF: 2	UNSCEAR (1993)
BEIR VII	2006	DDREF: 1.5 with a range of 1.1-2.3	NAS (2006)
UNSCEAR	2010	No DDREF applied	UNSCEAR (2010)
WHO	2013	DDREF: 1	WHO (2013)
SSK	2014	DDREF should be abolished (corresponding to a value of 1)	SSK (2014)

(출처: Ruhm et al., 2015)

노출 시 연령 방사선에 의한 악성종양의 위험도는 대체로 노출 시 연령(age at exposure)이 어릴수록 높게 나타나고 연령 증가에 따라 감소한다. 그러나 방사선에 의한 위험도의 크기와 노출 시 연령과의 관련성은 각 암종별로 다르다. 예를 들어 일본 원폭 생존자 연구에서 갑상선암의 경우 노출 시 연령이 어릴수록 위험도가 높고 20세 이후엔 적어졌다. 반면 폐암의 경우는 고형암 양상과 반대로 노출 시 연령이 높을수록 초과상대위험도가 증가하였다.

방사선에 의한 암 위험도는 일반적으로 노출 시 나이가 어릴수록 높아지지만 각 암종별 그리고 연구별로 다를 수 있다. 일부 암종은 어릴 때 노출 시 암 위험도가 성인과 비슷하거나 적을 수도 있다. 그런데 이러한 효과 크기의 판단은 평

가 지표 즉 초과상대위험도 혹은 초과절대위험도로 평가하였을 때 각각 다르다. UNSCEAR에서는 이러한 내용을 종합하여 표 9.2.5와 같이 조직별 평가 지표별로 어린이와 성인에서의 방사선 노출에 의한 발암 위험도를 비교한 바 있다. 예를 들어 방사선에 의한 위암 사망 위험도의 경우 초과상대위험도로 판단할 경우 어린이가 성인보다 높지만 초과절대위험도를 판단할 경우에는 차이가 없었다. 반면 대장암 발생 위험도의 경우 어린이가 성인에 비해 높은 위험도는 초과절대위험도로 판단할 경우에만 관찰되었다.

표 9.2.5 성인에 비해 어린이에서의 방사선 발암 위험도(carcingenesis risks) 비교

Cancer site	More	No difference	Less	No sufficient data	Level of evidence
Oesophagus				×	
Stomach (mortality)	ERR	EAR			Moderate
Colon (incidence)	EAR	ERR			Weak
Liver		×			Weak
Lung			×		Moderate
Skin non-melanoma	×				Moderate
Breast	×				Strong
Uterus				×	
Ovary				×	
Kidney				×	
Bladder		×			Moderate
Brain	×				Strong
Thyroid	×				Strong
Non-Hodgkin's lymphoma				×	
Myeloma				×	
Leukaemia non-CLL	×				Strong
Myelodysplasia	×				Weak

(출처: UNSCEAR, 2013)

노출 후 시간 및 도달 연령 방사선 노출 이후 시간 및 도달 연령(time since exposure and attained age)에 따라 암 위험도가 다르며 이러한 양상은 각 암종별로 차이를 보인다. 일반적으로 최소한의 잠복기 이후 암위험도가 증가하기 때문에 노출 이후 기간이 길수록 위험도는 증가한다(즉 방사선 노출 10년 이후 위험도가 5년 이후의 암 위험도보다 크다). 고형암의 경우 노출 후 시간이 아무리 길어도 위험도가 정상으로 돌아오진 않는다. 그런데 같은 노출 이후 기간이라고 하더라도 노출 시 연령에 따라 위험도가 달라, 예를 들어 20세 노출 이후 10년 뒤의 30세 때의 위험도와 50세 노출 이후 10년 뒤인 60세 때의 위험도는 다르다. 또한 도달 연령이 증가할수록 초과상대위

험도는 감소하고 초과절대위험도는 증가하며(그림 10.1.1 참고), 같은 도달 연령이라도 노출 기간이 긴 경우에 위험도가 높다. 그런데 백혈병의 경우 도달 연령이 증가할수록 초과상대위험도뿐 아니라 초과절대위험도도 감소한다. 이는 암종별 연령별 기저율의 차이에 의한 것이다.

성별 방사선에 의한 위험도는 암종에 따라 차이가 있지만 대체로 여성이 남성보다 단위 방사선량에 의한 암위험도가 크다. 일본 원폭 생존자 연구에서는 여성에서 남성보다 높은 위험도가 관찰되었으며 이는 어릴 때 노출될수록 더욱 차이를 보였다. 반면 미국 방사선사코호트 연구 등 직업적 노출 연구에서는 성별(sex) 차이가 분명하지 않은 경우들이 많았다. 성별 위험도 차이가 전적으로 방사선 감수성에 기인한 것인지, 다른 요인에 의한 효과변경인지, 혹은 성별 기저율의 차이인지는 아직 분명하지 않다. 성비에 따른 위험도는 모든 연구가 동일한 양상을 보이지는 않으나 방사선 관리에서 중요한 변수이다. 왜냐하면 방사선량으로만 보면 여성이 남성보다 노출량이 적은 경우도 있지만 건강위험도 측면에서 보면 반대의 현상이 나타날 수 있기 때문이다. 따라서 방사선 방호를 위한 우선순위 집단은 노출량만이 아니라 실제 건강위험도를 기준으로 설정하는 것이 중요하다.

상호작용 방사선은 다른 위험인자들과 암발생에 있어서 상호작용(interaction)을 보이며, 그 양상은 인구집단에 따라 다르게 관찰되고 있다. 예를 들어 일본 원폭 생존자 연구에서는 방사선에 의한 폐암의 초과상대위험도가 비흡연자에서 흡연자보다 높게 나타났지만, 방사선 치료환자들에서는(호즈킨병) 방사선에 의한 폐암의 초과상대위험도가 흡연자에게서 더 높게 나타났다. 특히 방사선에 대한 유전적 감수성과의 상호작용을 파악하는 것은 발암 기전을 밝히는 데 도움이 될 뿐 아니라, 환자의 방사선 치료에 대한 임상적 결정에 큰 도움을 줄 수 있다.

방사선이 암을 유발한다는 것이 이미 확인되었음에도 연구해야 할 주제들은 매우 많다(예를 들어 얼마나 낮은 선량에서 암을 유발할 수 있는가? 방사선의 효과는 얼마나 오래 지속되는가? 방사선 효과에 영향을 주는 인자들은 무엇인가? 왜 장기별로 방사선 위험도에 차이가 있는가? 방사선 종류별로 영향이 어떻게 다른가? 노출의 시점별 영향은 어떠한가? 새롭게 개발되는 방사선 시술에 의한 발암 영향은 어떠한가? 등). 즉 발암성이 파악되었다는 것은(인과성에 대한 정성적 평

가) 해당 주제의 마무리가 아니라, 오히려 그 이후에 연구되어야 할 내용이 더 많아지는 새로운 시작이라고 할 수 있다. 이러한 현상은 흡연 및 다른 발암물질 연구 분야에서도 비슷하게 나타난 바 있다. 알면 알수록 역설적으로 더 많은 질문이 생기는 것은 학문의 공통된 특징인듯하다. 방사선은 흡연보다 더 정교한 노출 지표를 갖고 있으므로 더욱 많은 연구가 진행될 것으로 기대된다.

9.3. 방사선 방호(radiation protection)

(1) 방사선 방호 원칙

방사선의 건강 영향을 확률론적 및 결정론적 영향으로 구분한 것은 방사선 방호* 원칙에 활용된다. 결정론적 건강 영향은 방사선 노출을 문턱선량보다 낮게 유지함으로써 예방할 수 있으나 확률론적 영향은 문턱 없는 선형모델에 근거하고 있으므로 조금의 노출도 위험도를 증가시킬 수 있다. 따라서 확률론적 영향을 방호하기 위해서는 합리적으로 가능한 범위에서 최소한의 노출을(As Low As Reasonably Achievable, ALARA) 원칙으로 한다. 즉 결정론적 영향(조직손상)은 방지(avoid)하고, 확률론적 영향은 합리적 수준에서 최소화(minimize)하는 것이다.

국제방사선방호위원회는 방사선 방호 원칙으로 정당화(justification), 최적화(optimization), 선량한계설정(application of dose limit)을 제시하였다. 정당화는 방사선을 사용하는 것이 사용하지 않는 것보다 이익이 커야 한다는 원칙이다. 예를 들어 의료방사선 사용의 경우 방사선 노출이 이루어지더라도 환자의 진단과 치료에 필요한 경우 방사선을 사용할 수 있다. 그러나 만약 방사선을 사용하지 않고도 비슷한 의료적 이익이 있으면 방사선을 사용하는 것은 정당화될 수 없다. 그런데 정당화는 모든 집단에 같은 것이 아니어서 연령별, 성별, 혹은 다른 집단별 차이가 존재할 수 있다. 예를 들어 산모에게는 정당한 방사선 치료가 태아에게는 정당하지 못한 경우도 있어, 정당화를 적용할 때 윤리적 균형을 모색해야 한다. 방사선 종사자들의 경우에도 노출이 일부 위험도를 갖지만, 본인을 비롯하여 사회경제적 이익이 클 경우 방사선을 사용하고 있으며 이는 정당화의 원칙에 부합한다.

* 이 분야는 역학과는 구별되는 별도의 전문분야로 자세한 내용은 국제방사선방호위원회(ICRP) 서적을 참고할 것을 권장한다.

최적화는 방사선 사용시 합리적으로 달성할 수 있는 한 가장 낮은 노출을 유지하는 것을 말하며 정당화가 입증된 후 적용된다. 즉 너무 낮은 선량은 의학적 결과를 얻기에 불충분할 수 있으며 반대로 너무 높은 선량은 치료 이외에 방사선으로 인한 다른 질환의 위험을 증가시킬 수 있다. 이 원칙은 의료와 직업적 방사선 사용 모두에 적용된다. 이때 최적화된 선량을 사회, 경제, 환경적 및 기타 요인들과 어떻게 균형을 맞추는지에 대한 모호함은 존재한다.

선량한계설정은 개인에게 노출 허용치를 설정하는 것이다. 정당화와 최적화가 인구 집단적 접근이라면 선량한도 설정은 개인을 방호하기 위한 접근이다. 이 원칙에 따라 직업적 노출이나 일반인 노출의 경우 연간 선량한도를 권고하고 있다. 예를 들어 국내에서 직업적 방사선 노출에 대한 기준으로 국제방사선방호위원회의 권고에 따라 연간 50mSv를 초과하지 않는 범위 내에서 5년간 100mSv의 선량한도가 적용되고 있다. 이를 위해서 분기당 5mSv 또는 연간 20mSv 미만 노출되도록 관리하고 있으며 임신 여성의 경우에는 태아의 선량이 연량 1mSv 이하가 되도록 관리하고 있다.

그러나 환자의 방사선 노출에는 선량한도를 적용하지 않는다. 왜냐하면 방사선을 사용하는 결정이 각 환자의 상황에 따라 정당화되었고, 한도를 설정하면 의료적 효과(이로움)을 달성하기 어려울 수도 있다(방사선 노출량도 개인별로 질환별로 달라 현실적으로 적용하기도 어렵다). 따라서 의료노출에서는 강제 규정 대신 진단참조준위(diagnostic reference level)를 적용하여 자율적인 최소화를 유도한다. 즉 자신이 사용한 노출량을 전체집단에서 사용한 양과 비교해 가면서 자율적으로 줄여나갈 수 있도록 한다.

특히 의료방사선 노출에서는 방사선을 사용함에 따른 진단이나 치료의 이익이 방사선 자체의 해로운 영향보다 월등히 커야 한다. 따라서 위해(risk)와 이익(benefit)의 평가를 통해 균형 잡힌 판단이 중요하며, 이를 위해 방사선 역학에서는 방사선으로 인한 질병 발생에 대한 위해와 방사선의 진단과 치료의 이익을 동시에 평가하는 것이 필요하다.

의료 방사선 방호와 관련하여 국제원자력기구(IAEA)가 2012년 12월 독일에서 세계보건기구와 공동으로 환자와 일반인을 보호하면서 동시에 방사선의 안전하고 효율적인 사용을 위한 10가지 선언을 하였으며(Bonn Call-for-Action), 그 내용은 다음과 같다. 1) 정당화의 원칙 수행을 강화한다, 2) 방호와 안전을 위한 최적화의 원칙 수행을 강화한다, 3) 의료장비 제조사가 안전한 제도에 기여하도록 역할을 강화한다, 4) 의료인의 방사선 방호에 대한 교육과 훈련을 강화한다, 5) 의료분야에서 방사선 방호를 위한 전략적 안건을 구축하고 촉진한다, 6) 직업 및 환자 노출에 대한 국제적 정보를 수집 공유한다, 7) 의료노출로 인한 사건과 사고 예방 활동을 향상시킨다, 8) 의료에 있어서 방사선 안전 문화를 강화한다, 9) 방사선의 이익과 위해에 대한 객관적 인식과 대화를 조성한다, 10) 국제적으로 안전성 요건들의 수행을 강화한다.

방사선량의 설정 기준은 안전과 비안전의 판단기준이 아니며, 단지 사회에서 허용할 수 있는 가능한 범위에서의 최저 관리기준을 의미한다. 현재 일반인 기준으로 설정된 연간 1mSv라는 선량은 이 이하로 노출되면 안전하고, 이 이상 노출되면 당장 큰 건강위험이 발생한다는 의미가 아니다. 따라서 안전(safety)이란 단어 대신 위험도가 작다는 것 혹은 기저발생률에 비해 구별하기 어렵다(indisinguable)라는 표현이 적합하다. 즉 연간 1mSv 이하 노출은 절대적인 안전의 기준이 아니지만, 이 수준에서 생길 수 있는 위험도는 다른 많은 일반 요인들에 의해서 생길 수 있는 위험도에 비해서 적고, 실제로 질병이 어떤 요인에 의해 발생할 수 있는지 구분하기 어려운 낮은 수준이라고 이해하는 것이 정확하다. 매우 낮은 선량에 의한 건강 영향은 역학적이라기보다는 위해도 소통(risk communication) 차원의 주제이다.

방사선에 대한 관리는 개인적 차원과 국가적 차원으로 구별할 필요가 있다. 개인에게는 매우 작은 위험도라고 하더라도 인구집단적 차원에서는 위험도의 크기를 무시하기 어렵다. 예를 들어 담배 연기를 한 번 마셨다고 개인에게 당장 큰 위험이라고 보긴 어렵지만, 인구집단 차원에서 일반인들이 불필요하게 담배 연기에 노출되지 않도록 노력하는 것(금연구역을 설정 등)은 필요한 것처럼, 개인에게 비록 작은 위험도라고 하더라도 방사선 방호를 위한 국가적 차원에서의 노력은 중요하다. 즉 매우 적은 선량의 방사선에 대해서 개인적 차원에서는 방사선의 올바른 이해를 통해 불필요한 걱정을 줄이고, 국가적 차원에서는 작은 위험도라고 하더라도 엄격한 관리를 하는 것이 중요하다. 이 두 가지는 서로 모순된 것이 아닌 개인과 집단의 차이에 의한 합리적인 조화이다.

(2) 방사선에 의한 손해

손해(detriment)는 국제방사선방호위원회에서 방사선 노출 집단과 그 자손들이 경험하는 종합적인 건강위해(total harm)의 개념을 반영하기 위해 방사선의 확률론적 영향을 종합하며 만든 정량화한 복합지표(multidimentsional indicator)이다. 이 지표는 방사선에 의한 명목위험계수(nominal risk coefficients)를 기본으로 질병의 심각성, 삶의 질, 유전 효과의 가능성, 그리고 줄어든 생존 연수 등의 개념들이 반영되었다. 즉 방사선 노출에 의한 위험뿐 아니라 그 질병 자체의 심각성과 예후 등이 관련되어 있다. 이러한 복잡하고 주관성이 개입된 지표가 필요한지에 대한 논란이 있기도 하지만 방사선 방호의 입장에 유용하다고 판단하여 1977년 이후 현재까지 사용되고 있다.

이 지표는 일본 원폭 생존자 연구 결과를 근거로 만들어졌기 때문에 지표의 적용을 위해서는 다음과 같은 전제 조건이 필요하다. 1) 일본 원폭 생존자 연구 결과를 다른 인구집단에 적용할 수 있다(transportation). 2) 해당 인구집단의 선량 범위에 일본 원폭 생존자 결과를 적용할 수 있다(extrapolation). 3) 한 번의 급성 외부노출 영향을 다른 방사선 노출 형태들에도 적용할 수 있다(analogy).

현재까지의 주요 결과는 표 9.3.1과 같이 방사선 1Sv당 전체 암에 대해서는 5.5%, 유전 영향은 0.2%의 위험도를 가져 총 5.7%의 손해를 갖는다. 성인의 경우는 약간 감소하여 1Sv 노출로 인해 암은 4.1%, 유전 영향은 0.1%로 총 4.2%의 손해가 발생한다. 이는 1Sv의 방사선에 노출된 100명의 일반 인구집단 중 5.5명이, 성인에서는 4.1명이 암으로 사망한다는 의미이다(손해는 치명적 암 위험도로서 발생보다는 사망에 가까운 개념이다).

표 9.3.1 방사선 노출에 의한 암과 유전영향의 손해 ($10^{-2}Sv^{-1}$)

Exposed population	Cancer		Heritable effects		Total	
	Present	ICRP 60	Present	ICRP 60	Present	ICRP 60
Whole	5.5	6.0	0.2	1.3	5.7	7.3
Adult	4.1	4.8	0.1	0.8	4.2	5.6

(출처: ICRP, 2007)

그러나 이 값은 1) 연령, 성별, 노출 시 연령, 지역 등을 평균한 개념의 인간을 가정한 것이며 2) 0.2Gy 미만 선량에 적용되며 3) 방사선 방호의 목적으로 적용되어야 한다는 한계가 있다. 예를 들어 치명률을 고려한 위험도이므로 암 생존률이 높아진다면 현행 산출된 값은 미래의 위험을 과대평가할 수 있다. 그 외에도 지표 산출과 관련된 변수들이 변함에 따라 값이 달라질 수 있다. 또한 여러 인구집단의 암 발생률을 평균하여 계산되었기 때문에 특정 인구 집단에서는 위험도가 더 높을 수도 혹은 낮을 수도 있으며, 개인의 경우에는 더 많은 차이가 존재한다. 따라서 이러한 계수는 개인의 노출선량에 따른 건강위험도를 예측하는 데 사용하는 것이 아니라, 전체 인구집단에서의 위험도를 예측함으로써 방사선 방호 체계를 제공하는 데 목적이 있다. 향후 평균화된 값이 아닌 각 인구집단별(성별 및 연령별), 장기별 값을 산출하는 것과 악성종양 이외에 수정체 혼탁과 심혈관 질환에 적용하는 것이 모색되고 있다.

방사선의 방호와 활용은 서로 상충하지 않으며 함께 접근할 수 있다. 보건학적 측면에서 방사선이 인구집단 차원에서 위해하다는 것은 분명하며, 동시에 방사선의 위해보다는 이득이 더 큰 인구집단(방사선 검사나 치료를 받아야 할 환자 등)이 존재한다. 따라서 우선 전체 인구집단 차원에서 방사선 노출 수준을 최대한 낮추고, 방사선의 이익이 큰 집단에 대해선 방사선을 활용하는 것이 필요하다. 방사선은 자연적으로 존재하기도 하며 인공적으로 유용하게 활용되고 있는 물질로서, 방사선을 지나치게 거부하는 것은 현명하지 못하며 합리적이도 않다. 반대로 방사선의 활용만을 강조하여 일반적으로 잘 알려진 방사선의 위해성을 간과하는 것은 위험하다.

제10장 원폭 생존자 Atomic Bomb Survivors

10.1. 연구 종류와 노출평가(studies & exposure)

(1) 원폭 생존자 연구의 종류

1945년 일본 히로시마(8월 6일)와 나가사키(8월 9일)에 핵폭탄 폭발로 인해 히로시마 인구 36만 명 중 약 14만 명이(39%), 나가사키의 경우 25만 명 중 7만 명이(28%) 1945년 말까지 사망한 것으로 알려졌다. 폭발 당시에는 충격과 고열에 의해 주로 사상자가 발생하였으며 방사선 노출에 의해서는 급만성 건강 영향이 초래되었다. 원폭 피해 관련 건강 영향 조사를 위해 미국(US Atomic Energy Commission)에서 ABCC(Atomic Bomb Causality Commission)를 히로시마와 나가사키에 각각 1947년, 1948년에 건립하였다. 1955년에 위원회(Francis Committee)에서 생존자들에 대한 장기간 추적 조사를 권고하였으며 이를 계기로 원폭 생존자들에 대한 대규모 코호트 연구가 진행되었다. 이후 일본 정부(Ministry of Foreign Affairs and Ministry of Health and Welfare)는 1975년에 ABCC를 방사선영향연구재단(Radiation Effects Research Foundation)으로 재편성하였다.

방사선영향연구재단(https://www.rerf.or.jp/)은 원폭 생존자들을 대상으로 한 다양한 활동 및 연구들을 진행하고 있으며(표 10.1.1) 일본과 미국이 공동으로 운영하고 있다. 연구대상자의 특성에 따라 수명연구(Life Span Study), 성인건강연구(Adult Health Study), 자궁 내 태아 연구(In Utero Study), 생존자 자녀 연구(Children of A-bomb Survivors Study, F1) 등으로 구분된다. 이러한 연구들은 원폭에 직접 노출된 유일한 인구집단으로서 방사선의 건강 영향의 이해를 확대하는 것뿐 아니라 역학적 방법론을 발전시키는 데도 크게 기여하고 있다.

표 10.1.1 일본 원폭 생존자 연구의 종류와 인원수

Study type	Subjects
Life Span Study	120,321
└ Adult Health Study (Directly exposed)	25,379
In Utero Study	3,638
└ Adult Health Study (In utero survivors)	1,021
Children of A-bomb Survivors (F1) Study	
Mortatlity and Cancer Incidence	76,814
└ F1 Clinical Study	12,451
Cytogenetic Study	About 16,000
Biochemical Genetic Study	About 24,000
Molecular Genetic Study	About 1,500

(출처: https://www.rerf.or.jp/)

수명연구(Life Span Study, LSS)는 약 12만 명의 원폭 생존 일본인이 포함된 코호트 집단이다(표 10.1.2). 이들은 1) 원폭 당시 2.0km 이내 거주하는 모든 생존자, 2) 원폭 당시 2.0-2.5km 이내 거주하는 모든 생존자, 3) 2.5-10km 사이 거주자 중 2km 미만 거주 생존자들과 성별과 연령을 짝짓기한 일부 대상자, 4) 10km 이상 거주하는 사람 중 2km 미만 거주 생존자들과 성별과 연령을 짝짓기한 일부 대상자들을(not in city) 포함하였다. 즉 LSS 연구에는 원폭 반경 2.5km 이내 거주 생존자들은 거의 모두 포함되었다고 할 수 있으나, 1950년 10월 원폭 생존자 조사 당시 히로시마와 나가사키에 거주하지 않거나 조사에 참여하지 않은 생존자, 그리고 원폭 피해를 받았어도 외국 국적의 생존자들은 제외되었다. LSS에 포함된 12만 명은 1949년 이후 여러 번 실시된 설문조사에 한 번이라도 참여하여 노출평가의 근거자료가 확보되어 있으며 사망 및 암 등록자료와 연계될 수 있었다. 연구대상자들에 대한 암등록은 1958년부터 실시하였으나 백혈병은 1950년부터 등록이 시작되었다. 원폭 이후 혈액질환이 많이 보고되었기 때문에 당시 적극적으로 환자를 찾는 과정을 통해 백혈병의 경우 실제로는 1940년대 후반에 이미 등록체계가 시작된 것으로 파악하고 있다.

성인건강연구(Adult Health Study, AHS)는 LSS 대상자 중 건강검진을 받는 약 22,000명이 대상자로서 현재까지도 2년에 한 번씩 건강검진을 받고 있다. 원폭 당시 태아였던 3,638명에 대해서는 태아시 노출 연구(In Utero Study)를 구축하였으며, 이들 중 약 1,000명에 대해서는 AHS와 같이 임상검사를 진행하고 있다. F1 연구 대상자는 원폭 방사선에 직접 노출되지 않았지만 원폭 시 방사선에 노출된 부모로부터 출생한 자녀 약 7만 6천 명으로 구성되었다. 각 인구집단에서 자료연계만

가능한 대상자와 임상검사를 받은 일부 대상자들로 구성된 세부 집단들이 나누어져 있다.

표 10.1.2 LSS 코호트의 선량별 지역별 인원수

Weighted absorbed colon dose (Gy)	LSS subjects		
	Hiroshima	Nagasaki	Total
<0.005	21,713	16,823	38,536
0.005-0.05	17,207	6,227	23,434
0.05-0.1	5,537	1,005	6,542
0.1-0.25	6,273	1,270	7,543
0.25-0.5	3,842	956	4,798
0.5-1.0	2,376	1,052	3,428
1.0-2.0	1,151	614	1,765
>2.0	436	189	625
Dose unknown	3,449	3,621	7,070
Total survivors	61,984	31,757	93,741
Not in city (early entrants)	3,792	827	4,619
Not in city (late entrants)	16,438	5,523	21,961
Total not in city	20,230	6,350	26,580
LSS total	82,214	38,107	120,321

(출처: https://www.rerf.or.jp/)

(2) 방사선 노출 평가

방사선 노출 평가는 1957년에 개발되어 T57D 라고 명명하였으나 공식적으로 개인별 선량평가에 사용된 것은 T65D이다. 그러나 실제 최초의 포괄적인 선량 시스템은 미국과 일본 연구자들이 공동 개발한 DS86이라고 할 수 있으며 이후 DS02 선량 시스템으로 개선되어 사용되었다. 최근엔 이를 수정·보완한 DS02R1 선량값을 사용하고 있다. 이 평가시스템 개발을 위해 일본 가옥을 미국 네바다주로 이동시킨 후 원폭 투하와 같은 위치에서 실험을 통해 각 사람이 얼마나 노출되었는지를 실제로 측정하였다(Ichiban project). 이때 당시 일본 가옥의 구조에 따라 창문 개폐 상태 및 벽의 재질 등을 반영하였다. 개인적인 설문조사는 1949-1965년 사이에 진행되었으며, 조사된 정보는 원폭과의 거리, 원폭과 생존자 사이에 차폐의 존재 여부(언덕이나 콘크리트 빌딩 등), 생존자가 가옥 내부 혹은 외부에 있었는지 아닌지, 가옥 내에 있었던 경우 위치(창문 및 문 입구와의 거리 등), 신체 자세(서서 혹은 앉아있었는지, 얼굴이 원폭을 향하고 있었는지 등), 원폭 당시 나이 등을 포함하였다. 최종적으로 실험 결과와 설문조사 자료를 통해 15개 장기에 대해 장기 흡수 선량(absorbed organ dose)을 산출하였다. 이때 중성자와 감마의 생물학적 효과의 가중치를 반영하여 보정된 선량(weighted does)이라고 표현한다. 이러한 조사는 먼거리 생존자들에 대해서는 이루어지지 않아, 원폭 생존자 코호트 대상자 120,321명 중 선량을 파악한 경우는 86,720명(72%)이다.

10.2. 역학 연구 결과(epidemiological findings)

(1) 악성종양

LSS에서의 방사선 노출과 고형암과의 주요 연구 결과를 요약하면 표 10.2.1과 같다. 즉 대장선량 1Gy 노출 시 암발생 및 사망의 위험도가 약 50% 증가하였으며(30세 노출되어 70세까지의 추적을 가정시 초과상대위험도 값이 0.42에서 0.50 범위이다), 선량-반응 관련성은 선형적으로 증가하였다. 유의한 위험도를 보이는 가장 낮은 선량은 100-200mGy 수준으로 보고되고 있으며 추적기간이 증가할수록 점차 감소하는 경향을 보였다.

표 10.2.1 LSS 연구에서 전체 고형암의 시기별 결과

Report	LSS 13 (2003)	LSS 14 (2012)	Incidence Report (2007)	Incidence Report (2017)
Outcome	Mortality	Mortality	Incidence	Incidence
Period	1950-1997	1950-2003	1958-1998	1958-2009
Person-years	3,062,046	3,294,210	2,764,730	3,079,484
No. of outcomes	9,335	10,929	17,448	22,538
Not-in-city subjects	Excluded	Excluded	Included with indicator	Included with indicator
Dosimetry	DS86	DS02	DS02	DS02R1
ERR/Gy for full range	0.47	0.42	0.47	0.50
Lowest dose range with significant risk	0.12Gy	0.20Gy	0.15Gy	0.10Gy

(출처: Ozasa et al., 2019)

고형암 발생에 대해 1958-2009년까지 추적한 연구에 의하면, 초과상대위험도(ERR)는 남성의 경우 선형 이차모델에 의해 1Gy에서 0.20(95% CI: 0.12-0.28), 여성은 선형모델에 의해 Gy당 0.64(0.52-0.77)로 관찰되었으며, 흡연을 보정한 성별 평균위험도(sex-averaged risk)는 Gy당 0.47(0.39-0.55)이었다. 한편 초과절대위험도(EAR)는 원폭에 의한 추가적인 암발생 수치로서 남성과 여성에서 10,000인 연당 각각 42.9

명과 54.7명이었다. 남녀별 초과절대위험도 차이는 적으나 초과상대위험도의 경우 상대적으로 큰 차이를 보이는 이유는 남녀별 기저 질환률 및 방사선 민감도의 차이로 해석되며, 개별 암종별로 살펴볼 때 더욱 두드러졌다. 남녀별 초과상대위험도와 초과절대위험도의 비는 선량이 낮아질수록 높아졌다. 반면 도달 연령이 증가할수록 초과상대위험도 비는 높아졌으나 초과절대위험도의 비는 낮아졌다.

한편 고형암의 선량-반응 관련성이 여성에서는 선형을 보였으나 남성에서는 비선형성(upward curvature)이 관찰되었다. 이러한 결과는 기존에 전체암은 선량-반응 관련성, 백혈병(CLL제외)은 선형-이차관련성을 보여왔던 것과 차이가 있었다. 그 원인은 남성에 특이적이거나 발생률 자료 사용에 따른 결과라기보다는 고형암을 전체로 묶음으로 인한 이질성(heterogeneity)에 의한 것으로 해석되었다. 즉 초과위험도 산출 시 적용된 전체 고형암에 대한 기저율과 각 암종별 개별 기저율과의 이질성으로 인해 일부 암종을 제외할 경우 비선형성이 증가 혹은 감소하는 현상을 관찰하였다. 따라서 LSS 연구에서 전체 고형암을 하나의 분류로 묶어 암위험도를 분석하는 것보다는 개별 암종별로(혹은 기저율이 이질적이지 않은 암종들을 묶어서) 접근하는 것이 바람직하다고 제안된 바 있다.

방사선에 의한 기여 분율(attributable fraction)은 총 10%로서 남성이 6%, 여성은 13%였다. 이를 절대 수치로 표현하면 전체 5mGy 이상 노출자의 고형암 발생 9,946명 중 990명이 원폭 방사선 노출 때문에 추가로 발생한 것이다. 기여분율은 높은 선량에 노출될수록, 노출 시 연령이 어릴수록 증가하였다. 같은 선량에 노출되더라도 여성에서의 기여 분율이 더 높았으며 이는 다른 유해 요인들이 남성보다 상대적으로 적기 때문이다. 한편 흡연에 의한 기여 분율은 남성에서 42%이며 여성에서는 3%로서, 여성의 경우 흡연보다 방사선 노출이 고형암 발생에 더 큰 기여를 하였다. 방사선과 흡연의 상호작용에 의한 기여분율은 약 1% 정도였다.

방사선 노출에 의한 초과상대위험도는 도달 연령 증가에 따라 감소하고 초과절대위험도는 증가하는 양상을 보였다(그림 10.1.1). 이러한 경향은 남녀 및 각 연령별로 비슷하게 나타났으며 여성과 어린이의 경우 기울기가 상대적으로 더 컸다. 흡연의 보정 여부에 따라서는 큰 차이가 없었으나 폐암 발생 시 효과변경인자로 작용해 비흡연자에서 흡연자보다 더 큰 초과상대위험도를 나타냈다.

LSS에 대한 가장 대표적인 연구라고 할 수 있는 것은, 1958-1998년의 암 발생 자료에 근거하여 전체 고형암을 종류별로 종합적으로 보고한 논문이다. 이 연구

그림 10.1.1 LSS 연구에서 전체 고형암의 시기별 결과

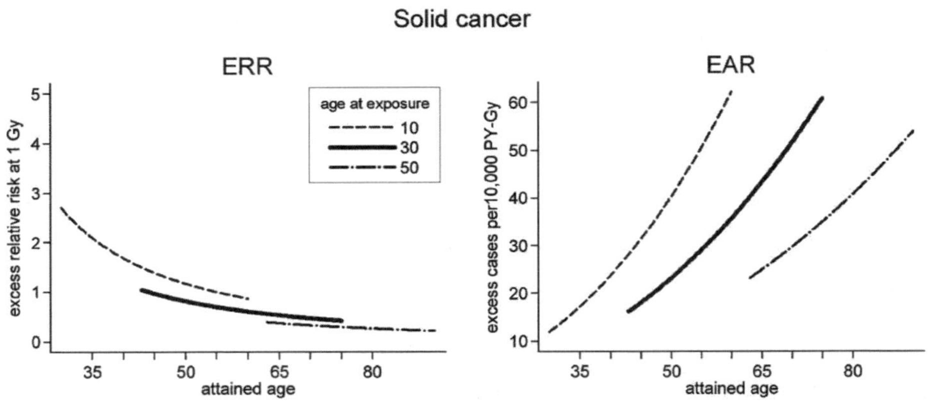

(출처: Preston et al., 2007)

에 의하면 초과상대위험도는 Gy당 남성은 0.35(90% CI: 0.28-0.43), 여성은 0.58(0.43-0.69)이며 성별 평균 위험도는 0.47(0.40 - 0.54)이었으며, 초과절대위험도는 남성과 여성에서 10,000인 년당 각각 43명과 60명으로 2009년까지 추적한 최근 보고와 거의 유사하였다. 방사선에 의한 암발생 기여분율은 전체 고형암이 11%, 폐암이 15%, 유방암이 27%를 차지하였다(표 2.3 참고).

이후에는 최근에는 암종별 이질성을 고려하여 암종별로 개별적인 결과를 보고하고 있다. 2009년까지 추적한 발생자료를 근거로 현재까지 위암, 식도암, 대장암, 직장암, 간암, 췌장암, 폐암, 유방암, 자궁본체암, 자궁경부암, 난소암, 방광암, 전립선암, 뇌종양들에 대해 보고되었다. 일부암을 제외하고(직장암, 자궁경부암, 난소암) 대부분의 암종에서 방사선량과 유의한 선형 관련성을 보였다.

폐암의 경우 비흡연자에서 Gy당 초과상대위험도(ERR)는 여자가 1.20, 남성에서 0.42로 여성에서 2.8배 높았으며 성별 평균적인(gender-averaged) 위험도는 0.81(95% CI: 0,51, 1.18)이었다. 방사선에 의한 초과상대위험도는 흡연을 많이 하는 사람들보다(heavy smoker) 적게 하는 사람들(low-to-moderate smoker)에서 유의하게 증가하였다. 2,446명의 환자들중 방사선에 의한 기여위험분율은 5%, 흡연은 75%를 차지하였다. 조직학적으로 소세포암종(small-cell carcinoma)의 성별 평균 초과상대위험도가 가장 높았고 선암(adenocarcinoma), 편평상피암(squamous cell carcinoma) 순이었다.

갑상선 암의 경우 유의한 초과상대위험도(ERR/Gy=1.28)를 보였으며 20세 이하 노

출자에서 약 36%의 기여 위험도를 보였다. 위험도는 노출 시 연령이 증가할수록 감소하였으며 20세 이상에서는 유의한 증가가 관찰되지 않았다. 도달 연령과 노출 후 시간이 증가함에 따라 위험도가 감소하였지만 어릴 적 노출 후 50년이 지나도 갑상선 암의 위험도 증가는 지속적으로 관찰되었다.

대장암의 경우 초과상대위험도가 유의하게 증가(0.63/Gy)하였으며 선형 관련성을 보였다. 위험도는 부위별로 차이가 있어 근위대장(proximal colon)의 경우 초과상대위험도가 Gy당 0.80, 말단대장(distal colon)이 경우 0.50으로 유의하였으나 직장암의 경우 유의한 관련성을 보이지 않았다(반면 의료 및 직업 노출 연구들에서는 방사선 노출이 직장암 위험도를 증가시킨다는 결과들이 보고되고 된 바 있다). 대장암의 위험요인인 음주, 흡연, 고기섭취, 체질량지수를 보정한 결과도 거의 비슷하였다. 대장암의 초과 상대 및 절대위험도는 다른 암종들과 달리 노출 시 연령에 따라 대체로 유의한 차이가 없었다.

유방암 연구는 1958-2009년까지 추적한 62,534명의 여성을 대상으로(1,470명의 환자) 시행되었다. 연구 결과 Gy당 초과상대위험도는 1.12의 유의한 선형 관련성이 관찰되었으며, 도달 연령이 증가함에 따라 초과상대위험도는 감소하고 초과절대위험도는 증가하였다. 초경 나이가 중요한 효과변경인자로 작용해 초경 나이에 방사선에 노출된 경우 가장 높은 유방암 위험도를 보였다. 이는 유방의 증식이 활발히 이루어지는 시기에 방사선의 민감성이 증가하기 때문으로 판단되었다. 나이에 따른 이러한 효과변경은 자궁암(uterine cancer)에서도 유사하게 관찰되어 자궁암의 위험도는 원폭에 11-15세 사이에 노출된 경우에서만 두드러지게 증가하였다.

전립선암의 Gy당 초과상대위험도는 0.57(95% CI: 0.21, 1.00)의 유의한 선형 증가를 보였고 연령 증가에 따라 감소하였다. LSS 대상자 중 AHS 연구에 참여하지 않은 경우 참여자들보다 노출량이 상대적으로 적었으며, 유의한 위험도 증가는 AHS 연구 참여자들에게서만 나타났다. 전립선암 발생자 851명 중 40명이 원폭 방사선에 기인하였으며, 5mGy 이상자에서 원폭 방사선에 의한 기여분율은 11%로 산출되었다.

뇌종양의 경우 1958년에서 2009년 사이 285명이 관찰되었고 대상자들의 평균 뇌선량은 130mGy였다. 위험도는 뇌종양의 종류별로 차이가 있으나 전체적으로 유의한 선형 증가(ERR/Gy=1.40)를 보였다. 남성에서 여성보다 높은 위험도를 보였으며, 어떤 연령에 노출되더라도 위험도가 증가하였다.

백혈병은 1950-2001년까지 추적한 발생률 자료에 의하면 방사선의 기여 분율은 5mGy 이상 노출 집단에서 49%였으며 선량 증가에 따라 증가하였다. 백혈병의 초과상대위험도는 골수선량 1Gy에서 2.78(95% CI: 1.84, 4.01)로 유의하게 증가하여 다른 암종들보다 높았다. 선량-반응 곡선은 선형-이차(linear quadratic) 관련성을 보였는데 이는 가장 많은 환자를 차지한 급성 골수성백혈병(AML)에서 뚜렷했고, 다른 백혈병 종류들은 선형 관련성을 보이기도 했다. 전체적인 백혈병의 위험도는 도달 연령 혹은 노출 후 시간이 지날수록 감소하는 양상을 보이지만 원폭 이후 55년이 지난 기간까지도 지속적으로 증가하였다. 그 외 비호즈킨림프종은 남성에서만 약한 근거를 보였고, 호즈킨림프종과 다발성골수종의 경우는 방사선 노출에 의한 관련성이 관찰되지 않았다. 한편 최근 비호즈킨림프종 결과를 세계보건기구 기준에 따라 재분류한 결과에 의하면 선량과의 유의한 관련성은 전구세포(precursor cell)암에서만 관찰되었다.

추적 기간이 증가함에 따라 암위험도는 대체로 증가하지만, 암종별로는 차이가 있었다. 고형암의 경우 노출 후 10년 뒤부터 증가하기 시작하여 지속적으로 증가하였으나(고형암내에서도 유의하게 증가된 결과를 보인 기간은 개별암종별로 차이가 있다), 백혈병의 경우 노출 후 2년 뒤부터 증가하기 시작하여 5-8년에 최고의 발생빈도를 보였고 이후 감소하였다. 이러한 결과는 방사선과 악성종양의 관련성을 올바로 파악하기 위해서는 암종별로 다른 추적 기간이 필요하다는 것을 의미한다.

원폭 노출자 자녀들 약 76,000명을 50년 이상 추적한 연구에서는(F1 연구) 방사선 노출 관련 유의한 건강 영향들이 대체로 관찰되지 않았다. 또한 태아시 부모가 원폭 방사선에 노출된 경우에도 자녀들에서 유의한 소아암 증가는 관찰되지 않았다. 그러나 원폭 당시 태아였던 3,268명에 대한 코호트와 6세 미만이었던 15,899명의 코호트(LSS의 일부)를 비교한 결과에 의하면, 두 집단 모두 고형암 발생이(12-65세 사이 진단) 유의하게 증가하는 선량-반응 관련성을 보였다. 이 연구는 소아때 노출된 경우(ERR/Sv=1.7) 위험도의 크기가 태아시 노출된 위험도(ERR/Sv=1.0)보다 상대적으로 높았다는 것과, 기존 연구에서 태아 노출 시 소아암에 대해서 유의한 증가가 없었어도 계속 추적하여 성인에 이르러서는 암 위험도가 증가했다는 결과를 보고하였다는 점에서 의미가 크다.

(2) 비악성종양

원폭 생존자들의 기대수명을 산출한 결과 5mGy 이상 노출군에서 약 4개월이 감소한 것으로 산출되었다. 기대수명은 선량이 증가함에 따라 짧아져 1Gy 미만 집단에서는 약 2개월, 1Gy 이상에서는 2.6년으로 Gy당 기대수명 감소의 중위값은 1.3년이었다. 이 연구는 저선량 방사선 노출이 수명을 연장한다는 주장을 부정함과 동시에 방사선이 수명에 미치는 영향이 다른 위험요인(흡연, 비만 등)과 비교해서 크지 않다는 근거가 되었다. 또한 노출군의 사망률을 각 인구집단별(선량이 제로인 근접 거리 생존자, 선량이 제로인 먼거리 생존자, 원폭당시 히로시마나 나가사키 도시 비거주자들)로 각각 비교한 결과 외부비교군을 설정 시 내부비교군(선량이 제로인 근접 생존자와 먼거리 생존자)을 선정할 경우보다 조금 증가한 위험도를 보였으나, 전체적으로 큰 차이를 보이진 않았다.

LSS 연구에서 1950-2003년 사이 DS02 선량 추정치를 가진 86,611명 중 약 85%가 사망하였다. 1950년 10월 1일부터 2003년 12월 31일까지 추적한 자료에 근거한 결과에 의하면 전체 비악성종양의 초과상대위험도는 유의하게 증가하였으며(ERR/Gy=0.13), 이중 심혈관 질환과 호흡기질환 그리고 소화기질환에서 유의한 위험도 증가를 보였고(각각 ERR/Gy=0.11, 0.23. 0.20), 비뇨기질환, 감염성 질환, 외인사의 경우는 방사선 노출과의 관련성이 없었다.

2008년까지 추적한 LSS 연구에서는 전체 심장질환의 사망이 유의한 선형 관련성을 보였으며(ERR/Gy=0.14) 음주나 흡연 등의 교란 작용에 영향을 받지 않았다. 위험도는 세부 질환별로 차이가 있어 류머티즘 심장질환이 가장 크고 유의하게 증가하였으며(ERR/Gy=0.96) 허혈성 심장질환의 초과상대위험도는 Gy당 0.03으로 유의하지 않았다. 류머티즘 질환에서의 가장 큰 위험도 증가는 사망진단의 오분류의 가능성과 방사선이 아닌 다른 요인들이 관여했을 가능성을 제시하였다. 한편 AHS 연구를 통해서 조사한 발생률 연구에서는 허혈성 심장질환과 뇌졸중의 위험도가 선량과 유의한 관련성을 보이지 않았다. 단, 이차모델에 근거한 고혈압과 40세 미만에서의 협심증 발생 위험은 유의하게 증가하였다.

비악성질환의 발생률에 관한 연구는 10,339명의 AHS 대상자들이 2년에 한 번 검사받은 자료를 통해 1958-1998년까지의 만성질환별 발생률을 통해 진행되었다. 연구 결과 갑상선 질환, 만성 간질환과 간경화증, 자궁근종, 백내장이 유의한 선형 선량-반응 관련성을 보였으며, 고혈압과 심근경색 발생률은 이차 선량-반응을 보였다. 한편 녹내장은 방사선량과 음의 선형 관련성을 보였으나, 이후 일부 참여자(1,589명)들만을 대상으로 한 자세한 안과적 검사에서는 정상압 녹내장의 유병오즈가 원폭 방사선 노출에 따라 유의하게 증가하였다.

갑상선 질환의 경우 원폭 당시 10세 미만 2,668명에 대한 연구(AHS 참여자)에서 갑상선량(평균 182mGy)과 갑상선의 모든 결절, 고형결절, 악성종양, 양성결절, 낭종이 유의한 선형 관련성으로 증가하였다. 이들의 초과오즈비는 각각 Gy당 1.65(95% CI: 0.89, 2.64), 1.72(0.93, 2.75), 4.40(1.75, 9.97), 2.07(1.16, 3.39), 1.11(0.15, 2.12)였다. 노출 나이가 어릴수록 위험도가 높았으나 성별로는 차이가 없었다. 이러한 결과들은 원폭 시 순간적인 한 번의 방사선 노출에 의한 영향이 수십 년이 지난 이후에도 지속된다는 점에서 의미가 크다. 반면 10mm 이하의 결절에서는 선량-반응 관련성이 없었으며 갑상선 기능저하증과 항진증, 자가면역 갑상선 질환과는 관련성이 없었다. 태아 노출의 경우는 갑상선 결절과의 관련성이 관찰되지 않았다.

원폭 당시 태아 상태에서 노출된 303명과 청소년기 이후 노출된 생존자 1,844명을 대상으로 인지기능 검사를 실시한 결과 산모의 자궁 선량과 인지기능에 유의한 효과를 발견할 수 없었다. 한편 AHS 대상자에서 원폭 방사선 노출은 파킨슨 질환 발생과 유의한 관련성이 없었다. 그러나 임신 8-25주 사이에 고선량에 노출된 아이들의 경우 지적장애 및 지능지수 감소 등 뇌발달 장애 및 신체 발육(키, 몸무게, 머리 크기) 저하가 관찰된 바 있다.

또한 원폭 당시 태아들에서 40년 후 말초혈액의 림프구에서 염색체 변이(chromosome translocation) 빈도수가 전체적으로는 선량-반응 관련성이 관찰되지 않았으나 100mGy 미만 노출에서는 유의한 증가를 보였다. 이러한 결과는 2004년에 처음 보고되었으며 이후 최근 선량자료를 사용하고 다른 요인들을 보정한 결과에서도 일관되게 관찰되었다. 원폭 생존자 연구에서의 이러한 일련의 역학 결과들은 태아에서 저선량 방사선 노출이 백혈병을 포함한 암 위험도를 증가시킨다는 역학적 결과를 뒷받침해 준다.

부모가 방사선에 노출된 경우 자녀에서의 비악성종양 연구들은 F1 연구를 통해 시행되었다. 연구 결과 자녀들의 출생 시 손상, 고혈압, 고콜레스테롤, 당뇨, 심혈관 질환들과 부모의 노출력 간에 관련성이 관찰되지 않았다. 그러나 이들의 평균 나이가 약 50세로서 만성질환이 본격적으로 발생할 시기까지 아직 충분한 추적이라고 볼 수 없어 장기적인 추적이 필요하다고 평가된다. 실제로 부모의 노출이 선천성 기형과 유의한 관련성이 없다는 결과가 기존에 보고된 바 있었으나, 보다 오랜 추적과 더 정교한 생식기 선량 자료를 통해 분석한 최근 결과 통계적으로 유의하지 않았지만 증가한 결과가 관찰된 바 있다. 한편 임신 전 방사선 노출에 대한 건강 영향을 규명하기 위해서 원폭에 노출된 부모와 원폭 이후 임신한 자녀 약 1,000명의 3인조(trios) 연구가 진행 중이다.

부모가 방사선에 노출된 경우 자녀에게서의 유전적 영향은 그 우려와 관심에 비해 관찰된 영향은 크지 않다고 보고되고 있다. 실제로 원폭 생존자 연구를 비롯하여 기존 직업 및 환경적 방사선 노출 집단의 결과에 의하면 그 증거는 약하거나 없었다. 따라서 ICRP에서는 생식기의 조직가중치를 낮추어 왔다(1977년 0.25 에서 2007년 0.08로 감소). 이러한 경향은 방사선 노출이 아닌 다른 분야의 연구들에서도 비슷하게 관찰되었다. 즉 항암치료를 받은 소아암 생존자들에서도 유전적 영향이 더 많이 보고되진 않았다. 기형에 대한 방사선의 영향은 임신기간의 노출 시기와 노출량에 따라 달라, 일반적으로 태아의 장기형성기와 관련된 임신 초반기에 가장 민감한 것으로 알려져 있다. 기형의 경우 최소 100-200mGy 정도의 문턱선량을 가진 것으로 보고되고 있어, ICRP 84 보고서에서는 100mSv 미만의 태아 노출량은 임신을 중간에 포기할 이유가 되지 않는다고 권고한 바 있다.

10.3. 원폭 생존자 연구에서의 논쟁(issues on atomic bomb studies)

(1) 선택바이어스

원폭 생존자 연구는 생존자만을 대상으로 한 연구이므로 연구 결과가 방사선에 민감한 사람들이 포함되지 않았을 가능성으로 인한 선택바이어스가 존재할 수 있다. 왜냐하면 1945년 원폭 시 이미 고노출된 많은 사람은 사망했으며 실제 암사망 및 발생에 대한 추적은 각각 1950년과 1958년부터 이루어졌기 때문이다. 이러한 주제는 LSS만이 아니라 다른 환경 및 직업 역학 연구들에서도 제기되기도 한다. 대부분 사고 혹은 노출 이후 일정 기간이 지난 후에 본격적인 건강 영향에 관한 연구가 시작되기 때문이다. 실제로 방사선에 민감한 사람들은 미리 사망하여, 위험도가 높은 사람들은 제외되었으므로 살아남은 집단만의 위험도는 전체 노출자를 반영하지는 못하여 방사선의 위험도를 과소평가할 가능성이 있다.

그러나 만약 선택바이어스가 작용했다면 높은 선량에 노출된 집단에서 잘 나타났어야 했는데 실제로 일본 원폭 생존자들의 표준화사망비는 선량 구간별로 차이가 없었다. 또한 원폭 노출자의 약 절반이 사망하였으며 이들의 노출선량은 2.9-3.3Gy의 고선량으로 알려졌다. 따라서 사망한 경우는 암에 더 민감해서라기 보다는 전체적인 심한 손상 때문이라고 볼 수 있다(즉 건강한 사람도 무작위로 사망하였다). 특히 암과 같은 확률론적 건강 영향은 하나의 염색체 변이에 근거하여 진행되기 때문에 1945-1950년 사이에 생존되었다는 것이 곧 방사선 노출에 영향을 덜 받는 사람들로 심각하게 선택되었을 가능성은 적다고 할 수 있다. 원폭 생존자 연구에서 잠재적인 선택바이어스의 효과를 살펴본 여러 연구 결과들에 의하면 암위험도가 생존한 사람으로 인해 바이어스되었을 가능성은 적었다(단 호흡기 질환과 소화기 질환 사망의 경우 선택바이어스의 근거가 일부 관찰되었다).

원폭 생존자 연구에서 방사선의 위험도가 노출 시 연령이 증가함에 따라 감소하는 것도 선택바이어스의 근거로 제시된 바 있다. 왜냐하면 고연령층일수록 신체기능이 떨어져 방사선의 민감성이 증가하고 그렇다면 위험도가 오히려 증가할 수 있기 때문이다. 따라서 원폭 생존자 연구에서의 결과는 방사선에 민감한 고연령층 사람들이 조기에 사망하여 연구에 포함되지 않아 저평가되었다고 제기된 바 있다. 실제로 일부 원전 종사자 연구에서는 원폭 생존자 연구와 달리 고연령층에서 젊은 연령보다 높은 초과상대위험도를 보였다. 그러나 연령대별 선량당 위험도는 방사선의 민감성뿐 아니라 해당 연령대의 기저 위험도를 포함하여 다른 요인들에도 영향을 받을 수 있기 때문에 선택바이어스만의 가능성은 적은 것으로 알려졌다.

종합적으로 원폭 생존자 연구에서 대상자 선정 과정에서 선택바이어스의 가능성이 존재할 수는 있으나, 현재 산출된 방사선 위험도 결과에 큰 영향을 줄 만한 정도는 아닌 것으로 요약된다. 다른 여러 방사선 역학 연구들에서도 원폭 생존자 연구 결과와 대체로 유사한 초과위험도 결과를 보고하여 원폭 연구에서의 결과를 뒷받침하고 있다. 단 당시 사망자 중 상대적으로 고노출자들이 부검된 경우가 많아 이들을 포함함으로써 선택바이어스를 초래할 가능성이 있어, 최근 암발생 연구에서는 부검사례를 제외한 바 있다. 원폭 생존자 연구가 관찰 연구로서 선택바이어스에서 완전히 자유로울 수는 없지만, 기존 방사선의 허용기준치를 변경해야 할 정도로 심각하지는 않다고 판단되고 있다.

(2) 정보 바이어스

LSS 연구에서는 1950년대에 실시된 설문조사에서 방사선 차폐에 대한 정보가 충분하지 못해 일부 근접 거리 생존자의 선량 산출이 결측으로 처리되었다. 따라서 이들은 방사선 위험도 산출 시 제외되는데 이러한 결측 처리가 무작위로 발생하지 않았다면, 즉 만약 결측된 사람 중 사망이 많았다면 이들을 제외한 분석은 바이어스를 초래할 수도 있다. 실제로 원폭 연구에서 선량 결측 집단이 추적 초기에 사망한 사람들이 많았고 이로 인해 위험도 산출 시 바이어스가 초래될 수 있다는 지적이 있었다. 그러나 역사적으로 1950년 이전에도 이미 차폐 정보에 대한 조사가 이루어져 실제로 차폐 정보를 파악할 수 없는 사람들은 384명뿐이었으며, 조사가 이미 1950년 이전에도 이루어져 설문조사 당시 생존해 있는 사람들만을 포함할 경우 발생할 수 있는 불멸 시간 바이어스(immortal time bias)는 근거가 약하다고 답변된 바 있다. 또한 대규모 코호트 연구로서 오랜 기간 추적이 진행되어 불멸 시간이 전체 기간에 비해 적어져 바이어스의 영향은 크지 않을 것으로 판단된다.

노출 평가 시 방사능 비(black rain)에 대한 고려가 없었다는 것도 논란이 된 바 있다. 그러나 히로시마 원폭 생존자 중 방사능 비를 맞은 것이 전체 사망, 전체 고형암, 백혈병과 유의한 관련성이 없었으며, 나가사키의 경우 전체 사망에서만 약한 관련성(ERR/Gy=0.08)을 보였다. 따라서 비록 선량 평가 시 방사능 낙진으로 인한 선량 정보를 포함하지 않았지만 이로 인한 위험도 평가에서의 영향은 미미할 것으로 판단되고 있다.

또한 원폭 지점에서 멀리 떨어진 지역(저선량으로 평가된 원거리 지역)의 표준화암사망비가 높다는 것을 근거로 이 지역의 선량평가가 과소평가 되었다는 지적도 있었다. 그러나 이 지역에서의 높은 사망력은 방사선에 의한 것이라기보다는 다른 요인들에 의한 것으로 보고된 바 있어, 방사선 노출 평가 시 정보 바이어스는 결과에 영향을 미칠 수준은 아닌 것으로 알려졌다.

한편 사망원인을 분류하는 데 있어서도 일부 오분류(misclassification)가 지적되었다. 즉 LSS 대상자 중 악성종양 사망의 약 20%가 비악성종양 사망으로 잘못 분류된 것으로 추정된 바 있다. 이를 보정 시 비악성종양의 초과상대위험도는 약 20% 감소하였으나 선량-반응 관련성은 여전히 유의한 것으로 보고되었다. 반대로 비악성종양으로 사망한 경우를 악성종양으로 오분류한 경우는 약 3.5%로 추정되었다.

(3) 교란 작용

원폭 연구의 악성종양 결과에 대한 가능한 교란변수로서 흡연, 지역, 의료노출 등의 정보들이 조사된 바 있다. 흡연은 교란 작용이 아니라 효과변경인자로 작용하는 것으로 보고되었으며, 의료 방사선 노출과 지역도 대체로 교란 요인으로 작용하지 않았다는 결과가 보고된 바 있다.

특히 원폭의 방사선 노출 평가 시 원폭 지점과의 거리는 중요한 요인이다. 그런데 거리는 도시와 농촌에 대한 지표이기도 하며 인구밀도 증가는 암을 비롯한 질병의 위험도를 증가시키는 것으로 알려져 있다. 따라서 인구밀도가 사망 및 고형암 발생에 교란 작용으로 작용하였는지에 대한 조사가 시행되었으나, 전체적으로 인구밀도를 보정한 초과상대위험도는 보정 전과 거의 차이가 없었다. 따라서 원폭 생존자 연구에서 도시-농촌에 따른 측정되지 않은 교란 작용(사회경제적 혹은 환경적 요인들)이 결과에 유의한 영향을 주었다고 판단되지 않았다. 단 10-14세의 경우에는 인구밀도와 전체 사망력 위험도 간에 양의 상관성이 관찰되었다.

그 외에 원폭 생존자들에서 주된 노출 요인인 원폭 방사선 이외 건강에 영향을 줄 수 있는 또 다른 요인들로는 1) 병원 검사를 많이 함으로 인한 의료 방사선 노출 가능성 2) 의료 검사 자체가 암 발견을 증가시킬 수 있는 과진단 가능성 3) 원폭 지역에 살았다는 스트레스가 암발생을 증가시킬 가능성 등이 있다.

한편 비악성종양에 의한 사망에 대해서는 여러 잠재적 교란인자들에 대한 평가가 이루어진 바 있다(표 10.3.1). 흡연은 비악성종양의 사망을 37% 증가시켰지만 선량과의 관련성이 적어 단지 2%의 초과상대위험도 차이를 보였을 뿐이다. 건강 상태에 영향을 줄 수 있는 주요 5개 인자(흡연, 결혼상태, 교육수준, 직업 그리고 가옥크기) 모두를 보정하였을때도 초과상대위험도는 Sv당 0.097에서 0.087로 변화되어, 이들 인자들이 방사선과 비악성종양 사망에 유의한 교란 작용으로 작용하지는 않았다.

표 10.3.1 LSS 연구에서 잠재적 교란인자들의 보정 전후의 방사선에 의한 비악성종양 사망위험도

Risk factor	Number with data available	Dose effect (ERR/Sv)	
		Unadjusted	Adjusted
Highest education level	38,035	0.086	0.088
Occupation	36,766	0.098	0.097
Physical activity at work (1965 survey only)	7,364	0.088	0.097
House size per person (quartiles of tatami mats per person)	26,562	0.071	0.068
Current marital status	37,543	0.104	0.097
Current smoking status	38,975	0.083	0.079
Regular alcohol use (1978 survey only)	34,470	0.133	0.144
Percentage of Japanese food in diet (quartiles) (1965 survey only)	7,292	0.085	0.084

(출처: Shimizu et al., 1999)

(4) 의미와 제한점

원폭 생존자 연구는 관찰 연구로서의 기본적인 한계를 가질 수밖에 없으나 방사선 역학 연구 중 가장 신뢰할만한 결과로 평가된다. 그 근거들로는 1) 원폭 노출이라는 잘 정의된 인구집단으로 상대적으로 대규모이다. 2) 전신노출 형태로서 정교한 노출평가가 개인별로 이루어졌으며 지속적으로 보완되고 있다. 3) 다른 노출 인구집단보다 방사선 노출의 범위가 다양하다. 4) 높은 추적률을 가졌으며 오랜 추적이 이루어져 왔다. 5) 전문화된 프로그램(Epicure)을 통해 정교한 선량당 위험도를 산출하고 있다. 6) 자료가 공개되어 있어 연구자 간 균형 잡힌 해석을 할 수 있다. 7) 남녀노소 모두를 포함한 지역사회의 일반인구집단 코호트이다. 따라서 전 연령층의 모든 성별 및 대상자가 해당하므로 다양한 세부 집단에서의 결과를 볼 수 있다.

일본 원폭 생존자 연구의 주요 역학 결과를 요약하면 다음과 같다. 1) 한 번의 방사선 노출은 암위험도를 평생에 걸쳐 증가시켰다. 2) 방사선에 의한 암위험도는 여성이 남성보다 높았다. 3) 고형암은 방사선량과 선형-반응 관련성을, 백혈병은 선형-이차 관련성을 보였다. 3) 방사선에 의한 위험도는 노출 시 나이가 어릴수록 증가하였다. 4) 암종별 방사선 위험도 차이가 존재하나 이유는 분명하지 않다. 5) 심혈관 질환 등 비악성종양들도 방사선 노출에 의해 위험도가 증가하나 인과성 및 세부 질환별 결과는 아직 분명하지 않다. 6) 태아 시 방사선 노출에 의한

위험도 크기는 소아 때 노출된 경우 보다 크지 않았다. 7) 방사선에 노출된 부모의 자녀들에서 암위험도가 증가하지 않았다. 8) 방사선에 의한 백혈병은 노출 후 5-8년에 최고의 발병 위험도를 보였고 이후 감소하였으며, 고형암은 10년 뒤부터 지속해서 증가하였다. 9) 초과상대위험도는 도달 연령이 증가함에 따라 감소하고, 초과절대위험도는 도달 연령이 증가함에 따라 증가하였다.

일본 원폭 생존자 연구는 인구집단에서 방사선 노출의 건강 영향 특히 암 위험도에 대한 자세한 양적 크기를 제공하고 있다. 이 연구에서 산출된 결과들은 방사선 역학에서의 교과서적 기준(gold standard)으로 평가되고 있다. 또한 국제적으로 방사선 방호의 기준으로 사용되는 방사선 노출에 의한 인체 손해(detriment)값 산출의 근거에 활용된다. 이 연구는 77년이 지난 지금도 방사선에 건강 영향에 대한 새로운 정보를 제공하고 있으며, 원폭 노출의 유일한 인구집단으로서 앞으로도 역학 연구에 이바지할 것으로 기대된다.

한편 원폭 생존자 연구의 제한점으로는 1) 방사선이 급성 일회 노출 형태라 일반인의 노출 형태와 다르다. 2) 1945년 전쟁 당시 일본인 자료로서 비일본인에게 적용하기에 제한이 있다. 3) 연구집단의 숫자가 충분하지는 않다(비록 대규모 인원이긴 하지만 저선량 및 세부 분석연구에 충분하진 못하다). 4) 주로 외부노출에 의한 건강 영향만을 파악한다(내부노출에 의한 영향은 보고 있지 않다). 따라서 원폭 생존자 연구는 현존하는 방사선 역학연구 중 가장 중요한(the most powerful) 연구이지만, 방사선 역학에서 유일하게 중요한(not the only important) 연구는 아니다.

제11장 체르노빌 사고
Chornobyl Accident

11.1. 노출 인원과 노출평가(population & exposure)

(1) 노출 인원

1986년 4월 26일 체르노빌 핵발전소에서 원자로 4기가 폭발하였다. 이로 인해 방사성 물질들이 대기 중으로 약 10일간 방출되었으며, 사고를 수습하기 위해 투입되었던 종사자(cleanup workers 혹은 liquidators)를 비롯하여 대규모 토양오염으로 인해 많은 지역주민이 방사능에 노출되었다. 일반적으로 많이 사용된 'Chernobyl'은 러시아식 스펠링이며 해당 지역인 우크라이나에서는 'Chornobyl'이라고 표현하고 있어, 두 단어가 혼용되어 연구 논문들에 사용되고 있다.

체르노빌 사고로 인한 방사선 노출은 외부 및 내부노출 형태로 이루어졌다. 종사자는 방사선에 주로 외부노출 형태로, 주민들은 환경 중 방사능물질을 섭취하는 내부노출 형태로 이루어졌다. 특히 지역의 많은 어린이는 방사성요오드(^{131}I)에 오염된 우유를 섭취함으로 인해 높은 갑상선량을 받기도 하였다. 당시 기후조건을 고려하여 방사성 물질이 어떻게 지역적으로 분포되었을지에 관한 많은 연구가 진행되었으며, 이는 노출 평가에 중요한 자료원이 되었다.

정화작업에 투입된 사람들은 우크라이나, 벨라루스, 러시아 및 인접 국가들에서 약 60만 명 정도인 것으로 알려졌으나, 그 외에 오염 지역에 거주한 사람들 포함하면 훨씬 많은 사람이 노출된 것으로 추정된다. UNSCEAR 보고서에 의하면 우크라이나에서 226만 명, 벨라루스에서 약 160만 명, 러시아에서 60만 명의 노출 인원이 보고되었다(표 11.1.1). 특히 선량이 가장 높았던 1986-1987년에 근무한 사람들은 약 24만 명으로 평균 기록 선량은 100mSv이며 250mSv까지의 범위를 보였다. 이처럼 체르노빌 사고에 여러 나라 사람들이 관련되어 있어 비슷한 주제의 연구들이 나라별 인구집단별로 보고된 바 있다. 따라서 각 연구 결과들을 살펴볼 때 먼저 어떤 대상자들인지에 대한 파악이 필요하다.

표 11.1.1 체르노빌 사고 노출 나라별 등록 인원수

Registration category	Belearus (2005)	Russian Federation (2006)	Ukraine (2006)
Group 1: Emergency and recovery operation workers	72,362	186,395	229,884
Group 2: Evacuees from the exclusion zone	5,951	9,944	49,887
Group 3: Residents of the contaminated regions	1,513,826	367,850	1,554,269
Group 4: Children born to parents of above thress groups	17,914	35,552	428,045
Total	1,610,053	599,741	2,262,085

(출처: UNSCEAR, 2011)

(2) 노출 평가

체르노빌 사고 이후 1987년 사이에 방사능 제거 작업에 동원 및 참여한 종사자들에 대한 노출평가를 위해 ADR(analytical dose reconstrution)이라는 방법이 개발되었다. 그러나 이들 중 일부는 개인 선량이 모니터링이 되지 않거나 부적절하게 모니터링된 경우가 있어 선량 평가에 제한점이 많았다. 또한 보수적 선량 평가 방법을 적용하여 실제보다 최소 2배 이상 과대 평가된 것으로 알려졌다.

따라서 실제상황을 충실히 반영하기 위해 RADRUE(Realistic Analytical Dose Reconstruction with Uncertainty Estimation)라는 표준화된 프로그램이 개발되었다. 이 프로그램에서는 직접 측정된 방사능 값, 선량평가 설문 내용, 그리고 생태학적 모델링을 통해 인구집단에 적용 가능한 장기선량을 산출하였다. 현재까지는 종사자들의 골수와 갑상선량이 산출하여 활용하고 있다. 구체적인 방법으로는 1) 정화작업자들에 대한 인터뷰를 통해 작업력에 대한 정보를 수집하였으며 여기에는 거주 및 작업장소, 작업내용(종류), 작업기간 및 일시, 이동 방법 등이 포함되었다. 사망한 경우에는 동료 종사자로부터 정보를 얻었다. 2) 사고 후 1987년 말까지 지역에서 측정된 환경 중 방사능 자료를 수집하였으며 측정되지 못한 지역과 시기에 대해서는 모델링을 통해 추정하였다. 3) 지역적 요인을 점수화하여 사고와의 거리

와 당시 상황을 방사선 노출 정도에 반영하였다. 4) 노출 자료를 장기선량으로 전환하기 위해서 ICRP에서 제공하는 계수값을 방사선 노출의 방향과 에너지 크기에 따라 적용하였다. 5) 마지막으로 각 단계에서의 불확실성을 파악하여 평가하였다.

11.2. 건강 영향(health effects)

(1) 급성 건강 영향

급성방사선증후군(acute radiation syndrome)에 대한 건강조사를 우크라이나 종사자 237명에 대해서 실시하였다. 이들 중 134명이 급성방사선증후군으로 확인되었으며 이중 28명이 고노출 방사선 노출에 의해 4개월 내 사망하였다. 급성 건강 영향은 주로 외부노출에 의한 것으로 내부노출은 상대적으로 적은 부분을 차지하였다. 급성방사선증후군은 노출선량에 따라 4단계로 구분하였으며 높은 선량에 노출될수록 사망자가 많았다(그림 11.2.1). 생존한 급성방사선증후군 환자들에서는 중증도에 비례하여 방사선에 의한 백내장과 피부 손상이 많았다. 특히 백내장 발생 연구 결과는 국제방사선방호위원회에서 허용기준을 낮추는 데 이바지하였다. 그 외에 급성방사선증후군 생존자들에서 높은 신경질환, 심혈관 질환, 소화기질환의 유병률이 보고되었으나 급성방사선증후군의 중증도와 비례하진 않았다.

그림 11.2.1 급성방사선증후군 환자들의 중증도와 예후

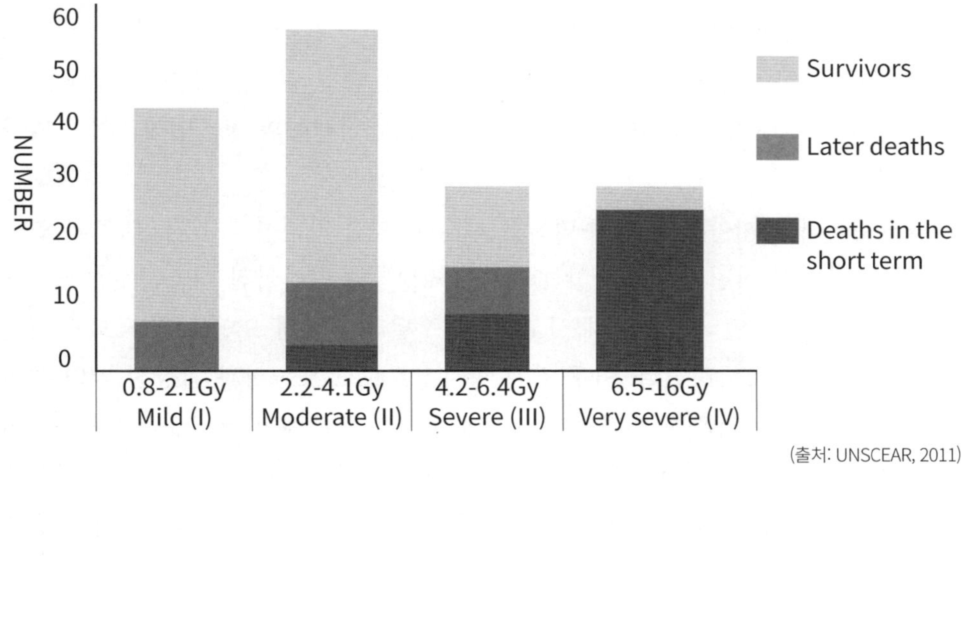

(출처: UNSCEAR, 2011)

현재 급성방사선증후군 환자들에 대한 추적관찰이 진행되고 있으며, 이들은 국제적으로 유일한 노출 및 질환자 집단으로 다른 방사선 노출 연구에서는 관찰되기 어려운 중요한 정보를 제공해주고 있다. 한편 급성방사선증후군은 종사자 이외의 주민들에게는 보고되지 않았다.

(2) 만성 건강영향

갑상선암 체르노빌 사고 관련해서 1991년 랜싯(The Lancet) 지에 우크라이나에서의 암 발생률이 처음 보고되었다. 이 보고에 의하면 우크라이나에서 1981년부터 1990년까지의 암발생률 양상은 1986년 전후와 거의 비슷했지만, 다른 점으로는 1) 14세 이하 소아에서 전혀 없었던 갑상선 환자가 1990년에 3명 보고되었으며 2) 백혈병을 비롯한 악성종양의 급격한 증가가 1987년부터 65세 이상 인구집단에서 관찰되었다. 2)의 경우 사고로 인한 우려로 고령층에서 자세한 검사를 받았을 것으로 추정되었으나(다른 의미로 우크라이나에서는 사고 이전엔 검사를 많이 받지 않아 과소 평가됐던 것으로 해석된다), 1)의 경우는 방사선 노출 때문인지 과다 진단에 의한 것인지 논란이 되었다.

사고 시 폭발로 방출된 방사성요오드(^{131}I)는 주민들에게 주로 토양오염-젖소-우유-섭취를 통한 노출 경로를 가졌다. 이 물질은 갑상선에 집중적으로 축적됨으로 갑상선 암을 증가시키는 것으로 잘 알려졌다. 따라서 노출된 종사자와 지역주민을 대상으로 갑상선 암에 대한 생태학적 연구, 환자-대조군, 코호트 연구, 코호트 내 환자-대조군 연구들이 진행되었다. 조사 지역, 대상 및 기간에 따라 갑상선 암에 대한 초과상대 및 절대위험도값은 다양하지만, 어린이와 청소년에게서는 일관되게 증가하였다.

벨라루스와 러시아 지역의 주민들을 대상으로 한 지역사회 환자-대조군 연구에서는 276명의 어린이 갑상선암 환자와 1,300명의 짝지어진 대조군(연령, 성, 지역)을 선정하였으며, 인터뷰를 통해 사고 시 첫 두달간의 생활 요인들 및 요오드 섭취 관련 정보 등을 조사하였다. 연구 결과 방사성요오드 노출량과 갑상선 암의 위험도는 남녀 모두 유의하게 증가하여 1Gy에서 적용 모델에 따라 5.5-8.4의 오즈비를 보였다(그림 11.2.2). 이러한 위험도는 1995년 일레인 론(Elaine Ron) 등이 방사선에 외부 노출된 어린이(원폭, 치료방사선 환자 등)에서 보고한 위험도 값(OR=8.7)과 비슷한

그림 11.2.2 체르노빌 사고 노출 지역주민에서 갑상선량에 따른 갑상선 암의 모델별 오즈비(OR/Gy)

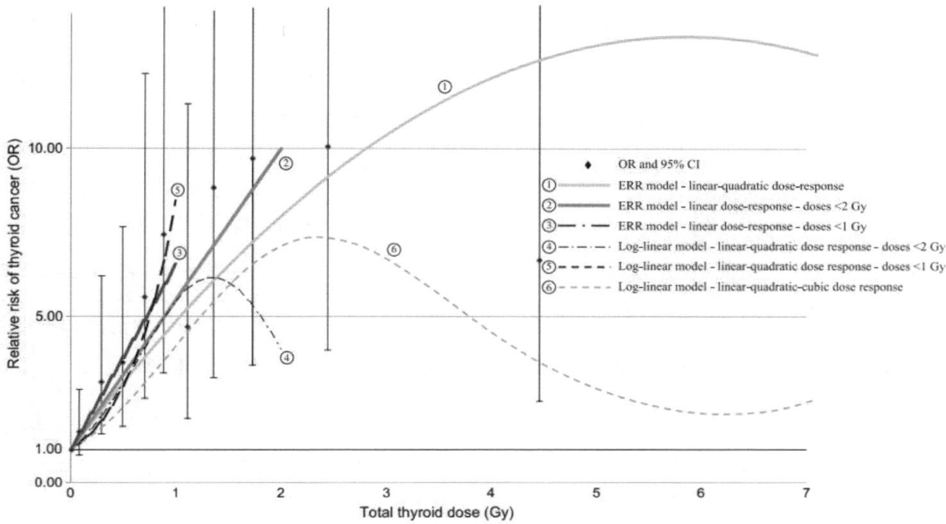

(출처: Cardis et al., 2005)

결과였다. 갑상선량과 갑상선암의 관련성은 전체적으로는 선형-이차 모델을 보였는데, 1.5Gy-2Gy 정도까지는 선형 관련성을 보였다가 고선량에서 감소하는 양상이 관찰되었다. 한편 방사선의 위험도는 토양 요오드 농도가 적은 지역에서 약 3배 높게 나타나 요오드 섭취 부족이 방사성요오드의 섭취를 증가시켜 위험도를 더욱 증가시킨 것으로 해석되었다.

코호트 연구는 1997년 미국과 공동으로 우크라이나(UkrAm)와 벨라루스(BelAm)에서 각각 약 13,000과 12,000명을 대상으로 진행되었다. 코호트 대상자는 체르노빌 사고 당시 18세 미만이면서 갑상선 측정자료가 있는 벨라루스 혹은 우크라이나에 거주하는 사람들(평균 선량은 0.68-0.65Gy) 혹은 태아였던 사람들로 정의하였다. 이들에 대해 1998년부터 2년마다 건강조사(설문, 의사 진단, 갑상선 검사 등)을 실시하였다. 발견된 갑상선암의 최소 잠재기는 3-4년으로 짧았으며 주로 유두형(papillary type)으로 예후는 좋았다. 주요 결과는 방사선량에 따라 갑상선암 위험도가 유의하게 증가하였으며(우크라이나에서는 5배, 벨라루스는 2배), 이는 기존 외부노출 연구와 비교 시 조금 낮은 위험도였지만 대체로 일관된 결과였다. 선량-반응은 선형 관련성을 보였으며 증가된 효과는 30년 노출 이후에도 지속되었다. 암위험도는 갑상선 질환이 있었던 경우와 노출 시 연령이 어릴수록 증가하였다.

태아 시(in utero) 노출에 관한 연구는 사고 당시 태아였던 2,582명에 대한 코호트 연구를 우크라이나에서 진행하였다. 갑상선량 평균값은 72mGy이었으며 갑상선 암의 위험도는 통계적으로 유의하지 않았지만 3.9배 증가하였다. 그러나 크기가 작은 결절의 경우는 위험도가 증가하지 않았다. 현재 벨라루스 지역 주민들 대상으로 비슷한 규모의 태아 노출자들에 관한 연구가 진행 중이다.

작업 종사자들을 대상으로 한 코호트 내 환자-대조군(nested case-control) 연구도 진행된 바 있다. 이 연구는 1986년 4월 26부터 1987년 12월 31일까지 체르노빌 사고 주변 오염 지역에서 종사한 여러 나라의 종사자들 약 14만 6천 명에 대한 코호트에서 107명의 환자군과 423명의 대조군을 선정하였다. 노출평가는 RADRUE 시스템을 사용하였으며 노출 중위값은 69mGy이었다. 연구 결과 총 갑상선량과 초과상대오즈비가 유의하게 증가(EOR=0.38/100mGy)하였으며 선형 관련성을 보였다. 이 연구는 소아뿐 아니라 성인에서의 외부 방사선 노출에 의해서도 갑상선 암 위험도가 증가할 수 있다는 것을 의미한다.

갑상선 암 환자들에 대한 생물학적 조직과 정보를 모아 분자 생물학 및 역학연구를 위해 체르노빌 조직은행(Chernobyl Tissue Bank)이 운영되고 있다(https://www.chernobyltissuebank.com/). 우크라이나와 러시아 지역에서 사고 당시 19세 미만 갑상선 암 환자(1967년 4월 26일 이전 출생자)들을 대상으로 동결 생체조직, DNA, RNA, 혈액 등을 보관하고 있다. 최근 이 자료를 활용하여 방사선 노출이 DNA를 손상(특히 double-strand breaks)시켜 갑상선 암 발생을 유발한다는 것을 보고하였다. 그러나 방사선 관련 특이적 생체지표(radiation signature)를 발견하지는 못했다.

체르노빌 사고와 관련된 갑상선 암에 관한 연구 결과를 요약하면 1) 방사성요오드 노출로 인해 소아와 청소년들에서 갑상선 암 위험도가 증가하였다. 2) 위험도는 노출 시 연령이 어릴수록, 갑상선 질환이 있을수록 증가하였다. 3) 암위험도는 노출 후 시간 경과에 따라 감소하지 않고 계속 지속되고 있다(Ron 박사의 외부노출 연구에서는 45년까지 지속되었으며 15-30년에 가장 높은 위험도를 보인 바 있다). 4) 갑상선 암위험도는 성별에 따라 차이가 뚜렷하지 않았다. 4) 요오드 결핍이 효과변경인자로 작용하여 방사선에 의한 갑상선 암 위험도를 더욱 증가시켰는지에 대해서는 추가적인 연구가 필요하다.

백혈병 백혈병 연구는 주로 정화작업자들에 대해서 실시되었다. 우선 기존 체르노빌 사고 정화자들 약 14만 6천 명에 대한 코호트에서 117명의 혈액종양 환자군과 481명의 대조군을 선정하여 조사된 바 있다(실제 분석에서는 70명의 환자군과 287명의 대조군만 분석되었다). 노출평가는 RADRUE 시스템을 사용하였으며 78%가 50mGy 미만이었고, 14%만이 100mGy 이상이었으며 전체 골수선량 중위값은 13mGy였다. 연구 결과 전체 혈액 종양과 백혈병(CLL 제외)의 초과상대오즈비는 각각 100mGy 당 0.6과 0.5로서 원폭 생존자 연구 및 원전 종사자 연구보다 높았으나 대체로 일관된 결과였다. 그러나 위험도 값이 통계적으로 유의하진 않았으며 적은 인구수 및 불확실성으로 결과해석에 제한점이 있었다.

한편 우크라이나 정화작업자 약 11만 명을 대상으로 구축된 코호트에서는 137명의 환자(1986-2006년 진단)와 866명의 대조군을(출생연도와 지역 짝짓기) 선정한 코호트 내 환자-대조군 연구가 실시되었다. 이 연구에서 백혈병 위험도는 유의하게 증가(ERR/Gy=1.26) 하였으며 이는 다른 방사선 노출 인구집단에서 관찰된 위험도와 비슷한 결과였다(표 11.2.1). 선량-반응 관련성은 선형적으로 증가하였으며 전체 백혈병의 기여분율은 16.4%였다. 또한 만성림프구성 백혈병(CLL)과 비만성림프구성 백혈병(non-CLL)의 위험도 모두 증가하는 양상을 보였다. 이는 만성림프구성 백혈병이 기존에 일본 원폭 생존자 연구에서 방사선 노출과 관련이 없는 것으로 보고되었던 것과는 다른 결과였다. 이러한 차이의 가능한 원인으로 원폭 생존자 연구에서 CLL의 발생이 적었으며 사망자료를 통한 질병력 파악의 제한점들이 지적되었다. 그러나 발생자료를 사용한 영국 원전 종사자 연구와 테차강(Techa river) 주변 주민 연구에서도 CLL 위험도의 증가가 관찰되지 않아 방사선 노출과의 관련성은 논란 중이다.

표 11.2.1 우크라이나 체르노빌 정화작업자의 백혈병에 대한 각 요인별 초과상대위험도

Model description	Cases	ERR/Gy (95% CI)
All cases	137	1.26 (0.03, 3.58)
Leukemia subtype		
Non-CLL	52	2.21 (0.05, 7.61)
CLL	65	2.58 (0.02, 8.43)
Year of case diagnosis		
1986-1994	33	6.70 (0.27, 27.10)
1995-2000	36	2.69 (-0.04, 11.23)
2001-2006	48	1.25 (<-0.69, 5.35)
Age at first exposure (years)		
20-34	27	1.01 (<-0.98, 8.65)
35-41	30	1.61 (-0.49, 8.80)

42-49	33	5.67 (0.58, 21.79)
50-63	27	2.00 (<-0.38, 10.11)

(출처: Zablotska et al., 2013)

종사자 외 인구집단(어린이, 태아 등)들에 대해서는 백혈병이 일관되게 증가하지는 않았다. 주된 이유는 상대적으로 적은 백혈병 발생자 수와 낮은 노출량 때문으로 판단되고 있다. 그러나 백혈병은 골수 조직이 방사선에 민감하며, 전체 악성종양 중 선량당 위험도가 가장 높으며, 상대적으로 짧은 잠재기를 갖는다는 특성이 있어, 향후 보다 충분한 정보를 통해 진행되어야 할 주제인 것은 분명하다.

그 외 종사자들에서 고형암 및 유방암이 증가한 결과도 보고된 바 있으나 일관적이진 않았다. 따라서 현재까지의 체르노빌 사고 관련 악성종양에 관한 결과는 갑상선 암과 백혈병으로 요약된다(표 11.2.2). 즉 갑상선 암의 경우 종사자와 주변 지역 어린이에게서 모두 유의하게 증가하였으며, 백혈병은 종사자에서만 유의하게 관찰되었으며, 다른 암종은 분명하지 않은 상황이다.

표 11.2.2 체르노빌 사고에서의 인구집단과 암종별 결과 요약

	Worker	General population	
		Child	Adult
Thyroid cancer	+	+	-
Leukemia	+	-	-
Other cancers	+/-	-	-

다른 질환들 심혈관 질환의 경우 러시아에서 정화작업자들에 관한 대규모 코호트 연구가 진행된 바 있다. 즉 체르노빌 사고 정화작업자 53,772명을 1986-2012년간 추적하여 정기건강검진을 통해 27,456명의 심혈관 질환자를 파악하였다. 이들의 평균 외부 방사선 노출 선량값은 161mGy였으며 분포는 0.0001Gy에서 1.42Gy이었다. 방사선량과 심혈관 질환의 발생은 유의한 초과상대위험도(ERR/Gy=0.47, 95% CI 0.31, 0.63)을 나타냈으며 문턱 없는 선형 관련성을 보였다(표 11.2.3). 한편 뇌혈관질환은 2012년까지 23,264명이 발생하였고 초과상대위험도는 Gy당 0.45(95% CI 0.28, 0.62)로 유의하게 증가하였다. 그러나 방사선의 위험도가 위험지역에 6주 미만 단기간 거주하였던 경우에 오래 거주하였던 종사자들보다 높았으며, 이러한 거주 기간과의 반비례 결과는 연구의 제한점으로 지적되기도 하였다. 이외에 우크라이나와 벨라루스에서 소규모 연구들이 진행되었으나 방사선 노출량

에 따라 분명한 결과를 보이진 않았다.

표 11.2.3 러시아 체르노빌 정화작업자의 근무기간별 심혈관 질환 발생의 초과상대위험도

Duration of stay in the chornobyl zone	Mean dose, mGy	CVD		CeVD	
		Number	ERR/Gy (95% CI)	Number	ERR/Gy (95% CI)
< 6 weeks	162.7	8,541	0.80 (0.53, 1.08)	7,015	0.64 (0.38, 0.93)
6-12 weeks	170.3	11,021	0.35 (0.07, 0.66)	9,409	0.30 (-0.10, 0.52)
> 12 weeks	151.9	7,894	0.17 (-0.11, 0.47)	6,840	0.25 (-0.15, 0.57)
All	161.0	27,456	0.47 (0.31, 0.63)	23,264	0.45 (0.28, 0.62)

(출처: Kashcheev et al., 2016, Kashcheev et al., 2017)

백내장에 대해서는 급성방사선증후군 환자, 정화작업 종사자, 거주 어린이들을 대상으로 연구가 진행되었다. 연구 결과들은 대체로 방사선 노출이 백내장 위험도를 증가한 것으로 보고하였으며 잠재기간은 선량에 반비례하였다. 백내장의 위험도를 증가시키는 선량은 약 250mGy로서 기존에 알려진 문턱선량보다 낮았다. 또한 후낭하백내장(posterior subcapsular)외에 피질(cortical) 백내장도 방사선과 관련된 것으로 보고되었다. 한편 안구질환 연구를 위해 별도로 'Ukrainian-American Chornobyl Ocular Study'를 구축하여 진행하고 있다.

방사선 노출의 세대 전이(transgeneration) 효과를 살펴보기 위해서 130명의 아버지-어머니-아이 쌍에서(아이들의 경우 1987-2002년 사이 출생), 여러 유전체 및 생체 지표들에(de novo mutations 등) 대한 조사가 진행되었다. 그러나 아버지 혹은 어머니의 생식기 선량(각각 평균 365mGy, 19mGy)과 유의한 증가를 발견하지 못했으며, 그 외 출생 시 손상이나 기형 등에 대한 건강 영향들도 입증되지 않았다. 방사선에 직접 노출되지 않은 후속 세대의 건강 영향은 원폭 생존자 연구에서도 관찰되지 않았지만, 여전히 관심을 많이 받고 있는 주제이다.

> 출생과 관련된 건강 영향 연구에서는 생식 과정에서의 선택과정(selection process)이 방사선에 의한 효과를 모호하게 만들 수 있는 제한점이 있다. 즉 수정 과정에서 잘못 만들어진 태아들은 선택적으로 없어지는 과정을 거쳐 일부(약 1/3)만이 실제로 출산한다고 알려져 있다. 따라서 실제 출산아들은 전체 기형 중에서 선택적으로 살아남은 일부이며, 출생아를 통한 연구로는 방사선에

의한 기형적 영향을 모두 파악하는 것이 아니라, 성공적으로 출산한 영아만을 대상으로 효과평가가 이루어진다는 한계가 있다.

그 외 체르노빌 사고 관련하여 비악성 갑상선 질환이 어린이 청소년 집단에서 증가하였고(갑상선 결절), 종사자 또는 지역주민들에게 신경정신과 질환들(외상후스트레스, 자실 및 자살 생각, 우울 등)이 증가하였다. 또한 비방사선 요인(정부와 언론에 대한 불신, 주민간 갈등, 체르노빌 사고를 경험한 사람들에 대한 주변의 낙인 등)들도 정신건강에 부정적으로 작용하였다. 또한 체르노빌 사고 관련하여 방사선에 대한 과잉 반응으로 인해 유럽 여러 나라에서 불필요한 임신중절이 시행되기도 하였다.

(3) 의미

체르노빌 사고 관련 연구의 특징은 1) 방사선 노출이 원폭 생존자 연구에서와 같은 일회적 노출과 달리 장기간에 걸쳐 지속적으로 이루어졌다. 2) 대규모 노출인구(종사자와 주민)에 대해 능동적 환자 진단을 진행하여 발생률을 산출한 연구들이 적극적으로 수행될 수 있었다. 3) 방사선 노출량이 상대적으로 높았으며 다양한 방사성 물질에 내부 노출되었다. 4) 노출 인구집단이 일본 원폭 생존자 집단보다 높은 백혈병 발생률을 가졌으며 장기간 추적되고 있다.

또한 체르노빌에서의 연구를 통해서 특히 방사선 관련 갑상선 암에 대한 이해(발생 기전, 효과변경인자, 잠복기, 진단과 치료 방법 등)에 크게 이바지하였다. 그리고 급성방사선증후군 환자 코호트를 통한 방사선의 영향 및 그동안 방사선 노출과 관련이 없는 것으로 간주하였던 만성림프구성 백혈병(CLL)과의 연관성 제시 등은 다른 방사선 역학 연구들과 구별되는 의미가 있다. 국제암연구소에서는 ARCH(http://arch.iarc.fr/index.php)에서 체르노빌 사고 관련 내용을 종합하고 있으며, CO-CHER(The Cooperation on Chernobyl Health Research, https://co-cher.iarc.fr/)을 통해서 체르노빌 사고 관련 연구의 우선순위와 장기적 연구 활동 전략을 모색하고 있다.

체르노빌 사고의 교훈 중 하나는 방사능 사고와 같은 응급상황에 대처하기 위한 체계적인 준비가 필요하다는 것이다. 이 분야는 여러 전공이 관여하는 전문적인 영역으로서 국내에서는 한국원자력의학원내 국가방사선비상진료센터(https://

www.kirams.re.kr/)에서 방사능 응급상황에 대비하기 위한 활동을 담당하고 있다. 그 외에 세계보건기구(https://www.who.int/groups/rempan), 국제원자력에너지기구(https://www.iaea.org/), 미국보건부(https://remm.hhs.gov/) 등에서 유용한 관련 정보를 참고할 수 있다.

제12장 마야크 종사자와 테차강 주민
Mayak Workers & Techa River Populations

러시아 마야크(Mayak) 지역에서 1948년부터 핵무기 생산 공장이 가동되었으며, 이 사업장에 근무한 종사자들이 많은 핵종(플루토늄, 세슘, 스트론튬 등)에 노출되었다. 그리고 사업장에서 흘러나온 핵물질들이 인근 테차강(Techa river)에 유입되면서 주변 지역을 오염시켰고 이로 인해 지역주민들 또한 방사능에 노출되었다. 종사자 집단은 기본적으로 직업성 노출 형태이며 지역주민들은 환경적 노출 형태이다. 그러나 노출된 다양한 핵종, 높은 노출량, 사업장의 잦은 사고로 인해 원전 사고 성격과도 유사한 노출 특성을 보이기도 한다. 따라서 마야크 사업장 종사자와 테차강 지역 인구집단의 경우 방사선에 대한 직업, 환경, 사고성 노출이 겹쳐있는 특성을 가진다.

12.1. 마야크 종사자(Mayak workers)

(1) 노출과 인구집단

마야크 사업장 종사자들은 1) 다른 직업의 종사자들보다 상대적으로 높은 선량에 노출되어 '중간에서 고선량에 간헐적으로 외부노출(medium- to high-dose protracted external exposure)'되었다고 표현되며 2) 일부 종사자들은 감마선에 의한 외부노출 외에 플루토늄(239Pu) 내부노출도 함께 이루어졌다는 특성이 있다. 방사선 노출의 전체 노출량 95%는 1949-1951년 사이에 집중되었으며, 1959년 이전 종사자들의 누적 배지 노출량은 평균 1.2Gy일 정도로 높았다. 외부노출은 사업장을 폐쇄하면서 거의 없어졌지만 내부노출은 체내 들어온 방사성 물질에 의해 지금도 계속되고 있다. 마야크 사업장에는 1948-82년까지 약 26,000명이 4개의 작업부서(reactor, radiochemical plant, plutonium production, auxiliary plant)로 나누어져 종사하였다. 이 중 두 부서(reactor와 auxiliary plant)의 종사자들은 감마선에만 노출되었고, 다른 두 부서 종사자들은 감마선과 플루토늄에 함께 노출되었다.

마야크 사업장 종사자 중 여성이 약 25%를 차지한다. 이는 구소련에서 여성도 작업에 동원되었기 때문으로 다른 핵산업 종사자들이 대부분 남성인 것과는 다른 인적 구성이다. 종사자들의 약 80%가 추적되었으며, 이중 약 70%가 2012년까지 사망하여 거의 완전한 추적에 근접하고 있다. 흡연력은 남성과 여성에서 각각 76%, 5%로 보고되었으나 금연 시점을 정확히 파악하지 못해 흡연자의 경우 계속 피운다고 가정하고 건강 영향이 추정되었다. 따라서 마야크 종사자 연구에서 흡연 효과가 과대 추정될 가능성이 있다.

마야크 사업장 종사자들의 방사선 노출평가를 위해서 마야크 종사자 선량 측정 시스템(MWDS, Mayak Worker Dosimetry System)이라는 선량 평가 시스템이 개발되었다. 초반기에는 18,831명의 작업자들에 대한 측정자료, 작업력 기록, 방사선 에너지 및 입사각도, 선량전환계수를 기록한 Doses-2005라는 선량 데이터베이스를 구축하였으며, 이것이 MWDS-2008와 MWDS-2013을 거쳐 가장 최근에는 MWDS-2016이라는 선량 평가 시스템이 만들어졌다. 특히 MWDS-2016 시스템 개발을 위해서 약 8,000명 이상의 종사자들로부터 소변 중 플루토늄을 측정하였으며, 사망한 종사자들에서도 플루토늄 측정 결과와 작업력 등을 수집하였고, 외부노출 평가를 위해서 작업장의 감마, 베타, 중성자 선량이 재구축되었다. 이처럼 마야크 종사자 연구는 다른 역학 연구들보다도 직접 노출된 종사자들의 생체시료와 방사선의 생화학적 분석 등 다양한 방법들이 종합되어 노출평가가 이루어졌다는 장점이 있다.

(2) 악성종양

1948년부터 1972년까지 근무한 약 21,500명을 1997년까지 추적한 연구에서 플루토늄 노출을 보정한 상태에서 감마선에 의한 외부노출 영향이 평가된 바 있다. 연구 결과 고형암 사망의 초과상대위험도는 대장선량 Gy당 0.15(90% CI 0.09, 0.20)의 유의한 위험을 보였으며, 선량-반응 관련성은 선형보다는 비선형 모델(하향곡선)이 적합하게 관찰되었다. 반면 백혈병은 감마 외부선량과 유의한 관련성을 보였으나 플루토늄 노출과는 유의한 관련성이 없었다. 한편 폐, 간, 뼈의 초과상대위험도는 Gy당 0.30으로 그 외 고형암의 초과상대위험도 0.08보다 높게 관찰되었다.

플루토늄은 호흡기를 통해 신체에 흡입되어 간과 뼈에 주로 침착하는 것으로 알려져 있다. 따라서 폐, 간, 뼈는 플루토늄 노출과 밀접한 관련이 있는 부위로서 플루토늄 노출량과 이들 장기에 초점을 둔 연구가 마야크 사업장 종사자 17,740명을 2003년까지 추적하여 진행되었다. 연구 결과 폐암의 초과상대위험도는 플루토늄 노출 Gy당 남자에서 7.1, 여자에서 15였으며 간암의 초과상대위험도는 Gy당 남자 2.6, 여자 29, 뼈암의 경우는 남자 0.76, 여자 3.4로 유의한 선형 관련성을 보였다. 여성의 높은 초과상대위험도는 남성에서의 흡연과 음주로 인한 높은 기저 암위험도에 의한 것으로 판단되었다.

따라서 마야크 사업장 종사자 연구에서는 다른 연구에서와는 달리 플루토늄 노출에 영향을 많이 받는 암종(폐, 간, 뼈)을 전체 고형암과 구별하여 접근한다. 왜냐하면 플루토늄 내부노출에 의한 영향을 배제하는 것이 외부 감마선 노출에 의한 다른 역학 연구들과 비교하는 데 적합하기 때문이다. 또한 플루토늄을 실제 측정한 경우는 고노출되었을 것으로 판단된 약 40%의 작업자만이며 대부분 남성 흡연자였다. 그리고 흡연에 대한 정보가 자세히 수집된 것이 아니어서 플루토늄 효과를 외부 감마선 노출과 분별해 내는 데 한계가 있었다. 또한 플루토늄 노출이 폐암, 간암, 폐암과는 유의한 관련성을 보이는 것은 분명하므로, 이 3가지 암종은 플루토늄에 특이적으로 영향을 받았을 것으로 보고 있다. 따라서 플루토늄 평가의 불확실성을 제거하려면 이 암종들을 제외하고 분석하는 것이 다른 인구집단에 관한 연구와 비교하기에 합리적으로 판단하고 있다.

1948년부터 1982년까지 근무한 25,757명을 2008년까지 추적한 연구에서 폐, 간, 뼈암을 제외한 고형암의 경우 초과상대위험도가 대장선량 Gy당 0.16의 유의한 위험도를 보였다. 플루토늄 노출을 보정한 경우는 0.12로 다소 감소하긴 하였지만 유의한 차이를 보이지 않았다. 대부분의 개별 장기에서 초과상대위험도가 증가하였으나 식도암에서만 통계적으로 유의하였다. 이러한 위험도는 성별과 연령에 의해 유의하게 영향받지 않았다. 이 연구에서 플루토늄 노출을 보정한 상태에서의 백혈병, 고형암, 폐암 위험도는 원폭 생존자 연구보다 다소 낮은 것으로 산출되었는데, 그 이유는 분명하지 않으나 선량률(dose-rate)의 차이에 의한 것으로 추정되고 있다.

한편 위암 발생위험도는 Gy당 0.20의 유의한 초과상대위험도를 보였으며 이 위험도는 플루토늄 내부노출과는 관련성이 없었으며, 비방사선 인자(음주, 흡연, 만성질환력 등)에 의해 방사선의 효과가 유의하게 변경되지 않았다. 피부암의 경우 기저세포암(basal cell carinoma)의 위험도는 피부선량 Gy당 0.57로 유의하게 증가하였으나 편평상피세포암(squamous cell carcinoma)의 경우는 Gy당 0.14의 유의하지 않지만 증가한 위험도를 보였다. 이러한 위험도는 플루토늄 노출 여부, 성별, 작업 및 도달 연령 등에 따라 차이가 없었다.

마야크 핵사업장 종사자 연구의 주된 내용은 1) 외부 방사선 노출은 플루토늄 노출에 의해 영향받지 않았고, 2) 폐, 간, 뼈암을 제외한 고형암의 위험도는 플루토늄 노출에 의해 유의하게 영향받지 않았다는 것이다. 이러한 결과는 플루토늄에 내부 노출된 종사자들을 그렇지 않은 종사자들과 분리하여 분석한 결과에 의해서도 뒷받침되었다. 3) 또 다른 특성은 플루토늄에 의한 효과가 성별에 따라 차이가 컸다는 것이다. 주된 이유는 흡연에 의해 교란된 것으로 보이나 방사선 효과가 흡연을 보정하고도 차이를 보여, 어느 정도의 성별 차이가 존재한 것으로 판단되었다. 그리고 방사선의 영향은 흡연자에서 비흡연자보다 크게 나타나, 비흡연자에서의 위험도가 더 높았던 원폭 생존자 연구와는 다른 효과변경작용을 보였다.

마야크 사업장 종사자 자녀들에서의 건강 영향 연구는 1948-1988년 사이에 여성 작업자들에서 태어난 약 8,000명의 자녀를 대상으로 시행되었다. 이들의 평균 자궁선량은 54.5mGy이었으며 암 사망위험도(75명의 고형암과 12명의 백혈병)와 유의한 관련성이 관찰되지 않았다. 이후 2009년까지 추적을 확대한 연구에서 고형암 발생(177명)이 자궁 선량과 유의한 초과상대위험도는 관찰되지 않았으나, 혈액 종양 발생 (32명)과 백혈병(13명)은 100mGy당 각각 1.12, 1.76의 유의한 초과상대위험도를 보였다. 비록 환자수가 적고 선량별 결과값이 불안정하지만, 그동안 관련성이 없다고 보고되었던 내용이 추적 기간 증가에 따라 변화된 결과이다.

(3) 비악성종양

마야크 사업장 종사자에서 진행된 심혈관 질환의 발생 및 사망에 관한 연구들을 종합하면 자료원(발생 혹은 사망), 입적 연도, 노출 형태(외부 및 내부노출)에 따라 차이를 보이지만 대체로 유의하게 증가한 선형 관련성을 보였다. 이러한 증가 경향은 추적연도별로 차이가 있지만, 사망보다는 발생자료일수록, 초기 입적 종사자일수록, 외부 방사선 노출량과 더욱 분명하게 나타났다.

뇌혈관질환에 관한 연구에서는 1948-1982년에 근무한 마야크 사업장 종사자 22,377명을 2008년 말까지 추적하였다. MWDS-2008을 사용하여 평가한 평균 외부 감마 노출량은 남성 0.54Gy, 여성 0.44Gy이었으며 내부 간선량(liver)은 남성 0.23Gy, 여성 0.44Gy이었다. 뇌혈관질환 발생의 초과상대위험도는 비방사선 위험 인자들을 보정한 상태에서 외부 감마선량과 내부 간선량 Gy당 각각 0.46과 0.28이었으며 선형적인 선량-반응 관련성을 보였다. 2018년까지 추적한 최근 연구에서는 외부 감마선량에 의한 초과상대위험도는 남성이 Gy당 0.37, 여성이 0.47로 유의한 선량-반응 관련성을 보였다.

같은 대상자들에 대한 허혈성 심장질환 발생 연구에서는, 외부 감마선 노출에 의한 초과상대위험도가 비방사선 위험요인과 내부노출을 보정한 후 Gy당 0.10(95% CI 0.04, 0.17)의 유의한 증가를 보였으나, 사망위험도는 Gy당 0.06(95% CI <0, 0.15)으로 유의하지 않았다. 반면 내부노출에 의한 초과상대위험도는 허혈성 심장질환 발생의 경우 유의한 관련성이 없었으나, 사망위험도는 외부노출과 비방사선 위험 인자를 보정한 후 Gy당 0.21으로 유의하게 증가하였다.

고혈압 발생에 관한 연구는 1948-1982년에 근무한 종사자 22,377명을 2013년까지 추적한 연구에서 보고되었다. 이 연구에서는 총 8,425명의 고혈압 환자를 확인하였으며 대상자들의 외부 감마선 노출은 평균 누적 간선량이 남성에서 0.45Gy, 여성에서 0.376Gy였다. 초과상대위험도는 Gy당 0.14(95% CI 0.09, 0.20)으로 누적 간선량과 유의한 선형 증가 양상을 보였다. 그러나 내부 플루토늄 노출과의 관련성은 없었다. 이처럼 내부노출과 외부노출이 동시에 이루어진 경우 두 노출 형태의 방사선량을 합치기보다는 서로를 보정하여 각 노출 형태의 독립된 영향을 살펴보았다. 그 이유는 내부노출을 측정한 작업자가 적었고, 내부 노출평가 방식의 불확실성이 크며, 방사선의 내부와 외부노출의 잠재적인 기전적 차이가 있을 수 있기 때문이다.

마야크 사업장 종사자와 영국의 셀라필드 종사자(UK Sellafield Worker)들은 플루토늄에 노출되었다는 공통점이 있어, 마야크 종사자 22,374명과 셀라필드 종사자 23,443명이 포함한 두 집단을 통합한 연구도 진행되었다. 평균 누적 방사선 외부 노출량은 마야크 종사자가 0.52Sv, 셀라필드 종사자가 0.07Sv였으며 평균 누적 간 노출량은 마야크 종사자가 0.19Gy, 셀라필드 종사자가 0.01Gy였다. 이들에 대한 전체 심혈관 질환, 허혈성 심장질환 및 뇌혈관질환의 사망률은 플루토늄 내부노출과 유의한 관련성이 없었으나 외부 감마 노출과는 심혈관 질환과 허혈성 심장질환의 사망이 유의하게 증가하였다. 그러나 두 코호트간 결과 차이가 컸으며 특히 초기 코호트 입적자(1957-1958년 이전)들의 결과에 대한 이질성이 높았다. 초기 입적자들을 제외한 두 코호트의 통합 결과는 심혈관 질환, 허혈성 심장질환 및 뇌혈관질환 사망의 초과상대위험도가 각각 Gy당 0.22, 0.22, 0.24로 비슷하게 나타났으며 통계적으로 유의하진 않았다.

저선량 방사선 노출이 심혈관 질환의 위험도를 증가시키는지는 결과의 일관성이 아직 충분하지 않은 것으로 평가되고 있다. 그러나 여러 역학 연구들은 대체로 저선량 방사선 노출과 심혈관 질환과의 인과성을 지지하고 있다. 비록 방사선 노출에 의한 심혈관 질환의 초과상대위험도 크기는 악성종양보다 작지만, 심혈관 질환의 큰 규모를 고려하면 낮은 위험도라고 하더라도 전체 인구집단에서 차지하는 보건학적 중요성은 크다. 따라서 심혈관 질환에 대한 방사선 노출과의 인과성, 효과 지속 기간, 효과변경인자, 그리고 유의한 증가를 일으키는 수준의 선량을 파악하기 위한 연구들이 진행되고 있다. 한편 심혈관 질환에 적합한 잠재기간은 10년으로 설정하고 있으나 어떤 장기선량이 가장 적합한지는 심혈관계가 전신에 퍼져 있어 질환에 따라 다를 수 있다. 일반적으로는 심장 선량이 가장 적절한 것으로 판단되고 있지만, 뇌혈관질환의 경우에는 경동맥 혹은 갑상선에서의 선량이 더 적절한 것으로 알려졌다. 그러나 기존 연구들마다 사용된 장기선량이 다르며 간혹 외부 배지 선량을 사용하기도 한다.

만성기관지염 발생률 연구에서는 1960년 이후 추적된 경우 외부 감마선량이 흡연을 보정하고도 폐선량 Gy당 초과상대위험도 0.14의 유의한 관련성을 보였으며, 내부노출 선량에 의해서도 Gy당 초과상대위험도 1.14의 유의한 선량반응 관련성을 보였다. 방사선의 호흡기 영향에 대한 기전은 아직 알려진 바가 적지만 에어로졸 형태의 방사성 물질의 내부노출이 호흡기 자극을 통해 영향을 준 것으로 추정되었다.

파킨슨병의 발생에 관한 연구는 1948년에서 1982년까지 근무한 22,377명의 종사자를 2013년까지 추적하여 진행하였다(그림 12.1.1). MWDS-2013에 의해 산출된 감마선에 의한 누적 뇌선량 평균은 남자와 여자에서 각각 0.46Gy와 0.36Gy였으며, 1983년부터 모니터링된 중성자 노출평가는 별도로 재구축되었다. 추적 기간 중 300명의 파킨슨 환자가 발생하였으며, 감마선에 의한 초과상대위험도는 Gy당 1.02(95% CI 0.59, 1.63)으로 유의하게 증가하였고 중성자 선량을 보정하고도 비슷한 결과를 보였다. 이러한 결과는 유의한 관련성을 발견할 수 없었던 일본 원폭 생존자 연구와는 다른 결과로서, 원폭 생존자 집단에서 상대적으로 낮은 파킨슨 질환 발생률로 인해 연관성을 발견하기 어려웠던 것으로 설명되고 있다.

백내장 발생 연구는 1948-1982년 사이 근무한 적이 있는 종사자를 2008년까지 추적하여 진행하였다(파킨슨병 연구 대상자와 같다)(그림 12.1.1). MWDS-2008의 경우 수정체 선량은 산출하지 않아 외부 배지에서의 감마선량과 중성자 선량을 평가하였으며 감마선의 누적 평균 선량은 남녀 각각 0.54Sv, 0.44Sv였다. 연구 결과 외부 감마선량 당 초과상대위험도는 모든 백내장 종류별로 유의하게 증가하여 후낭하 백내장은 Sv당 0.91, 피질 백내장 0.63, 핵 백내장 0.47이었다. 이러한 위험도는 선형적으로 증가하였으며 남녀 모두에게 나타났는데 여성의 위험도가 남성보다 유의하게 높았다. 한편 지역주민들에서 백내장 발생에 대한 초과상대위험도는 Gy당 0.40(-0.43, 1.47)로서 증가한 값을 보였지만 유의하진 않았다.

그림 12.1.1 마야크 사업자 종사자들에서 a) 파킨슨 질병과 b) 백내장의 선량당 초과상대위험도(ERR/Gy)

a) b)

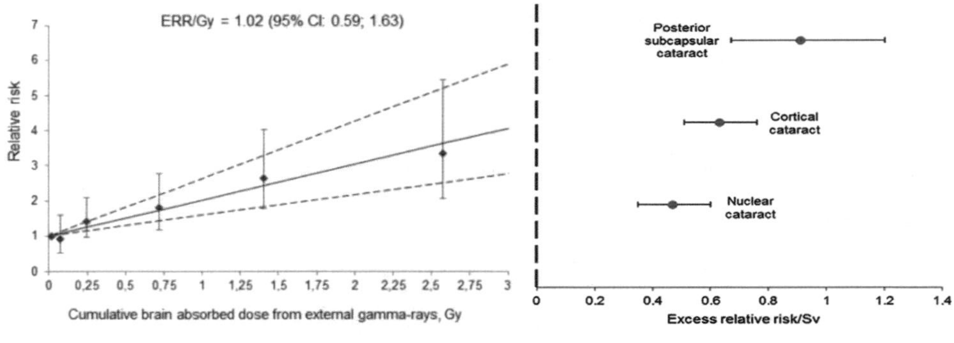

(출처: Azizova et al., 2018, 2020)

12.2. 테차강 지역주민(Techa river populations)

(1) 노출 및 대상자

마야크 사업장에서의 핵폐기물들이 테차강에 방류되었고 사업장에서의 여러 차례 사고 등으로 주변 지역이 다양한 핵종에 오염되었다. 이로 인한 주민들에게 방사선 내부노출이 이루어졌다. 특히 테차(Techa)강을 따라 240km에 걸쳐 41개 마을이 방사성 물질에 노출된 것으로 알려졌으며 이로 인해 강과 인접한 약 20여 개 마을은 1950년대 후반에 이주하였다. 지역주민들의 방사선 노출 평가를 위해서 핵종의 생체모델 계수, 각 핵종 방류 시점과 종류, 강물 흐름의 모델, 주민들의 위치 등을 활용하였으며, 선량 불확실성이 위험도 평가에 미치는 영향을 고려하였다.

테차강 주변 지역주민들의 방사선량 평가를 위해서 테차강 선량 측정 시스템(TRDS, Techa River Dosimetry System)이 개발되었다. 노출은 주로 1949-1957년 사이의 내부 및 외부노출 평가에 초점을 두었다. 이 프로그램은 여러 번 수정 보완이 이루어지고 있으며 가장 최근 버전은 TRDS-2016D로서 주민들의 평균 음식 섭취, 외부 노출률, 성별, 연령, 거주력, 측정자료 등을 종합하였다. 지역주민들의 방사선 노출은 대부분(95%) 1949-51년 사이에 일어난 것으로 파악되었으며, 연평균 선량은 1951년에 최고였으며 이후 시간에 따라 감소하였다. 누적 선량은 입적 연도가 최근일수록 감소하였고 평균 위선량(stomach dose)은 0.06Gy였다.

지역주민 연구를 위해서 1950년 이전 출생자로서 1950년 1월 1일부터 1960년 12월 31일 사이 거주한 29,604명을 코호트로 구축하였다. 이들은 1950년-1952년 사이 거주한 24,627명의 주민(original cohort members)과 1953년과 1960년 사이 거주한 4,997명의 주민(late entrants)들로 구성되었으며 여성이 58%를 차지하였다. 이 지역주민 코호트의 장점은 넓은 연령 범위에 걸쳐, 남녀 모두에서의 저선량에서 중간 선량까지의 방사선 노출에 의한 건강 영향을 볼 수 있으며, 오랜 추적 기간을 통해 노출 후 시간에 대한 초과상대위험도의 효과변경도 살펴볼 수 있다는 점이다.

테차강 지역에서 발생한 대표적인 사고는 1957년 핵폐기물 저장 탱크가 폭발하여 키시팀 마을 주변을 오염시킨 사례이다(Kyshtym accident). 다양한 핵종들이 방출되어 주변을 오염시켰으며 오염지역은 EURT(East Urals Radioactive Trace)라고 알려져 있다. 약 1만 명의 피난민이 발생하였으며 이들의 평균 유효선량은 120mSv로 보고되었다. 그러나 이 사건의 자세한 내용은 1989년에서야 공식적으로 보고되었다. 약 2만 명의 EURT 지역주민 코호트 결과에서는 고형암 사망(Gy당 0.067)과 암발생(Gy당 0.049)에서 유의하게 증가한 선형 관련성을 보인 바 있다.

(2) 건강 영향

전체 고형암 발생에 관한 연구는 1950년 이전 출생자로서 테차강 주변 지역에 1956-2007년 사이에 거주한 17,435명의 주민들을 대상으로 진행되었다. 방사선량은 TRDS-2009 시스템으로 평가하였으며 평균 선량은 60mGy였다(5년 잠재기 위선량). 연구 결과 초과상대위험도는 100mGy당 0.08로 유의한 선형 관련성을 보였으며 방사선 노출로 인한 초과 암 발생 건수는 약 60명 정도로 추산되었다. 암위험도에 대한 남녀별 차이는 분명하지 않았으며. 흡연을 보정하기 전과 후의 값 차이는 유의하지 않았다(표 12.2.1). 암종별로는 식도암과 자궁암만이 통계적으로 유의하였으나 개별 암종별 환자수가 적어 암종별 결과에는 불확실성이 존재한다.

표 12.2.1 테차강 주민 코호트에서의 암 발생 초과상대위험도(ERR/100mGy)

			No smoking adjustment	Smoking adjusted
Site	Men	Women	ERR (95% CI)	ERR (95% CI)
All solid	963	970	0.09 (0.02, 0.16)	0.08 (0.01, 0.15)
Oral cavity	74	33	0.04 (<0, 0.37)	0.03 (<0, 0.36)
Esophagus	50	58	0.46 (0.04, 1.2)	0.46 (0.04, 1.2)
Stomach	209	156	0.13 (-0.02, 0.34)	0.13 (-0.02, 0.34)
Colon	25	40	0.01 (<0.0, 0.50)	-0.01 (<-0.02, 0.45)
Rectum	47	48	-0.00 (<-0.01, 0.43)	-0.03 (<-0.03, 0.37)
Liver	24	24	-0.01 (<-0.01,0.58)	0.01 (<-0.01,0.64)
Pancreas	22	16	-0.07 (<-0.08, 0.56)	-0.07 (<-0.08, 0.59)
Lung	292	47	0.04 (-0.09, 0.21)	0.01 (-0.02, 0.18)
Breast	0	118	0.19 (-0.06, 0.61)	-
Uterus	0	203	0.21 (0.01, 0.51)	-
Ovary	0	57	-0.05 (<-0.06, 0.15)	-
Prostate	35	0	0.00 (<0.0, 0.88)	-
Bladder	33	5	-0.09 (<-0.09, 0.74)	-0.08 (<-0.1, 0.75)
Other urinary	27	22	0.05 (<-0.01, 0.70)	0.00 (<-0.01, 0.57)
Thyroid	9	25	0.03 (<-0.01, 0.91)	0.03 (<-0.01, 0.89)
Remainder	116	118	0.10 (<-0.01, 0.38)	0.08 (0.00, 0.35)

(출처: Davis et al., 2015)

고형암 사망 연구는 29,730명의 주민을 대상으로 진행된 바 있으며, 초과상대위험도는 100mGy당 0.061로 유의한 선형 관련성을 보였다. 약 50건의 고형암 사망(2%)이 방사선 노출로 인한 초과 사망으로 추산되었다. 테차강 지역주민 연구에서 관찰된 악성종양의 초과상대위험도 크기는 원폭 생존자 연구에서의 위험도와 대체로 비슷하였으나, 원폭 생존자 연구에서 보인 노출 시 연령과 도달 연령 증가에 따른 초과위험도의 감소 양상은 관찰되지 않았다(오히려 유의하진 않았지만 증가하였다). 이러한 차이는 노출 형태와 인구집단의 차이로 추정되지만 추적 조사가 필요한 것으로 판단하고 있다. 한편 약 1만 명의 여성을 대상으로 한 별도의 유방암 발생 연구에서는 100mGy당 0.5의 유의하게 증가한 초과상대위험도가 선형 관련성을 보였으며 관찰된 109명의 유방암 발생중 12%는 방사선 노출에 기인한 것으로 추산되었다.

백혈병 발생 연구는 지역주민을 1953년부터 2007년까지 추적된 28,223명을 대상으로 진행되었다. 누적 골수 선량은 410mGy이었으며 혈액 종양과 백혈병은 각각 170명과 99명이었다. 연구 결과 방사선 노출에 의한 백혈병(CLL 제외)의 초과상대위험도는 100mGy당 0.22로 유의하게 증가하였으며 전체 백혈병의 47%가 방사선 노출에 의한 것으로 산출되었다. 백혈병의 초과상대위험도는 대체로 원폭 생존자 및 체르노빌 연구와 일치한다고 볼 수 있었으나, 원폭 생존자 연구와는 달리 선형 선량-반응 관련성을 보였다. 그리고 체르노빌 종사자 연구 결과와 달리 CLL의 관련성은 유의하지 않았다. 한편 1999년까지 추적한 백혈병 사망 연구에서는 초과상대위험도가 100mGy당 0.42로 유의한 선형 관련성을 보였으며 63%의 백혈병이 방사선 노출에 기인한 것으로 산출되었다.

> 마야크 사업장 종사자 연구 결과를 비슷한 연령대의 일본 원폭 생존자 연구 결과와 비교하면 초과상대위험도가 2-5배 정도 낮았다. 반면 테차강 지역 주민 결과는 원폭 생존자 연구 결과와 거의 비슷하였다. 왜 이러한 차이가 나타나는지는 불분명하지만 방사선의 위험도가 인구집단 및 노출방식에 따라 차이가 난다는 것을 반영한다. 즉 지난 수 십년간 방사선의 건강영향에 대해 중요한 결과들이 밝혀졌지만, 아직 모르는 다음 단계의 내용들이 많다고 할 수 있다. 따라서 현재 방사선 역학에서 기준으로 삼고 있는 원폭 생존자 연구 결과의 보완을 위해서 마야크 종사자 및 테차강 주민 연구를 비롯하여 더욱 다양한 역학연구들이 진행되어야 한다.

제13장 의료 방사선 노출
Medical Exposure

13.1. 노출 규모와 특성(exposure & characteristics)

의료 방사선은 진단 및 치료과정에서 환자와 일반인에게 노출되는 방사선으로 일상생활에 밀접히 연관되어 있으며 인공방사선 노출의 가장 큰 부분을 차지하고 있다. 기술의 발달에 따라 개별 의료 기계에서 방출하는 방사선량 자체는 감소하고 있지만, 의료접근성의 향상으로 더 많은 사람들이 자주 의료 시술을 받음으로 인해 전체적인 방사선 노출량이 매년 급격히 증가하고 있다. 따라서 의료방사선은 중요한 보건학적 문제로 주목받고 있으며, 의료노출에 대한 역학적 결과는 질병 발생 기전에 대한 이해뿐 아니라 임상적 결정에 중요한 근거가 된다.

유엔방사선영향과학위원회(UNSCEAR)에서는 의료 방사선 노출을 진단 방사선(일반, CT), 중재시술 방사선, 핵의학(진단, 치료), 방사선 치료 등 4가지 영역으로 분류한다. UNSCEAR에서 2009-2018년 사이 국가별로 실시한 설문조사와 문헌조사를 통해 추정한 전 세계 한 사람당 의료 방사선 평균유효선량은 0.57mSv이었다. 이는 1988년 보고서에서 0.37mSv에서 2008년 0.65mSv로 증가하였다가 조금 감소한 값으로, 방사선 검사의 기술적 개선에 의한 것으로 해석되었다. 시술당 평균 유효선량의 경우 중재 방사선 시술에서 가장 높았으며 집단선량에서는 CT가 가장 많이 차지하였다.

특히 미국의 경우 1980년대에 1인당 전체 방사선 노출량은 3.6mSv였으며 의료방사선량은 약 15%를 차지하였으나, 2006년에는 전체 노출량이 6.2mSv로 증가하였고 의료방사선량은 약 50%(3.0mSv)를 차지하였다. 그중에서도 CT 촬영으로 인한 노출 선량이 연평균 1.5mSv로 가장 많이 차지하였으나 2010년 이후에 CT

촬영의 감소로 2016년 의료방사선량은 2.2mSv로 다소 감소하였다.

의료 방사선 노출 증가는 주로 CT 촬영, 중재 시술, 핵의학 시술 증가에 의한 것으로 개발도상국보다 선진국들에서 두드러졌다. 영국의 경우 2010년 기준으로 국민 1인당 방사선량은 2.7mSv였으며 이중 의료노출은 16%를 차지하였으며, 프랑스는 2015년 기준 국민 1인당 방사선량 4.5mSv였으며 이 중 의료노출은 약 36%였다. 일본의 경우는 2011년 국민 1인당 방사선량은 5.9mSv이었으며 이 중 의료노출은 3.88mSv로 65%를 차지하였다. 우리나라는 2002년 기준 연간 개인 평균 선량은 총 3.82mSv이며 이 중 자연방사선 3.08mSv, 의료 0.74mSv, 직업 0.002mSv로, 의료노출은 전체 선량 중 19%를 차지한 것으로 보고된 바 있다. 2016년의 경우 의료노출이 1인당 평균 1.84mSv로 크게 증가하였으며, 이중 CT 촬영에 의한 노출이 1.1mSv로 약 60%로 가장 많았다. 그러나 이러한 선량 산출과정에 개별적으로 실시되는 종합검진으로 인한 방사선 노출량은 포함되어 있지 않아, 실제 노출량은 훨씬 높을 것으로 예측된다.

진단 방사선 사용에 의한 방사선 노출로 75세까지 발생하는 누적 암 위험도는 영국에서 0.6%로 추산된 바 있다. 이는 영국에서 진단 방사선 노출에 의해 매년 추가적으로 700건의 암이 발생되는 규모이다. 조사된 다른 나라들의 기여위험도는 대체로 0.6-1.8% 수준이었으며 일본의 경우 3.2%로 상대적으로 높았다. 국내에서는 2013년 자료에 근거해 진단 방사선 노출로 인해 0.9%의 인구집단 기여 암 위험도를 보고한 바 있다. 이는 매년 추가로 1,915명의 암 발생과 637명의 암 사망이 증가하는 규모이다. 이러한 추정은 나라마다 그리고 각 나라 내에서 연구 시 사용된 자료원의 범위와 검사별 선량 값에 따라 차이가 날 수 있다.

의료 방사선 연구는 다음과 같은 특성 및 장점을 가진다. 1) 분할적(fractionated)으로 이루어지는 비균일한(non-uniform) 방사선 노출 형태에 대한 직접적인 건강 영향을 살펴볼 수 있다. 2) 노출의 범위가 넓어 저선량 노출(진단 및 검진)및 고선량 노출(치료) 인구집단을 포함한다. 3) 어린이와 여성 등 다양한 인구집단을 포괄한다. 4) 의료기록을 통해 노출 및 건강 영향의 회상 바이어스를 줄일 수 있으며, 선량의 불확실성이 다른 노출 형태보다 상대적으로 적다. 5) 전자의료기록과 디지털 영상 자료들이 확대되고 있어, 대규모 인구집단에 관한 연구를 효율적으로 진행할 수 있다.

의료 방사선 노출은 중요한 독립된 연구 주제임과 동시에 다른 형태의 방사선 노출 연구(직업적, 환경적 등)를 수행할 때는 보정해야 할 중요한 노출 형태이다. 왜냐하면 대체로 의료 방사선량은 직업적 노출선량보다 많아 직업 방사선 노출의 효과를 올바로 살펴보기 위해서는 의료방사선 노출량을 보정할 필요가 있기 때문이다. 예를 들어 의료인들의 경우 직업적 방사선뿐 아니라 일반인과 같이 개인적인 의료검사나 치료로 인해 추가적인 방사선에 노출될 수 있다. 미국 방사선사 코호트 연구에 의하면 직업적 노출과는 별개로 개인적인 의료 방사선 노출로 인해서도 염색체 변이의 유의한 증가가 관찰되었다. 따라서 직업적, 의료적, 환경적 방사선 노출량을 함께 평가하여 방사선에 의한 건강 영향을 종합적으로 살펴보는 것이 필요하다.

미국과 영국의 의료방사선량은 2배 이상 차이가 나는 것으로 보고되었으나(즉 CT 사용은 영국의 경우 1,000명당 90건이지만 미국은 250건으로 보고된 바 있다), 이러한 차이가 두 나라 인구집단에서의 질병력 차이만이라고 보긴 어렵다. 또한 미국에서 병원별로 CT 사용이 수십 배에 이르는 것도 여러 가능한 이유들이 있을 수 있으나 모든 의료방사선 사용이 충분히 정당화(justification)되었는지 의문을 품게 한다. 방사선이 질병을 진단하고 치료하는 데 매우 중요하게 활용되고 있지만, 방사선은 인체 발암물질로 확인된 인자로 다양한 건강 영향을 주고 있다. 따라서 방사선의 활용과 함께 위해를 예방하는 것이 중요하다.

13.2. CT(Computerized tomography)

(1) 역학연구 현황

CT(Computerized tomography) 촬영을 통해 환자들에게 전리방사선이 노출되며 노출 선량은 촬영된 각 장기에 따라 다르지만, 일반적인 방사선 검사(conventional radiography)에 비해 높다. CT 촬영으로 인한 장기 흡수선량 평가를 위해 NCI-CT와 ALARA-CT 프로그램 등이 개발되어 활용되고 있다. CT 역학연구에서는 기록된 프로토콜을 통해 상대적으로 객관적인 방사선 노출량을 얻을 수 있는 장점이 있으나, 인적 특성과 검사 종류에 따라 큰 차이가 있어 개인별 방사선 노출의 변이를 고려하는 것 또한 중요하다.

인구집단을 직접 관찰한 연구가 진행되기 이전에는 CT 촬영에 의한 생애기여 암위험도 예측 연구들이 주로 보고되었다. 대표적으로 미국인의 2007년 CT 촬영으로 인한 생애기여암 규모가 약 29,000명으로 추산된 바 있으며 이는 미국인 암 발생의 2%를 차지하였다. 영국의 경우 2015년 시행된 CT 촬영으로 64명의 암발생, 2016-2020년에 어린이들에게 CT 촬영으로 인한 암발생이 230-680명으로 추산되었다. 국내의 경우 CT 장비 개수가 다른 OECD 국가에 비해 많은 것으로 보고된 바 있으며, 2016년 보험자료에 근거하면 CT 촬영으로 인하여 10만 명당 약 40명의 생애기여암위험도가 산출된 바 있다. 이는 약 3,402명의 암이 추가적으로 발생하는 규모로서 기저위험대비 생애기여암의 기여분율은 약 0.2%였다. 복부와 흉부 CT에 의한 방사선 노출이 많았으며, 나이가 어리고 여성일수록 위험도가 더 높았다.

CT 노출과 암 발생 위험을 직접 관찰한 역학 연구 결과는 연구대상, 건강 영향의 종류, 노출 평가 방식 및 바이어스 보정 방식에 따라 차이를 보인다. CT 연구에서 특히 소아에 관한 연구가 많이 진행되었으며, 그 이유는 1) 어린이의 경우 신체 크기가 작고 장기와의 거리가 가까워 성인에서보다 노출량이 크며, 2) 어린이가 방사선에 대체로 더 민감하고, 3) 어린이는 성인보다 긴 기대여명을 갖고 있어 방사선에 의한 건강 영향이 많이 나타날 수 있기 때문이다.

의무 기록을 통해 진행된 역학연구들의 현황을 정리한 고찰에 의하면(표 13.2.1) 백혈병과 뇌종양의 경우 CT 노출과 유의한 연관성이 일관되게 보고되고 있다. 백혈병 연구의 경우 평균 골수선량은 6 – 12mGy였으며 초과상대위험도는 100mGy당 0.04-13 정도였다. 이중 선량당 위험도 산출이 가능한 연구들에 대한 메타분석 결과 백혈병의 경우 초과상대위험도가 1.05(95% CI -0.58, 2.69)로 증가하였다. 뇌종양 연구의 경우에서는 평균 뇌선량은 18 – 43mGy였으며 초과상대위험도는 100mGy당 0.7-1.2였다. 이중 선량당 위험도가 가능한 연구들에 대한 메타분석 결과는 100mGy당 초과상대위험도 0.79(95% CI 0.47, 1.11)로 유의하게 증가하였다.

표 13.2.1 CT 촬영에 의한 백혈병과 뇌종양 위험도 연구

Country	Design	Cases	Exposure metric	Dose (average, max)	Risk estimate (95% CI)
Leukemia					
Finland	case-control	1,093	Red bone marrow dose	6mGy, 30+mGy	EOR/100mGy = 13 (2, 26)
France	cohort	17	Red bone marrow dose	7mGy, 100+mGy	ERR/100mGy = 1.6 (-2.3, 2.7)
Germany	cohort	12	Red bone marrow dose	12mGy	ERR/100mGy = 0.9 (-2, 3.7)
Taiwan	adulthood case-control	13,040	Effective dose	-	OR (>30mSv vs 0mSv) = 9 (3, 31)
Taiwan	childhood case-control	1,423	Number of CTs	-	OR/CT = 1.07 (0.78, 1.45)
Taiwan	matched cohort	25	Number of head CTs	-	HR (3+ CTs vs 0) = 17.1 (2.32, 131)
Netherlands	cohort	63	Red bone marrow dose	10mGy, 20+mGy	ERR/100mGy= 0.04 (-0.12, 1.6)
UK	cohort	74	Red bone marrow dose	12mGy, 50+mGy	ERR/100mGy = 3 (0.3, 10.9)
Brain tumor					
France	cohort	22	Brain dose	18mGy, 100+mGy	ERR/100mGy = 0.7 (-0.1, 1.0)
Germany	cohort	7	Brain dose	34mGy	ERR/100mGy = 0.8 (0.4, 1.3)
Sweden	matched cohort	96	Brain dose	100+mGy	OR 100+mGy vs 0mGy = 2.13 (0.52, 8.82)
Taiwan	childhood case-control	838	Number of CTs	-	OR/CT = 1.55 (1.17, 2.04)
Taiwan	matched cohort	49	Number of head CTs	-	HR (3+ CTs vs 0) = 10.4 (1.41, 76)
Netherlands	cohort	84	Brain dose	39mGy, 120+mGy	ERR/100mGy = 0.86 (0.20, 2.22)
UK	cohort	135	Brain dose	43mGy, 350+mGy	ERR/100mGy = 1.2 (0.4, 3.1)

(출처: Berrington de Gonzalez et al., 2021)

CT에 의한 암 역학연구는 영국에서 가장 먼저 보고되었으며 대만에서의 연구를 제외하고는 대부분 유럽에서 이루어졌다. 사실 영국은 미국이나 일본보다 의료방사선 노출량이 적은 국가임에도 가장 먼저 CT 역학연구를 진행했다는 것이 다소 의아하다. 이러한 사례는 특정 유해인자의 노출이 흔하거나 노출 농도가 높은 나라에서 해당 인자의 연구에 유리한 것은 분명하지만 반드시 해당 주제의 연구를 잘하는 것은 아니며, 연구에서 더 중요한 조건들은 사회적 환경(국가 차원의 의료시스템과 암등록 체계 등)과 연구자의 노력이라는 것을 시사한다.

(2) EPI-CT 연구

EPI-CT(EPIdemiological study to quntify risks for paediatric Computerized Tomography and to optimize doses, https://epi-ct.iarc.fr/)는 국제암연구소에서 유럽 9개국(영국, 독일, 프랑스, 벨기에, 덴마크, 네덜란드, 노르웨이, 스페인, 스웨덴)의 연구를 통합하여 진행하는 CT 촬영과 건강 영향에 관한 코호트 연구이다. 각 국가에서 22세 이전에 한 번이라도 CT를 찍었던 소아나 청소년을 전자 의무기록을 통해 모집하였으며(1,170,186명), 검사 당시 혹은 1년 이내 암이 진단된 경우는 제외하여 CT 노출 이후 최소 1년 이상 추적된 948,174명의 소아와 청소년을 추적관찰하고 있다. 이 연구는 2011년 시작되었으며 후향적으로 자료를 수집하여 암 발생 및 사망 등록 자료와 연계하는 수동적인 추적관찰을 하는 코호트 형태이다. 연구 시작 이후에는 전향적으로 자료를 수집하고 있다. 2014년까지 추적한 전체 평균 추적 기간은 7.8년이었으며 CT 노출 연도는 스웨덴이 1977년부터, 벨기에는 2001년부터 가능하였다.

방사선 노출 자료는 각 병원에서 방사선정보시스템(RIS)을 통해 CT 관련 정보들을 수집하였다. 여기에는 성별, 출생연도, 측정 부위, 일자, 측정 이유 등이 포함되어 있으며 최근에는 의료영상저장전송시스템(PACS)으로부터 사용된 CT 선량에 대한 추가 정보를 확보하였다. 이렇게 확보한 정보들을 미국 NCI-CT 프로그램에 적용하여 장기선량을 산출하였다. 분석 결과 한 사람당 평균 1.5번의 CT를 찍었으며 75%는 한 번만 촬영하였고 촬영 부위는 두경부가 가장 많았다. 그 외 병원자료 및 국가 인구조사 자료를 통해 질병력과 사회경제적 상태에 대한 정보도 확보하였다.

전체 사망률은 CT 노출 후 첫 5년까지 추적한 결과 전체 표준화사망비는 4.2(95% CI: 4.1, 4.3)로 크게 증가하였다(벨기에는 가장 낮아 1.9, 덴마크가 가장 높아 4.9의 표준화사망비를 보였다). 한편 CT 촬영 후 5년이 지난 다음의 전체 표준화사망비는 2.2(95% CI: 2.2, 2.3), 암사망이 1.1, 비악성종양 사망이 2.3으로 감소되었다. 이러한 감소는 코호트 대상자들, 즉 CT를 찍는 소아 청소년들이 대부분 환자로서 일반인보다 건강하지 못했으며, 초기 사망의 경우 CT에 의한 것이 아니라 기저질환에 의한 경우가 많다는 것을 의미한다. 따라서 기저질환에 의한 영향을 제거하려면 5년 이상의 기간을 설정하여 그 이후 관찰된 경우들을 대상으로 방사선 노출과의 관련성 연구를 수행하는 것이 바람직하다는 것을 제시하였다.

EPI-CT에 포함된 개별 나라들의 결과들은 방사선량과 악성종양이 대체로 유의한 선량-반응 결과를 보고하였다(표 13.2.2). 영국 연구에서는 뇌종양과 백혈병이 유의한 관련성을 보인 반면 호지킨스 림프종은 관련성이 유의하지 않았다. 반면 독일 연구의 경우에는 림프종이 유의하게 증가하였다. 프랑스와 독일의 연구에서 백혈병과 뇌종양이 증가하였고 네덜란드 연구에서는 뇌종양은 유의하게 증가한 반면 백혈병은 유의하지 않았다. 각 나라별 차이는 비록 같은 노출과 건강 영향 연구라고 하더라도 인구집단의 특성에 따라 결과가 다르게 나타날 수 있다는 것을 보여준다. 역학연구에서 차이 나는 결과는 왜 다른지를 파악하는 과정을 통해 새로운 사실을 밝혀낼 수 있는 흥미 있는 단서가 되며, 다른 연구와 일관된 결과는 인과성을 확립하는 데 중요한 근거가 된다.

표 13.2.2 EPI-CT 연구에서 각 나라별 주요 결과

Outcome by country	Cases	Unit	Risk estimates (95% CI)
CNS tumour risk according to the brain dose			
UK	135	ERR/mGy	0.023 (0.010, 0.049)
UK*	122	ERR/mGy	0.019 (0.008, 0.043)
France	22	ERR/mGy	0.022 (-0.016, 0.061)
Netherlands	84	ERR/mGy	0.0086 (0.0020, 0.022)
Germany	7	HR/mGy	1.008 (1.00, 1.01)
France*	15	HR/10mGy	1.07 (0.99, 1.10)
France	7	HR/10mGy	0.8 (0.45, 1.06)
UK	135	RR [50-74mGy] vs <5mGy	2.82 (1.34, 6.03)
Leukaemia risk according to RBM dose			
UK	74	ERR/mGy	0.036 (0.005, 0.120)
France	17	ERR/mGy	0.057 (-0.079, 0.193)
Netherlands	44	ERR/mGy	0.0004 (-0.0012, 0.016)
UK*	70	ERR/mGy	0.037 (0.005, 0.126)
France*	12	HR/10mGy	1.16 (0.77, 1.27)
France	5	HR/10mGy	0.57 (0.06, 1.32)
Germany	17	HR/mGy	1.009 (0.98, 1.04)
UK	74	RR [>30mGy] vs <5mGy	3.18 (1.46, 6.94)
Lymphoma risk according to RBM dose			
France	19	ERR/mGy	0.018 (-0.068, 0.104)
UK	65	RR [>20mGy] vs <5mGy	0.92 (0.22, 2.94)

*without predisposing factor

(출처: Bernier et al., 2018)

(3) 국가별 연구

영국 어린이 CT 노출로 인한 암 발생 위험을 직접 추정한 최초의 대규모 코호트

연구는 영국에서 보고되었다(NCI-UK Childhood CT study). 이 연구에서는 국가 방사선 정보 시스템 자료를 통해 1985년에서 2002년 동안 22세 미만에 적어도 한 번이라도 CT를 촬영한 약 18만 명의 후향적 코호트를 구축하고 2008년까지 추적 관찰하였다. 이 기간에 발생한 백혈병과 뇌종양 환자는 각각 74명과 135명이었다. 연구 결과 2년의 잠재기를 고려한 백혈병의 발생 위험은(평균 10년 추적관찰) 초과상대위험도가 mGy당 0.036(95% CI 0.005, 0.120)이었으며, 5년의 잠재기를 고려한 뇌종양 발생(평균 7년 추적관찰) 초과상대위험도는 mGy당 0.023(95% CI 0.010, 0.049)으로 유의하게 증가하였다. 선량-반응 관련성은 백혈병과 뇌종양 모두 선형적인 양상을 보였다. 이러한 결과는 일본 원폭 생존자 연구와 비교 시 백혈병 위험도 결과는 대체로 비슷하다고 할 수 있으나 뇌종양 위험도는 컸다. 뇌종양에서의 위험도 차이는 5년 잠재기가 충분하지 않을 수 있는 가능성과 악성종양과 관련 있는 기저질환으로 CT를 더 많이 찍게 될 가능성 때문으로 해석되었다.

따라서 CT를 촬영한 어린이 청소년들의 기전 질환에 대한 종류를 별도로 조사한 결과, 영국에서 1995-2008년 기간 CT 촬영자 중 암이 의심되거나 관련이 있을 것 같은 질환은 약 5%뿐이었으며 그중 절반 이상은 실제 암이 아닌 것으로 나타났다. 즉 역인과성(reverse causality)의 경우는 적은 것으로 판단되었다. 또한 악성종양의 위험도를 높일 수 있는 선천성 질환(다운증후군 등)의 분율은 낮아 적응증에 의한 교란 작용도 크지 않았음을 시사했다. 즉 방사선 검사를 실시하는 대부분의 원인은 외상, 신경계질환, 심혈관 질환들이 차지하였고, 이들 질환이 방사선(노출)과 연관은 되어 있으나 암 발생의 위험요인은 아니므로 교란 요인으로서 작용하지는 않았을 것으로 판단되었다.

후속 연구로서 기존 연구에서 직접 확보할 수 없었던 사망자의 사망원인, 병리 소견으로부터 추가적인 임상 정보를 파악하여 암 발생의 위험을 높이는 요인(cancer-predisposing conditions)을 가진 환자와 이전 연구에서는 보고되지 않았던 CT 촬영 이전에 암으로 진단된 환자를 제외한 분석을 실시하였다(그림 13.2.1). 이들을 제외한 경우, 백혈병의 초과상대위험도는 mGy당 0.036에서 0.033으로 기존 결과와 거의 비슷하게 유의한 증가를 보였다. 반면 뇌종양의 경우는 초과상대위험도가 mGy당 0.023에서 0.016로 감소하였지만 유의하였으며, 원폭 생존자 연구 결과와도 유사해졌다.

이러한 일련의 연구들은 소아에서 CT로 인한 저선량 방사선 노출과 암 발생 위험에 대한 역학연구를 합리적인 과정을 통해 풀어나간 사례이다. 영국 연구는 CT 노출과 암에 대한 직접적인 근거를 최초로 제시했다는 데 의미가 크다. 현재 선량을 보다 정확히 산출하고 환자군을 더욱 많이 모으고 있으므로, 향후 대규모 인구집단을 통해 초과 위험도 결과뿐 아니라 효과변경인자들에 대한 새로운 결과를 제공할 수 있을 것으로 기대된다.

그림 13.2.1 CT 촬영과 뇌종양에 대한 선량-반응 관련성 (a: 제외자 없음, b: 기저질환자 제외, c: 암 유병자 제외)

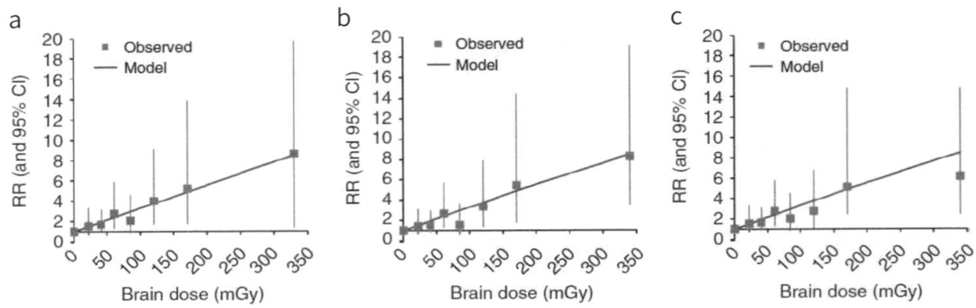

(출처: Berrington de Gonzalez et al., 2016)

프랑스 프랑스에서도 CT를 촬영한 어린이들을 대상으로 후향적 코호트 연구를 진행하였다. 노출 선량은 방사선 정보 시스템을 통해 평가하였고, 병원에 입원한 적이 있는 소아의 경우에는 ICD-10 코드의 퇴원 진단명의 임상 정보를 이용하여 백혈병과 뇌종양의 발생 위험을 높이는 요인(질환이나 증후군)들을 파악하였다. 연구 결과 제외 기간 및 선량 잠재기를 2년으로 한 경우 누적 장기선량에 대한 초과상대위험도는 백혈병이 mGy당 0.047(95% CI -0.065, 0.159), 뇌종양은 mGy당 0.012(95% CI -0.013, 0.037)으로, CT 노출과 관련해서 유의한 초과 위험은 관찰되지 않았다. 그런데 CT로 인한 소아암의 위험도가 기저질환에 의해 유의하게 달라졌으며 기저질환을 보정하면 위험도가 감소하였다. 이에 따라 기저질환 유무에 따라서 위험도의 차이가 다르게 나타나는 것은 교란 작용보다는 효과변경인자로 작용했다는 지적이 제기되었다. 그리고 이 연구집단에서는 기저질환을 가진 경우가 32%나 되었지만, 실제 인구집단에서는 기저질환의 규모가 약 4% 정도이므로 두 군을 합치는 것보다 기저질환이 없는 군의 위험도를 보여주는 것이 더 합리적이었다. 기저질환이 없는 집단에서의 위험도가 일반인을 대변하므로 모두 합쳐진 위험도보다 공중보건학적으로 더 큰 의미가 있기 때문이다.

이에 따라 기저질환 여부에 따른 후속 연구가 진행되었다. 백혈병의 경우 누적 장기선량 10mGy 증가에 따른 위험비(hazard ratio)는 모든 대상자에서 1.11(0.70, 1.26), 기저질환이 없는 경우 1.16, 기저질환이 있는 경우는 0.57이었다. 뇌종양의 경우 누적 장기선량 10mGy 증가에 따른 위험비는 모든 대상자에서 1.05(0.95, 1.09), 기저질환이 없는 경우 1.07, 기저질환이 있는 경우 0.80이었다. 즉 기저질환이 없는 소아에게 암위험도를 증가시켰고 기저질환이 있는 경우는 암이 아닌 기저질환으로 인한 조기사망으로 암위험도가 분명하게 나타나지 않았다. 따라서 기저질환은 교란인자로 작용하기보다는 방사선의 암위험도의 효과를 조절하는 인자로 더 크게 작용하였다는 것을 보여주었다.

다른 나라들 네덜란드에서는 1979년에서 2012년 사이에 CT를 한 번 이상 촬영한 적이 있는 어린이 168,394명을 대상으로 뇌종양과 백혈병에 관한 연구가 진행되었다. 평균 누적 골수선량은 9.5mGy였으며 누적 뇌선량은 38.5mGy였다. 뇌종양의 위험도는 100mGy당 0.86으로 유의하게 증가하였으나 백혈병과의 연관성은 유의하지 않았다.

호주에서는 의료보험 자료를 이용하여 1985년에서 2005년까지 19세 이하 약 1,094만 명의 코호트를 구축하여 2007년 말까지 추적 관찰한 후향적 코호트 연구가 진행되었다. 이 중 한 번 이상 CT 촬영을 받은 약 68만 명을 CT 비노출군과 비교하였다. 성별, 연령, 출생연도를 보정한 후 비노출군에 대한 노출군의 암 발생 상대위험비는 1.24(95% CI 1.20, 1.29), 백혈병은 1.19(95% CI 1.03, 1.37), 뇌종양은 2.13(95% CI 1.88, 2.41)이었다. 암위험도는 CT를 어릴 때 촬영할수록 높았으며 CT 촬영 횟수와 비례하여 유의하게 증가하였다.

대만에서도 의료보험자료를 활용하여 어린이 CT 촬영에 따른 유의한 상대위험도를 제시하였다. 대표적으로 1998-2006년 사이에 두부 CT를 촬영한 18세 미만 어린이 청소년 24,418명을 대상으로 성별, 연령, CT 촬영 연도와 월에 따라 두부 CT 촬영이 없는 소아와 1:4로 짝짓기한 후향적 코호트 연구가 시행되었다. 두부 CT 노출군의 암 발생 위험비는 모든 암에 대해 1.29(95% CI 0.90, 1.85), 백혈병 1.90(0.82, 4.40), 악성 뇌종양 1.84(0.64, 5.29)으로 유의하지 않았으나 양성 뇌종양 위험도는 2.97(1.49, 5.93)로 유의하게 증가하였다. 그리고 두부 CT 촬영 빈도가 높을

수록 뇌종양 발생 위험이 유의하게 증가하였다. 또 다른 코호트 내 환자-대조군 연구에서는 갑상선암 위험도가 2.55배, 백혈병 위험도가 1.55배 유의하게 증가한 결과를 보고하였다. 또한 1997년과 2010년 동안 비호지킨림프종으로 치료를 받은 4,874명의 환자를 대상으로 한 연구에서는 CT를 많이 촬영하는 경우 이차암의 위험도가 2.25배 유의하게 증가하였다. 대만은 아시아 국가 중에서 CT 노출 역학연구를 가장 활발히 시행되고 있으나 아직 단위 선량당 위험도를 보여주진 않았다.

국내에서는 의료보험 자료를 이용해서 충수염 수술을 받은 825,820명의 환자를 대상으로 CT를 촬영한 집단과 촬영하지 않은 집단으로 나누어 비교한 결과, 전체 혈액 종양의 상대위험도가 1.26으로 유의한 증가를 보고하였다. 이러한 위험도 증가는 다른 암종에서는 군간 차이가 유의하지 않았지만, 백혈병에서만 1.4배의 유의한 차이를 보였다. 보험자료를 활용한 또 다른 연구에서는 2006-2015년간 CT 촬영을 한 19세 이하 대상자들에 대한 암 위험도가 거의 모든 장기별로 증가한 것으로 보고된 바 있으나, 기저질환 및 역인과성에 대한 영향으로 해석은 제한적이다.

(4) 역인과성과 적응증에 의한 교란 작용

역인과성(reverse causality)과 적응증에 의한 교란 작용(confounding by indication)은 CT를 비롯해 환자들을 대상으로 의료방사선 노출에 의한 건강 영향 평가에서 특히 고려해야 할 주제들이다.

그림 13.2.2 방사선 검사와 질병 발생 간의 역인과성과 교란 작용 기전

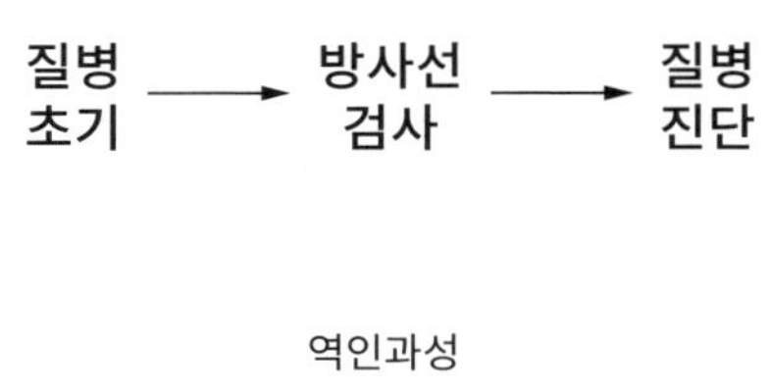

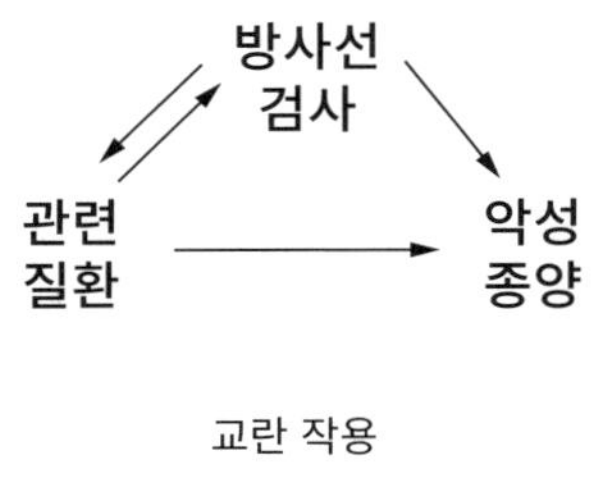

역인과성 역인과성은 CT에 의해 암이 발생하는 것이 아니라 이미 암에 걸려 있는 초기의 환자들에서 증상이 의심되어 CT를 찍게 되면 마치 CT 노출 때문에 암이

발생한 것처럼 잘못 해석되는 경우이다. 역인과성은 특히 CT 촬영이 암 진단 검사로 주로 활용되고, 임상 증상으로 암을 의심하게 되는 시점과 확진이 이루어지는 시기 사이의 기간이 긴 경우에 문제가 될 수 있다. 즉 첫 증상과 확진 사이의 지연 기간이 상대적으로 긴 뇌종양에서 잘 발생 될 수 있으며, 반면에 혈액 종양의(백혈병과 림프종 등) 경우 지연 기간이 짧고 CT 촬영이 혈액 종양의 우선적인 진단 검사 방법이 아니므로 역인과성의 발생 가능성은 상대적으로 낮다.

역인과성은 자료 분석시 CT 촬영과 암발생의 간격을 충분히 길게 설정함으로써 최소화할 수 있다. 즉 방사선 검사와 암의 진단 기간을 길게 두어 그사이에 발생한 암을 제외하면 암 유병자에 의한 영향을 줄일 수 있다. 이때 제외 기간을 길게 두면 둘수록 역인과성을 줄일 수 있지만, 너무 길면 제외되는 대상자가 많아 환자수가 줄어들게 되므로 합리적인 잠재기를 설정하는 것이 필요하다. 영국 연구에서는 백혈병에 대해서는 2년의 제외 기간을 두었고 고형암에 대해서는 5년의 제외 기간을 설정한 바 있다. 검사와 질병 진단 사이의 기간 설정에는 불확실성이 존재하므로, 한가지의 기간 설정보다는 다양한 제외 기간에 따른 민감도 분석을 적용한다.

적응증에 의한 교란 작용 적응증에 의한 교란 작용은 암 발생 위험을 높이는 기저질환이 있는 경우에 이 질환에 의한 암위험도가 CT에 의한 영향을 교란하는 경우이다. 즉 기저질환이 암발생의 위험요인이며 동시에 CT 노출과 밀접한 관련성을 갖게 되면, CT 검사와 암발생과의 인과성을 평가하는 데 교란변수로 작용한다. 예를 들어 다운증후군의 경우 백혈병의 위험도 증가와 관련된 질환이며, 심장 기형 등 다른 의학적 문제들에 대한 추적관찰을 위해 반복적인 의료검사들을 받게 된다. 적응증에 의한 교란 작용은 역인과성과는 달리 암에 걸린 것은 CT 촬영 이후로서 시간적 선후관계에는 모순이 없으나, CT를 찍게 한 다른 기저질환이 암 발생의 요인으로 작용한 상황이다.

한편 측정되지 않은 적응증에 의한 교란 작용(unmeasured indication bias)에 대한 영향을 파악하고자 미국 콜롬비아 대학병원의 자료를 분석한 결과에 의하면 대장암과 유방암의 경우 무시할 수준이었으며, 폐암의 경우 약간의 가능성이 존재할 수 있는 것으로 평가된 바 있다.

적응증에 의한 교란 작용을 최소화하기 위해서는 암 발생 위험을 높이는 질환을 사전에 연구대상자에서 제외하거나 분석에서 보정한다. 이를 위해 환자들의 의무기록에서 다른 질병력을 확인하는 것이 필요하다. 따라서 최근 CT 연구들에서는 암 발생 위험을 높이는 질환을 파악하기 위해서 임상 정보들을 최대한 활용하고 있다. 만약 기저질환이 의심된다면 누가 왜 방사선 촬영을 받는지에 대한 조사를 통해 교란 작용이 발생할 수 있는지, 만약 발생했다면 어느 정도 영향을 주었는지를 파악한다. 역학에서는 이처럼 비록 바이어스를 완전히 통제할 수는 없어도 합리적 접근을 통해 방사선 노출과 건강 영향에 대한 근거를 제공한다.

13.3. 중재 시술 및 기타(interventional fluoroscopy & others)

(1) 중재 시술 환자

중재 시술은 일반 시술과 비교해 비침습적이고 입원 기간 및 수술 부작용을 줄일 수 있어 그 빈도가 점차 증가하고 있다. 그러나 중재 시술은 방사선을 통해 동영상을 구현하기 때문에 일반적인 의료 시술보다 더 많은 방사선 노출이 이루어진다.

중재 시술을 받은 환자들에 관한 대표적인 연구들로는 캐나다와 미국 매사추세츠(Massachusettes)에서 실시되었다. 이 연구들은 미국과 캐나다에서 결핵치료를 위해 방사선 중재(fluoroscopy) 검사를 받은 환자들의 사망률을 조사한 후향적 코호트 연구이다. 미국과 캐나다에서는 1930-1950년대에 폐결핵 치료를 위해 폐에 공기를 넣어 폐 조직을 압축시키는 방법(lung collapse therapy)을 시행하였으며, 이러한 치료를 받기 위해 2주마다 방사선 중재 시술을 통해 폐가 얼마나 변했는지 혹은 공기를 얼마나 주입해야 하는지를 관찰하였다. 환자들은 수개월에서 수년까지 반복해서 치료를 받았으며, 따라서 중재 검사로 인해 많은 양의 방사선에 노출되었다.

유방암의 경우 두 연구 모두 방사선 노출량에 따라 사망이 유의하게 증가한 결과를 보였다. 미국 연구는 1925년에서 1954년에 출생한 4,940명의 여성을 대상으로 진행하였으며 유방 장기선량은 0.79Gy였고 1Gy에서 상대위험도(relative risk)가 1.61(1.30, 2.01)로 유의하게 증가하였다. 캐나다 연구는 1930년에서 1952년 사이에 출생한 31,917명의 여성을 대상으로(평균 선량 0.89Sv) 진행되었으며 유방암 사망의 초과상대위험도는 Sv당 0.90(0.55, 1.39)로 유의하게 증가하였다. 이러한 결과들은 방사선 노출과 유방암에 대한 이해를 높이고 임상적으로 유방암 검진 주기 및 연령 설정에 중요한 근거가 되었다.

그러나 폐암 사망의 경우 두 연구 모두에서 유의한 증가가 관찰되지 않았다. 미국 연구에서는 13,572명의 환자를 대상으로 하였고 폐 평균 선량은 0.84Gy이었으며, 캐나다 연구는 64,172명의 환자들에서(평균 선량 1.02Sv) Sv당 초과상대위험도 0.00(-0.06, 0.07)를 보였다. 두 집단 모두 선량이 높음에도 불구하고 유방암과 달리 폐암의 위험도는 증가하지 않았는데 이는 방사선에 의한 장기별 영향이 다르다는 사실을 의미한다. 한편 중재 시술 환자들에서의 폐암 사망위험도 결과는 일본 원폭 생존자 연구와 큰 차이를 보였다. 즉 일본 원폭 생존자 연구에서는 남녀 모두 유의한 폐암 위험도를 보였고 여성이 남성에 비해 2.7배 더 위험도가 높았으나 중재 시술 환자의 경우 폐암 증가에 대한 근거가 유의하지 않았으며 남녀별 위험도 차이가 없었다. 방사선 노출 형태가 원폭에서와 같이 단기간 고노출이 아니라 만성적(chronic) 혹은 분할적(fractionated) 형태인 것도 차이를 보인 가능한 원인중 하나이다.

한편 중재 시술 환자 연구에서의 폐암 사망 결과에 대해서는 2가지 바이어스 가능성이 제기되었다. 첫째는 폐결핵과 폐암 사망의 오분류 가능성이다. 심한 폐결핵 환자일수록 방사선 검사를 많이 받아(선량 증가) 실제는 폐암인데 폐결핵으로 사망한 것으로 잘못 분류될 가능성이 있다. 둘째는 폐결핵이 폐암의 위험요인이므로 적응증에 의한 교란 작용의 가능성이다. 즉 실제 폐암의 원인은 폐결핵인데 중재 시술을 많이 받았기 때문에, 마치 중재 시술이 폐암 사망을 증가시킨 것처럼 나타날 수도 있다.

캐나다 중재 시술 코호트 연구(Canadian Fluoroscopy Cohort Study)에서 악성종양 외에 비악성종양에 대한 연구로서 허혈성 심장질환의 사망이 방사선량 증가에 유의하게 증가하였다는 것을 보고하였다. 이를 확대하여 캐나다의 63,707명의 환자와 미국 매사추세츠의 13,568명의 환자를 통합한 코호트에서는 모든 심혈관 질환(ERR/Gy=0.069), 허혈성 심장질환(ERR/Gy=0.176) 및 고혈압 및 기타 심장질환(ERR/Gy=0.034)에 대해 방사선량 관련 초과 사망 위험이 증가하는 것으로 관찰되었으며 이러한 위험은 노출 이후 시간이 증가함에 따라 감소하였다.

캐나다 연구에서는 장기선량을 더욱 정확하게 평가하기 위한 'FLUXOR(Fluoroscopy X-Ray Organ-Specific Dosimetry System)'이 최근 개발되었다. 기존에 중재 시술을 받은 횟수, 당시 사용된 기계 정보, 팬톤 실험 결과, 일부 의사들에 대한 설문 등의 정보를 종합하여 장기선량을 산출하는 방식으로, 향후 FLUXOR를 통해 산출된 정교한 방사선량이 다양한 건강 영향들의 위험도 평가에 적용될 예정이다. 현재까지는 폐암에 대한 분석이 진행되었는데, 이 프로그램에서 확보한 선량을 통한 위험성 평가 결과는 초기 연구 결과와 비슷하게 중재 시술 방사선 노출이 폐암 사망과 유의한 연관성이 관찰되지 않았다.

중재 시술 환자 코호트 연구는 원폭 생존자 연구와 함께 신뢰성이 높은 방사선 역학연구로 알려져 있다. 그 이유는 잘 정의된 인구집단, 거의 완전한 의무 기록(선량 재구축이 가능함) 및 긴 추적기간 등이다. 그러나 미국과 캐나다의 중재 시술 환자 연구 모두 과거 노출자들을 대상으로 진행되고 있는 것이며 사망률 자료에 근거하고 있다는 단점이 있다. 따라서 최근 중재 시술을 받는 환자들에 대한 발생자료를 통한 추적 연구가 새롭게 요구된다.

(2) 산전 방사선 검사

태아 시 진단 방사선 노출이(in-utero exposure) 암위험도와 관련될 수 있다는 결과는 1956년에 스튜어트(Alice Stewart) 등에 의해 처음 보고되었다. 이 연구는 영국에서 1953-1955년 사이에 사망한 10세 미만 아이들의 어머니를 환자군으로 하여 산전 방사선 검사를 받았는지 조사한 환자-대조군 연구이다. 547명의 환자-대조군 쌍에서 환자군에서는 85명이 대조군에서는 45명이 임신기간에 복부 엑스선 검사를 받았다는 결과를 근거로 산전 방사선 검사가 암을 발생시킬 수 있다고 보고하였다(당시에는 태아의 위치나 출산 방식을 살피기 위해서 임신 시 복부 및 골반 엑스선 검사를 시행하였다). 그러나 이 결과는 회상 바이어스(즉 암으로 사망한 아이 엄마의 기억이 차별적으로 높은 것)의 가능성으로 당시엔 신뢰되지 않았다. 또한 1960년에 같은 대학의 리처드 돌(Richard Doll)과 브래드포드 힐(Bradford Hill) 교수는 코호트 연구를 통해 둘 간에 관련성이 없음을 보고하였다(그러나 돌은 나중에 둘 간의 인과성을 인정하였다).

한편 1962년 미국에서 맥마흔(Brian MacMahon) 박사가 병원 자료를 통해 회상 바이어스를 극복하면서 유사한 결과를 보고하여 이 주제가 다시 주목을 받았고, 계속되는 여러 후속 연구들에서도 비슷한 결과들이 관찰되었다. 이후 스튜어트 박사의 연구는 OSCC(Oxford Survey of Childhood Cancers)로 확대 발전하여 1981년까지 사망한 16세 미만 아이들을 포함한 약 15,000명의 암 사망자를 환자군으로 하고 성, 연령, 지역을 1:1로 짝짓기한 대조군을 선정하여 진행하였다. 현재까지의 결과는 뼈암을 제외하고 다른 대부분의 암종의 상대위험도가 1.4 수준에서 유의하게 증가했다. 이후 산전 방사선 노출과 소아암 위험도에 관한 연구들이 여러 나라에서 시행되었으며, 대체로 상대위험도가 비슷한 크기로 증가한다는 사실을 일관되게 보고하였다.

한편 OSCC 연구를 둘러싼 여러 논란이 계속되고 있다. 그 이유로는 1) 일본 원폭 생존자 연구에서 태아 노출 시 소아암의 위험도가 증가하지 않았다. 2) 연관성에 대한 근거는 코호트 연구가 아닌 환자-대조군 연구들서 제시되었다. 3) 영국에서 산전 방사선 검사에 의한 선량은 5-25mGy(평균 10mGy) 정도로 낮으며 OSCC에서 보고된 선량당 초과상대위험도가 다른 연구들보다 컸다. 4) 산전 방사선 검사를 상대적으로 많이 받는 쌍둥이들의 소아암 위험도가 단태아보다 높지 않았다. 5) 대부분의 어린이 암(뼈암 제외)이 일정한 상대위험도 크기로 보였다는 것은 암종별 위험도가 차이 나는 기존 결과들에 비해서 지나치게 일정하다는 점들이다. 따라서 산전 방사선 노출과 태아의 암 위험도(초과절대위험도는 Gy당 6%로 추정)에 대한 인과성 판단은 연구자 간에 통일되어 있진 않다.

> 앨리스 스튜어트(Alice Stewart, 1906-2002)는 임상의사로서 1945년 옥스퍼드 대학 사회의학 연구소에 근무하면서 역학자의 길을 걷기 시작하였다. 그러나 같은 대학의 리처드 돌(Richard Doll) 교수와의 불화가 심해 결국 버밍엄 대학으로 옮긴 것으로 알려졌다. 자신이 수행한 옥스퍼드 소아암 조사(Oxford Survey of Childhood Cancers) 연구에서의 방사선 위험도 결과가 일본 원폭 생존자 연구에서의 결과보다 높은 것을 근거로, 원폭 생존자 연구가 건강한 사람들만 선택되었기 때문에 방사선의 위험도가 낮게 산출되었다고 주장하였다. 이러한 가설을 통해 미국 핸퍼드(Hanford) 원전 주민 연구에서 암 위험도가 매우 과소평가되었다는 논문을 1977년에 발표하기도 하였다. 그러나 많은 방사선 역학자들은 스튜어트 교수가 잘못된 방법을 통해 저선량 방사선에 대한 위험성을 비합리적으로 과대평가했다고 비판하였다. 실제로 일본 원폭 생존자 연구에서의 선택바이어스에 대해서는 여러 연구들에 의해 검증되었으며 그 효과가 결과에 미치는 영향은 적다고 알려졌다. 또한 그녀가 강조한 원전 종사자 연구들에서의 결과도 일본 원폭 생존자 연구 결과와 비슷하게 보고되어 원폭 생존자 연구에 대한 비판은 근거가 약했다. 따라서 스튜어트 교수의 저선량 방사선 위험도에 대한 가설은 현재 받아들여지지 않고 있다. 그러나 산전 방사선 검사와 백혈병과의 연구는 당시 관행적인 산전 의료 행위를 바꾸는 데 크게 이바지하였다.

(3) 건강검진

건강검진(screening)을 통해서도 저선량 의료방사선에 노출될 수 있으며 위장 및 대장 조영촬영, 저선량 CT, 유방 엑스선 촬영(mammography)등이 대표적이다. 따라서 검진 주기에 따라 반복적으로 검진을 받는 경우 누적 의료방사선 노출량을 평가하는 것은 필요하다. 특히 종합검진을 통해 일반인이 노출되는 의료방사선량이 급증하고 있어 검진을 통한 이익이 방사선 노출로 인한 위험보다 월등한지에 관한 판단이 필요하다.

건강검진 대상자는 환자보다는 일반인이며, 상대적으로 나이 든 사람들이 주된 인구집단이다. 노출 선량도 상대적으로 적어 위험도를 직접 관찰하기 위해서는 많은 인원수가 필요하다. 따라서 노출자를 직접 추적하는 역학연구보다는 선량에 근거하여 위해도를 추정하는 연구(risk projection study)가 많이 진행되었다. 이러한 연구는 검진을 통해 예방되는 이익과 방사선 노출로 인한 위해도 간의 균형을 잡는 데 기여하고 있다. 특히 검진 자체의 이익이 검진시 방사선 노출로 인한 위험보다 큰 연령 설정을 합리적으로 제안하는 임상적 결정에 기여한다.

예를 들어 유방암감수성유전자(BRCA) 돌연변이 보유자는 유방암 발생 위험이 큰 것으로 알려져, 이들에 대해서는 25세부터 유방암 검진을 시작할 것이 권고된 바 있다. 그러나 BRCA 돌연변이 보유자들을 대상으로 한 위해도 평가 연구에서, 25세부터 검사를 하는 것은 검사로 인해 얻어지는 사망률의 감소와 유방 엑스선 촬영의 방사선 노출로 인한 암사망 위험도의 증가와 비교했을 때, 순편익(net benefit)이 없었다. 암검진으로 인한 발생 및 사망 감소의 이익이 많아야 방사선의 사용이 정당화될 수 있으므로, 위해도 산출 연구를 통해 BRCA 돌연변이 보유자라 하더라도 35세 이후에 유방 엑스선 촬영을 하는 것이 바람직하다고 보고된 바 있다.

(4) 다른 진단 방사선 검사

미국에서 1912년에서 1965년 사이에 척추측만증(scoliosis)으로 진단된 3,010명의 환자들에 대한 역학 연구(US Scoliosis Cohort Study)가 진행되었다. 이 환자들의 평균 나이는 12세 추적 기간은 36년이었으며, 질병 경과를 파악하기 위해 받은 반복적인 척추 엑스선은 평균 27회였으며, 이로 인해 받은 유방 장기선량은 평균 120mGy(최대 1Gy)였다. 연구 결과 Gy당 유방암 사망의 초과상대위험도가 2.9로 증가하였다. 이후 2004년까지 추적한 연구에서는 총 5,573명의 여성을 대상으로 포함하였으며, 유방암으로 인한 표준화사망비는 약 1.7 배 증가하였고(폐암, 자궁암, 간암의 사망비는 유의하게 낮았다), 유방 장기선량에 의한 유방암 사망에 대한 Gy당 초과상대위험도는 3.9로 유의하게 증가하였다.

치과 방사선은 다른 의료 장비보다 선량이 비교적 낮지만 일반인에게 흔히 촬영되고 있다. 최근 고찰에 의하면 치과에서의 방사선 노출이 갑상선 암과 뇌수막종(meningioma) 상대위험도를 각각 1.87배, 1.53배 유의하게 증가시킨 것으로 보고된 바 있다. 그러나 아직 결과가 일관적이지 않으며 회상 바이어스 및 장기선량 부재 등의 제한점이 있다.

13.4. 방사선 치료(therapeutic radiation)

(1) 노출 및 규모

방사선 치료는 수술이나 약물치료와 같이 의료 영역에서 중요한 치료법으로 특히 암환자의 치료에 큰 기여를 하고 있다. 그런데 고선량의 방사선을 사용하면서 치료 부위 혹은 주변 장기에 방사선이 노출되어 이차암이 발생할 수 있다. 암환자 및 암생존자(cancer survivors)가 점차 증가하고 있으며, 이에 따라 암 생존자 중에 이차암이 발생하는 경우도 증가하고 있다. 따라서 방사선 치료 관련 연구는 암 생존자 연구 분야와 밀접히 관련된다.

특히 어린이 암 환자들은 생존률이 높고 오래 추적할 수 있고 상대적으로 교란변수(음주 흡연 등)가 성인보다 적어 어린이를 대상으로 한 연구가 많이 진행되고 있다. 'CCSS(Childhood Cancer Survivor Study, https://ccss.stjude.org/)'는 미국 내 여러 기관이 연합하여 진행하는 대규모 소아암 생존자 연구로 이차암 연구에 큰 기여를 하고 있다. 이 연구에는 약 2만 5천 명의 소아암 환자들이 참여하였으며 이중 약 43%의 환자들이 방사선 치료를 받았기 때문에 방사선 치료로 인한 건강 영향을 살펴볼 수 있는 중요한 연구 중 하나이다.

> 이차암(second primary cancer)은 일차암과는 생물학적으로 독립적인(biologically independent) 새롭게 발생한 암을 의미하며, 일차암에서 비롯된 이차적인 암(secondary cancer)과는 구별된다. 이차암이 일차암과 같은 부위에 생길 수도 있어 구별이 항상 분명한 것은 아니지만 일차암 진단 이후에 발생한 암으로서, 전이(metastasis)나 국소적 재발(local recurrence)이 아닌 경우로 정의된다.

이차암의 원인으로는 일차암과 같이 유전 및 환경적 요인들이 있으며 여기에 일차암에 대한 치료 내용이 추가로 기여한다. 일반적으로 암 발생에 대한 유전적 원인은 연령 증가에 따라 감소하고 환경요인은 증가하는데, 암치료 요인은 유전과 환경요인의 중간 특성을 갖는다. 여러 요인들이 이차암 발생에 관여하기 때문에 비록 암치료 방법이 개선되고는 있지만 이차암 발생은 계속 증가하고 있다. 미국의 경우 이차암이 1975-1977년에 전체 암의 8%를 차지하였으나 2011-2013년에는 20%로 증가하였으며, 환자수로는 일차암이 2배 증가하는 동안 이차암은 5배 증가하였다.

방사선 치료로 인한 이차암의 기여분율이 미국 SEER 자료를(1973-2002) 근거로 추정된 바 있다(표 13.4.1). 연구 결과 1년 이상 생존한 암환자 485,481명 중 42,294명의 이차암이 방사선 치료를 받은 환자들에게서 발생하였으며 이중 3,255명(8%)이 방사선 치료에 기인한 것으로 추정되었다. 이는 방사선 치료를 받은 1,000명의 환자당 10년 후에 3명, 15년 후에는 5명의 초과 암 발생이 이루어지는 규모이다. 기여분율은 장기별로 차이가 있어 고환암이 24%로 가장 높고 자궁경부암, 전립선암, 침샘암, 뇌종양 등의 순이다. 이러한 차이에는 각 암종별 치료 시기 및 방법, 치료시 각 장기의 위치, 암종에 따른 방사선 감수성 차이 등의 요인이 종합적으로 관여한다. 한편 이 연구에서의 대상자는 20세 이상으로서 상대적으로 어린이 및 청소년보다 감수성이 낮은 집단이며, 추적 기간이 아직 12년뿐인 것을 고려하면 결과가 과소평가 되었을 가능성이 있다.

표 13.4.1 방사선 치료에 의한 이차 고형암 환자수와 기여위험도(미국)

	No. of second solid cancers	No. of patients	Excess cancers (95% CI)	Attributable risk (%) (95% CI)
Oral/pharynx	3,683	24,880	182 (53, 310)	5 (1, 8)
Salivary gland	309	3,007	37 (1, 71)	12 (0, 23)

Rectum	1,568	21,841	112 (41, 184)	7 (3, 12)
Anus	323	3,444	32 (-14, 74)	10 (-4, 23)
Larynx	3,583	17,070	193 (32, 350)	5 (1, 10)
Lung (non-small cell)	2,395	51,270	152 (82, 223)	6 (3, 9)
Soft tissue (non-limbs)	120	1,602	18 (-2, 39)	15 (-2, 32)
Female breast	12,450	150,661	660 (454, 866)	5 (4, 7)
Cervix	1,289	14,685	214 (130, 295)	17 (10, 23)
Endometrium	3,269	29,338	286 (165, 407)	9 (5, 12)
Prostate	11,292	128,582	1,131 (956, 1,307)	10 (8, 12)
Testes (seminomas)	628	7,862	150 (56, 233)	24 (9, 37)
Eye/orbit	112	1,085	4 (-12, 22)	4 (-11, 20)
Brain/CNS	314	13,220	28 (-11, 66)	9 (-3, 21)
Thyroid	959	16,934	67 (6, 128)	7 (1, 13)
Total	42,294	485,481	3,266 (2,862, 3,670)	8 (7, 9)

(출처: Berrington de Gonzalez et al., 2011)

(2) 악성종양

방사선 치료 관련 이차암 연구는 소아암, 자궁경부암, 유방암, 호지킨암 등의 일차암 환자들에서 많이 진행되었다. 이들 암 환자들은 상대적으로 생존률이 높아 이차암 발생이 관찰될 수 있는 오랜 기간을 추적할 수 있기 때문이다. 이들 일차암의 방사선 치료로 인해 발생한 이차암의 종류로는 갑상선암, 유방암, 폐암, 뇌종양, 백혈병, 뼈암, 피부암, 소화기암, 방광암 등 다양하다. 방사선 치료를 받은 소아암 환자들의 경우 갑상선암, 뼈암, 백혈병, 뇌종양, 피부암이, 유방암 생존 환자들의 경우에는 백혈병, 폐암, 연조직육종, 반대편 유방암이, 자궁경부암 환자들은 방광암, 직장암, 뼈암, 자궁암, 비호지킨림프종, 백혈병이, 방사선 치료를 받은 호지킨병 환자들에게서는 백혈병, 폐암, 유방암 등의 이차암 증가가 주로 관찰되었다. 연구 형태는 주로 코호트 내 환자-대조군 연구가 많이 활용되었으며 이는 전체 코호트 대상자들에서의 개인별 선량 확보가 쉽지 않기 때문이다.

방사선 치료 연구들은 분절적 고선량(fractionated high-dose)에 노출되는 특성이 있으며 평균 5-60Gy의 높은 선량에 노출되었다. 직접 관찰된 방사선 치료 역학 결과들을 종합하면 방사선의 초과상대위험도는 기존에 알려진 저선량 노출 결과보다 5-16배 적었으며 그 차이는 암종별로 차이가 있었다(표 13.4.2). 이것은 주로 세포사멸과 분절적 노출에 의한 것으로 판단되나 아직 알려지지 않은 다른 요인들도 관여되는 것으로 추정되고 있다. 선량-반응 관련성은 여러 암종에서 대체로 선량 증가에 따라 선형적으로 위험도가 증가하였으나, 갑상선암의 경우는 벨 모양의 곡선을 그리면서 10-15Gy 이상에서는 감소하였다. 따라서 방사선 치료에 의한 암위해도 추정시 고선량 노출이라고 하더라도 제한된 범위 내에서 현재 알려진 이론적 모델을 이차암 추정모델에 활용할 수 있을 것으로 판단된다.

표 13.4.2 방사선 치료 일부 역학 연구들의 초과상대위험도 비교

Reference	2nd cancer	1st cancer	Dose (Average)	ERR/Gy Study (95% CI)	ERR/Gy BEIR VII	Ratio
Travis (2003)	Breast	Hodgkin disease	25Gy	0.15 (0.04, 0.73)	1.10	7.34
Guibout (2005)	Breast	Childhood	5Gy	0.13 (<0, 0.75)	2.06	15.81
Inskip (2009)	Breast	Childhood	14Gy	0.27 (0.10, 0.67)	1.43	5.29
Neglia (2006)	Glioma	Childhood	10Gy	0.33 (0.07, 1.71)	2.75	8.33
Taylor (2010)	Glioma/PNET	Childhood	9Gy	0.08 (0.02, 0.23)	1.23	15.51
Neglia (2006)	Meningioma	Childhood	9Gy	1.06 (0.21, 8.15)	1.10	1.03
Taylor (2010)	Meningioma	Childhood	14Gy	5.10 (0.7, 107.7)	0.90	0.18
Little (1998)	Brain	Childhood	6Gy	0.19 (0.03, 0.85)	1.52	8.01
Inskip (1994)	Lung	Breast	6Gy	0.20 (-0.62, 1.03)	1.17	5.87
Gilbert (2003)	Lung	Hodgkin disease	24Gy	0.15 (0.057, 0.39)	1.43	9.56
Tucker (1991)	Thyroid	Childhood	13Gy	4.50 (3.1, 6.4)	3.58	0.79

(출처: Berrington de Gonzalez et al., 2013)

방사선 치료 후 고형암 위험도는 높은 선량에 노출될수록 증가하였으며 수십 년 이상 위험도 증가가 지속되었다. 이차암 위험도는 암종별로 차이가 있어 대체로 유방암과 고환암 환자보다 호즈킨 림프종과 소아암 환자들에서 높았으며, 이는 노출 선량과 암환자 연령이 관여된 것으로 판단되었다. 일차암 치료후 이차암의 발생까지의 평균 잠재 기간은 대략 수년에서 수십 년으로 다양하였으며 일차암의 종류와 치료 용량에 따라 차이가 나타난다.

현재까지의 주요 결과에 의하면 방사선 치료의 영향에는 여러 효과변경인자(modifying factor)들이 작용한다. 즉 1) 방사선 치료시 연령이 낮을수록 이차암 발생위험이 높았다. 특히 20세 미만일 경우 위험도가 높고 50세 이후에서는 증가가 뚜

렷하지 않았다. 2) 화학적 치료를 함께 한 경우 상호작용을 통해 이차암 위험성을 증가시키며 고선량 노출 시 특히 높게 나타났다. 3) 호르몬 요인도 관여하여 예를 들어 난소의 기능이 없거나 폐경시에는 방사선의 효과가 더 크게 나타났다. 4) 흡연자에게서 비흡연자보다 방사선의 효과가 더 크게 나타났으며, 5) 감수성이 높은 유전자를 가진 경우 방사선의 위험도가 증가하였다. 한편 방사선 치료 후 증가하는 암위험도는 수십 년이 지난 후에도 지속되는 것으로 관찰되었다.

방사선 치료시 선량(dose)과 부피(volume)가 클수록 암발생 위험도가 높아, 선량이 많고 치료 부위가 넓을수록 위험도가 증가하였다. 그런데 이 두 가지 요인중 어느 것이 암발생에 더 큰 영향을 주는가(즉 처방된 선량[prescribed dose]이 같다고 하더라도 적은 선량을 넓은 부위에 조사하는 경우와 많은 선량을 좁은 부위에 조사하는 경우)에 대해서는 아직 결과가 분명하진 않다. 왜냐하면 많은 선량을 적은 부위에 조사할 경우 면적당 방사선량은 많아져 암 위험도가 증가할 수 있지만, 방사선에 노출되는 부위 자체는 줄어들어 전체적인 암 위험도는 줄어들 수 있기 때문이다. 이러한 선량-부피 효과(dose-volume effect)는 방사선량의 수준에 따라 다르게 나타날 수 있다.

국제적으로 방사선 치료 관련하여 여러 역학연구가 국제적으로 진행되고 있다. 예를 들어 PPCR(Pediatric Proton Consortium Registry)은 양성자 치료를 받은 소아들에 대한 등록자료를 통해서 향후 건강 영향을 살펴보는 프로그램으로 미국 내 20개 이상의 센터를 통해 2018년 현재 2,377명의 환자를 모집하였다. RADCOMP(Randomized Trial of Proton vs. Photon Therapy for Patients With Non-Metastatic Breast Cancer)은 미국에서 1,700명의 유방암 환자를 대상으로 양성자와 광자 치료를 비교하는 무작위 임상시험 연구로서 미국 내 22개 센터에서 3년간 약 640명의 여성을 모집하였다. 또한 WECARE(Women's Environmental Cancer and Radiation Epidemiology)는 미국과 덴마크 유방암 환자들에서 방사선 치료로 인해 다른쪽 유방암 발생을 규명하기 위한 코호트 내 환자-대조군 연구이다. 그리고 프랑스에서는 심장혈관시술을 받은 17,104명의 소아들을 모집하여 암위험도를 추적하는 COCCINELLE 연구를 진행하고 있다.

이차암 연구 시 방사선 치료를 받거나 암에 걸렸던 사람들은 일반인과 비교하여 유전적 혹은 환경적으로 다른 특성을 가질 수 있어 외부 집단보다는 내부 비교군의 확보가 필요하다. 예를 들어 방사선 치료에 의한 이차암 연구에서는 방사선 치료를 받지 않은 이차암 환자군이 방사선 치료를 받은 이차암 환자와 비교되어야 한다. 또한 방사선 치료 관련 연구에서 효과변경인자의 영향을 파악하는 것은 중요하다. 왜냐하면 방사선 노출이 이차암 발생의 약 8% 기여한다는 것은 달리 표현하면 이차암 발생의 90% 이상은 방사선이 아닌 다른 원인이라고 할 수 있다. 따라서 이차암에 대한 종합적인 이해를 위해서는 방사선뿐 아니라 다른 발암 요인들 및 방사선 노출과의 상호작용에 대한 이해가 필요하다.

(3) 비악성종양

방사선 치료에 의한 비악성종양으로서 심혈관 질환에 관한 연구들은 주로 호즈킨 림프종, 유방암, 폐암, 식도암 환자들에서 많이 보고되었으며, 현재까지의 결과를 종합하면 아래와 같다. 1) 심혈관 질환(주로 허혈성 심장질환)의 위험도는 선량에 비례하여 증가하고, 2) 질병 위험도는 선형적으로 증가하였으며, 3) 문턱선량은 관찰되지 않았고, 4) 위험도는 방사선 치료후 5년 내에 시작해서 수십 년간 지속되었다. 그러나 판막성심장병(valvular heart disease)의 경우에는 다른 양상을 보여, 위험도는 10년 뒤에야 증가하였으며 30Gy 이상 노출 시 증가하였으며 낮은 선량에서는 위험도 증가가 관찰되지 않았다.

심혈관 질환에 관한 대표적인 연구 중 하나로 스웨덴과 덴마크에서 1958-2001년 사이에 유방암으로 방사선 치료를 받은 2,168명의 여성에 대한 지역사회 환자-대조군 연구가 진행되었다. 환자들의 평균 심장 선량은 4.9Gy이었고, 허혈성 심장질환의 위험도가 Gy당 7.4%의 선형적 증가를 보였다. 위험도는 방사선 노출 후 5년 내 시작해서 방사선 치료 후 30년간 지속되었고 역치는 관찰되지 않았다.

방사선 치료에 의한 혈관질환에 관한 연구는 1950년대에 치료를 받은 소아 두부백선(tinea capitis) 환자들에게서도 보고되었다. 이 연구에 이스라엘에서 17,734명(방사선 치료받은 7,408명과 치료받지 않은 10,326명)이 포함되었으며, 두부에 노출된 방사선 평균 선량은 1.5Gy로 산출되었다. 이들을 2011년까지 추적한 결과에 의하면 총 2,221명의 혈관질환 발생이 관찰되었으며 상대위험도는 총 혈관질환 1.19(95% CI: 1.09, 1.29), 뇌졸중 1.35(1.20, 1.53), 경동맥협착증 1.32(1.06, 1.64), 협심증 1.12(1.01, 1.26)으로 유의하게 증가하였다. 이러한 위험도는 노출 시 연령이 낮을수록 증가하였다.

갑상선의 악성종양은 방사선 노출과 선량-반응 관련성이 분명하게 보고되고 있으나, 비악성 질환에 대해서는 상대적으로 덜 알려져 있다. 비악성 갑상선 질환들은 악성종양보다 유병률이 높으며, 질병 자체를 정의하는 것이 상대적으로 어렵고, 진단 방법에 따라 유병률 및 발생률이 크게 달라질 수 있다. 따라서 갑상선 질환의 결과들은 각 인구집단별로 직접 비교하기 어려운 단점이 있어, 방사선에 의한 초과절대위험도보다는 초과상대위험도 지표로 비교하고 있다.

방사선 노출과 갑상선 질환에 대한 고찰에 의하면 의료방사선을 포함하여 다양한 방사선 노출이 갑상선 선종(adenoma)과 결절(nodule)의 위험도를 유의하게 증가시켰으며 대체로 5Gy 이하에서는 선형 관련성이 관찰되었다(표 13.4.3). 한편 갑상선 기능저하증 및 항진증은 방사선 치료 등 고선량 노출에서는 연관성이 잘 알려졌으나 저선량의 경우 분명하지 않았다.

표 13.4.3 의료방사선 노출과 갑상선 선종과 결절의 위험도

Study	Mean thyroid dose (range), Gy	Type of radiation	ERR/Gy (95% CI)
Follicular Adenoma			
Israel tinea capitis	0.09 (0.04, 0.5)	Medical X-ray	8 (7, 10)
New York tinea capitis	0.06	Medical X-ray	93 (1.7, 647)
Rochester thymus	1.36 (0.03, 11)	Medical X-ray	6.3 (3.7, 11.2)
French hemangioma	0.039 (0, 5.4)	Medical X-ray, ^{90}Sr, ^{32}P, ^{90}Yr	5.7 (0.7, 19)
Thyroid Nodules			
Israel tinea capitis	0.09 (0.04, 0.5)	Medical X-ray	8 (7, 9)
Chicago tonsils	0.59 (0.46, 0.72)	Medical X-ray	8.2 (3, 37)
Boston lymphoid hyperplasia	0.24 (0.03, 0.55)	Medical X-ray	64 (18, 225)
Swedish Diagnostic ^{131}I	0.54	Medical ^{131}I	0.9 (0.3, 2.3)

(출처: Ron et al., 2010)

방사선 치료를 받은 환자들을 대상으로 비악성종양 영향을 살펴보는 역학 연구들에는 유방암 환자에서 방사선 치료 후 심혈관 질환의 위험성을 살펴보는 연구(BACCARAT, EARLY-HEART 등), 소아에서 심장 중재 시술을 받거나 방사선 치료를 받은 후에 전반적인 건강 영향을 살펴보는 연구(HARMONIC 등), 뇌종양 환자에서 방사선 치료 후 신경독성에 관한 연구(EpiBrainRad) 등이 알려져 있다.

방사선 치료 역학 연구들은 점차 암생존자들이 많아지고, 생존률도 높아지며, 치료 방법도 새롭게 많이 개발되면서 중요하게 주목받고 있다. 특히 다른 노출 형태에서 보여주지 못하는 고선량으로 인한 방사선량당 위험도를 제공한다는 장점

이 있다. 그리고 아직 왜 고선량 방사선 노출이 저선량보다 단위선량당 위험도가 낮은지, 왜 장기별로 위험도가 다른지, 왜 기대와 달리 위험도가 선형적으로 증가하는지(갑상선암 제외) 등이 아직 분명하지 않은 상태에서 방사선 치료 역학 연구는 악성종양의 기전에 대한 이해를 더욱 깊게 할 수 있다. 또한 방사선 치료 역학 결과들은 임상적 의사결정의 근거로서 중요한 역할을 한다. 즉 방사선 치료를 받아야 할 환자와 적합하지 않은 환자를 구별하여(이차암 고위험군을 발굴) 적합한 치료 방법을 선정하는 임상적 근거자료를 제공해 줄 수 있다.

> 방사선 치료의 한 형태로서 저선량 방사선을 COVID-19 환자들의 폐렴 치료에 사용하는 것이 논란이 되고 있다. 이와 관련하여 미국에서 미국국립암센터 및 관련 기관들의 공동 워크숍(2020년)과 미국방사선학회에서의 심포지움(2021년)이 개최된 바 있다. 분야별 다양한 의견이 존재하지만, 현재까지의 역학적 입장은 저선량 방사선을 폐렴 치료에 활용하는 것은 아직 과학적 근거가 충분하지 않다고 판단하고 있다. 일부 진행된 임상시험들은 대부분 무작위 혹은 눈가림이 되지 않아 바이어스의 가능성이 컸으며, 저선량 방사선 치료 효과가 기존에 사용되고 있는 약제에 의한 폐렴 치료보다 우수한지도 불분명하였다. 또한 저선량 방사선 치료의 효과가 있다고 하더라고 매우 제한된 인구집단(고령층 등)에만 국한될 가능성이 크다. 반면 저선량 방사선 노출로 인해 나중에 나타날 수 있는 악성종양을 비롯한 건강 영향들(late effects)의 근거는 월등히 많다. 따라서 저선량 방사선의 바람직한 활용을 위해서는 방사선의 이익과 위해에 대한 균형 잡힌 신중한 접근이 필요하다.

제14장 직업 방사선 노출 Occupational Exposure

전 세계적으로 직업적으로 방사선에 노출되는 인원을 UNSCEAR 2008 보고서(2010)에서는 약 2천3백만 명으로 추정한 바 있다. 이 중 57%는 자연 방사능에 노출되는 탄광부와 항공 승무원들이며, 43%는 인공방사선에 노출되는 의료 종사자, 핵 시설 작업자 및 기타 사업장 종사자들이다. 자연방사선 노출 인원으로는 탄광부가 약 1,000만 명으로 가장 많았고, 인공방사선 노출은 의료 종사자가 약 7백 40만 명으로 가장 많았다. 그러나 이러한 규모는 산업구조의 변화로 점차 광부는 감소하고 의료 및 사업장 종사자의 숫자가 더 많은 분율을 차지할 것으로 예상된다.

직업 방사선 노출 연구는 노출의 형태가 일반인이 노출되는 장기간 반복적인 형태로서, 일반인에게 중요한 직접적인 정보를 제공해 줄 수 있다. 또한 작업자들에서의 방사선 노출 수준과 노출 관련 위험인자들을 파악하며, 종사자 건강 상태 및 방사선 노출과의 연관성을 평가하며, 직업적 방사선 작업 기준 설정 등 예방에 기여하는 역할을 한다.

14.1. 원전 종사자(nuclear industry workers)

(1) 역사 및 특성

원전 사업장 종사자는 국가마다 법적으로 관리받는 직업군으로 정의가 상대적으로 분명하다. 그리고 원전이 개발된 이후 현재까지 전 세계적으로 많은 종사자가 근무해오고 있으며 다른 직업군에 비해 선량 및 직업력 기록이 잘 보관되었다. 또한 다른 직종에 비해 상대적인 직업 안전성을 갖고 있어 추적이 용이하다. 이러한 특성들은 원전 종사자들이 역학연구, 특히 코호트 연구에 적합한 조건을 갖고 있다고 할 수 있다.

원전 종사자들은 대체로 낮은 방사선량에 노출되고 있으며 소수의 고노출자가 전체 선량의 큰 부분을 차지하는 선량이 오른쪽으로 치우친 분포를 한다. 예를 들어 영국 원전 종사자의 경우 6%의 종사자만이 누적선량 100mSv 이상이지만 이들이 전체 집단선량(collective dose)의 59%를 차지한다. 따라서 가능한 고노출된 초기 작업자를 확보하는 것이 중요하나 초기 작업자들의 경우 선량 정보를 갖지 못한 경우가 많다. 또한, 직업 노출의 경우 보상 목적으로 재구축된 선량을 가진 경우 실제 측정된 초기 종사자의 선량보다 과대평가되는 경향도 있다.

원전은 세계적으로 1940년대 말부터 가동하기 시작하였으며 종사자에 대한 본격적인 보고는 1980년대 후반부터 시작되었다. 원전을 가장 일찍 그리고 많이 보유한 미국을 중심으로 원전 종사자 연구가 진행되었다가, 점차 확대되어 나라별로, 그리고 국제 공동으로 원전 종사자들에 관한 연구가 보고되고 있다.

국제암연구소(IARC) 주관하에 원전 종사자들을 대상으로 3개국 국제 공동 역학연구(미국, 영국, 캐나다)가 1990년대에 진행된 바 있다. 이 연구는 2007년에 참여 나라를 15개국까지 확대하여 약 60만 명의 종사자 중 원전에 1년 이상 종사한 407,391명을 대상으로 수행되었다. 이 연구의 전체 코호트에서 18,993명이 사망하였으며 코호트의 평균 누적 유효선량은 19.4mSv였다. 주요 결과로서 총 사망의 초과상대위험도는 Sv당 0.42(90% CI 0.07, 0.79)으로 유의하게 증가하였으며, 전체 암(백혈병제외)도 Sv당 0.97(0.28,1.77)으로 증가하였다. 대부분의 세부 암종별로 위험도는 유의한 관련성이 없었으나 폐암의 경우만 유의하게 증가하였다(ERR/Sv=1.86). 백혈병(CLL 제외)의 경우 초과상대위험도는 Sv당 1.93로 증가하였으나 유의하진 않았다. 선량-반응의 모양은 고형암의 경우 선형 증가 양상을 보였으며 백혈병은 선형-이차 증가 양상을 보였다. 또한 뇌혈관질환 및 심혈관 질환으로 인한 사망률 증가가 관찰되었다. 한편 캐나다 원전 종사자들의 상대적으로 높은 초과상대위험도가 논란이 되어 캐나다 연구를 제외한 결과를 산출하기도 하였다. 이 경우 전체 암(백혈병 제외)의 초과상대위험도가 Sv당 0.58(-0.1, 1.39)으로 연관성의 크기가 줄어들면서 통계적 유의성이 없어졌다.

이후 15개 국가 중 연구의 기여도가 가장 높은 영국, 프랑스, 미국 종사자들만을 중심으로 재구성하여 국제 원전 종사자 연구(INWORKS)가 진행되었다. 15개국 연구에서 INWORKS로 전환함으로써 자료의 동질성이 높아졌고, 통계적 검정력이 더 커졌고, 보다 긴 추적기간을 가질 수 있었으며, 초기의 고노출된 작업자들을 많이 포함할 수 있었다. 그러나 영국과 프랑스의 경우 각 나라의 원전 종사자를 대표한다고 할 수 있으나 미국의 경우에는 INWORKS에 포함된 원전이 5개뿐으로 제한적이다(미국에서는 원전 종사자를 포함하여 미국 내 자체의 대규모 코호트를 백만 명 연구(The Million Person Study) 형태로 진행하고 있다).

(2) 국제 원전 종사자 연구(INWORKS)

연구개괄 및 의미 INWORKS(International Nuclear WORKers Study)는 프랑스, 영국, 미국의 원전 사업장 종사자 308,297명에 대한 후향적 코호트 연구이다(표 14.1.1). 연구대상자들에 대한 사망의 추적은 프랑스에서는 1968년부터, 영국에서는 1955년부터, 미국에서는 1944년부터 시작되었다. 추적 방법은 등록자료를 통한 수동적 추적이며 코호트 탈락률은 프랑스, 영국, 미국 각각 0.22%, 2.56%, 0.83%이었다. 또한, 고용 자료를 활용하여 성별, 출생연도, 인종 등의 인구학적 변수와 근무 기간, 직종, 근무지 시설과 같은 사회학적 변수를 수집하였다. 추적된 연도는 현재 영국, 프랑스, 미국 각각 2001, 2004, 2005년까지로 나라별로 차이가 있다.

현재까지 평균 추적 기간은 27년으로 총 추적인년은 8,221,032이며, 암으로 인해 19,748명, 심혈관 질환으로 인해서는 27,848명이 사망하였다. 3국가에서 공통으로 1년 이하의 근무 경력을 가진 종사자들은 연구대상에서 제외하였고, 남성이 87%, 여성이 13%의 비율을 차지하였으며, 평균 근무 기간은 15년이었다. 현재까지의 INWORKS는 광자(photon) 노출에 근거한 사망률(mortality) 연구라고 할 수 있다(향후 중성자와 내부노출에 대한 평가를 고려하고 있다).

표 14.1.1 INWORKS 연구에서의 나라별 인구집단 특성

Characteristics	France (n=59,003)	UK (n=147,866)	US (n=101,428)	Total (n=308,297)
Sex				
Male	51,567 (87.4%)	134,812 (91.2%)	81,883 (80.7%)	268,262 (87.0%)
Female	7,436 (12.6%)	13,054 (8.8%)	19,545 (19.3%)	40,035 (13.0%)
Year of birth				
Mean	1947	1944	1934	1941
Range	1894-1975	1877-1983	1873-1973	1873-1983

Mean age, years (SD)				
At start employment	27 (7)	28 (11)	30 (9)	28 (10)
At last observation	56 (13)	54 (15)	65 (13)	58 (15)
Mean duration of employment (SD) in years	21 (10)	13 (10)	14 (11)	15 (11)
Mean duration of follow-up (SD) in years	25 (9)	23 (12)	33 (13)	27 (12)
Total person-years	1,469,500	3,410,483	3,341,049	8,221,032
Vital status				
Alive	52,565 (89.1%)	118,775 (80.3%)	65,573 (64.7%)	236,913 (76.9%)
Deceased	6,310 (10.7%)	25,307 (17.1%)	35,015 (34.5%)	66,632 (21.6%)
Lost to follow-up	128 (0.2%)	3,784 (2.6%)	840 (0.8%)	4,752 (1.5%)

(출처: Hamra et al., 2015)

원전 종사자들은 직종별로 다양한 핵종에 노출되었다. 노출평가는 핵시설이 가동된 1940년대부터 각각의 핵시설에서 관리하는 개인선량자료와 연대별로 사용된 선량계 종류(필름배지, 열형광선량계) 및 노출 상황에 대한 정보를 수집하였다. 장기 선량 산출을 위해 ICRP에서 제공한 계수값을 사용하였으며 핵시설에 종사하는 작업자들은 100-3,000keV의 에너지 구간에 노출한다고 가정되었다. 선량 평가 결과 연간평균 선량은 1.73mSv였고, 평균 누적 대장선량은 17.4mGy, 평균 누적 골수선량은 15.9mGy으로 다른 인구집단보다 상대적으로 저선량에 노출되었다. 연간 평균선량과 누적선량 모두 영국 종사자들에서 가장 높았고, 다음으로는 미국, 프랑스 순이었다.

기존 15개국 연구와 비교했을 때 종사자 인원수는 줄었지만, 방사선 누적선량이 높아졌고, 추적 기간이 늘어나면서 결과의 정확도 및 통계적인 유의성이 커졌다. 두 연구의 비교를 통해 국제 공동연구를 진행할 때 많은 나라의 자료를 모으는 것도 중요하지만 신뢰할만한 내용의 연구를 제대로 모으는 것이 더 중요하다는 것이 강조되었다. 이를 통해 INWORKS 연구는 국제 공동연구의 진행 방식, 특히 자료 통합방식 및 분석에도 기여하였다. 현재 INWORKS와 유사하게 진행되고 있는 다른 종사자 국제 공동연구들로는 플루토늄에 노출된 러시아 마야크 종사자와 영국 셀라필드 종사자의 공동연구(SOLO: analysis of plutonium associated risks among Mayak and Sellafiled workers), 라돈에 노출된 우라늄 광부들에 대한 국제 공동연구(Pooled Uranium Miners Analysis, PUMA) 및 우라늄에 노출된 연료 사이클 종사자들에 대한 공동연구(International Pooled Analysis of Uranium Processing Workers, IPAUW) 등이 있다.

INWORKS 연구는 저선량 방사선 노출에 의한 암위험도의 직접적인 근거를 제공한다. 비록 초반기 원전 작업시 선량의 불확실성이 존재하지만, 연구 결과들은 대체로 기존 다른 방사선 노출 인구집단에서의 결과를 재확인해 주고 있다. 단점으로는 후향적으로 조사되었기 때문에 모든 코호트 대상자들의 다양한 정보를 확보하기가 어려워 잠재적인 개인별 교란변수 파악에 제한적이며 건강 영향 지표가 발생이 아닌 사망으로 국한되었다. 따라서 위험요인에 대한 정보 자체를 사용하지 못하고 그 위험요인들과 관련된 질병들을 보정하는 방식을 사용하였다(예를 들어 흡연 보정을 위해 기관지염 사망력 정보를 사용하였다).

건강 영향 INWORKS 인구집단에서 악성종양 사망은 19,748명이(고형암 17,957명) 관찰되었다. 잠재기간을 10년으로 둔 직업적 방사선 노출에 의한 초과상대위험도(ERR/Gy)는 전체 암, 백혈병을 제외한 전체 암, 고형암, 폐암을 제외한 고형암 사망에서 각각 0.51, 0.48, 0.47, 0.46으로 모두 유의하게 증가하였다(표 14.1.2). 선량과의 연관성은 선형 증가 양상을 보여주었으며 노출을 저선량으로 국한하였을 때도 일관된 결과를 보여주어 초과위험도가 특별히 고노출에 영향받지는 않았다.

표 14.1.2 INWORKS에서 직업적 방사선 노출에 의한 암 사망 초과상대위험도

Causes of death	Deaths	Excess relative rate per Gy (90% CI)
All cancer	19,748	0.51 (0.23, 0.82)
All cancer other than leukaemia	19,064	0.48 (0.20, 0.79)
Solid cancer	17,957	0.47 (0.18, 0.79)
Solid cancer other than lung cancer	12,155	0.46 (0.11, 0.85)

(출처: Richardson et al., 2015)

암종별 연구에서는 구강암, 식도암, 위암, 대장암, 직장암, 췌장암, 인후암, 폐암, 골암, 피부암, 난소암, 고환암, 갑상선암 등의 위험도가 증가하였으며 간암, 담낭암, 전립선암, 방광암, 신장암, 뇌암 등에서는 위험도가 감소하였다. 그러나 신뢰구간의 폭이 넓어 불안정하였고, 따라서 최대가능도법(maximum likelihood)이 아닌 계층적(hierarchical bayes) 방식을 적용할 경우, 모든 암종에서 유의하지 않지만 안정되고 증가한 위험도 값이 관찰된 바 있다.

백혈병(CLL 제외) 사망은 531명이 관찰되었으며 잠재기간을 2년 설정 시 초과상대위험도는 Gy당 2.96(90% CI 1.17, 5.21)으로 유의하게 증가하였다. 특히 백혈병 중에서 만성골수성백혈병(CML)의 위험도 크기가 가장 높았다(표 14.1.3). 위험도는 선형적으로 증가하였으며 저선량으로 제한하더라도 비슷한 양상을 보였다. 또한 이러한 결과값이 특정 나라에 의해 유의하게 영향받지는 않았다.

표 14.1.3 INWORKS에서 직업적 방사선 노출에 의한 백혈병 사망 초과상대위험도

	Deaths	Excess relative rate per Gy (90% CI)
Leukaemia excluding CLL	531	2.96 (1.17, 5.21)
Chronic myeloid leukaemia	100	10.45 (4.48, 19.65)
Acute myeloid leukaemia	254	1.29 (-0.82, 4.28)
Acute lymphoblastic leukaemia	30	5.80 (not estimable, 31.57)
CLL	138	-1.06 (not estimable, 1.81)
Multiple myeloma	293	0.84 (-0.96, 3.33)
Non-Hodgkin lymphoma	710	0.47 (-0.76, 2.03)
Hodgkin's lymphoma	104	2.94 (not estimable, 11.49)

(출처: Leuraud et al., 2015)

INWORKS 인구집단에서 비악성종양으로 인한 사망은 46,029명이 발생하였고 누적 배지 선량에 근거한(평균 25.2mSv) 초과상대위험도는 유의하게 증가하였다(ERR/Sv=0.19). 이중 심혈관 질환에 의한 사망은 27,848명으로 가장 많았으며 유의하게 증가한 초과상대위험도(Sv당 0.22)를 보였다. 심혈관 질환 중 뇌혈관질환과 허혈성 심장질환 사망은 각각 17,279명과 4,399명이 관찰되었고 초과상대위험도는 Sv당 각각 0.49과 0.18로 유의하게 증가하였다. 또한 정신질환에 의한 사망도 유의하게 증가하였다(ERR/Sv=1.30). 비악성종양의 호흡기질환과 소화기질환 사망은 각각 Sv당 0.13과 0.11로 유의하진 않지만 증가하였고 외인사는 유의하지 않게 감소(ERR=-0.12/Sv)하였다. 한편 INWORKS와 비슷한 연령대에 국한하여 원폭 생존자 연구 대상자들의 위험도를 살펴보면, INWORKS에서 심혈관 질환 사망의 초과상대위험도가 원폭 연구보다 조금 높긴 하지만 각 사망원인별 위험도가 대체로 비슷하였다(표 14.1.4).

표 14.1.4 INWORKS와 일본 원폭생존자 연구에서의 비악성질환 사망의 초과상대위험도

Cause of death	LSS cohort (1950-2003)		INWORKS cohort (1944-2005)	
	Deaths	ERR/Sv (90% CI)	Deaths	ERR/Sv (90% CI)
Circulatory diseases	15,391	0.12 (0.05, 0.18)	27,570	0.22 (0.08, 0.37)
Heart diseases	6,976	0.18 (0.08, 0.28)	20,564	0.18 (0.02, 0.35)
Cerebrovascular diseases	7,708	0.08 (-0.003, 0.18)	4,399	0.49 (0.11, 0.92)
Respiratory disease	4,143	0.16 (0.06, 0.29)	5,241	0.13 (-0.17, 0.47)
Digestive diseases	2,379	0.07 (-0.06, 0.23)	2,154	0.14 (-0.34, 0.72)
External causes	1,350	-0.13 (-0.30, 0.06)	4,387	-0.13 (<-0.6, 0.43)
Circulatory excluding cerebrovascular	7,683	0.16 (0.07, 0.25)	23,171	0.17 (0.02, 0.33)

(출처: Gillies et al., 2017)

(3) 국가별 연구

영국 영국에서는 INWORKS에 포함된 국가 방사선 작업자로 등록된 종사자(NRRW)들에 대한 연구들이 별도로 진행되고 있다. 대표적으로 1955년 이후 근무한 원전 종사자들 약 167,000명을 대상으로 한 연구가 보고되었다(그림 14.1.1). 이 연구의 대상자들은 2011년 12월까지 추적된 종사자들이었으며, 10년의 지연 방사선 노출 선량(10-year lagged dose)는 평균 25.3mSv(남자 27.5mSv, 여자 5.6mSv)이었다. 백혈병을

그림 14.1.1 영국 방사선 작업 종사자에서의 악성종양(백혈병 제외)의 누적선량 구간별 초과상대위험도

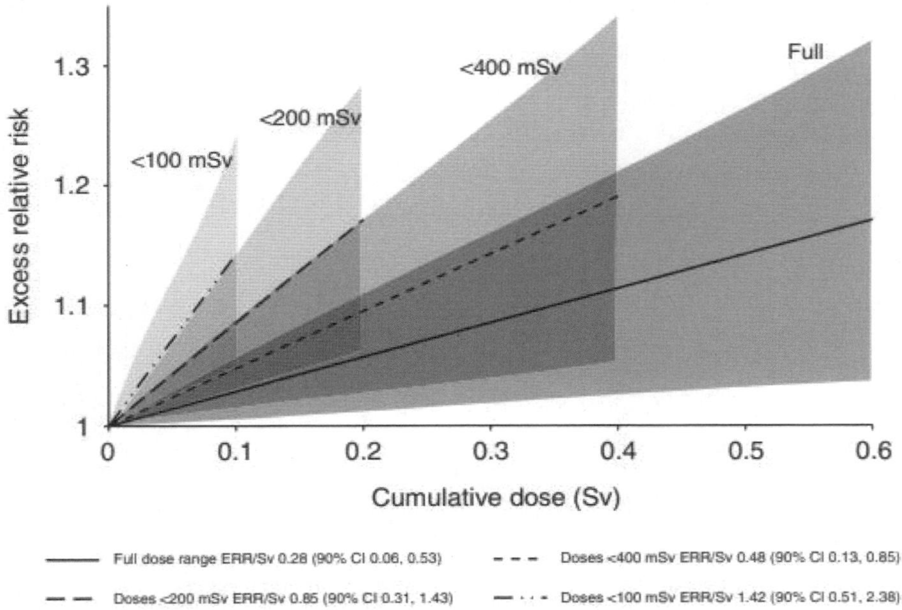

(출처: Haylock et al., 2018)

제외한 전체 암의 초과상대위험도는 유의하게 증가하였으며(ERR/Sv=0.28), 이러한 양상은 선량별로 살펴보았을 때도 비슷하였다. 고노출자의 영향을 제거하기 위해 100mSv 이하 노출자들만을 대상으로 한 경우에는 초과상대위험도가 Sv당 1.42로 더욱 크게 증가하였다. 악성종양(백혈병과 비흑색종 피부암 제외) 발생의 초과상대위험도는 Sv당 0.28(0.10-0.48)으로 유의하게 증가하였고 대부분의 암종(전립선암, 뇌종양, 췌장암과 구강암은 제외)도 증가된 위험도를 보였다.

캐나다 캐나다에서는 1956년에서 1994년까지 근무한 약 4만 5천 명의 원전 종사자들을 대상으로 한 연구에서 전체 암(백혈병 제외)에 대해 Sv당 2.80(95% CI: -0.038, 7.13)의 초과상대위험도를 보고하였다. 이 값은 2007년 보고된 15개국 연구에서 다른 나라와 달리 크게 증가했던 캐나다 결과와는 다른 것으로, 이는 15개국 연구에서 캐나다 자료를 활용하여 대상자를 선정하는 과정에서 사회경제적 지표가 없는 종사자들을 제외하면서 초래된 차이였다(간혹 캐나다 자료에 오류가 있었던 것처럼 오해되곤 한다). 따라서 2004년 첫 결과를 발표한 Zablotska 교수가 10년 뒤인 2014년 더욱 자세한 정보를 통해 다시 분석한 결과를 보고함으로서 논란을 검증하였다. 재분석 결과 전체 암(백혈병 제외)에 대한 초과상대위험도는 Sv당 1.77(-0.42, 5.30)으로 약간 감소하긴 하였지만 처음 연구 결과와 비슷하였다. 백혈병의 경우는 Sv당 초과상대위험도가 18.9에서 5.06으로 감소하였으나 여전히 증가하는 양상을 보여주었다. 전체적으로 캐나다 원전 종사자에서의 결과는 다른 역학 결과와 대체로 일관된다고 할 수 있다.

미국 미국에서 직업적으로 방사선에 노출되고 있는 종사자들을 대상으로 백만 명 연구(The Million Person Study, https://www.millionpersonstudy.org/)가 진행되고 있다. 이 연구에는 핵실험 참가 참전군인 약 115,000명, 에너지 부(department of energy) 종사자 약 260,000명, 산업체 방사선 작업 종사자 약 115,000명, 원자력 규제위원회(nuclear regulatory commission) 핵시설 종사자 약 150,000명, 의료방사선 종사자 약 110,000명, 기타를 포함하여 약 백만 명 이상의 종사자를 포함하고 있다. 처음엔 'One Million U.S. Radiation Workers and Veterans'라고 불린 적이 있으나 이름이 변경되었다.

현재까지 진행 과정 및 결과에 대해 일부 소개 논문들이 보고되었다. 장기선량 산출 관련해서는 NCRP 178 보고서에 자세히 보고되었으며, 의료 종사자들에 대한 장기선량 관련해서는 NCRP commentary 30으로 별도로 보고되었다. 1957-1984년 사이 근무한 미국 원전 종사자 약 13만 5천 명을 대상으로 한 최근 결과에 의하면(평균 추적 기간 30년), 백혈병에 대한 초과상대위험도가 100mGy당 0.15(90% CI 0.001, 0.31)로 유의하게 증가하였으나 전체 고형암은 0.01(-0.03, 0.05), 폐암 −0.04(-0.11, 0.02), 파킨슨질환 0.24(-0.02, 0.50), 허혈성심장질환 −0.01(-0.06, 0.04)으로 직업적 방사선 노출과의 연관성이 적었다.

이 연구는 국제적으로 진행되는 직업 방사선 역학연구 중 가장 규모가 크고, 저선량 노출 형태이면서도 100mSv 이상자도 많이 포함하고 있다. 또한 다른 원전 종사자보다 많은 여성 작업자들을 포함하고 있으며 심층적인 선량평가가 진행되었다. 향후 이 연구에서의 결과들이 축적되면 방사선 역학에서 일본 원폭 생존자 연구 결과를 대체 혹은 보완할 근거로 자리매김할 수도 있다.

일본 일본에서는 원전 종사자들에 대한 등록체계가 1977년부터 시작되었으며 이들 중 1999년에 등록된 인원수는 약 20만 명이다. 이들에 대해 1997-2002년 두 차례에 걸친 설문조사를 실시하여 약 71,000명의 남성 원전 작업자들을 대상으로 사망률 연구를 진행한 바 있다. 추적 기간은 1999-2010년이며 평균 노출 선량은 25.5mSv, 평균 추적 기간은 8.2년이었다. 연구 결과 전체 사망, 전체 비악성종양 및 간암의 경우 유의하게 증가한 초과상대위험도를 보였으나 흡연을 보정한 후에는 유의하지 않았다. 이를 통해 일본 원전 종사자들에서 흡연이 중요한 교란변수로 작용하였다는 점을 강조하였다. 그러나 흡연을 보정한 경우에도 초과상대위험도의 크기는 감소하긴 했어도 여전히 증가하는 양상이었다. 이 연구는 많은 종사자들이 작업시작 이후 오랜 기간이 지난후 추적을 시작하였기 때문에 잠재적인 유병 고용 바이어스(prevalent hire bias)를 갖고 있다.

한국 국내 방사선 작업 종사자는 의료기관, 산업체, 비파괴검사, 생산·판매, 연구기관, 교육기관, 공공기관, 군사기관, 발전소(원전) 등으로 정의되고 있다. 여기에 포함된 의료기관 종사자는 방사성동위원소를 사용하거나 치료 목적의 방사선 발생장치를 사용하는 종사자로 한정되었다(그 외 의료 종사자는 방사선관계종사자라는 이름으로 질병관리청에서 선량 관리 업무를 진행하고 있다). 방사선 작업 종사자에 대한 개인노출선량은 1984년부터 분기별로 수집하고 있으며 한국원자력안전재단에서 관리하고 있다. 전체 방사선 작업 종사자는 1984년 4,901명에서 2020년 47,015명으로 증가하였으며 이중 원자력발전소 종사자가 16,852명(약 34%)로 가장 많이 차지하였다. 2020년 전체 작업 종사자 평균 방사선 노출 선량은 0.33mSv이었으며 원자력발전소 종사자가 0.52mSv, 비파괴종사자가 0.59mSv였다.

국내 원전 종사자들 대상으로 암 발생과 노출선량 연구는 2010년 보고된 바 있다. 이 연구에서는 1992-2005년 추적한 원전 종사자 17,648명 중에서 여성 원전 종사자 1,412명을 제외한 16,236명을 연구 대상자로 선정하였으며 이들의 평균 누적 방사선량은 19.86mSv였다. 일반인구집단과 비교한 표준화 암발생률은 대체로 비슷하였으나 갑상선 암 발생률이 약 5배 유의하게 증가하였다. 그러나 방사선 작업자 집단을 비방사선 작업자와 비교 시 갑상선 암의 상대위험도가 유의하게 증가하지 않았다. 모든 암에서의 초과상대위험도는 Sv당 1.69(95% CI: -2.07, 8.21)의 값이 관찰되었다.

국내에서 원전 종사자를 포함한 약 2만 명의 방사선 작업 종사자에 대한 전향적 코호트가 2016-2017년에 구축되었다. 이중 약 86%가 남성이며 약 30%가 원전 종사자였으며 평균 누적 방사선량은 11.8mSv(0-417mSv)였다. 이들에 대해 선량 재구축 및 장기선량 산출, 설문에 관한 신뢰도 연구 및 유병 상태가 보고된 바 있다. 향후 퇴직한 작업 종사자들을 코호트에 포함하고 방사선량 당 위험도가 산출될 것으로 기대된다.

14.2. 의료방사선 종사자(medical radiation workers)

(1) 의미 및 현황

방사선을 직업적으로 다루는 의료인은 전체 방사선 종사자 중에서 가장 큰 규모를 차지하고 있으며, 의료 이용 및 의료용 방사선 기기 활용의 증가로 계속 증가하고 있다. 의료인들은 다양한 방사선 작업에 종사하고 있으며 특히 투시 촬영 및 핵의학 작업을 시행하는 의사와 방사선사들이 방사선 노출의 고위험군으로 알려져 있다.

방사선은 발견 초기부터 의료용으로 많이 활용되었기 때문에 방사선에 의한 의료인의 건강 영향 연구는 다른 직업군보다도 오랜 역사를 갖고 있다(1902년에 미국 영상의학과 의사의 손에 전리방사선에 의한 암이 보고된 바 있다). 미국에서는 1944년에 영상의학과 의사들에서의 백혈병을 보고한 바 있으며, 이후 1920년에서 1969년까지 영상의학회 회원으로 등록된 의사들을 추적 조사하여 전체 암, 백혈병, 피부암, 폐암, 심혈관 질환 등으로 인한 사망 증가를 1960-1970년대에 보고한 바 있다. 영국에서도 1897년도부터 영상의학과 학회에 등록된 의사들에 대한 100년에 걸쳐 추적 조사한 역학연구를 통해, 40년 이상 근무한 영상의학과 의사들의 암사망 위험도가 유의하게 증가하였지만, 전체 사망률은 일반인보다 감소하였다는 결과를 보고한 바 있다.

의료인을 대상으로 한 방사선 역학연구의 특성은 다음과 같다. 1) 의료인은 국제적으로 전체 방사선 종사자 중 절반 이상을 차지하는 가장 큰 집단이며 지속적으로 증가하고 있다. 2) 의료인들이 노출되는 평균 선량은 대체로 낮지만 다른 직업군에 비해서는 상대적으로 높은 수준이다. 3) 다른 직업군에 비해 여성이 많아 기존에 남성 위주의 연구들에서 파악하지 못했던 여성 고유의 건강 영향들을 살펴볼 수 있으며 성별 방사선 노출의 차이 및 감수성 차이 등의 파악에 유리하다. 4) 직업적 노출은 장기간 저노출 형태로서 단지 직업군만이 아니라 일반인들의 방사선 노출 형태를 반영해 줄 수 있어 연구 결과의 활용 가능성이 넓다.

전 세계적으로 방사선을 직업적으로 다루는 의료인을 대상으로 한 코호트 연구들은 미국, 캐나다, 영국, 덴마크, 핀란드, 중국, 일본, 대만 및 한국 등에서 진행되고 있다(표 14.2.1). 이들 연구는 직업적 방사선 노출이 전체암 및 개별암(주로 백혈병, 유방암, 갑상선암, 피부암, 폐암)의 위험도를 증가시키는 것으로 보고하였으나, 유의한 양-반응 관련성은 주로 1950년 이전부터 노출이 오래된 종사자들에 국한되었다.

표 14.2.1 주요 의료방사선 종사자 코호트 연구들

Country	Cohort	No. of workers	Exposure period	Follow-up period
UK	radiologists	2,698 radiologists	1897-1979	1897-1997
	physicians	20,526 physicians, including 1,589 radiologists	1962-79	1962-1992
Denmark	radiotherapy workers	4,151 radiotherapy workers	1954-82	1968-1985
Finland	physicians	1,312 physicians	1970-2001	1970-2001
USA	physicians	43,763 radiologists, 45,634 physicians likely to have performed FGIPs and 64,990 psychiatrists	1916-2006	1979-2008

	technologists	90,957 technologists	1926-82	1983-2014
Canada	medical workers	67,562 medical X-ray workers	1950-87	1951-1987
China	X-ray workers	27,011 medical X-ray workers and 25,780 non-exposed health professionals	1950-80	1950-1995
Japan	technologists	12,195 technologists	1969-75	1969-1993
South Korea	medical workers	94,396 diagnostic medical radiation workers	<1980–2011	1992-2015
Taiwan	cardiologists	542 cardiologists	<2000	2000-2011

(출처: Chartier et al., 2020)

(2) 미국 방사선사 코호트

진행 및 의의 미국 방사선사 연구(United States Radiologic Technologists, http://radtechstudy.nci.nih.gov)는 국제적으로 가장 규모가 크고 활발히 진행되고 있는 의료인 연구이다(코호트 연구 참고). 이 연구는 직업적 방사선 노출과 악성종양 및 기타 건강에 미치는 영향을 규명하는 것을 목적으로 1982년도에 시작되었다. 방사선사 자격증을 취득한 이후 2년 이상 된 146,022명을 모집하였으며 2014년까지 4번에 걸친 추적조사가 수행되었다. 기반 설문조사 및 추적조사를 통해 방사선 노출 및 질병 발생의 변화양상을 파악하고 있으며 방사선과 질병 발생에 있어서 유전적 요인을 연구하기 위해 일부 대상자로부터 구강세포 및 혈액을 채취하였다. 또한 수집된 개인선량계와 관련 자료를 활용하여 전체 대상자의 과거 선량 재구축 및 장기선량을 산출함으로써 방사선 역학에서 중요한 방법론을 구축한 바 있다. 이를 통해 직업적 저선량 방사선 및 기타 위험요인에 의한 전체 사망 및 암 위험도 연구, 유전자형에 따른 유방암 및 갑상선 암과 방사선의 연관성 연구, 설문의 타당도 및 생물학적 선량 연구 등 180편 이상의 연구 논문이 발표되었다. 현재는 주로 직업적 방사선 노출과 개별 암종의 위험도 분석, 중재시술자 및 핵의학 시술자들에 대한 직업력과 암위험도 조사, 백내장 위험도 평가, 자외선 노출과 건강 영향 등에 관해 연구하고 있다. 특히 중재 시술(fluoroscopically-guided procedures)과 핵의학 시술 관련 조사에 집중하여, 1980년 이후 자격증을 취득한 약 1,500명의 핵의학 방사선사들을 대상으로는 별도의 연구(U.S. Nuclear Medicine Technologists Study)도 진행되고 있다.

노출평가 직업적 방사선량을 평가하기 위해서 배지 측정자료, 설문조사의 작업력에 대한 정보, 문헌 조사 자료 등 다양한 정보들이 활용되었다. 방사선사들의 개별 배지 선량이 있는 경우에는 측정된 기록을 직접 이용하였고, 개별 배지 측정이 없을 때는 문헌에서 도출된 시기별 배지 선량 기록을 통해 값을 적용하였다. 즉 개별 배지 선량을 통해 측정할 수 없었던 대상자들로부터는 작업력, 근무지 특성, 근무 연수, 시행 시술 등의 정보를 수집하여 개별 배지 선량을 추정하였다. 이후 모든 측정된 선량들은 선량 인자들을 고려하여 장기선량으로 환산하였으며, 이때 시간에 따른 영상기술의 변화와 응답자들의 납복 착용률의 정보들을 수집하여 반영하였다. 납복의 두께나 X선의 납복 투과율 자료들은 문헌을 통해 수집하였다.

미국 방사선사 코호트 연구에서는 배지 선량 및 장기선량 계수값에 대한 불확실성을 고려하였다. 즉 최소검출한계치 이하인 자료에 대하여 초기에는 최소검출한계치의 절반값을 일괄적으로 부여하였으나 후속 연구에서는 몬테카를로 시뮬레이션을 통해 산출된 확률밀도함수(probability density function)로부터 추출된 값으로 추정하였으며, 장기선량 계수에 대해서도 초기에는 평균적인 X선 에너지를 35keV로 가정하였으나, 이후 에너지의 범위를 반영하였다. 그리고 장기선량 추정 시 납복 착용 확률, 납복 두께, ICRP 선량 환산계수 등 각 요인별 불확실성 파라미터들의 분포를 적용하였다. 또한 산출한 선량 재구축 및 장기선량에 대한 검정 및 보완을 위해 일부 작업자에 대해 생물학적 선량이 분석되었다. 최종적으로 납복 안쪽에 있는 장기 및 납복 바깥쪽에 있는 장기별로 구분하여 선량을 추정하였다.

건강 영향 USRT 연구에서는 다양한 주제의 연구들이 진행되고 있다. 연구 초반에는 코호트 연구에 대한 전반적인 특성과 구축과정을 소개한 연구와 구축된 코호트를 활용하여 만성질환 위험요인의 시간적 변화를 살펴보는 기술분석적 연구들이 진행되었다. 방법론 연구로는 설문조사에서 응답한 항목의 신뢰도를 조사한 바 있고, 자가 보고한 암 유병에 대한 정보의 정확성을 평가한 연구가 수행되었다. 그리고 설문 답례품에 따른 우편 설문의 응답률 차이를 조사하였으며, 무응답 가중치를 부여하는 방법 및 유전자 분석 연구가 보고된 바 있다. 또한 구강세포를 활용해 개인의 유전적 감수성 차이에 따라 저선량 방사선 노출과 질병 위험의 관련성(특히 방사선 노출과 유방암 및 갑상선암 발생에 영향을 미치는 유전자)에 대해 보고하였다. 한편 연구 주제를 방사선 노출 이외에도 자외선 노출 관련 연구, 대규모 코호트로서 일반적인 생활요인에 관한 연구 및 다른 코호트 연구들과의 공동연구(생물학적 시료 활동) 등으로 확대하고 있다.

직업적 방사선 노출과 건강 영향은 주로 악성종양, 백내장, 심혈관 질환에 대해서 진행되었다. 백혈병에 대해서는 1983년부터 2008년까지 90,268명의 방사선사의 설문 응답 내용을 토대로 사망위험도를 추정하였고, 1950년대 이전에 근무를 시작한 종사자들의 백혈병 사망으로 인한 상대위험도가 2.6배 유의하게 증가(95% CI 0.96, 6.68)함을 관찰하였다. 그러나 골수선량(평균 골수선량은 8.5mGy였으며 범위는 0-430mGy)에 대한 선량-반응 관련성은 모든 혈액 종양에서 방사선 노출과의 연관성을 발견할 수 없었으며 성별, 출생연도 등 다른 특성별로도 비슷한 결과를 보여주었다.

기저세포암 발생의 경우 1950년대에 근무를 시작한 경우(특히 5년 이상 작업시) 위험도가 유의하게 증가하여 방사선 노출과의 연관성이 추정된 바 있다. 그러나 이후 누적 흡수 피부선량을 적용한 연구에서는(평균 피부 선량은 55.8mGy) 방사선 노출과 기저세포암 발생이 전체적으로 유의한 연관성이 없었다(ERR/Gy=-0.01, 95% CI -0.43, 0.52). 한편 30세 미만 노출 시 그리고 1960년 이전 작업 시작한 경우에서 유의하게 증가한 결과가 관찰되었다.

갑상선암의 발생률은 일반인구 집단보다 1.6배 유의하게 증가한 것으로 보고된 바 있었으나, 방사선 작업력과는 대체로 유의한 연관성이 없었다. 작업자들의 평균 누적 갑상선량은 57mGy으로 산출되었고, 476명의 갑상선암 발생자에 대해 산출한 초과상대위험도는 100mGy당 －0.05(95% CI -0.10, 0.34)로서 방사선량과 유의한 관련성이 없었다.

유방암 발생의 경우 누적 방사선량과 초과상대위험도가 100mGy당 0.07(-0.005, 0.19)로 유의한 관련성이 없었지만, 1930년대 이전 출생자(1950년대 종사자)에서는 초과상대위험도가 100mGy당 0.16(0.03, 0.39)으로 유의한 연관성을 보였다. 유방암 사망률에 대한 결과도 발생률 결과와 유사하였다.

뇌종양의 경우 중재 시술을 하는 경우 사망 위험이 약 2.5배 유의하게 증가한 결과가 보고된 바 있었다. 그러나 1983-2012년까지 추적한 연구 결과에 의하면(평균 누적 뇌선량은 12mGy) 초과상대위험도가 100mGy당 0.1(95% CI -0.3, 1.5)으로 유의한 관련성을 관찰하지 못했다.

폐암 사망과 직업적 방사선 노출의 경우 초과상대위험도가 100mGy당

-0.02(95% CI <0, 0.13)로 관찰되었다. 이때 평균 폐 장기선량은 25mGy이며 10년의 잠재기를 두었다. 그러나 1930년대에 태어나거나 혹은 1950년대에 작업을 시작한 종사자 군에서는 유의하게 증가한 초과상대위험도가 관찰되었다. 방사선에 의한 폐암 사망의 효과 크기는 흡연을 적게 하는 집단에서 100mGy당 0.41(95% CI 0.01, 1.15)으로 흡연을 많이 하는(20pack-year 이상)의 초과상대위험도 -0.03(95% CI <0-0.15)보다 유의하게 증가하였다.

백내장에 대해서는 2008년 전체 방사선사들을 대상으로 자가 보고한 백내장 발생과 백내장 수술에 대해 안구 선량과 비교하여 Gy당 2.0(-0.7, 4.7)의 위험도가 보고되었다. 이후 2017년에 핵의학 시술에 관여하는 방사선사들이 그렇지 않은 방사선사들과 비교하여 유의하게 증가한 위험도를(HR=1.08) 보고 하였으며, 이러한 증가는 진단용 혹은 치료용 핵의학 시술자 모두에 일관적이었다. 2018년에는 2008년 연구를 업데이트한 결과로서 추적 기간이 9년 증가하였고 환자수도 백내장 발생자 12,366명과 백내장 수술자 5,509명으로 확대되었다. 또한 안구 선량 산출에 대한 보완이 이루어졌으며 산출된 직업적 방사선 노출에 의한 5년 잠재기를 둔 누적 안구선량은 55.7mGy이었다. 선량과 자가 보고된 백내장 발생과 백내장 수술에 대한 초과상대위험도는 각각 0.69/Gy와 0.34/Gy로 2008년 결과보다 위험도 크기는 감소하였으나 유의성은 더욱 분명해졌다. 초과상대위험도는 다른 역학연구와 일관되게 노출 시 연령이 증가함에 따라 감소하였다. 초과절대위험도에 대한 연구는 별도로 2020년에 보고되었으며, Gy당 10,000명 중 94명으로 유의하게 증가하였고 백내장 수술의 경우 Gy당 10,000명 중 13명으로 산출되었다. 한편 2019년에는 중재 시술에 참여하는 방사선사들의 백내장 발생 위험이 중재 시술을 수행하지 않은 방사선사들과 비교하였을 때 상대위험도(1.18, 95% CI 1.11, 1.25)가 높아짐을 관찰하였으며, 이러한 연관성은 중재 시술 횟수가 많을수록, 환자와의 거리가 3피트 이내에서 수행되었을 때 더 크게 나타났다.

수정체는 방사선에 가장 민감한 기관 중 하나로서 오래전부터 방사선 노출과 백내장(수정체 혼탁)에 관한 연구들이 활발히 진행되고 있다. 백내장은 기존에 500mGy의 문턱선량을 가진 대표적인 결정론적 영향으로 알려졌으나 점차 역치 선량이 감소하고 있으며(백내장 위험도가 미국 방사선사 코호트의 경우 100mSv 이하에서, 체르노빌 사고의 경우는 250mGy 수준에서 관찰되었다), 선량-반응 형태는 선형모델을 따르는 것으로 보고되고 있다. 또한 방사선 노출과는 연관성이 가장 높은 것으로 잘 알려진 후낭하백내장(posterior subcapsular cataract)외에 다른 형태의 백내장에서도 방사선 노출에 따라 유의한 증가가 보고되고 있다. 이러한 역학 결과들은 향후 백내장에 대한 방사선 방호 기준의 변화가 필요함을 시사한다. 한편 백내장 외 다른 안과적 질환들은 방사선 노출과 유의한 관련성이 적은 것으로 보고되고 있다.

심혈관 질환 사망은 1950년 이전 작업을 시작하여 5년 이상 근무한 방사선사들에게서만 유의하게 증가(RR=1.15)하였는데, 특히 뇌혈관질환으로 인한 위험도(RR=2.01)가 증가하였고 허혈성 심장질환은 증가하지 않았다. 그리고 중재 시술을 수행하는 방사선사의 경우 뇌졸중(stroke)의 사망위험도가 유의하게 증가(HR=1.34, 95% CI 1.10, 1.64)하였지만 다른 심혈관 질환과의 관련성이 없었다. 한편 방사성 핵종을 사용하는 방사선사들의 경우는 심근경색의 발생(HR=1.37) 및 사망위험도(HR=1.76)가 유의하게 증가하였지만 다른 심혈관 질환은 유의한 관련성이 없었다. 현재 심혈관 질환 관련해서는 작업력과의 연구들은 일부 보고되었으나 아직 방사선량을 활용한 결과는 보고된 바 없다.

USRT에서 건강 영향을 파악하는 형태는 우선 연구 초반에 1) 표준화사망비 및 발생비를 통해 인구집단의 사망 및 암발생 양상을 설명하고 2) 상대위험도를 통해 작업 특성과의 관련성을 파악하였으며 3) 이후 방사선 장기선량을 통해 연관성을 보인 결과들을 평가하는 단계로 진행되고 있다. 지금까지의 결과들을 종합하면 표준화발생비 및 상대위험도 연구에서 유의하게 관찰된 결과들이 방사선량을 통한 선량-반응 관련성 연구에서는 백내장을 제외하고는 유의한 증가가 관찰되지 않았다.

(3) 국내 의료방사선 종사자

규모 및 노출 현황 국내에서는 질병관리청에서 방사선관계종사자라는 이름으로 영상의학전문의, 의사, 치과의사, 방사선사, 간호사, 치과위생사, 간호조무사, 업무보조원 및 기타 직종의 직업적 선량을 정기적으로 모니터링하고 있다. 방사선관계종사자의 규모는 1996년 12,652명에서 2020년 97,801명으로 매년 증가하고 있다. 그러나 방사선관계종사자는 의료기관에서 방사선발생(측정)장비를 신고하면서 그 사용자를 신고하여 국가에서 등록 관리하는 체계이므로, 실제 사용하면서도 신고가 안 된 경우는 포함되지 않을 수 있다.

방사선관계종사자들은 보건복지부 규정에 따라 질병관리본부에서, 방사선작업 종사자에 대해서는 원자력안전법에 의해 일정 기간마다 개인이 노출한 방사선량을 측정하고 기록으로 보존한다. 산업안전보건법에 따라 방사선에 노출되는 업무 종사자들에 대해 특수건강진단 또는 배치 전 건강진단을 1년에 한 번 실시하고 있다.

방사선 작업에 종사하는 의료인들은 법적으로 개인별로 부여된 배지(열형광선량계, TLD)를 통해 작업 선량값을 정기적으로 측정하고 있다. 개인선량계는 일반적으로 가슴 왼쪽 보호복 안쪽에 착용한다. 배지는 올바르게 착용하고, 낮은 선량이며, 균일한 전신 노출이라는 가정하에 방사선 방호에 활용할 수 있는 선량 값을 제공한다. 그러나 방사선장이 불균질하거나 입사 방향이 정면에서 오는 것이 아니라면 여러 선량계를 착용하여 각 가중치를 종합하는 방법을 사용한다.

방사선관계종사자의 1996년 평균 연간 선량은 1.75mSv에서 2020년 0.40mSv로 지속적으로 감소하고 있으나 주요 선진국들보다는 여전히 높은 수준이다. 또한 2020년도에 방사선관계종사자들 중에서 분기당 5mSv를 초과하여 주의 통보를 받은 의료인이 709명, 연간 20mSv 초과자도 72명으로 방사선 안전관리를 지속적으로 강화하는 것이 중요하다. 한편 방사선 작업 종사자 내 의료기관 종사자(핵의학과 및 종양치료분야)는 1984년부터 모니터링되고 있으며, 2020년 현재 6,448명이 등록되어 있으며 연평균 선량은 0.38mSv로 전체 방사선관계종사자들의 평균 노출량과 비슷하였다. 그런데 개인선량계를 의도 및 비의도적으로 착용하지 않은 경우들도 있어 연보의 노출량은 과소평가될 수 있다.

국내 방사선중재시술자 989명을 대상으로 배지 선량과 배지 착용 순응도를 보정한 선량을 비교한 결과 공식적으로 보고된 배지 선량값이 평균적으로 약 90% 과소평가한 것으로 조사되었다. 즉 항상 착용한다고 응답한 53%의 종사자들은 보고된 배지 선량이 실제 노출되는 선량을 직접 반영한다고 할 수 있으나, 때때로 착용하거나 착용하지 않는 종사자들의 경우에는 보고된 배지 선량이 과소평가되었다고 할 수 있다. 따라서 역학 연구를 진행할 때 단순히 배지 선량값을 그대로 사용하기보다는 각 대상자별 선량 오분류를 고려할 필요가 있다. 또한 이러한 문제점을 근본적으로 개선하기 위해서는 배지를 항상 착용하는 경우에만 작업할 수 있도록 환경과 문화를 개선하는 것이 필요하다.

의료인들의 방사선 노출은 각 직종 및 인구학적 특성별로 차이를 보였다. 2020년 기준 방사선사의 개인노출선량 연간 평균값은 0.86mSv로 가장 높았고 치과위생사가 0.14mSv로 가장 낮았다. 국내 방사선관계종사자를 대상으로 한 조사에 의하면 각 직종 내에서도 인구학적 및 작업 특성에 따라 노출량에 차이가 있어 중재시술에 참여하는 의료인 중에서는 의사의 연간 평균 유효선량은 간호사나 방사선사에 비해 높았다. 방사선사의 경우에는 남자, 30세 미만, 대형병원 근무자, CT 작업을 자주 하는 경우, 환자를 붙잡고 작업하는 경우일수록 선량값이 높았다. 이는 업무 특성상 남성이 여성보다 실시간 방사선 영상장치(C-arm)나 중재 시술에 더 많이 관여하고 환자를 잡고 있어야 하는 경우가 많고, 젊은 층에서 작업 미숙 및 상대적으로 많은 업무가 부과되는 것으로 해석된다. 그러나 의사와 간호사의 경우는 연령이 증가할수록 연간 노출선량이 높아 방사선사와는 다른 노출 특성을 보였다. 즉 같은 의료인이라고 하더라도 인구학적 특성과 직종에 따라 방사선 노출의 형태와 정도가 다르므로 직종별로 구분하여 연구하는 것이 바람직하다.

표 14.2.2 국내 방사선관계종사자의 직종별 인원수 및 연평균 방사선 노출선량(2020년도)

직종	인원수	선량(mSv)	분기당 5mSv 초과자
전체	97,801	0.40	709
방사선사	29,668	0.86	560
의사	21,667	0.29	119
치과의사	19,210	0.16	8
치과위생사	11,916	0.14	4
영상의학과전문의	2,315	0.21	8
간호사	10,075	0.18	7
간호조무사	1,841	0.24	2
업무보조원	242	0.18	1
기타	867	0.19	0

(출처: 의료기관 방사선관계종사자의 개인피폭선량 연보, 2021)

과거 선량 재구축 및 장기선량 산출 국가선량등록시스템이 구축되기 이전에 종사한 경우 실제로 방사선에 노출되었음에도 직접 측정된 노출 정보가 없다. 따라서 국내 의료방사선 종사자 중 1996년 이전에 근무를 시작한 경우 과거 선량을 재구축하는 것이 필요하다. 1996-2011년까지 등록된 총 94,396명의 의료방사선 종사자 중에서는 13,144(14%)명이 이에 해당되었으며 이들에 대한 과거 선량 재구축이 시행된 바 있다. 이를 위해 노출량에 관련하는 중요한 변수들로서 근무한 연도 및 종사자 연령 변수로 예측 모델식을 log(연간선량) = β_0 + β_1(연도) + β_2(연령)으로 구축하였고, 이 식을 성별, 직종, 의료기관 종류에 따라 층화하였다. 이때 과거 선량의 과대추정을 막기 위해 1980년도 이전 종사자들의 선량은 1980년도의 선량을 초과하지 않도록 추정하였다.

장기선량 산출방식은 미국 방사선사 코호트 연구에서의 방법을 적용하였다. 즉 종사자들의 장기선량을 산출하기 위해서 1) 배지를 통해 측정된 개인 노출선량 자료, 2) 작업 특성에 대한 설문조사 자료, 3) 국제방사선방호위원회에서 제공하는 장기별 흡수 선량과 개인별 등가선량의 비율을 고려한 환산계수를 활용하였다. 인체의 각 장기에 흡수된 선량 D_T는 (Gy) $H_p(d)[(D_T/K_a)/(H_p(d)/K_a)]$으로 산출되며 이때 $H_p(d)$는 배지에서 측정된 등가선량(Sv 단위)를, d는 피부를 제외한 모든 장기에 대해서 10mm 값을, K_a는 공기 커마(kerma)로 엑스선을 공기에 조사했을 때 유리되는 조사량(Gy 단위)을 의미한다. D_T/K_a 값과 $H_p(d)/K_a$ 값은 ICRP 보고서에 제시된 선량환산계수를 적용하는데 공기 커마당 장기 흡수선량 계수(D_T/K_a, Gy per Gy)는 ICRP 116 보고서에서, 공기 커마당 개인 등가선량 계수($H_p(d)/K_a$, Sv per Gy)는 ICRP 74 보고서에서 확보하였다. ICRP 계수값은 방사선 발생장치의 에너지 및 방사선 조사 방향에 따라 달라지므로, 진단 방사선종사자들에서 방사선 발생장치의 에너지를 미국 방사선사 코호트 연구에서와 같이 30keV와 40keV의 평균값으로 가정하였으며, 방사선 조사 방향은 작업자에게서 가장 흔하게 노출되는 상황인 앞뒤(antero-posterior) 방향으로 가정하였다.

개인 배지 선량과 ICRP 계수로 보정한 후에는 보호복에 의한 방호효과를 추가로 고려하였다. 만약 배지를 납복 안쪽에 항상 착용한 경우는 이러한 고려가 불필요하나 그렇지 못한 경우 그리고 개인별 정보를 알 수 없는 경우에는 필요하다. 즉 납복 미착용 확률(P_{NoA}), 납복 착용 시 배지를 바깥에 착용할 확률(P_{AO}) 혹은 안쪽에 착용할 확률(P_{AU})은 2012-2013년 수행한 설문 조사 결과를 적용하였다. 납복에 의한 방사선 저감률은 80%라고 가정하였으며 방사선 작업을 할 때 납복을 착용하는 분율을 곱하여 저감계수(AA)를 산출하였다. 최종적으로 보호복 안쪽에 있는 장기선량(Gy)은 BD × DF_0 × [P_{NoA} + AA × P_{AO} + P_{AU}]으로, 보호복 바깥쪽에 있는 장기선량은 BD × DF_0 × [P_{NoA} + P_{AO} + (1/AA) × P_{AU}]으로 산출하였다(DF_0는 장기별 전환계수를 의미한다).

장기선량을 산출할 때 다양한 요인으로부터 불확실성이 발생한다. 즉 작업시 방사선 노출 방향에 대해서 작업자의 방향을 일괄적으로 전후 방향으로 가정하였으나, 방사선 작업 종류에 따라 다른 방향들(ROT 및 ISO 방향 등)의 다양한 자세를 취할 수 있다. 따라서 작업시 노출 방향에 대한 정보를 근거로 장기선량 산출 시 다양한 작업 방향을 고려할 필요가 있다. 또한 보호구 투과율 및 방사선 에너지 범위도 불확실성으로 작용한다. 기존에 방사선관계종사자를 대상으로 장기선량을 산출할 때 보호구 투과율을 20%로, 에너지의 범위도 30keV 와 40keV의 평균값으로 가정하였으나 이러한 정보들은 각 직종에서의 작업의 종류와 형태 그리고 시기에 따른 보호구 투과율 및 방사선 에너지 범위가 변화될 수 있다.

한편 미국방사선방호협회(NCRP)에서 2020년에 발표한 보고서에서는 의료인의 작업 상황(에너지 크기와 입사방향 등)을 반영하여 ICRP 116과 ICRP 74 보고서의 계수를 곱한 값을 제시하였다. 즉 의료방사선 업무를 일반, 중재시술, 핵의학, 방사선치료 분야로 나누고 각 경우별 방사선 에너지에 가중치를 두어 적용하였다. 예를 들어 중재 시술 작업에 대한 문헌과 조사자료에 근거하여 에너지별로(42.2keV, 45.7keV, 46.9keV) 각각 35%, 45%, 20%의 가중치를 두고 입사 각도는 45도를 설정하여 종합된 장기별 계수값을 제시하였다. 국내 의료방사선 종사자들이 대체로 보호복을 착용한 상태에서 작업하고 있으며 의료기기의 적용이 나라별로 크게 다르지 않다는 것을 고려하면, 이 보고서의 계수값을 의료방사선 종사자들의 장기선량 산출에 직접 적용할 수도 있다.

건강 영향 국내 방사선관계종사자들 중 1996-2011년 동안 피폭선량관리센터에 등록된 약 9만 명의 의료인들을 대상으로 역학연구가 진행되었다. 2015년까지 총 1,099명의 사망자가 발생하였으며 이를 근거로 표준화사망비를 산출한 결과 전체 암사망을 비롯하여 대부분의 각 개별 암종에 대한 위험도가 일반인보다 유의하게 낮았다(표준화사망비는 남자 0.45, 여자 0.49). 이는 직업 코호트에서 일반적으로 발생하는 건강근로자효과가 반영된 것이다. 악성종양의 표준화사망비는 외국 연구들에서와 일관되게 비악성종양에 비해 상대적으로 높았다. 그러나 전체 사망률을 보정한 이후에는 백혈병, 대장암, 위암 등의 위험도가 상대적으로 유의하게 높았다. 이러한 결과는 의료인들의 전체적인 사망 수준이 일반인에 비해 낮지만, 특정 사망 원인들은 직업적 혹은 생활 관련 요인과 관련될 수 있다는 것을 의미한다. 건강근로자효과를 충분히 보정하기 위해서는, 방사선 비노출 의료인을 비교군으로 설정하거나 퇴직자들을 추적하여 건강 영향을 조사할 필요가 있다.

2017년도까지 발생한 총 3,392명의 암 발생자료를 근거로 한 표준화암발생비는 남성에서 0.90로 유의하게 낮았지만, 여성에서는 1.11로 유의하게 증가하였다(표 14.2.3). 암종별로는 남성의 경우 갑상선암, 전립선암, 신장암이 유의하게 증가하였고 위암, 간암, 폐암 등이 유의하게 감소하였으며, 여성의 경우 갑상선암과 유방암이 유의하게 증가하였다. 그러나 방사선에 의한 암발생에 대한 초과상대위험도는 100mGy당 0.15(95% CI -0.20, 0.50)로 유의한 연관성을 보이지 않았다. 이러한 위험도 크기는 기존 방사선 역학 연구들에서의 결과와 대체로 유사하다. 그러나 연구대상자들이 상대적으로 젊은 인구집단이며 추적 기간이 짧아 향후 선량 및 건강 영향에 대한 보다 장기간 추적이 필요하다.

표 14.2.3 국내 방사선관계종사자의 직업적 방사선 노출과 암 발생 초과상대위험도

Cancer sites (ICD-10 code)	All workers (n=93,920)	Worker employed ≥1 years (n=75,785)	workers started job ≥1996 (n=80,776)	Workers had ≥1mSv (n=45,862)
All cancers combined (C00-C96)				
Cases	3,392	2,962	2,391	2,010
ERR(95% CI)	0.15 (-0.20, 0.50)	0.15 (-0.20, 0.51)	0.93 (-0.60, 2.46)	0.20 (-0.18, 0.57)
Solid cancers (C00-C81)				
Cases	3,220	2,813	2,268	1,903
ERR(95% CI)	0.15 (-0.20, 0.51)	0.17 (-0.20, 0.53)	0.79 (-0.77, 2.35)	0.21 (-0.18, 0.60)
Solid cancers other than thyroid				
Cases	2,234	1,992	1,456	1,384
ERR(95% CI)	0.24 (-0.15, 0.64)	0.26 (-0.15, 0.66)	0.92 (-1.05, 2.90)	0.35 (-0.10, 0.79)
All-haematopoietic cancers (C81-C96)				
Cases	172	149	123	107
ERR(95% CI)	0.09 (-2.02, 2.20)	-0.12 (-2.02, 1.99)	3.80 (-5.24, 12.9)	0.03 (-2.09, 2.15)
Leukaemia (C91-C95)				
Cases	58	49	45	32
ERR(95% CI)	-0.54 (-3.54, 2.45)	-0.55 (-1.49, 0.39)	2.13 (-11.9, 16.2)	-0.50 (-3.98, 2.98)

(출처: Lee et al., 2021)

방사선관계종사자 집단에서 갑상선 암의 경우 표준화암발생비는 남성에서 1.72, 여성은 1.18로 유의하게 증가하였으나 직업적 방사선 노출량과 유의한 선량-반응 관련성을 보이진 않았다(초과상대위험도는 남성 0.07/100mGy, 여성 -0.13/100mGy)(표 14.2.4). 따라서 의료방사선 종사자들 에서의 갑상선 암 발생 증가는 의료인들의 높은 의료접근성에 의한 것으로 해석된다. 그러나 평균 추적 기간이 충분히 길지 않아 직업적 방사선 노출에 의한 효과가 충분히 나타나지 않을 가능성도 있다. 향후 보다 장기간 추적을 통해 직업적 방사선 노출뿐 아니라 다른 환경요인들, 특히 어린 시절의 의료방사선 노출력과의 연관성도 조사할 필요가 있다.

표 14.2.4 국내 방사선관계종사자의 직업적 방사선 노출과 갑상선 암 발생 초과상대위험도

	All		Employment duration ≥1 year	
	Cases	ERR per 100mGy (95% CI)	Cases	ERR per 100mGy (95% CI)
Overall	827	0.04 (-0.35, 0.43)	737	0.03 (-0.35, 0.42)
Sex				
Male	309	0.07 (-0.38, 0.53)	291	0.06 (-0.39, 0.52)
Female	518	-0.13 (-0.49, 0.23)	446	-0.13 (-0.68, 0.43)
Job title				
Radiologic technologist	232	0.01 (-0.49, 0.52)	218	0.01 (-0.50, 0.51)
Radiologist	21	0.01 (-0.84, 0.85)	21	0.002 (-0.84, 0.84)
Dentist	119	-0.05 (-4.57, 4.48)	115	-0.06 (-4.57, 4.45)
Dental hygienist	101	-1.16 (-4.53, 2.21)	82	-1.14 (-5.22, 2.94)
Nurse	82	-0.11 (-1.87, 1.65)	61	-0.11 (-1.85, 1.64)
Doctor	150	-0.003 (-1.20, 1.19)	141	-0.01 (-1.20, 1.19)
Others	122	0.03 (-0.69, 0.74)	99	0.03 (-0.69, 0.75)

(출처: Lee et al., 2019)

방사선관계종사자 중 설문조사가 이루어진 11,500명에 대해서는 심혈관 질환 위험도를 건강보험자료를 통해 조사된 바 있다. 즉 2007년부터 2016년간 2,270명의 환자가 보고되었고 평균 추적 기간은 8.1년, 누적 심장 방사선량은 6.2mGy이며, 전체 심혈관 질환의 초과상대위험도는 0.14(95% CI: -0.57, 0.99), 뇌혈관질환은 3.10(-0,75, 11.6), 허혈성 심장질환은 1.22(-0.71, 4.73)으로 관찰되었다. 약 54,000명의 남성 종사자들을 대상으로 한 사망률 연구에서는 총 심혈관 질환의 사망위험도가 100mGy당 0.85로 유의하지 않게 증가하였으며, 뇌혈관질환은 0.23, 허혈성 심장질환은 1.18으로 관찰되었다. 연구 대상자와 결과 지표(사망 혹은 발생)의 차이가 있지만, 이러한 위험도들은 대체로 기존 직업적 방사선 노출 역학 연구에서의 결과

들과 일치한다.

(4) 중재 시술 의료인

방사선 중재 시술은 형광투시를 통한 진단 및 치료목적의 의료 시술(fluoroscopically-guided procedures)로 정의한다. 즉 방사선 영상 투시 장치를 사용하여 미세한 도관을 체내에 삽입하여 시술함으로써, 수술 없이 목표하는 장기에 약물 또는 의료용 기구 등을 삽입하여 비침습적으로 질병을 진단하거나 치료하는 의료 분야이다. 외과적 수술에 비하여 마취에 대한 부담을 감소시키고 접근이 어려웠던 병소를 치료할 수 있게 하였으며, 입원 기간을 단축하여 환자에게 시간적 경제적 이익을 제공할 수 있다. 따라서 중재 시술 빈도가 국제적으로 증가하고 있다.

방사선 중재 시술 의료인들은 일반 방사선 관련 의료종사자들에 비해 방사선원 가까이에서 작업하며, 시술이 복잡한 경우 노출 시간이 길어지기 때문에 일반 진단 방사선 관련 의료종사자들보다 높은 선량에 노출된다. 따라서 중재적 시술 관련 환자와 의료인의 의료방사선 노출선량의 증가에 관한 관심과 우려가 증가하고 있으며, 국제적으로 중재 시술과 관련해서 방사선방호를 위한 긴급한 노력이 강조되고 있다.

중재 시술은 과거에 주로 영상의학과에 국한되었으나 점차 활용이 증가하여 최근에는 다양한 임상 분야에서 시행하고 있다. 국내에서도 대한인터벤션영상의학회, 대한인터벤션영상기술학회, 대한심혈관중재학회, 대한심혈관기술연구회, 대한영상의학간호사회, 대한통증학회, 대한부정맥학회, 대한췌담도학회, 대한최소침습척추학회, 대한신경중재치료의학회, 대한정형외과학회등의 다양한 전공 분야에서 중재 시술을 시행 혹은 보조하고 있는 것으로 알려졌다. 방사선 중재 시술자는 자격증으로 정해지는 것이 아니라 작업 행위 여부에 따라 정의되므로 고정적이지 않다. 2011년 설문조사에 의하면 진단방사선사들중 약 8%가 중재시술에 관여하였다. 그러나 시술이 점차 확대되고 있어 중재시술자의 정확한 규모를 파악하기는 쉽지 않고 조사 시점에 따라 인원수가 달라질 수 있다.

중재 시술자 건강 영향 연구에 대한 체계적 문헌 고찰 결과 2021년 6월까지 총 49편의 문헌이 검색되었다. 연구 방법으로는 환자-대조군 연구가 29편(59%)으로 가장 많았으며, 단면연구와 코호트 연구가 각각 8편, 사례보고가 4편이었다. 출판 시기는 1998년 이후부터로 대부분 2000년 이후였으며, 방사선 역학 연구에서 흔히 사용되는 선량당 초과상대위험도를 보고한 연구는 매우 적었다. 전체적으로 발표 논문 수와 시기로 보아 다른 방사선 노출 인구집단과 비교해 상대적으로 연구가 활발히 진행되지는 못한 상황이다.

그동안 조사된 건강 영향의 종류로는 백내장, 악성종양, 유전체 손상, 심혈관 질환 및 근골격근계 질환 등이었다. 이중 백내장에 관한 연구는 전 기간에 걸쳐 연구된 주요 관심 주제이다. 조사된 중재 시술자들의 백내장 유병률은 연구마다 큰 차이를 보였으며 후낭하백내장의 유병률은 근무 기간과 관련성을 보였다. 중재 시술자에서 발생한 암 증례 보고로는 뇌종양이 가장 많았으며 그 외에 갑상선암, 다발성 피부암 발생이 보고되었다. 2010년 이전의 연구들은 유전체 손상 연구에 치중된 반면 2011년 이후부터는 암관련 연구와 기타 관련 질환 연구로 연구 주제가 다양해지고 있다. 생체지표 연구에서는 유전자 절단, 소핵 유전자 형성 및 다양한 형태의 유전자 손상 지표들을 조사하였다.

미국에서는 미국국립암연구소에서 중재 시술자들의 사망 자료를 연계한 연구에서 1940년대 이전 의과대학을 졸업한 중재 시술 의사들의 백혈병 사망 상대위험도가 정신과 의사들과 비교했을 때 유의하게 높았으며 다른 암종이나 심혈관 질환은 증가하지 않았다. 그 외중재 시술을 사용하는 다양한 전문 분과들의 협의체인 MOHG(Multispecialty Occupational Health Group)와 심혈관 조영 및 중재 학회에서 소속 학회원들에 대한 설문조사를 통해 다양한 자가 보고된 건강 영향의 유병률 등이 보고된 바 있다.

이탈리아에서는 'Healthy Cath Lab Study'를 통해 심혈관 중재 시술자들을 대상으로한 단면조사를 통해 다양한 임상 및 생체지표, 인지기능 등의 건강 영향을 평가하고 있다. 대표적으로 무증상 죽상경화증(subclinical atherosclerosis)의 초기 징후 사이의 연관성을 평가하고자 223명의 중재 시술자들(141명의 남성, 45±8세)과 성별과 연령이 짝짓기 된 222명의 비노출자들(113명의 남성, 44±10세)을 비교한 결과, 중재 시술 의료인에서 경동맥 내막 두께가 유의하게 증가하였으며 심혈관 질환의 예측인자 중 하나인 백혈구 텔로미어(telomere)의 길이가 방사선 중재 시술자에서 유의하게 짧아진 것이 관찰된 바 있다.

프랑스에서는 심혈관 중재 시술자를 대상으로 한 O'CLOC(Occupational Cataract and Lens Opacities in Interventional Cardiology) 연구에서 후낭하 백내장의 위험이 유의

하게 증가한 것을 보고하였다. 그 외에 심혈관 중재 시술자들을 대상으로 한 백내장 연구가 유럽 여러 나라들이 참여한 EURALOC(European epidemiological study on radiation-induced lens opacities among interventional cardiologists) 연구가 진행되고 있다.

(5) 기타 의료인

미국 백만 명 종사자 연구에 포함된 의료종사자들을 대상으로 한 연구가 최근 보고되었다. 이 연구에서는 1965-1994년까지 근무하였던 109,019명의 의료방사선 종사자들의 사망원인을 2016년까지 추적하였으며 이들의 평균 작업기간은 23.7년이었다. 총 11,433명의 사망을 관찰하였으며 이중 백혈병(CLL 제외)은 126명, 폐암은 850명, 허혈성 심장질환 사망은 1,654명이었다. 백혈병에 대한 초과상대위험도는 100mGy당 0.10(95% CI -0.34, 0.54), 폐암은 0.15(0.02, 0.27), 허혈성 심장질환은 -0.10(-0.27, 0.06)이었다. 남성에서 폐암의 초과상대위험도는 0.16(0.01, 0.32)으로 여성의 0.09(-0.19, 0.36)보다 높았으나 통계적으로 유의하진 않았다. 이러한 결과는 일본 원폭 생존자 연구에서 여성의 폐암 위험도가 남성보다 약 3배 높았던 것과는 대비되는 결과이다.

프랑스에서는 2002-2012년 사이에 전리방사선 피폭 감시 시스템(SISERI)에 등록된 약 20만 명이 넘는 의료종사자들에 대한 코호트 연구가 진행되고 있다. 여성이 64%이며 추적된 평균 나이는 45세이다. 전체 사망자 1,425명에 대한 표준화사망비는 0.35(95% CI 0.32-0.37)로 건강근로자효과가 남녀 모두에게서 강하게 나타났다. 비록 대규모 인구집단이지만 2002년 이후 추적되어 상대적으로 젊은 인구집단이며 국가암등록자료 및 자세한 개인별 정보가 없는 상태이다. 따라서 종사자들의 각 소속 병원을 통해 생활 및 의료정보를 얻는 방식으로 조사함으로써, 코호트보다는 코호트 내 환자-대조군 형태로 진행하고 있다.

캐나다에서는 선량 시스템에 등록된 67,562명의 의료종사자들에서 유의하게 감소한 표준화암사망 및 발생비를 보고하였다(단 갑상선 암 발생의 경우는 유의하게 증가하였다). 일본에서는 1969-1993년까지 추적한 12,195명의 남성 방사선사들의 암사망률을 분석한 결과 대부분의 암종별 표준화암사망비는 유의하게 감소하였으나 백혈병의 경우 유의하게 증가하였다.

중국 의료종사자들에 관한 역학연구는 2021년 현재까지 4편이 보고되었다.

1988년 발표된 첫 연구는 1950-1980년에 근무한 27,011명의 진단 방사선 종사자를 25,782명의 다른 의료종사자와 비교한 연구로서 전체 암발생 상대위험도는 1.5, 백혈병은 3.5, 갑상선암은 2.1, 피부암은 1.5로 유의하게 증가하였다. 1990년에는 같은 대상자들을 1985년까지 추적하여 이전 연구보다 조금 감소한 위험도를 보였으나 방사선 작업과 유의한 증가 양상은 계속 관찰되었다. 2002년에는 1995년까지 추적한 결과를 보고하였는데 기존 결과들과 비슷하게 증가한 위험도를 보였으나, 1970년 이전 작업자들(평균 선량 551mGy)에게서만 상대위험도가 유의하게 관찰되었으며 1970년 이후 작업자(평균 선량 82mGy)들의 위험도는 유의하지 않았다. 2016년에 보고된 연구에서는 추적 기간을 1950-1995년까지 확대하였으며 장기선량에 근거하여 암발생에 대한 초과상대위험도를 산출하였다. 이 연구에서는 1,643명의 고형암 발생 환자를 포함하였으며 평균 대장 선량은 86mGy였으며 초과상대위험도는 Gy당 0.87(95% CI 0.48, 1.45)로 유의하게 증가하였다(남성 0.82/Gy, 여성 0.93/Gy). 초과절대위험도는 50세에 Gy당 10,000명당 22명(95% CI 14, 32)이었다. 한편 백혈병에 대한 결과는 2022년에 보고되었는데, 평균 누적 골수 선량은 0.046Gy였고 2년 잠재기간 설정 시 백혈병(CLL 제외)의 초과상대위험도는 100mGy당 0.66(90% CI: 0.09-1.53), 초과절대위험도는 10,000명당 0.29명(90% CI: 0.07-0.56)이었다. 이러한 증가는 선형적인 선량-반응 관계를 보였다.

(6) 의료방사선 종사자 역학 연구의 방향성

의료방사선 종사자는 방사선에 노출되는 가장 큰 직업군의 하나로 역학 연구에 중요한 인구집단으로 연구 수행 시 다음과 같은 내용들을 반영하는 것이 바람직하다. 1) 우선 기존에 구축된 코호트에 대한 추적조사를 지속하는 것이 중요하다. 능동적 및 피동적 추적을 통해 입적된 대상자들에 대한 노출 및 건강 상태를 충분한 기간 관찰하는 것이 역학적 근거 창출에 큰 기여를 할 수 있다. 또한 새로 개발된 방사선 장비 및 기술에 의한 노출 영향을 파악하기 위해서는 신규 대상자를 지속적으로 모집하여 코호트를 확대하는 것이 필요하다. 2) 기존 직업적 방사선 노출 연구와 공동연구, 특히 방사선 작업 종사자 코호트와 통합 확대하는 것과 의료방사선 종사자들에 대한 국제 공동연구를 진행하는 것이 바람직하다. 이를 통해 검정력을 증가시키고 노출 방식 및 선량 분포를 다양하게 갖는 장점을 가질 수 있다. 3) 방사선 역학은 다른 역학 분야보다 특히 노출에 대한 정량적 접근이 강조되고 있어 노출량에 대한 정확성을 확보하는 것이 중요하다. 배지 선량뿐 아니라 장기선량 산출에 있어서 보다 정교한 방법을 적용하여 과거 및 현재의 선량값을 산출하는 것이 필요하다. 이러한 노출량은 단위 선량당 초과위험도를 평가하는 방사선 역학에서의 위험도 평가 방식에 필수적이다. 4) 비직업적 방사선 노출에 대한 정보 확보가 중요하다. 방사선의 종합적인 노출평가를 위해 직업적 노출량뿐 아니라 개인적 의료 및 환경 노출력도 함께 파악하는 것이 중요하며, 건강 영향에 관련된 주요 생활 위험인자들 및 의료접근성에 대한 정보 파악이 방사선의 영향을 더욱 분명히 검증하는 데 필요하다. 5) 방사선과 질병 혹은 다른 유해인자들과의 상호작용을 파악하는 것이 필요하다. 인구집단은 질병 발생과 관련된 다른 많은 요인을 동시에 갖고 있으므로 상호작용 파악을 통해 방사선 자체의 질병 발생 기전을 보다 정확하게 파악할 수 있다. 6) 중재 시술자는 직업적 방사선 노출의 고위험군에 해당하지만, 아직 연구가 충분히 진행되지 못하고 있다. 따라서 중재 시술자의 방사선 노출과 관련된 건강 영향 평가를 위해서는 다양한 전문 분과의 중재 시술자들을 포함한 코호트를 구축하여 장기 추적관찰을 통해 관련 질병의 발생을 파악하며, 주요 질환의 생체지표 또는 임상검사를 통해 질병 전단계의 변화들과 방사선 노출과의 연관성을 조사하는 방식이 효율적이다.

14.3. 그 외 작업자(other radiation workers)

(1) 광부

연구 현황 광부(miners)들에 관한 역학연구는 주로 캐나다, 체코, 독일, 중국, 프랑스, 미국 등에서 코호트 연구 형태로 진행되었다. 광부 대상의 역학연구는 라돈 노출과 폐암 관련성을 보여주는 대표적인 연구 영역이다. 광부들의 호흡기질환에 의한 사망 증가는 16세기 부터 관찰되었지만, 사망 증가가 라돈 노출에 의한 폐암과 관련되어 있다는 것은 1950년대가 되어서야 확인되었다. 이후 광부를 대상으로 한 연구에서 일관되게 폐암 위험이 관찰됨에 따라 국제암연구소에서는 1988년에 라돈을 인체 발암성 물질로 분류하였다.

국제방사선방호위원회 보고서(ICRP 115)에서 라돈의 직업적 노출과 폐암 사망 위험도의 통합분석 결과를 정리한 바에 의하면(표 14.3.1), 라돈에 의한 폐암의 초과상대위험도는 100WLM(working level month)당 0.59-1.60 정도였으며 유의한 선형적 증가 양상을 보였다. 위험도 값은 코호트 집단 내 추적 기간, 도달 연령, 근무 기간, 노출 수준, 기저 위험도 등에 따라 차이를 보였다. 라돈의 노출은 워킹레벨월(working level month, WLM)이라는 단위를 역사적으로 사용하여 왔으며, 1WLM은 광부가 1개월(170시간)간 작업할 때 받게 되는 노출량을 의미하며 대략 10mSv와 비슷하다.

표 14.3.1 탄광부에서 각 연구별 초과상대위험도

Reference	No. of cohorts	No. of miners	Person-years	ERR per 100 WLM (95% CI)
ICRP (1993)	7	31,486	635,022	1.34 (0.82, 2.13)
Lubin et al. (1994)	11	60,570	908,903	0.49 (0.20, 1.00)
NRC (1999)	11	60,705	892,547	0.59 (1.32(SE))
UNSCEAR (2009)	9	125,627	3,115,975	0.59 (0.35, 1.00)
Tomášek et al. (2008)	2	10,100	248,782	1.60 (1.00, 2.30)

(출처: ICRP, 2010)

체코, 프랑스, 캐나다의 공동연구에서는 100WLM 이하의 저선량에 노출된 경우에서도 폐암 사망이 유의하게 증가함이 보고되었다. 라돈에 의한 폐암의 초과상대위험도는 대체로 저선량에 노출된 집단이 고노출 집단보다 상대적으로 높았다. 그런데 라돈 노출은 일반적으로 알려진 방사선 노출(감마선, 엑스선 등과 같은 투과력이 큰 방사선에 전신 노출이 되었을 때) 영향과는 다르게 노출 시 연령과 성별에 따른 차이가 크지 않다고 보고되었다.

광부에서의 라돈 연구 결과는 일반주민 연구와 대체로 일관성을 보여주고 있어 라돈의 건강영향은 노출 형태가 직업적이든 환경적 노출이든 일관적이라고 할 수 있다. 단 실내 거주 환경에서의 라돈 노출과 폐암의 연구 결과는 광부 대상의 연구에 비해 비교적 위험도 추정치의 변이가 크게 관찰되었다. 이는 일반 주민 연구들에서의 상대적으로 낮은 노출 수준 및 노출평가에서의 제한점과 관련된 것으로 파악된다.

유럽 13개 국가에서 일반인에 대한 폐암 환자-대조군 연구를 통합한 분석에서는 거주지역의 실내 라돈 농도 100Bq/m^3 증가당 폐암으로 인한 사망 위험이 16% 증가하였다. 이 결과에 의하면 실내 라돈 노출이 유럽에서 전체 암사망의 2%, 폐

암 사망의 9%를 설명하는 것으로 추정되었다. 선량-반응 관련성은 선형이고 문턱선량이 존재하지 않았으며 라돈의 폐암 위험도에 성, 연령, 흡연 상태, 조직학적 특성별로 큰 차이가 없었다. 단 소세포폐암(small cell lung cancer)의 경우 상대위험도가 다른 조직학적 암보다 높았다. 흡연은 라돈과 폐암 사망에 효과변경인자로 작용하는 것으로 알려졌지만 상호작용의 형태(곱셈 혹은 덧셈)는 일관적이지 않다. 한편 라돈에 의한 위험도 증가는 흡연을 계속하는 사람들에게 누적 절대위험도(cumulative absolute risk)를 증가시켰다. 따라서 설령 라돈 자체의 유해성 크기가 작더라도 동시에 노출되는 유해 물질들과의 관련성을 고려하면 라돈의 종합적인 누적 유해성은 크다고 할 수 있다.

라돈의 다른 건강 영향들로 백혈병, 피부암, 위암 등의 증가도 간헐적으로 보고된 바 있으나 아직 근거가 충분하지는 않다. 예를 들어 백혈병의 경우 덴마크에서 진행된 환자-대조군 연구에서는 유의한 관련성을 보였으나 더 큰 규모의 영국 연구에서는 유의한 증가를 보이지 않았다.

라돈에 관한 역학연구의 향후 방향성으로 1) 대부분 호흡기질환 및 폐암에 관한 연구들로 집중되어 있으나 다른 암종 및 비악성질환으로 확대하는 연구, 2) 라돈에 의한 위험도가 얼마나 오래 지속되는지에 관한 연구, 3) 라돈의 다른 유해 요인들과의 상호작용 연구 등이 제시된 바 있다. 라돈에 관한 연구는 광부뿐 아니라 라돈에 노출되고 있는 수많은 직종 및 일반인으로까지 확장될 수 있어 공중보건학적으로 의미가 크다.

라돈(radon)은 천연기원 방사성핵종(Naturally Occurred Radioactive Material)으로 전체 자연방사선 노출량의 약 절반을 차지한다. 반감기가 약 3.8일의 불활성 기체로 알파입자를 방출한다. 투과력이 낮아 폐 외에 다른 장기로의 노출은 적다. 라돈의 밀도는 공기보다 무거워 고도가 낮을수록 농도가 더 높으며 밀폐된 공간 특히, 지하 작업 공간에서 일하거나 생활하는 사람들은 높은 농도에 노출될 수 있다. 실내로 유입되는 경로는 주로 건물 바닥의 균열된 틈을 타고 들어오며 건물의 낮은 층이 높은 층보다 높은 농도를 나타낸다. 국내의 경우 연간 유효선량이 1.27mSv이지만 최근 지하공간의 이용이 증가하고 있고 건물의 환기율이 낮아질 수 있는 형태로 건설되는 경우가 많아 상황에 따라 노출량이 크게 다를 수 있다. 국제적으로 라돈에 의한 폐암 사망의 인구집단 기여분율은 4.2%-29.3%를 차지하며, 우리나라는 약 17%인 것으로 보고된 바 있다.

PUMA 연구 PUMA(Pooled Uranium Miner Analysis)는 우라늄 광부들에 대한 국제 공동 코호트 연구이다(표 14.3.2). 이 코호트에는 북미(캐나다, 미국)와 유럽(체코, 프랑스, 독일)의 5개국가 7개 광산에서 124,507명의 우라늄 광부들이 포함되어 있다. 역사적으로 제2차 세계 대전 이후 핵무기 생산을 위한 우라늄 채굴 산업이 발달하면서 전 세계적으로 많은 광부가 광산에 종사하였으며 작업시 라돈과 감마선을 포함해서 방사성 분진, 비소 및 디젤과 같은 유해한 발암물질에 노출되었다.

이 코호트는 기존에 11개국에서 60,606명을 포함했던 국제 공동 광부 코호트에서 일부를 제외하고 새롭게 구축한 통합연구이다. 15개국 원전 종사자 코호트가 3개국의 INWORKS로 업데이트되었듯이 광부 연구들에 대해서도 유사한 과정을 거쳤다. 즉 제대로 된 정보를 가진 잘 진행되는 연구들만 모아 인원수를 증가시키고 다양한 노출 상황 및 다른 시기의 자료를 확보할 수 있는 통합연구의 장점을 효율적으로 적용하였다.

연구대상자는 라돈 노출에 대한 정량적인 추정치를 가지고 있는 사람들 그리고 생존상태를 파악할 수 있는 사람들로만 제한하였다. 이들의 인구학적 정보(성별, 연령)와 작업력에 대한 정보(근무시작 및 종료 시점) 및 사망 정보들을 수집하였다. 대부분 남성이었으며 1942년에서 1996년 사이에 고용되었다. 추적은 1946년부터 2013년까지 이루어졌으며 평균 추적 기간은 30-39년이었으며 총 451만 인년(person-year)이었다.

라돈의 노출 평가는 국가마다 그리고 시기별로 다르지만 대상자들의 개인 노출 모니터링 자료, 과거 자료 및 전문가 판단 방법들이 종합적으로 적용되었다. 평균 누적 노출량은 미국의 Colorado 광산, 독일의 Wismut 광산, 캐나다의 Eldorado 광산이 다른 곳보다 상대적으로 높았다. 일부 광부들에서는 외부 전리방사선(감마선 등) 노출에 대한 개별적인 정량 추정값과 다른 직업적 유해 요인으로서 디젤 노출 정보가 수집되었다. 미국의 경우 대상자들의 자가 보고 및 의료기록을 활용하여 흡연 정보를 수집할 수 있었으나 다른 나라들에서는 제한적이거나 전혀 수집되지 않았다.

표 14.3.2 PUMA 연구대상자들의 나라별 성별 특성

Study	Location	Miners	Period of follow-up	Mean cumulative exposure (WLM)	All cancer	Circulatory disease
Men						
Eldorado	Canada	13,574	1950-1999	121.7	1,134	1,331
Ontario	Canada	28,546	1954-2007	31	2,734	2,804
Czech	Czech	9,978	1952-2014	73	2,071	1,874
France	France	5,086	1946-2007	37	730	464
Wismut	Germany	54,919	1946-2013	304	8,503	9,806
Colorado Plateau	USA	4,137	1960-2005	579	961	797
New Mexico	USA	3,469	1957-2012	90.4	470	379
Women						
Eldorado	Canada	1,073	1950-1999	121.7	48	25
Wismut	Germany	3,725	1951-2013	304	434	936
PUMA		124,507			17,085	18,416

(출처: Rage et al., 2019)

PUMA에서 관찰된 사망자 수는 54,462명으로 이중 암이 17,085명(폐암은 7,825명), 심혈관 질환 사망이 18,416명이었다. 표준화사망률이 전체 암사망(SMR=1.23)을 비롯하여 외상(SMR=1.41), 호흡기질환 사망(SMR=1.32)에서 유의하게 증가하였다. 암종별로는 폐암, 간과 담도암, 기관지암, 위암이 유의하게 증가하였으나 백혈병 사망의 위험도는 증가하지 않았다. 폐암 사망 위험도는 근무 기간이 길수록, 초기 근무년도가 이를수록 증가하였다. 표준화사망비의 증가가 노출 후 시간 경과에 따라 지속되고 있어 보다 장기적인 추적 조사의 중요성이 강조되었다. 그러나 PUMA의 통합연구에서 아직 방사선량당 위험도 결과는 보고되지 않았다.

PUMA 연구의 장점들로는 1) 개별적인 노출량을 가지고 있는 많은 광부를 대상으로 장기간 추적관찰을 수행함으로써 통계적 정밀성을 높일 수 있다. 2) 다양한 국가, 다른 시기, 다양한 조건에서 작업한 우라늄 광부 집단을 포함함으로써 노출 조건을 광범위하게 설정할 수 있다. 3) 각 코호트로부터는 다양한 정보를 파악함으로써, 우라늄 채굴 광산 속 다양한 직업적 노출 요인(라돈 및 다양한 중금속 등)에 의해 발생 가능한 암종 및 기타 질환에 대한 영향을 파악할 수 있다. 4) 최근에 작업을 시작한 종사자들도 코호트에 포함하고 있어 노출 수준이 상대적으로 낮은 최근 직업적 노출 환경에 대한 추가적인 정보를 제공할 수 있다.

(2) 방사선 비파괴 작업 종사자

방사선 투과검사는 용접부 등에 방사선을 조사하여 결함을 검출하는 것으로 압력용기의 제조공정이나 용접 부위 검사 등 각종 사업 현장에 활용되고 있다. 이러한 작업에 종사하는 비파괴 작업 종사자(industrial radiographer)는 다른 방사선 작업 종사자보다 높은 선량에 노출되고 있으며 종사자 수도 원전 종사자 다음으로 많다. 그런데 작업 중 배지를 착용하지 않은 경우들이 많아(특히 오래된 근무자일수록) 실제 노출량은 배지 선량에 기록된 값보다 더욱 높을 것으로 추정된다.

비파괴 방사선 작업 종사자들에 관한 백내장 연구가 중국에서 진행된 바 있다. 이 연구에서는 1,401명의 비파괴 방사선 작업 종사자를 비노출군 1,878명과 비교하였다. 노출군의 평균 누적 수정체 선량은 70mSv(0-236mSv) 이었고, 노출 시작 연령은 평균 25세였으며, 평균 11.4년의 추적 관찰기간(2000-2012년)을 가졌다. 건강검진을 통해 백내장을 진단하였으며 위험요인들을 보정한 상대위험도는 핵 백내장을 제외한 모든 형태의 백내장에서 비노출군에 비해 유의하게 증가하였다. 특히 후낭하백내장은 상대위험도 3.6(95% CI 1.3, 4.8)으로 가장 많이 증가하였다. 그러나 수정체 선량당 초과상대위험도는 유의하지 않았다.

국내에서는 비파괴 방사선 검사자들에서 골수형성이상증후군(myelodysplastic syndrome) 사례가 보고된 바 있다. 현재 2개의 선량계 착용을 통해 일일과 분기별 선량관리를 하고 있으나, 평생 노출평가를 위해서는 염색체 변이 및 혈액학적 검사들이 제안된 바 있다. 아직 비파괴 작업 종사자들에 대한 역학 연구들이 국제적으로도 많이 보고되진 못한 상황이지만, 직업적 고노출 집단으로서 중요한 의미를 가질 수 있다. 미국 백만명 종사자 코호트에서 약 12만 명의 비파괴 작업 종사자들이 포함되어 있어 향후 의미 있는 역학 결과들이 보고될 것으로 기대된다.

(3) 라듐 다이얼 도장공

미국에서 1913년부터 라듐을 사용한 방사성 발광 제품들이 판매되었다. 당시 전쟁상황에서 시계를 밤에도 잘 볼 수 있도록 야광으로 만들기 시작했으며, 이러한 제품이 다른 기기에도 광범위하게 적용되었다. 라듐 다이얼 사업장에 근무한 종사자(radium dial painter)들은 대부분 젊은 여성들이었으며 라듐이 포함된 페인트로 시계 다이얼을 그렸다. 작업 시 붓을 정교하게 모으기 위해 입술을 사용하면서 주로 내부노출이 이루어졌으며, 페인트에 포함된 라듐으로부터의 외부 노출은 상대적으로 적은 것으로 알려졌다. 그 외에도 당시 소량의 라듐이 마치 건강에 좋은 것으로 알려져 얼굴 및 치아에 바르기도 하였고, 밤에 빛나는 모습을 연출하기 위해 분장하는 경우들도 있어 추가적인 노출이 이루어졌다.

당시 노출된 라듐은 ^{226}Ra과 ^{228}Ra 두 종류이며, ^{226}Ra은 반감기가 약 1,600년으로 알파선을, ^{228}Ra은 반감기가 약 5.7년으로 베타선을 방출한다. 방사선 노출은 1920년 전후로 최대를 이루었고 1930년 이후부터는 붓을 입술에 바르는 행위가 금지되었다. 흡수된 방사선량은 정확히 평가되지 않았지만, 평균 뼈선량이 8.6-17Gy로 매우 높은 선량으로 알려졌다.

라듐 다이얼 노출 집단에 관한 연구를 통해 라듐의 내부노출에 의해 드문 질환인 골육종(osteosarcoma)과 두경부 암(유양돌기 세포(mastoid air cell)암과 부비동(paranasal sinus)암)이 발생한다는 사실이 밝혀졌다. 두경부암은 선형 선량-반응 관련성을 보였으며, 골육종은 시그모이드형의 양상을 보여 저선량에서 위험도가 나타나지 않다가 고선량에서 증가하고 최고 농도에서는 위험도가 감소하였다. 1930년 이전 근무한 여성 820명을 1990년까지 추적한 결과 뼈암의 기대사망이 1명 미만인 데 비해 46명의 뼈암 사망이 관찰되기도 하였다. 반면 백혈병의 유의한 증가는 관찰되지 않았으며, 이는 라듐이 골수가 아니라 골기질(bone matrix)에 주로 침착하기 때문으로 알려졌다. 유방암에 대해서는 위험도 증가의 근거가 일부 있지만, 그 외에 다발성골수종, 갑상선 암, 불임, 백내장 등에 대해서는 대체로 연관성이 분명하지 않았다.

라듐 다이얼 도장공은 이미 사라진 직종이지만 고선량의 방사선 내부노출이 어떤 건강 영향을 주는지 평가하는 데 큰 의의가 있는 인구집단이다. 작업자 중 내부노출은 마야크 종사자외에 다른 인구집단에서는 평가되지 못했기 때문이다. 따라서 현재 여러 자료들을 수집 확대하여 1913-1949년 사이에 근무한 3,276명의 라듐 다이얼 도장공(약 90% 차지)과 관리자들에 대한 선량평가와 함께 2019년까지 추적한 코호트 연구가 미국에서 진행되고 있다. 이 사건은 사회적인 많은 관심을 받아 여러 관련된 책들이 출판되었으며 연극 및 영화화되기도 하였다.

(4) 항공 승무원과 우주인

항공 승무원(flight attendants)과 우주비행사들(space workers)에 관한 연구는 지상에서의 방사선 노출과는 다른 우주방사선(cosmic radiation) 노출로 인한 역학 정보를 제공할 수 있다는 데 의미가 크다. 우주에서는 지상과는 다른 많은 종류의 핵종으로부터 높은 방사선량에 노출된다는 특징을 갖고 있다. 항공기 이용이 점차 증가하면서 종사자들이 증가하고 있고, 우주 탐험에 관한 관심이 커져 사람들이 우주방사선에 노출되는 기회가 증가할 것으로 예상된다. 따라서 항공 승무원과 우주비행사들은 방사선 역학 영역에서 중요한 직종으로 자리매김하고 있다. 한편 이들은 우주 방사선 노출 이외에도 단기간에 여러 시간대를 이동하며(rapid transmeridian travel) 밤 근무 등 장시간 비행으로 생체리듬부조화(circadian rhythm disruption)로 인한 건강 영향을 받는다.

항공 승무원들을 대상으로 진행한 역학연구 결과들은 대체로 일반인구에 비해 모든 원인으로 인한 사망률, 모든 암 및 심혈관 질환의 사망률은 감소하였으나, 유방암과 흑색종 위험도는 증가한 결과를 보고하였다. 한편 1년 이상 근무한 약 9천 5백 명의 미국 여성 승무원들을 대상으로 한 연구에서는 유방암을 비롯하여 논란이 되어왔던 흑색종, 갑상선암 등의 위험도가 유의하게 증가하지 않았다. 또한 약 2만 6천 명을 대상으로 1960-2014년까지 추적한 독일 항공 승무원 연구에서는 뇌종양의 표준화암사망비는 유의하게 증가하였으나 선량-반응 관련성은 보이지 않았다.

국내 국제선 항공 승무원들은 2019년 현재 약 23,000명이며 연간 평균 방사선량은 운항승무원이 1.7mSv, 객실승무원이 2.29mSv로 다른 방사선 작업자들의 노출량보다 높게 예측되었다. 그러나 노출선량은 근무 조건(탑승 시간 및 노선)에 따라 차이가 있어, 운행 시간이 길거나 북극항로를 운항하는 장거리 고위도 비행을 하는 경우일수록 더 높다. 급성 백혈병에 걸린 여성 항공 승무원이 산업재해 인정을 받기도 했으며, 국민건강보험자료를 2002년에서 2015년까지 추적한 연구에서 남성 항공 산업종사자들이 일반인보다 유의하게 증가한 표준화암발생비를 보인 바 있다.

우주인들은 방사선 외에도 다양한 비방사선 위험요인(무중력으로 인한 심혈관계 및 골밀도 저하, 이산화탄소 증가, 수면 부족, 갇힌 공간의 정신적 문제 등)들을 갖고 있다. 표준화사망비

연구들에서는 대부분 질환에서 사망비가 낮았으나 외인사(사고)로 인한 위험은 유의하게 증가하였다. 그러나 우주인에 대해서는 인원수가 매우 적어 결과들에 대한 해석은 제한적이다.

NASA에서는 LSAH(Longitudinal Study of Astronaut Health) 연구를 통해 우주인에 대한 건강 영향 조사를 진행하고 있다. 이들 중 210명의 우주인을 지상 근무자와 성별과 연령 그리고 체질량지수를 짝짓기(3:1)한 연구에서 사고로 인한 위험은 유의하게 증가하였으나 심혈관 질환이나 악성종양 위험도에서는 유의한 차이가 없었다고 보고하였다. 백내장에 관한 연구에서는 안구 수정체 선량이 8mSv 이상인 군의 백내장 위험도가 미만인 군보다 유의하게 증가하였다.

미국 우주인 73명을 대상으로 한 다른 연구에서도 사망원인중 사고로 인한 표준화사망비만 유의하게 증가하였다. 이 연구에서는 우주인을 대상으로 방사선량당 위험도를 처음으로 보고하였는데 모두 유의한 관련성을 보이진 않았다. 평생 누적 우주방사선 노출량은 중위수 2mGy(0-74.1mGy) 수준이었으나 우주인들이 건강검진을 통해 받은 총 의료 방사선량은 평균 25.1mGy로 산출되었다. 따라서 우주인의 경우 의료 노출선량이 직업적 노출량보다 높은 경우들이 있어 의료 노출을 함께 고려하는 것이 중요하다.

방사선 노출의 건강 영향과 관련되어 여성 우주인이 화성 탐험을 하는 것이 적절한지에 대한 논란이 있었다. 왜냐하면 기존 원폭 생존자 연구 결과에 의하면 여성이 남성보다 폐암의 초과상대위험도가 약 3배 높아, 여성 우주인이 화성 탐사와 같은 오랜 항해를 할 때 예측되는 폐암 위험도가 높았기 때문이다. 이 논란에 대해 미국방사선방어위원회(NCRP)에서 남녀 간 폐암 위험도가 비슷하다는 보고서를 발간하면서 성별 차이를 두지 않는 성별 평균화된(age-averaged) 위험도를 적용하는 것으로 결정하였다. 실제로 원폭과 같은 일회적 노출이 아닌 만성 노출 형태의 경우(예를 들어 미국 백만명 종사자 연구)에서는 폐암 위험도가 남녀간 유의하게 차이나지 않았다. 이 사례는 방사선 방어의 현실적 적용을 위해서는 일본 원폭 생존자 연구 외에 더 많은 대규모 역학 연구들이 필요하다는 이유를 보여준다.

방사선 노출과 정신 및 신경계 질환에 관한 연구는 미국 NASA에서 많은 관심을 두고 있다. 우주비행사들이 오랜 기간 우주선에 노출될 경우 업무 수행에 영향을 줄 수 있기 때문이다. 점차 많은 사람이 우주에 나가는 상황이 생기면서 방사선 노출과 정신 및 신경계 질환에 관한 관심과 연구는 강조되고 있다. 그러나 이 주제와 관련된 실험실적 연구들은 많이 보고되고 있을 뿐 역학연구 자체가 적고 일관성이 부족하며 특히 여성에 관한 결과는 거의 없다. 또한 정신 및 신경계 질환은 범위가 상당히 다양한 질병군이 포함되어 있으며, 실제보다 과소 보고되는 경우가 많고, 진단 자체가 어려운 경우가 많으며, 질병 코드의 정확성이 다른 질환에 비해 부족하다는 제한점이 있다. 따라서 현재까지의 연구들은 대부분 사망력에 기초하고 있어 인과성 평가에 제한적이지만, 향후 여러 방사선 노출 코호트 대상자들이 고령화되고 있어 정신신경계 질환들에 관한 의미 있는 결과가 산출될 것으로 기대된다.

제15장 환경 방사선 노출
Environmental Exposure

환경 방사선 연구는 노출의 형태에 따라 자연방사선 자체에 대한 위험도를 평가하는 분야와 일상생활 중 방사능 오염에 의한 위험도 연구로 나눌 수 있다. 자연방사선에는 라돈, 우주방사선, 지각 방사선에 노출된 지역주민들에 대한 역학연구들이 포함되며, 생활 중 오염 관련해서는 과거 핵실험에 의한 노출 및 원전 주변 거주 등의 연구들이 대표적이다.

15.1. 자연방사선(natural background radiation)

지구상의 일부 지역은 자연방사선 농도가 특히 높아, 해당 지역주민은 높은 고준위 방사선(high natural background radiation, HNBR)에 노출되고 있다(인도, 중국, 이란, 브라질 등). 이들에 대한 역학 연구는 주로 생태학적 연구 형태로 실시되었으며, 인도와 중국에서는 거주 지역주민에 대한 전향적 코호트 연구가 진행되었다. 연구 결과 대체로 방사선 노출과 암위험도의 유의한 증가가 관찰되지 않았으나, 산출된 위험도의 넓은 신뢰구간을 고려할 때 일본 원폭 생존자 연구 결과와 대치되는 결과라고는 할 수 없었다.

인도의 케랄라(Kerala) 지역은 자연방사선 농도의 중위수가 연간 4mGy이며 일부 지역은 70mGy에 달하였다. 따라서 이 지역 약 38만 명의 주민에 대한 코호트를 1990-1997년 사이에 구축하였고 일부 개인과 가구에 대해서는 인터뷰와 가구 내 방사선 농도를 측정하였다. 악성종양의 발생은 지역 암등록 자료를 통해 2005년 말까지 추적하였다. 연구 결과 초과상대위험도가 전체암(백혈병 제외)의 경우 Gy당 −0.13(95% CI: -0.58, 0.46), 백혈병의 경우 Gy당 0.6으로 유의하지 않았다.

중국 양장(Yangjiang) 지역주민 약 3만 명의 코호트 연구에서는 누적선량이 노출 지역 84.8mGy, 대조지역은 21.6mGy였다. 그러나 전체 악성종양(백혈병 제외) 사망의 Gy당 초과상대위험도는 －1.01(95% CI: -2.53, 0.95)이었으며 비악성종양의 사망률도 누적선량과 유의한 관련성이 없었다. 한편 일부 주민들에 대한 염색체 검사에서 불안정형 변이가 증가하였다. 또한 이 지역 45세 이상자들에 대한 별도의 수정체 혼탁 연구에서는(누적 안구선량은 평균 189mGy) 후낭하 백내장과 피질 백내장 유병의 위험도가 각각 100mGy당 1.73, 1.26으로 유의하게 증가하였다.

고준위 지역은 아니지만, 자연방사선 노출과 악성종양과의 연관성 연구들이 여러 나라에서 진행되고 있다. 이들 연구는 고준위 지역 주민 연구와 달리 특히 어린이들에 관한 연구에 집중하고 있으며 그 이유는 어린이가 성인보다 암의 기저위험도가 적고, 방사선 노출로 인한 암의 상대위험도가 높으며(더 민감하고), 암의 잠재기간이 짧고(백혈병), 다른 교란 요인에 의한 영향도 적게 받기 때문이다.

자연방사선과 어린이 백혈병 역학연구로서 국가 차원의 암등록자료와 지역별 방사선 노출 모델링 값을 활용한 주요 대규모 자료연계 연구들은 표 15.1.1과 같다. 백혈병의 경우 영국과 스위스 연구에서 감마선 노출과 유의한 관련성을 보였으며, 뇌종양의 경우 스위스와 독일 연구에서 유의한 증가를 보였다. 이들 결과를 종합하면 자연방사선이 암발생을 증가시키고 문턱 없는 선형 관련성과 대체로 일관성을 보였다.

자연방사선 연구를 위해 국가적 자료에 근거한 연구를 수행하는 방식(registry-based studies)은 넓은 지역의 많은 인구집단을 대상으로 할 수 있어 특정 직업군이나 환자군을 선택하지는 않으므로 선택바이어스를 최소화할 수 있다는 장점이 있다(즉 집단정보를 통한 노출 오분류 가능성이 크지만, 선택바이어스는 상대적으로 적다). 이런 형태의 연구를 위해서는 출생과 질병 진단 시점까지의 지역 자연방사선을 측정하고, 다양한 형태의 환경 방사선(라돈, 지각과 태양에서 오는 감마, 건물 내 물질에서 발생하는 감마선 등)을 종합하는 것이 필요하다.

표 15.1.1 자연방사선 노출에 의한 어린이 백혈병과 뇌종양 연구(국가 등록자료)

	Leukemias			CNS Tumors		
	Cases	RR-Radon	RR-Gamma	Cases	RR-Radon	RR-Gamma
Denmark	1,153	1.34 (0.97,1.85)	-	922	1.34 (0.97,1.85)	-
Great Britain	9,058	1.03 (0.96,1.11)	1.12 (1.03,1.22)	6,585	1.15 (0.88,1.50)	1.02 (0.96,1.09)

Switzerland	283	0.90 (0.68,1.19)	-	258	0.92 (0.69,1.22)	
Switzerland	1,782	-	1.04 (1.00,1.08)	530	-	1.04 (1.00,1.08)
Finland	1,093	-	0.97 (0.89,1.06)	-	-	-
France	2,763	1.00 (0.97,1.02)	1.00 (0.99,1.01)	-	-	-
France	-	-	-	5,471	1.02 (0.96,1.07)	1.03 (0.98,1.09)
Germany	13,374	-	1.04 (0.91,1.20)	9,048	-	1.35 (1.17,1.57)

(출처: Kendall et al., 2021)

15.2. 생활 중 오염(environmental contamination)

(1) 핵실험으로 인한 낙진

핵무기 실험이 1945년 이후 전 세계적으로 약 2,000건 이상 실시되었다. 특히 지상 핵실험(atmospheric nuclear weapons testing)에 따른 방사성 물질의 방출이 1950-60년대에 정점을 이루었다(그림 15.2.1). 이에 따라 핵실험이 실시된 인근 지역 주민들에게서 암위험도가 증가된 것으로 보고되었다. 미국 국립암연구소에서는 핵실험 낙진으로 인한 방사능 오염으로 갑상선이 받았을 방사선량과 갑상선 암위험도를 평가하는 웹사이트를 운영하고 있다(https://radiationcalculators.cancer.gov/fallout/).

전 세계적으로 많은 곳에서 지상 핵실험이 진행되었지만, 역학 연구가 이루어진 곳은 일부에 불과하다. 미국에서는 지상 핵무기 실험이 많이 진행된 네바다 지역을 중심으로 주변에 거주하는 어린이 청소년 약 2,500명에 관한 연구에서 갑상선량과 대부분의 갑상선 질환이 유의한 연관성을 보였으며 특히 갑상선염과 결절의 위험도는 유의한 선량-반응 관련성을 보였다. 그 외에도 마샬군도와 프랑스령 폴리네시아 지역주민들에서 방사성물질 오염으로 인해 갑상선 암의 위험도 증가가 관찰되었다. 한편 현재 카자흐스탄의 세미팔라틴스크(Semipalatinsk) 지역에서 러시아로부터 독립되기 전에 1949-1989년까지 456회에 걸친 핵실험이(이중에서 지상핵실험은 118회) 진행되었다. 이로 인해 주변 지역을 오염시켰고 지역주민들의 건강 영향을 파악하고자 하는 전향적 코호트 연구(SEMI-NUC project)가 국제암연구소 주관하에 진행되고 있다(https://semi-nuc.iarc.fr/).

그림 15.2.1 지상 핵실험에 의한 방사성 물질의 연평균 개인별 유효선량

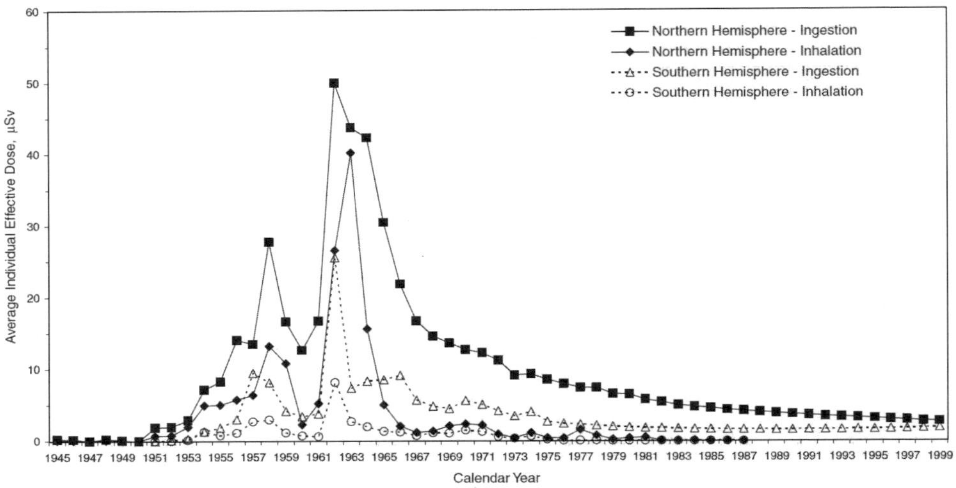

(출처: Wakeford et al., 2010)

한편 공기중 방사능 낙진 농도와 오랜 기간 암등록자료가 상대적으로 잘 갖추어진 미국, 캐나다, 영국, 덴마크, 스웨덴, 노르웨이, 핀란드, 뉴질랜드에서의 백혈병 사망률을 비교한 생태학적 연구에서는 유의한 연관성이 관찰되지 않았다. 일부 고노출된 북유럽 나라들만을 대상으로 한 연구에서도 어린이 백혈병 발생 위험도가 고노출된 기간에 다른 기간보다 조금 증가된 결과를 보이기도 했으나 전체적인 연관성은 없었다. 즉 핵실험 장소에서 멀리 떨어진 지역까지는 심각한 영향을 주진 않았다.

핵실험 주변 지역주민 연구는 과거의 노출 상황이지만 현재의 원전 주민 연구에 시사하는 바가 크다. 지상 핵실험으로 인한 공기 중 방사능 낙진 노출 형태는 현재 핵시설에서 배출되는 방사능 상황과 유사하게 비교될 수 있기 때문이다. 핵실험 주변 주민 연구 결과에 근거했을 때 원전 주민 연구에서 높은 방사성 물질이 노출되었거나 저선량에서 특별히 높은 위험도 모델을 주장하는 근거는 약하다고 할 수 있다.

(2) 건축물 오염

대만에서는 1983년 방사성 코발트(^{60}Co)에 오염된 철골이 많은 건물의 자재에 사용되었다. 1985년 한 치과의원에서 방사선 기계가 작동하지 않는데도 방사능이 검출되는 것을 계기로 벽에서 방사선이 누출되고 있다는 것을 알게 되었으나 이러한 사실은 1992년 언론에 보도되기 전에는 주민들에게 알려지지 않았다고 한다. 선량 평가에 대해서는 미국국립직업안전보건연구소(NIOSH)와 공동으로 진행하면서 적합한 모델을 구축하였으며, 구축된 모델에 대해서는 염색체 검사를 통해 타당도를 검증한 바 있다. 그러나 장기선량을 산출하진 않아 관련 역학 연구들에서 선량당 초과위험도 형태로 보고되진 않았다.

노출 주민에 대한 악성종양에 관한 연구가 현재까지 3편의 추적 연구로 진행되었다. 첫째 연구에서는 노출 주민 7,271명을 1983-2002년까지 추적한 코호트 연구에서 누적 평균 선량이 47.8mSv였으며 141명의 암환자를 관찰하였다. 백혈병(CLL 제외)의 표준화암발생비가 남자에게서 유의하게 증가하였고(SIR=3.6), 갑상선암은 여자에게서 유의하게 증가하였다(SIR=2.6). 그리고 30세 미만 노출자에서만 전체암과 고형암 위험도가 방사선량 증가에 따라 유의하게 증가하였다. 두 번째 연구는 이들 주민 중 6,242명을 2005년까지 추적하였으며, 백혈병에서 유의하게 증가한 위험도(HR_{100mSv} 1.19)와 유방암에서 거의 유의하게 증가한 위험도(HR_{100mSv} 1.12, 90% CI: 0.99, 1.21)를 관찰하였다. 세 번째 연구에서는 이 코호트를 2012년까지 추적한 결과로서(노출 후 30년간 추적), 백혈병(CLL 제외), 유방암, 전체 암의 위험도가 유의하게 증가하였다. 특히 노출 시 연령이 20세 미만인 여성에서 유방암의 위험도가 유의한 선량-반응 관련성을 보였다.

백내장에 관한 연구에서는 1998년에 114명의 노출된 주민에 대한 안과적 검사를 통해 20세 미만군에서 선량이 증가할수록 유의한 수정체 혼탁을 관찰하였고, 이들에 대한 후속 연구에서는 이러한 수정체 변화가 노출이 없는 지역으로 이주한 후에도 지속됨을 보고하였다. 그리고 임신까지의 시간이 엄마의 방사선 노출 속도(dose rate)와 관련 있음이 보고된 바 있으나, 누적선량과는 관련성이 없었고 노출이 없는 지역으로 이주한 후에는 일반인과 비슷해졌다.

15.3. 핵시설 주변 지역주민(living around nuclear facilities)

(1) 미국

미국에서는 원전 주변 거주지역 주민들에서 암위험도에 대한 생태학적 연구를 1980년대에 국립암연구소 주관으로 시행하여 1991년에 결과를 보고하였다. 이 연구의 배경은 1983년 영국 셀라필드(Sellafield) 지역 핵처리시설 주변에 10세 미만 어린이들에서 백혈병 사망이 증가한 결과에 근거하였다(그러나 이후 영국에서는 핵처리 시설의 방사선 노출이 백혈병 사망과 연관성이 없다고 보고하였다). 이 연구에서는 1982년 이전에 가동을 시작한 62개 핵시설(52개의 상업용 원전과 10개의 핵연료 가공 공장)를 대상으로 하였으며, 노출 지역과 인구학적 요인을 비슷하게 고려한 3배의 대조 지역을 선정하였다. 각 지역별로 인구학적 분율(인종별 25세 이상 인구, 고등학교 졸업, 생산직 종사자, 도시 농촌 거주), 평균 가정 수입, 평균 이주률, 영아사망률, 인구수 등의 집단정보를 확보하여 비교하였다. 원전시설 근처에 거주하는 인구에서 더 높은 선량의 방사선에 노출될 것이라고 가정하였고, 원전을 포함하거나 인접한 지역에 거주하는 인구에서의 표준화암사망비(1950-1984년까지의 암 사망)를 원전을 포함하지 않은 지역과 비교하였다. 이때 두 집단에서의 표준화암사망비를 원전 가동 전과 후로도 비교하여 각 지역이 스스로 대조군이 되도록 하였다. 암 발생자료는 2개 지역에서만 확보하여 이 연구는 전체적으로 사망률 연구라고 할 수 있다.

연구 결과 원전 작동 전 원전 주변 지역의 어린이 백혈병에 대한 표준화암사망비는 1.07이었으며, 대조지역은 0.99로(상대위험도는 1.08) 원전 주변지역에서 8% 유의하게 증가하였다. 그러나 원전 작동후에는 원전 지역과 대조 지역의 표준화암사망비가 각각 1.01과 0.97로 감소하였으며 두 지역의 상대위험도는 1.03으로 유의하지 않았다. 이러한 경향은 전 연령의 백혈병 사망 및 전체 암사망에서도 비슷하였다. 그러나 원전으로부터 방사선 방출량을 측정한 자료가 없어 실제로는 원전에서 방출된 방사선 건강 영향에 관한 직접적인 연구가 아닌, 시설 근처에 거주하는 여러 요인의 종합된 결과로서의 한계를 가졌다.

따라서 이 연구에 관한 후속 연구의 필요성이 제기되었으며, 그 구체적인 이유들로는 1) 미국 내 원전이 그동안 증가하여 2010년 당시 104개 원전이 31개 주에 존재하고 원전 5마일 이내 약 100만 명이 거주하고 있으며, 2) 기존 연구가 수행된 지 오래되어 새로운 자료들, 즉 주변지역의 인구학적 변화, 원전 시설의 변화(예, 신설 혹은 중단), 암발생자료의 확보 가능성 등 최신 자료와 방식으로 다시 업데이트할 필요가 있었고, 3) 기존 연구는 건강 영향을 사망 자료에 의존하였으며, 노출은 넓은 지역에 기반한 대략적 평가에 근거한 것으로 선량 평가가 이루어지지 못했다. 따라서 미국원자력위원회에서 미국국립과학학술원(National Academy of Sciences)에 원전주변 거주와 암위험도에 대한 연구를 의뢰하였으며, 이에 대한 활동으로 미국국립과학학술원은 2012년과 2014년 각각 평가 방안에 대한 보고서 Phase I과 Phase II를 출판하였다.

Phase I에서는 원전주변 거주 주민들의 암위험도 평가에 적합한 방식에 대한 기반조사를 진행하였다. 즉 원전 주변 방사능 노출 현황에 대한 분석, 방출된 방사능에 의한 선량평가, 적합한 역학연구 방법론 정리, 위험소통 및 주민 참여 등의 전반적인 항목들을 검토 정리하였다. 이 보고서에 의하면 원전주변 거주와 암위험도 연구를 위해서는 매우 많은 인원수, 세분화된 지역별 신뢰할만한 암자료, 인구이동 및 위험인자 등에 대한 정보 등이 필요하였다. 이러한 정보 확보의 현실성을 고려하여, 원전 주변 거주암 암 위험도를 파악하기 위해서 가능한 역학연구 형태로서 1) 생태학적 연구(ecological study)와 2) 자료기반 환자대조군 연구(linkage-based case-control study)를 제시하였다.

생태학적 연구는 기존에 미국 국립암연구소에서 실시한 연구보다 세분화된 지역들을 토대로 더 많은 지역별 정보를 확보하는 형태이다. 이때 거리뿐 아니라 원전으로부터 방출된 핵종에 의해 주민들에게 추정된 선량값을 활용하며, 여러 암종을 모든 연령대별로 암발생 및 사망에 관한 연구를 제안하였다. 이러한 연구 형태는 전국 차원에서 상대적으로 빠르고 쉽게 방사선 노출과 관련이 높은 여러 암종을 준비된 자료들을 통해 종합적으로 파악할 수 있다는 장점이 있다.

자료기반 환자-대조군 연구는 원전 주변에서 태어난 아이들을 대상으로 기존에 있는 자료에 근거하여 미국 전체가 아닌 특정 지역에서 백혈병 자료를 확보하고 자료연계를 통해 연구하는 형태이다. 이러한 방법은 상대적으로 적은 환자군과 대조군들에 대한 거주 및 노출력을 자세히 조사할 수 있다는 장점이 있다.

미국국립과학학술원에서 코호트 연구가 아닌 환자-대조군 연구를 제안한 것은 연구 방법의 학문적 의미보다는 현실적 조건 때문이다. 미국에서 원전 가동은 1950년대부터 시작되었으므로 1992년 이전 암발생 자료가 필요했으나 미국에서의 암등록자료는 공식적으로 1990년부터 시행되어(일부 SEER 참여지역의 경우만 1973년부터 시작되었다), 1992년 전의 미국 내 암등록자료의 완결성이 낮았다. 또한 인구집단에서의 출생 이후에 대한 이주 정보가 부족하였으며(추적에 대한 제한), 모든 지역의 출생 및 암자료를 접근하는 데 있어서 행정적 어려움이 있었다. 따라서 일부 지역에 대해서만 최근 수년 내 발생한 환자들로 국한시키기 위해 코호트 연구가 아닌 환자-대조군 방식을 제안하였다(예를 들어 미국에서 4년내 발생한 0-14세 사이의 소아 백혈병을 파악하기 위해서는 1,400만 명의 출생자료를 연계해야 하나 현실적으로 쉽지 않다고 판단하였다), 즉 후향적 코호트가 더 바람직하지만 미국 내 암자료의 연계 및 현실적 문제 때문에 전체 발생자를 대상으로 하지 못해 환자-대조군 연구를 제안한 것이다. 이에 반해 일부 유럽 국가에서는 후향적 코호트 연구를 진행할 수 있었다. 이처럼 연구 방법의 선택에는 하나의 정답이 있는 것이 아니라 각 나라 상황에 따라 달라진다. 현실적이면서도 바람직한 연구 방법을 찾기 위해서는 각 나라의 상황을 각 연구 방법의 장단점과 함께 고려할 필요가 있다.

Phase II에서는 Phase I에서의 내용을 바탕으로 7개 핵시설 주변 주민들에 대한 선행 연구를 수행하고 이것을 전국단위의 연구로 진행하는 전략 수립을 제안하였다. 즉 7개 지역에서 우선적으로 생태학적 연구와 환자-대조군 연구를 실시하고 이 결과를 토대로 전국적 연구의 효과성과 실현 가능성을 평가하였다. 이를 위해 미국국립과학학술원이 2013년 9월부터 선행 연구(기상, 핵종자료의 평가, 선량 평가, 암발생 및 사망자료 확보 등)를 진행하였다. 그러나 수집된 자료들이 적었으며 이를 통해 원전 주변 거주 주민에서 암위험도를 평가하는 데 한계가 있었고, 선행 연구 자체를 위해서 장기간의 기간과 많은 비용이 소요될 것으로 예상되었다. 따라서 미국원자력위원회는 2015년 9월에 더 이상 연구를 진행시키지 않기로 결정하였다. 미국에서는 비록 원전 지역주민 연구가 실제로 진행되진 않았지만, 이러한 경험은 원전 주변 주민의 건강 영향 연구 방향성에 많은 것을 시사해 준다.

한편 미국에서는 펜실베이니아주 스리마일섬(Three Mile Island) 원전에서 1979년 사고가 발생하여 주변 주민들에 관한 역학 연구들이 진행된 바 있다. 사고로 방출된 방사능 물질의 농도(주로 ^{131}I)는 매우 낮은 것으로 알려졌으며, 관련 역학 연구들에서도 대체로 방사능 노출과 암 위험도와의 연관성이 분명하지 않았다. 갑상선

암의 경우 30년 추적 후에 증가가 관찰되기도 하였으나 방사능 노출 때문인지는 불분명하였다.

그리고 핸퍼드(Hanford) 지역 핵시설에서 1944-1957년 사이 방출된 ^{131}I 에 의한 주변 지역 주민들의 갑상선 질환 연구(Hanford Thyroid Disease Study)가 진행된 바 있다. 이 연구는 1940-1946년 사이에 원전 인접 지역에서 태어난 사람들 5,199명을 대상으로 후향적 코호트 형태로 시행하였다. 환경에서의 방사성요오드 측정과 설문조사를 통해 평가한 평균 갑상선량은 174mGy(중위수는 97mGy으로 넓은 범위(0.003, 2,823)의 노출값을 가졌으며, 연구 결과 갑상선량과 갑상선 질환들(암, 양성종양, 결절, 자가면역 갑상선염, 갑상선 기능저하증)의 발생과 유의한 관련성을 발견하지 못했다. 이러한 결과는 노출량이 상대적으로 적고 장기간 간헐적으로 노출된 상황을 고려하면 기존 연구들과 일관성이 있다고 해석되었다.

(2) 영국(COMARE)

원전 주변 거주와 건강 영향에 대한 주제는 1983년 영국에서 핵연료가공 사업장 주변에(Seascale이라는 Sellafield 핵시설 주변의 해변가 마을) 거주하는 어린이 중 백혈병이 많다는 보도 후 국제적으로 대중의 관심을 받기 시작하였다. 이러한 내용은 미국뿐 아니라 다른 유럽 국가들이 원전주변 지역주민들에 대한 건강 영향 연구를 시행하게 만든 근거가 되었다. 이와 관련되어 1986년에 1차 COMARE 보고서가 발표되었으며, 이후 추가적인 다른 지역(Dounreay) 핵시설 주변 소아 백혈병에 관한 내용이 추가되면서 2, 3차 보고서가 각각 1988년과 1989년에 발표되었다. COMARE(Committee on Medical Aspects of Radiation in the Environment)는 전리 및 비전리방사선에 대한 건강 영향을 자문해주는 전문가 자문위원회로서 정기적인 모임과 보고서를 통해 방사선 관련 다양한 내용에 대한 과학적 의견을 제공하고 있다.

COMARE에서는 영국 내 핵사업장 25km 이내 거주는 소아암 증가와 유의한 관련이 없다고 결론을 내린 바 있다. 그러나 독일의 KiKK 연구를 비롯하여, 프랑스, 핀란드 등에서 새로운 결과들이 보고된 것을 계기로 업데이트의 필요성이 제기되었으며, 이와 관련하여 COMARE 14차 보고서가 2011년에 발간되었다. 영국에서도 KiKK 연구와 비슷하게 접근하려고 했으나 현실적으로 가능하지 않아 개인별 환자-대조군 연구로 진행하지 못하고 지역별 자료를 비교하는 형태로 진행되었다. 이 위원회에서 원전 주변에 거주하는 5살 미만의 소아에서 백혈병 위험도를 분석한 결과 유의하게 증가한 소견은 없었다고 정리하였다. 이후 17차 보고서(2015년)에서는 Sellafield와 Dounreay 핵시설 주변 암발생 자료를 최근 자료까지 추적 분석하여, 원전 주변에서 관찰된 소아암은 원전 방사선 노출이 아닌 다른 원인에 의한 것으로 보고하였다.

종합적으로 COMARE에서는 원전 주변에 노출량 방사선량은 매우 적고 각 암종과 방사선과의 관련성은 낮은 것으로 보고하였다. 또한 방사선의 건강 영향을 살펴보는 기존 모델과 결과에 심각한 오류가 있지 않았다고 판단하였다. 따라서 원전 주변 주민 연구를 위해 너무 많은 노력이 들어가는 접근방법을 권장하진 않았다. 그렇지만 주제의 중요성 그리고 위험도 산출의 가변성을 고려하여, 지속적 모니터링과 새로운 자료 분석 노력을 강조하였다. 방사선이 위험인자인 것은 분명하며 원전의 방사능 배출이 변할 수 있는 상황도 가능하기 때문이다.

영국 셀라필드(Sellafield) 핵발전소 주변에서 관찰된 어린이 백혈병 발생의 군집을 설명하기 위해 두 가지 가설이 제기되었다. 첫째, 킨렌(Kinlen) 교수는 1988년에 상대적으로 고립되어 집단면역이 적었던 지역에 대규모 인구 유입은 바이러스 감염으로 인한 백혈병 발생이 증가한다는 인구집단 혼합가설(population mixing hypothesis)을 제기하였다. 실제로 영국 대부분의 핵발전소 지역은 작은 농어촌 마을들이며 1950년 이후 발전소 관련하여 많은 인구 유입이 있었다. 영국 COMARE 보고서에서는 이 가설을 핵발전소 주변 지역에서의 백혈병 군집을 설명하는 가설 중 하나로 설명하고 있다. 둘째, 가드너(Gardner) 교수는 1990년에 임신 전 방사선에 고노출된 아버지의 자녀에서 백혈병과 림프종 위험도를 증가시킨다는 가설(Gardner hypothesis)을 셀라필드 주민에 대한 환자-대조군 연구를 통해 제기하였다. 당시 원전 주변 거주에서 어린이 백혈병의 증가는 관찰되었지만 직접 노출된 방사선량이 매우 적어 설명하기 어려운 상황에서 흥미있는 가설로 관심받았다. 그러나 이후 여러 연구들을 통해서 가설을 검증할 수 없었으며 현재는 더 이상 인정되지 않고 있다. 즉 태아가 직접 방사선에 노출되는 경우에는 암 위험도가 증가할 수 있지만, 부모만 노출된 상황에서는 태아의 암위험도를 증가시키지는 않는 것으로 판단되고 있다.

(3) 독일(KiKK)

독일에서는 어린이 암등록자료(German Childhood Cancer Registry)를 통해 핵발전소 주변 거주 어린이들에 대한 환자-대조군 연구(KiKK: Kinderkrebs in der Umgebung von KernKraftwerken)가 진행되었다. 이 연구는 생태학적 연구가 아닌 개인별 접근을 통해(전화 인터뷰) 다양한 정보를 확보하였다는 장점이 있다. 환자군은 방사선 민감성을 고려하여 5세 미만으로 암등록자료에서 선정하였고 대조군은 등록자료에 근거해서 무작위 추출(성별과 연령을 짝짓기)하였다. 이때 환자 진단 시점에서 같은 지역에 거주하는 대상자를 1:3으로 짝짓기하였다.

노출지표로는 원전과의 거리를 개인 주소를 통해 파악하였다. 이를 위해 1980-2003년 사이 출생한 5세 미만 어린이들에 대해 원전 주변 거주력을 조사하였다. 이때 거리 측정치는 진단시 거주지를 의미하며 생애 거주력에 대한 정보는 아니며 방사능 확산에 대한 기후조건을 고려하진 못했다. 연구에 포함된 원전은 독일 내 모든 원전이 아니라 거주력 파악이 가능했던 서독의 16개 원전 지역(21개 발전소)으로 국한되었다.

주요 결과는 대부분 유의한 관련성을 보이지 않았지만, 1980-2003년 사이에 원전 주변 5km 반경 내 거주하였던 5세 미만 소아에서의 백혈병 위험도가 약 2배 증가하였다. 이러한 결과는 현재 방사선 역학 지식으로는 기대하지 않았던 결과이며 교란 변수들도 확인할 수 없어 '설명할 수 없다(remain unexplained)'고 기술되었다. 그러나 연구 방법론에 대한 비판을 비롯하여 과연 무엇이 어린이 백혈병의 위험도를 증가시켰는가(원전 주변 방사능이 아니라면 다른 원인일 것)에 대한 여러 논란이 있었다. 이후 이 연구에 대해 재분석 및 평가가 이루어졌지만 결과는 비슷하였으며, 아직 무엇인지 모르지만 근거리 거주에 원인 인자(causal factor)가 존재할 것이라고 결론지었다.

(4) 프랑스(Geocap)

프랑스 내 원전주민 암위험도 관련하여 'The Geocap study'라고 불리는 지역사회 환자-대조군 연구가 진행되고 있다. 연구의 목적은 원전 주변 거주를 포함하여 어린이 암 위험도에 전반적인 환경인자와의(송전소와 거리, 교통, 환경 중 벤젠 및 오염률,

농작물과의 거리, 지역의 사회경제적 수준, 자연방사선 농도, 원전과의 거리) 연관성을 조사하는 것이다. 이 연구는 환자-대조군 연구이지만 직접 대면 접촉 조사를 하는 것은 아니고 자료에 근거한 형태로 진행되고 있다.

환자군은 2002-2007년 사이에 프랑스에서 발생한 15세 미만 모든 암환자(양성 뇌종양 포함) 2,753명이며(이 자료는 프랑스 소아 혈액암국가 등록자료에서 확보하였다), 대조군은 환자군을 대표하는 같은 지역에서 매년 5,000명씩 3만 명을 무작위 선정하였다(이 자료는 프랑스 인구분포자료에 근거하였다). 그러나 이 자료에서는 성별에 대한 정보를 제공하지 않아 대조군의 성은 파악하지 못했으며 그 외의 사회인구학적 특성(연령, 소득, 지역 등)들은 환자군과 거의 비슷하게 선정되었다.

주요 노출지표는 원전과의 거리(distance)와 모델링을 통해 재구축한 선량(dose-based geographic zoning)을 사용하였다. 모델링에는 지역의 방사성 핵종 배출 자료, 기후 자료, 그리고 핵종 이동의 수학적 모형을 사용하여 추정된 골수선량을 사용하였다. 이 연구에서는 개별 접촉이 이루어지지 않았으므로 개별적인 위험요인을 보정하지는 못했다. 그러나 환자군과 대조군의 집 주소를 통해 주요 지표(지역 가구의 중위수, 육체 노동자의 분율, 대학교 졸업자의 분율 등)들을 파악하여 교란변수 보정에 활용하였다.

연구 결과 원전 주변 반경 5km 이내 거주의 경우 15세 미만 소아들의 백혈병 위험도가 20km 혹은 그 이상에 거주하는 경우보다 유의하게 증가하였다(OR=1.9, 95% CI 1.0, 3.3). 그러나 원전과의 거리가 아니라 재구축한 방사선량과는 백혈병 위험도와 유의한 연관성이 없었다. 즉 원전과의 거리 지표에서는 유의한 연관성이 관찰되었으나 선량 지표에서는 관찰되지 않아 결과를 해석하기 어려웠다. 따라서 원전 주변과 관련된 방사능 외의 '알려지지 않은 요인(unknown factors)'에 의한 가능성(선량평가에 포함되지 않은 자연 및 인공방사선 노출, 혹은 인구집단 혼합 등)이 제시되었다.

(5) 스위스(CANUPIS)

스위스에서는 소아암등록자료를 사용하여 후향적 코호트 연구(CANUPIS: Childhood cancer and nuclear power plants in Switzerland)를 진행하였다. 이를 위해 스위스 어린이 암 등록소에서 암환자를 확인하고 출생에서 진단까지의 주소력을 수집 확인하였으며, 전체 국민에 대한 주소력은 1990년과 2000년 센서스 자료에서 확보하였다. 즉 전국적인 주소와 이주 자료를 근거로 환자들의 전 생애 거주력을 구축하여 원전 근거리와 어린이 암발생 위험도를 조사하였다.

코호트는 대상에 따라 두 가지로 접근하였다. 첫째는 출생코호트(birth cohort)로서 1985-2009년 사이 스위스에 출생한 모든 어린이를 대상으로 환자 2,925명(이중 백혈병은 953명)을 파악하였으며, 둘째는 지역주민 코호트(resident cohort)로서 1985-2009년 사이에 잠시라도 스위스에 거주한 0-15세 인구집단 전체 중 4,090명의 어린이 암 환자(백혈병은 1,345명)를 파악하였다. 노출지표로는 원전 거주 ⟨5km, 5-10km, 10-15km, ⟩15km로 구분하고 가장 먼 거리 지역 거주와 비교하였다. 이 연구는 선량이 실제로 추정되지 않았지만, 각 개별대상자의 정확한 집주소를 활용하여 핵발전소 외에 송전소, 전력선, 산업단지 등에 대한 정보를 포함하였다는 장점이 있다.

연구 결과 출생코호트에서 4세 미만의 백혈병 발생 위험도는 5km 이내 거주의 경우 15km 이상 거주하는 경우보다 20% 유의하지 않게 증가하였으며(RR=1.20, 95% CI 0.60, 2.41), 거리에 따른 연관성은 없었다. 또한 지역주민 코호트에서도 4세 미만의 백혈병 발생 위험도는 1.41(95% CI 0.78, 2.55)의 위험도를 보였으며 교란요인들을 보정하고도 유의한 변화는 없었다. 이러한 위험도는 전체 암에 대해서도 비슷하게 관찰되었다.

이 연구는 코호트 연구로서 전국단위의 대상자를 선택바이어스 없이 접근할 수 있었고, 개인별 자세한 거주력 정보 및 여러 교란 및 관련 요인들을 함께 조사할 수 있었다는 장점이 있다. 그러나 제한점으로는 환자수가 충분하지 않아 통계적 검정력이 충분하지 않았으며, 선량 평가에 대한 보완도 필요하였다.

(6) 연구 방향성

국제적으로 진행된 여러 역학 연구들은 핵시설 주변 거주가 암위험도(특히 백혈병과 갑상선 암)와 대체로 유의하지 않다고 보고하였다. 단 어린이 백혈병 위험도 관련해서는 일부 유의한 증가를 보고하기도 했다. 그러나 원전 주변에서 노출되는 방사선량 자체가 매우 낮은 것으로 보고되고 있어, 현재의 방사선 위험도 모델로는 관찰된 백혈병의 증가를 방사선 노출과 연관 지어 설명하기는 어렵다고 판단하고 있다. 이를 설명하기 위해서 방사선 노출량 자체 혹은 기존 방사선 위험도가 크게 과소평가 되었다는 주장도 제기되었으나, 핵실험 주변 주민 결과 등 다른 역학 결과들을 종합하면 합리적이지는 않다. 결국 원전 주변 연구의 초점은 일부 지역에서 증가한 어린이 백혈병 군집을 어떻게 설명할 것이냐(다른 암종들은 원전 노출과는 다소 거리가 먼 주제이다)라고 할 수 있으며, 답을 찾기 위해 지속적인 모니터링과 연구가 진행되고 있다.

따라서 원전 주변 주민 연구를 위해 제안할 수 있는 내용으로는 1) 전국적인 후향적 코호트 체계를 구축하고 2) 각 지역별 연구에 필요한 변수들에 대한 지표를 파악하고 3) 노출평가를 위한 모델링을 개발하고 4) 이를 위해 일부 원전 지역주민에 대해서는 노출과 건강 영향에 대한 직접조사를 수행할 필요가 있으며 5) 자료연계를 통해 이차건강자료를 최대한 확보하고 6) 바이어스 및 불확실성 분석에 대한 기반을 마련하는 것이다.

연구 방법으로는 스위스에서와 같은 후향적 코호트 연구를 진행하는 것이 바람직하다. 이를 통해 많은 인원수를 효과적으로 확보할 수 있으며 어린이 암을 비롯하여 모든 질환을 포괄할 수 있기 때문이다. 생태학적 연구의 경우 원전과의 거리가 노출을 반영하지 못할 수 있고 개인적 교란변수 보정의 어려움이 있다. 전국 차원의 주소 파악이 가능한 경우는 생태학적 연구 및 후향적 코호트 연구가 함께 진행될 수 있다. 프랑스와 독일처럼 일부 지역에서만 주소 파악이 가능한 경우는 지리적 정보를 통한 선량을 할당하고 환자-대조군 연구 형태로 실시할 수도 있다.

건강 영향은 성인암 보다 어린이암에 집중하여 연구될 필요가 있다. 특히 어린이 백혈병과 같이 방사선에 민감한 질환을 우선적으로 접근하는 것은 합리적이다. 그렇지만 어린이 백혈병은 발생률이 낮으므로 완전하고 정확한 소아암 등록체계가 중요하다. 또한 백혈병 자체에 대한 이해가 충분하지 않아 노출과 발생 간의 잠재기, 언제 노출이 어떤 단계에서 질병 발생을 유발하는지, 혹은 관련 교란변수 등이 무엇인지에 대한 이해도 중요하다.

노출지표는 원전과의 거리를 사용할 수 있으나 다양한 정보를 종합한 모델링을 통해 선량을 파악하는 것이 바람직하다. 이를 위해 원전에서의 방사능 배출 관련 정보를 파악하고 동시에 일부 대상자들에 대한 직접적인 노출평가도 필요하다. 여기에는 노출 종류, 노출량, 시기, 바람 등 기상 조건들, 호흡 및 음식물 섭취 정보, 혹은 방출된 핵종으로부터의 외부노출 가능성 등의 정보가 포함된다. 개인별로 산출된 장기선량 정보가 가장 이상적이지만 현실적으로 얻기 어려운 경우 지역적으로 집단화된 선량을 할당할 수도 있다.

방사선 외에 암 관련 다양한 정보를 확보하는 것도 중요하다. 이를 위해서는 자연방사선 연구에서 제시된 내용을 원전 주변 거주 주민 연구에 적용할 필요가 있다. 또한 프랑스 연구에서와 같이 지역별 관련 지표들을 통해 교란 및 효과변경인자를 파악하는 것도 유용한 방법이다. 이러한 접근은 원전 방사능 평가를 중심으로 자연방사선 및 다양한 환경인자들을 조사하는 종합적인 환경 역학 연구의 형태이다.

원전 주변 거주가 암위험도를 높이는가에 관한 연구를 위해서는 다른 입장들을 배제하고 연구주제 자체에 집중할 필요가 있다. 예를 들어 원전 주변 거주가 건강 영향이 있는지에 대한 역학적 주제는 원전 자체를 반대하는지 찬성하는지와는 구별되는 주제이다. 원전 주변 거주가 암 위험도를 증가시키지 않는다는 결과가 원전을 찬성한다는 의미가 아니며, 반대로 위험성을 관찰했다는 것이 원전 자체를 반대하는 것도 아니다. 역학연구의 목적은 연관성 자체를 파악하는 것이지 연구 결과가 특정 집단에 이익이 될 것인지를 기준으로 하지는 않는다. 만약 사회 혹은 특정 집단의 이익을 우선할 때 학문은 그 자체의 자유로운 본질에서 제한된 도구로 변질될 수 있다. 따라서 사회의 일원으로서 각자의 의미 있는 현실적 가치를 지향하는 것은 바람직하지만, 그것이 다양한 학문적 의견과 관심을 추구하는 것과는 구별되어야 한다.

부록 Epicure 분석 사례

Epicure 프로그램을 사용하여 국내 방사선관계종사자들의 암발생률, 표준화암발생비, 상대위험도, 직업적 방사선량에 대한 초과상대위험도를 산출한 바 있다(Lee et al., Occup Environ Med. 2021). 해당 논문의 결과표 산출을 위해 진행한 절차를 단계별로 기술하면 아래와 같다.

(1) 분석용 파일 준비(CSV file)

우선 분석에 사용될 자료를 엑셀 혹은 Stata 형태로 준비한다(해당 논문의 표 1은 간단한 기술분석으로 이 단계 자료에서 산출한다). 자료 분석에 활용되는 주요 변수로는 성별, 연령, 직종, 출생연도, 근무기간, 근무시작 연령, 근무기관 유형, 근무지역, 연도별 방사선량, 암종 정의, 암발생 및 사망여부, 진단 및 사망시기 등이다. 각 연구대상자들은 피폭선량등록자료를 기준으로 선량 모니터링 시점부터 추적관찰이 시작된 것으로 간주하고 관찰 종료 시점은 암진단일, 사망일 혹은 추적종료일인 2017년 12월 31일 중 더 일찍 발생한 시점을 선정한다. 이렇게 구성된 분석용 파일을 CSV 파일 형태로 저장한다.

(2) BSF 파일 생성(DATAB)

Epicure 프로그램의 DATAB 모듈에서 위에서 준비된 분석용 파일(CSV file)을 불러온다. 이를 위해 File 메뉴에서 New Analysis 메뉴로, 그리고 Import CSV file with header를 각각 선택한다. 이후 여러 차원으로 구성된 인년표(person-year table)

를 만들기 위해서 아래 명령어를 수행한다. 이때 노출변수로 활용될 각 연도별 누적 방사선량을 함께 산출한다.

```
USETXT D:\data-anaysis\cohort94379-1-epicure.csv @
INPUT @

levels sex 2 occup_a 7 occup_p 2 byrcat 4 pycat 5 durcat
4 yoecat 3 age_stcat 5 styrcat 3 mtype_n 4 sgg 3 bdcat 4
bdcat2 8 coloncat 4 bmcat 4 @

tabulate over sex occup_a occup_p byrcat pycat durcat
yoecat age_stcat styrcat mtype_n sgg bdcat coloncat bmcat @

calendar period to 2017 12 31
1996 1 1
2001 1 1
2006 1 1
2011 1 1 @

time age as agecat from byr month bmo day bdy
< / 25 / 30 / 35 / 40 / 45 / 50 / 55 / 60 / 65 / 70 / 75 /
80 / 85 / 89/ > @

tran start_emp=julian(styr, stmo, stdy);
end_emp=julian(ndr_maxyr, ndr_maxmo, ndr_maxdy);@
ttran clduremp=(end_emp-start_emp)/365.25;@
tdep clduremp as dur_cat 0 / 1 / 5 / 10 > @
array \doses bd_cum1945-bd_cum2011 @
array \doses_col col_cum1945-col_cum2011 @
array \doses_bm bm_cum1945-bm_cum2011 @
array \years * prefix y size 67 start 1945 @
tran #i=1;
 dowhile #i<68;
\years(#i)=1944+#i;
#i=#i+1;
enddo;@

! cumulative badge dose
ttran lagbdcumdose=cumsum(%year, \years, \doses);
lag2bdcumdose=cumsum(%year-2, \years, \doses);
lag5bdcumdose=cumsum(%year-5, \years, \doses);
lag10bdcumdose=cumsum(%year-10, \years, \doses);@
tdep lagbdcumdose as bd_dcat
 0 / 0.5 / 1 / 5 / 10 > @
tdep lag2bdcumdose as bd_d2cat
 0 / 0.5 / 1 / 5 / 10 > @
tdep lag5bdcumdose as bd_d5cat
```

```
 0 / 0.5 / 1 / 5 / 10 > @
tdep lag10bdcumdose as bd_d10cat
 0 / 0.5 / 1 / 5 / 10 > @
! cumulative colon dose
ttran lagcolcumdose=cumsum(%year, \years, \doses_col);
lag5colcumdose=cumsum(%year-5, \years, \doses_col);
lag10colcumdose=cumsum(%year-10, \years, \doses_col);@
tdep lagcolcumdose as col_dcat
 0 / 0.1 / 0.5 / 5 > @
tdep lag5colcumdose as col_d5cat
0 / 0.1 / 0.5 / 5 > @
tdep lag10colcumdose as col_d10cat
0 / 0.1 / 0.5 / 5 > @
! cumulative bone marrow dose
ttran lagbmcumdose=cumsum(%year, \years, \doses_bm);
lag2bmcumdose=cumsum(%year-2, \years, \doses_bm);
lag5bmcumdose=cumsum(%year-5, \years, \doses_bm);@
tdep lagbmcumdose as bm_dcat
 0 / 0.1 / 0.5 / 2.5 > @
tdep lag2bmcumdose as bm_d2cat
0 / 0.1 / 0.5 / 2.5 > @
tdep lag5bmcumdose as bm_d5cat
0 / 0.1 / 0.5 / 2.5 > @

entry inyr inmo indy @
exit xityr xitmo xitdy @
fcount as subjects @

event all_cancer @ event all_can_leu @ event all_solid @
event all_sol_thy @ event all_sol_thy_lun @ event non_solid
@
event lip @ event eso @ event sto @ event col @ event liv @
event gal @ event pan @ event lun @ event bre @ event cer @
event ute @ event ova @ event pro @ event tes @ event kid @
event bla @ event cns @ event thy @ event hod @ event nhl @
event mul @ event leu @
event smal @ event nose @ event thor @ event bone @ event
mela @ event skin @ event conn @ event pelv @ event immu @

mean age @ mean byr @ mean %year as year @
mean bd_cum2011 as cum_bd @ mean lagbdcumdose @ mean
lag2bdcumdose @ mean lag5bdcumdose @ mean lag10bdcumdose @
mean col_cum2011 as cum_col @ mean lagcolcumdose @ mean
lag5colcumdose @ mean lag10colcumdose @
mean bm_cum2011 as cum_bm @ mean lagbmcumdose @ mean
lag2bmcumdose @ mean lag5bmcumdose @

input @
```

위 명령어를 수행하면 아래와 같이 각 변수 구간별 Epicure 분석용 자료가 새롭게 만들어진다. 이 자료는 이제 개별자료가 아니라 각 인년별로 나누어진 집단자료로서 개별자료 형태보다 파일의 크기가 줄어들었으며, 따라서 분석이 빠르고 효율적으로 진행된다. 코호트 분석 자체는 다른 프로그램들에서 가능하지만, 이러한 다차원적 인년표를 쉽게 만들 수 있는 것은 Epicure 프로그램만의 큰 장점이다. 이렇게 만들어진 자료를 본격적인 코호트 분석을 위해 BSF 파일로 저장한다.

```
Input from D:\data-anaysis\cohort94379-1-epicure.csv
Description of table:
    Variable                   Category      Lower          Upper
Number        Name          Number Name      Bound          Bound
1             sex
                              1      1     [ 1.000         1.000 ]
                              2      2     [ 2.000         2.000 ]
2             occup_a
                              1      1     [ 1.000         1.000 ]
                              2      2     [ 2.000         2.000 ]
                              3      3     [ 3.000         3.000 ]
                              4      4     [ 4.000         4.000 ]
                              5      5     [ 5.000         5.000 ]
                              6      6     [ 6.000         6.000 ]
                              7      7     [ 7.000         7.000 ]
3             occup_p
                              1      1     [ 1.000         1.000 ]
                              2      2     [ 2.000         2.000 ]
4             byrcat
                              1      1     [ 1.000         1.000 ]
                              2      2     [ 2.000         2.000 ]
                              3      3     [ 3.000         3.000 ]
                              4      4     [ 4.000         4.000 ]
5             pycat
                              1      1     [ 1.000         1.000 ]
                              2      2     [ 2.000         2.000 ]
                              3      3     [ 3.000         3.000 ]
                              4      4     [ 4.000         4.000 ]
                              5      5     [ 5.000         5.000 ]
6             durcat
                              1      1     [ 1.000         1.000 ]
                              2      2     [ 2.000         2.000 ]
                              3      3     [ 3.000         3.000 ]
                              4      4     [ 4.000         4.000 ]
7             yoecat
                              1      1     [ 1.000         1.000 ]
```

```
                          2      2      [ 2.000        2.000 ]
                          3      3      [ 3.000        3.000 ]
8           age_stcat
                          1      1      [ 1.000        1.000 ]
                          2      2      [ 2.000        2.000 ]
                          3      3      [ 3.000        3.000 ]
                          4      4      [ 4.000        4.000 ]
                          5      5      [ 5.000        5.000 ]
9           styrcat
                          1      1      [ 1.000        1.000 ]
                          2      2      [ 2.000        2.000 ]
                          3      3      [ 3.000        3.000 ]
10          mtype_n
                          1      1      [ 1.000        1.000 ]
                          2      2      [ 2.000        2.000 ]
                          3      3      [ 3.000        3.000 ]
                          4      4      [ 4.000        4.000 ]
11          sgg
                          1      1      [ 1.000        1.000 ]
                          2      2      [ 2.000        2.000 ]
                          3      3      [ 3.000        3.000 ]
12          bdcat
                          1      1      [ 1.000        1.000 ]
                          2      2      [ 2.000        2.000 ]
                          3      3      [ 3.000        3.000 ]
                          4      4      [ 4.000        4.000 ]
                          5      5      [ 5.000        5.000 ]
13          coloncat
                          1      1      [ 1.000        1.000 ]
                          2      2      [ 2.000        2.000 ]
                          3      3      [ 3.000        3.000 ]
                          4      4      [ 4.000        4.000 ]
14          bmcat
                          1      1      [ 1.000        1.000 ]
                          2      2      [ 2.000        2.000 ]
                          3      3      [ 3.000        3.000 ]
                          4      4      [ 4.000        4.000 ]
15          period
                          1      Jan 1, 1996  Dec 31, 2000
                          2      Jan 1, 2001  Dec 31, 2005
                          3      Jan 1, 2006  Dec 31, 2010
                          4      Jan 1, 2011  Dec 31, 2017
16          agecat
                          1      -INF - 25 [ -INF     25.00 )
                          2        25 - 30 [ 25.00    30.00 )
                          3        30 - 35 [ 30.00    35.00 )
                          4        35 - 40 [ 35.00    40.00 )
                          5        40 - 45 [ 40.00    45.00 )
```

```
                        6        45 - 50 [ 45.00      50.00 )
                        7        50 - 55 [ 50.00      55.00 )
                        8        55 - 60 [ 55.00      60.00 )
                        9        60 - 65 [ 60.00      65.00 )
                       10        65 - 70 [ 65.00      70.00 )
                       11        70 - 75 [ 70.00      75.00 )
                       12        75 - 80 [ 75.00      80.00 )
                       13        80 - 85 [ 80.00      85.00 )
                       14            89/ [ 85.00      +INF )
17   dur_cat
                       1         0 -  1 [ 0.000      1.000 )
                       2         1 -  5 [ 1.000      5.000 )
                       3         5 - 10 [ 5.000      10.00 )
                       4      10 - +INF [ 10.00      +INF )
18   bd_dcat
                       1       0 - 0.5 [ 0.000       0.5000 )
                       2       0.5 - 1 [ 0.5000      1.000 )
                       3         1 - 5 [ 1.000       5.000 )
                       4        5 - 10 [ 5.000       10.00 )
                       5     10 - +INF [ 10.00       +INF )
19   bd_d5cat
                       1     0 - 0.5 [ 0.000         0.5000 )
                       2     0.5 - 1 [ 0.5000        1.000 )
                       3     1 - 5   [ 1.000         5.000 )
                       4     5 - 10  [ 5.000         10.00 )
                       5     10 - +INF [ 10.00       +INF )
20   bd_d10cat
                       1     0 - 0.5 [ 0.000         0.5000 )
                       2     0.5 - 1 [ 0.5000        1.000 )
                       3     1 - 5   [ 1.000         5.000 )
                       4     5 - 10  [ 5.000         10.00 )
                       5     10 - +INF [ 10.00       +INF )
21   col_dcat
                       1     0 - 0.1 [ 0.000         0.1000 )
                       2     0.1 - 0.5 [ 0.1000      0.5000 )
                       3     0.5 - 5 [ 0.5000        5.000 )
                       4     5 - +INF [ 5.000        +INF )
22   col_d5cat
                       1     0 - 0.1 [ 0.000         0.1000 )
                       2     0.1 - 0.5 [ 0.1000      0.5000 )
                       3     0.5 - 5 [ 0.5000        5.000 )
                       4     5 - +INF [ 5.000        +INF )
23   col_d10cat
                       1     0 - 0.1 [ 0.000         0.1000 )
                       2     0.1 - 0.5 [ 0.1000      0.5000 )
                       3     0.5 - 5 [ 0.5000        5.000 )
                       4     5 - +INF [ 5.000        +INF )
24   bm_dcat
```

```
                         1      0 - 0.1 [ 0.000      0.1000 )
                         2      0.1 - 0.5 [ 0.1000   0.5000 )
                         3      0.5 - 2.5 [ 0.5000   2.500 )
                         4      2.5 - +INF [ 2.500   +INF )
25   bm_d2cat
                         1      0 - 0.1 [ 0.000      0.1000 )
                         2      0.1 - 0.5 [ 0.1000   0.5000 )
                         3      0.5 - 2.5 [ 0.5000   2.500 )
                         4      2.5 - +INF [ 2.500   +INF )
26   bm_d5cat
                         1      0 - 0.1 [ 0.000      0.1000 )
                         2      0.1 - 0.5 [ 0.1000   0.5000 )
                         3      0.5 - 2.5 [ 0.5000   2.500 )
                         4      2.5 - +INF [ 2.500   +INF )

Summary Variables

1) AT_RISK  2) PYR 3) subjects  4) all_cancer5) all_solid
6) all_sol_thy     7) non_solid 8) lip 9) eso 10) sto
11) col      12) liv      13) gal      14) pan      15) lun
16) bre      17) cer      18) ute      19) ova      20) pro
21) tes      22) kid      23) bla      24) cns      25) thy
26) hod      27) nhl      28) mul      29) leu      30) smal
31) nose     32) thor     33) bone     34) mela     35) skin
36) conn     37) pelv     38) immu     39) age      40) byr
41) year     42) cum_bd   43) lagbdcumdose
44) lag5bdcumdose 45) lag10bdcumdose  46) cum_col
47) lagcolcumdose 48) lag5colcumdose  49) lag10colcumdose
50) cum_bm  51) lagbmcumdose    52) lag2bmcumdose
53) lag5bmcumdose

The potential number of cells is 11098128384000000

Records read      --     93921
Records used      --     93920
Records skipped   --         1

Total records rejected   --     1

This table contains data in 216761 of the 11098128384000000
potential cells

81 variables defined  Workspace for about 120 additional
variables.

SAVE ; AS D:\data-anaysis\cohort94379-1-epicure.BSF @
216761 records written to D:\data-anaysis\cohort94379-1-
epicure.BSF
```

(3) 조율(실제율) 산출(AMFIT)

Epicure 프로그램에서 암발생 조율(실제율)을 산출하기 위해서는 위에서 만든 BSF 파일을 AMFIT에서 불러와 아래와 같은 명령어를 수행한다. 즉 전체암발생자(all_cancer)를 분자로 하여 10만 명당 인년(pyr)으로 나눈 값을 남녀별로 구별하여(select) 산출한다. 암종별 인원수는 sum 명령어를 통해 파악한다. 이때 pyr10 변수는 산출된 결과를 10만 명당 발생률로 해석하기 위하여 tran 명령어를 통해 생성한다.

```
tran py10k=pyr/100000; @
cases all_cancer @
pyr py10k @

select sex==1 @
fit @ ci @

select sex==2 @
fit @ ci @

noselect @
sum all_cancer by sex @
```

질병에 대한 조율을 산출하는 모델은 $\lambda=e^{\beta}$으로 표현된다(일반적으로 로그-선형 모델로 설명한다). 여기서 λ는 산출하고자하는 조율값이고 β는 자료에서 관찰된 로그 조율을 의미한다. 예를 들어 β가 5.599라면 조율(모델의 절편)은 인-년당 $e^{5.599}$ = 270.0이 되면 이는 조율이 10만 명당 270명이라는 의미이다.

조율만 추정하는 간단한 모델은 fit @ 명령어를 통해 산출한다. AMFIT에서는 기본적으로 %con이 설정되어 있으며, 이 값은 다른 요인이 보정되지 않은 조율값이다. 만약 다른 변수들이 포함되면 절편 값은 산출하고자 하는 조율과 의미가 달라진다. 아래의 산출된 남녀별 로그 조율은 5.599과 5.548이며, 따라서 조율은 10만 명당 각각 270.0과 256.8명이 된다(논문의 표 2). 신뢰구간은 ci @ 명령어를 통해 Wald 검정에 의한 신뢰구간을 산출할 수 있으며, 만약 가능도 검정(likelihood ratio test)을 통해 산출하려면 bound @ 명령어를 사용한다.

산출된 결과에는 핵심 변수들(all_cancer, py10k)에 대한 설명이 나오고 파라미터 요약표가 제시된다. 파라미터 요약표의 각 줄은 파라미터 이름(#Name), 추정치(각 변수의 계수값, Estimate), 표본오차(Std.Err), 검정통계량(Test Stat), 가설 검정통계량에 대한 유의확률(p-value)이 제시된다. 그 아래에는 사용된 자료 수, 이탈도, AIC 통계량, 피어슨 카이제곱 통계량, 자유도가 제시된다.

```
select sex==1 @
137328 records to be used
fit @
           Iter   Step   Deviance
             0      0    40632.238
             1      3    38443.370
             2      2    21393.703
             3      0    21367.276
             4      0    21367.178
             5      0    21367.178

Piece-wise exponential regression
Additive excess relative risk T0 * (1 + T1 + T2 + ...)

Using sex==1

all_cancer is used for cases
    py10k is used for person years

                 Parameter Summary Table

 # Name               Estimate Std.Err.  Test Stat.  P value
-- ---------------    ----------------- ---------   -------
Log-linear term 0
 1 %CON................ 5.599  0.02186       256.1  < 0.001

           Records used 137328

           Deviance      21367.178
           AIC           21369.178
           Pearson Chi2  1628881.1
           Degrees of freedom  137327

ci @                                   95% Confidence Bounds

 #    Name                Estimate    Std. Err. Lower    Upper
 --   ------------        --------    -------- ------   -------
Log-linear term 0
 1 %CON...........        5.599       0.02186     5.556  5.641
     EXP(estimate)                    270.0       1.022  258.7
```

```
281.9

nomodel @
select sex==2 @
88999 records to be used

fit @
           Iter   Step   Deviance

             0      0    24722.036
             1      3    23430.432
             2      2    12948.753
             3      0    12895.833
             4      0    12895.094
             5      0    12895.094

Piece-wise exponential regression
Additive excess relative risk T0 * (1 + T1 + T2 + ...)

Using sex==2

all_cancer is used for cases
    py10k is used for person years

                   Parameter Summary Table
 # Name                 Estimate Std.Err. Test Stat.  P value
-- ----------------- -------- -------- ---------   --------
Log-linear term 0
 1 %CON............   5.548    0.02775      200     < 0.001

           Records used        88999

           Deviance      12895.094
           AIC           12897.094
           Pearson Chi2  858133.26
           Degrees of freedom   88998


ci @                         95% Confidence Bounds

 #    Name              Estimate Std. Err. Lower    Upper
--    --------------- ------------------ -------- --------
Log-linear term 0
1 %CON.............. 5.548    0.02775   5.494    5.603
     EXP(estimate)   256.8    1.028     243.2    271.2
```

위 결과를 남녀별로 동시에 산출하기 위해서는 기저위험도(loglinear 0)에서 절편을 없애고(-%con) 각 성별 값이 직접 나오도록 하는 것이 효율적이다. 이 명령어에서 만약 절편을 제거하지 않으면 성별 중 기준군의 값이 절편으로 산출된다.

```
noselect @
226327 records to be used

cases all_cancer @
pyr py10k @
logl 0 -%con @

fit sex @
           Iter   Step   Deviance

           0      0      65354.274
           1      3      61873.803
           2      2      34342.456
           3      0      34263.109
           4      0      34262.272
           5      0      34262.271

Piece-wise exponential regression
Additive excess relative risk T0 * (1 + T1 + T2 + ...)

all_cancer is used for cases
    py10k is used for person years

                 Parameter Summary Table
 # Name                 Estimate Std.Err. Test Stat.  P value
 -- ----------------    ------------------ ----------  --------
Log-linear term 0
 1 sex_1............ 5.599    0.02186  256.1        < 0.001
 2 sex_2............ 5.548    0.02775  200          < 0.001

           Records used       226327

           Deviance      34262.271
           AIC           34266.271
           Pearson Chi2  2487014.4
           Degrees of freedom  226325

ci@
                 95% Confidence Bounds
 # Name              Estimate      Std. Err.     Lower  Upper
 -- -------------    --------      ---------     ------ -------
Log-linear term 0
```

```
  1 sex_1......... 5.599          0.02186        5.556  5.641
      EXP(estimate) 270.0          1.022          258.7  281.9

  2 sex_2......... 5.548          0.02775        5.494  5.603
      EXP(estimate) 256.8          1.028          243.2  271.2
```

(4) 표준화암발생비 산출(AMFIT)

표준화암발생비를 산출하기 위해서는 일반 인구집단에서의 성별 연령별 5세 단위 암발생률 자료를 별도로 구축하고 CSV 파일로 저장한 후 Epicure AMFIT 모듈에서 불러온다. 이후 연령은 아래와 같이 tran 명령어를 활용하여 연령구간 변수(agegrp)를 0에서 85세까지 5세 단위로, 추적연도는 1996년에서 2017년까지 22개의 구간으로 생성한다. 그리고 levels 명령어를 사용하여 변수명과 각 변수의 구간을 인식시킨다. 다음으로 lookup 표 작성을 위해서 makelook 명령어를 활용하여 관심 있는 암종별 변수를 입력한다. 이때 명령어에서 as *rates*는 발생률을 의미하며, by *sex agecat year*는 lookup 표의 구조를 정의하는 범주형 변수 목록이며, to *krates* 는 lookup 표 파일의 저장용 이름이다. 그리고 scale은 단위를 의미하는 것으로 10만 명당 암 발생률을 산출하기 위해 기대사망자수에 0.00001을 곱하도록 지정한다. Lookup 표는 텍스트 형태의 파일과 테이블 자료가 포함된 이분형 파일로 구성되며 각각 krates.bsh 및 krates.bst로 자동 생성된다.

```
USETXT D:\data-anaysis\SIR2017from1996.csv
INPUT @
Input from D:\data-anaysis\SIR2017from1996.csv

          793 records read          792 records used
                                      1 records rejected

35 variables defined  At least 500 additional variables can
be created.


tran agegrp = age/5 + 1 @
tran year=year-1995 @

levels sex 2 agegrp 18 year 22 @
```

```
makelook all_cancer all_can_leu all_solid all_sol_thy all_
sol_thy_lun non_solid sto col liv pan lun skin bre pro kid
bla cns thy nhl leu as rates by sex agegrp year to krates scale
0.00001 @
```

다음 단계로 앞서 구축한 분석용 BSF 파일의 성별, 연령, 연도 변수를 lookup 표의 변수와 맞추는 과정을 아래와 같이 진행한다. 우선 use 명령어를 통해 BSF 파일을 불러와서 rename 명령어로 age 변수를 lookup 표의 agegrp으로 변경한다. 그리고 setlook krates show @를 실행하여 krates.bsh 파일 내 변수를 확인한다. 이 파일 내 연령과 연도는 1부터 연속된 숫자로만 표시되어 있으므로 실제 연령과 연도를 나타내는 수치로 변경한다.

```
USE D:\data-anaysis\cohort94379-1-epicure.BSF
BSF File created by EPICURE on August 29, 2020 8:19:05 pm

INPUT @
Input from D:\data-anaysis\cohort94379-1-epicure.BSF

      226327 records read      226327 records used
                                    0 records rejected

85 variables defined  Workspace for about 105 additional
variables.

rename age agegrp @

setlook krates show @

4-way Table: Table generated by EPICURE at October 4, 2020
6:46:43 pm rates with 20 categories:

 1> all_cancer                                  all_can_leu
 3> all_solid                                   all_sol_thy
 5> all_sol_thy_lun                             non_solid
 7> sto                                         col
 9> liv                                         pan
11> lun                                         skin
13> bre                                         pro
15> kid                                         bla
17> cns                                         thy
19> nhl                                         leu
```

```
sex with 2 categories:

 1> 1                                    2

agegrp with 18 intervals:

     0.0    5.0    10.0   15.0   20.0   25.0   30.0
     35.0   40.0   45.0   50.0   55.0   60.0   65.0
     70.0   75.0   80.0   85.0   100.0

year with 22 intervals:

     1996.0 1997.0 1998.0 1999.0 2000.0 2001.0 2002.0
     2003.0 2004.0 2005.0 2006.0 2007.0 2008.0 2009.0
     2010.0 2011.0 2012.0 2013.0 2014.0 2015.0 2016.0
     2017.0 2018.0

   sex    as sex
   agegrp as agegrp
   year   as year
```

다음은 환자(cases) 상태와 인년(person-year) 정보를 cases와 pyr로 입력시킨다. 이때 tran 명령어를 통해 암발생률을 lookup 표에서 가져오고 이를 인년(pyr)과 곱해 기대발생자 수를 산출한다. Lookup 표의 첫 번째 범주를 전체 암발생률로 설정하였으므로 lookup(1)은 전체 암발생률을 의미한다. 산출된 기대발생자 수는 분모로 활용되며 관찰된 발생자 수가 분자가 되어 전체암에 대한 표준화발생비가 산출된다.

모델의 수행은 조율에서와 같이 fit 명령어를 사용하며 기저위험도(logl 0)에서 절편을 없애고(-%con) 남녀별로 값이 산출되도록 한다. 이때 보정하고자 하는 변수들을 추가하여 보정한 표준화암발생비를 산출할 수도 있다.

```
tran rate=lookup(1) @
tran canexp = pyr*rate @

cases all_cancer @
pyr canexp @ fit @
logl 0 -%con @
fit sex @ ci @
```

연속해서 모델을 수행하는 경우 앞 모델에 영향을 받기 때문에 다른 집단이나 결과변수에 대한 분석을 수행하기 전에 nomodel 명령어를 통해 새롭게 시작해야 한다. 만약 특정 인구집단을 선정했을 때는 noselect 명령어를 통해 다시 원래 전체 인구집단으로 돌아갈 수 있다. 산출 결과는 아래와 같으며 해당 논문의 표 2에서 값을 확인할 수 있다.

```
tran rate=lookup(1) @

tran canexp = pyr*rate @

cases all_cancer @
pyr canexp @
fit @
            Iter   Step   Deviance

            0      0      31337.821
            1      0      31334.800
            2      0      31334.799
            3      0      31334.799

Piece-wise exponential regression
Additive excess relative risk T0 * (1 + T1 + T2 + ...)

all_cancer is used for cases
   canexp is used for person years

                  Parameter Summary Table

 # Name                Estimate Std.Err.  Test Stat.  P value
-- ---------------     -------- --------  ----------  --------
Log-linear term 0
 1 %CON..........      -0.02970 0.01717   -1.73       0.0837

            Records used        226327

            Deviance            31334.799
            AIC                 31336.799
            Pearson Chi2        3216276.4
            Degrees of freedom  226326

logl 0 -%con @
fit sex @
            Iter   Step   Deviance
```

```
              0      0      31337.821
              1      0      31302.133
              2      0      31302.042
              3      0      31302.042

Piece-wise exponential regression
Additive excess relative risk T0 * (1 + T1 + T2 + ...)

all_cancer is used for cases
   canexp is used for person years

                  Parameter Summary Table

 # Name               Estimate Std.Err.  Test Stat.  P value
-- --------------     -------- --------  ----------  --------
Log-linear term 0
1 sex_1.........      -0.1030  0.02186   -4.711      < 0.001
2 sex_2.........       0.1010  0.02775    3.639      < 0.001

            Records used        226327

            Deviance            31302.042
            AIC                 31306.042
            Pearson Chi2        3210247
            Degrees of freedom  226325

ci @                      95% Confidence Bounds

 # Name               Estimate Std. Err. Lower    Upper
-- -----------------  -------- ----------------   --------
Log-linear term 0
 1 sex_1...........  -0.1030  0.02186   -0.1458  -0.06013
      EXP(estimate)   0.9022  1.022      0.8643   0.9416

2 sex_2............  0.1010   0.02775   0.04658  0.1553
      EXP(estimate)  1.106    1.028     1.048    1.168
```

선량 구간별 표준화암발생비를 산출하기 위해서는 아래와 같이 선량구간 변수(bdcat)를 모델에 넣는다. 선량 구간별 혹은 성별 암종별 발생자 숫자는 sum과 by 명령어를 통해 산출한다.

```
tran rate=lookup(1) @
tran canexp = pyr*rate @

cases all_cancer @
pyr canexp @ fit @
logl 0 -%con @
fit bdcat @ ci @

sum all_cancer by bdcat @
```

산출된 결과는 선량구간별 인구집단이 일반 인구집단의 암발생률과 어떻게 다른지를 보여준다. 해당 논문 표 3에서는 아래 결과에서 산출된 1mSv 이하 군에서의 표준화암발생비를 제시하였다.

```
                    95% Confidence Bounds

 # Name                Estimate  Std. Err. Lower    Upper
-- ---------------     --------  --------  ------   --------
Log-linear term 0

1 bdcat_1.........     -0.002108 0.02690   -0.05483 0.05061
      EXP(estimate)     0.9979   1.027      0.9466  1.052

2 bdcat_2.........     -0.04583  0.03590   -0.1162  0.02453
      EXP(estimate)     0.9552   1.037      0.8903  1.025

3 bdcat_3.........     -0.03725  0.04016   -0.1160  0.04146
      EXP(estimate)     0.9634   1.041      0.8905  1.042

4 bdcat_4.........     -0.06220  0.04036   -0.1413  0.01689
      EXP(estimate)     0.9397   1.041      0.8682  1.017
```

(5) 상대위험도 산출(AMFIT)

상대위험도는 기준군을 1.0으로 하고 다른 군의 상대적인 위험도를 산출하는 것으로, 범주형(구간별) 노출값에 대한 상대위험도를 산출하는 모델식은 $\lambda(d) = e^{\beta 1+\rho d}$, d=1,2,3,4 와 같다. 이때 d는 선량 범주로 4구간으로 나눈 것이며 $\lambda(d)$는 조율의 계수에 선량 구간별 계수가 함께 설정된 값으로 지수화(exponentiation)하면 상대위험도 값이 된다. AMFIT은 모델 구축 전에 자동으로 선량의 첫 번째 범주를 제거하므로 파라미터 2(파라미터 1은 절편값), 즉 첫 번째 선량 범주에 대한 로그 상대위험도 값은 파라미터 요약표에 포함되지 않는다.

해당 논문 표 3의 선량구간별 상대위험도는 아래 명령어와 같이 추가 보정변수 없이 각 집단의 표준화암발생률을 상대적인 비로 산출한다. 즉 표준화암발생비 산출 시 사용했던 명령어에서 단지 절편을 포함해 첫 번째 집단이 자동으로 기준군이 되도록 한다. 만약 보정하고자 하는 변수가 있다면 fit 명령어에 추가한다.

```
logl 0 %con @
fit bdcat @ ci @
```

배지 선량이 1mSv 미만인 집단의 전체암 표준화암발생률을 기준으로 1-5mSv, 5-20mSv, 20mSv 이상군의 상대위험도는 각각 0.96, 0.97, 0.94로 산출되었다(논문의 표 3). 예를 들어 1-5mSv 군에서의 로그 상대위험도는 -0.04372이며 이를 지수화하면($e^{-0.04372}$) 0.9572의 상대위험도가 산출된다.

```
Piece-wise exponential regression
Additive  T0 + T1 + T2 + ...

all_cancer is used for cases
   canexp is used for person years

                   Parameter Summary Table
 # Name               Estimate  Std.Err.  Test Stat.  P value
-- ---------------    --------- --------- ----------  --------
Log-linear term 0
1 %CON..........      -0.002108 0.0269    -0.07837    > 0.5
3 bdcat_2.......      -0.04372  0.04486   -0.9747     0.33
4 bdcat_3.......      -0.03514  0.04834   -0.727      0.467
5 bdcat_4.......      -0.06010  0.0485    -1.239      0.215

            Records used        226327

            Deviance            31332.862
            AIC                 31340.862
            Pearson Chi2        3219413
            Degrees of freedom  226323
```

```
ci @
                     95% Confidence Bounds
 # Name                Estimate Std. Err. Lower    Upper
 -- ----------------   -------- --------  -------- --------
Log-linear term 0
 1 %CON............   -0.002108 0.02690   -0.05483 0.05061
     EXP(estimate)     0.9979   1.027      0.9466  1.052

 3 bdcat_2.........   -0.04372  0.04486   -0.1316  0.04420
     EXP(estimate)     0.9572   1.046      0.8767  1.045

 4 bdcat_3.........   -0.03514  0.04834   -0.1299  0.05960
     EXP(estimate)     0.9655   1.050      0.8782  1.061

 5 bdcat_4.........   -0.06010  0.04850   -0.1552  0.03496
     EXP(estimate)     0.9417   1.050      0.8563  1.036
```

선량구간별 상대위험도의 경향성 분석(p-value for trend)을 위해서는 선량구간이 없는 모델과 있는 모델을 비교하여 유의성을 검정한다. 즉 기본모델을 설정하고(null @) 선량변수를 추가한 모델(line 1 bdcat @)을 수행한다. 이때 두 번째 파라미터(첫 번째 선량구간)를 0으로 하여 기준으로 설정한다(para 2=0 @). 두 모델의 비교는 lrt @ 명령어를 통해 가능도 비로 검정한다. 한편 선량의 범주형 변수 대신 연속형 변수를 넣을 수도 있다.

```
cases all_cancer @
pyr canexp @
logl 0 %con @ fit @
null @
line 1 bdcat @
para 2=0 @ fit @
lrt @
```

결과는 아래와 같이 P value 〉 0.50로 유의하지 않게 산출되었다.

```
lrt @

           LR statistic         1.937
           Degrees of freedom   3
           P value              > 0.50
```

한편 연속형 노출값에 대한 상대위험도 모델은 λ(dose) = $e^{\beta1+\beta2dose}$와 같이 표현될 수 있으며, 범주형 명령어 식과 다른 점은 λ에 포함되는 것이 범주 형태의 d가 아니라 연속변수인 선량변수(dose)이다. 이 모델은 아래 명령어와 같이 절편을 포함하고 연속형 선량변수(dycol5)의 상대위험도를 산출한다.

```
fit %con dgycol5 @
```

산출 결과 아래와 같이 대장선량(colon dose) 100mGy당 전체암발생의 상대위험도는 유의하지 않게 9.6% 감소하였다(이 모델의 경우 선량을 연속 변수로 넣었기 때문에 4개의 구간별로 넣은 경우와 절편값이 다르다). 만약 노출 변수외에 다른 보정변수들이 필요한 경우 변수들을 모델에 추가할 수 있다. 이러한 모델식은 로그-선형 모델을 기본으로 한 위험도 계수를 산출하며, 환자-대조군 연구에서의 로지스틱 회귀분석의 경우에도 적용할 수 있다.

```
fit %con dgycol5 @
            Iter   Step   Deviance

            0      0      31337.821
            1      0      31334.325
            2      0      31334.323
            3      0      31334.323

Piece-wise exponential regression
Additive  T0 + T1 + T2 + ...

all_cancer is used for cases
   canexp is used for person years


                   Parameter Summary Table

 #    Name            Estimate  Std.Err. Test Stat.  P value
--    ------------    --------- -------- --------    -------
 Log-linear term 0
 1 %CON...........    -0.02445  0.01877  -1.303      0.193
 2 dgycol5........    -0.09663  0.1414   -0.6835     0.494

                   Records used  226327

                   Deviance      31334.323
```

```
AIC    31338.323
Pearson Chi2  3204545.1
Degrees of freedom  226325
```

(6) 초과상대위험도와 초과절대위험도 산출(AMFIT)

초과상대위험도(ERR)와 초과절대위험도(EAR) 모델은 기저위험도에 추가적인 위험이 곱해지거나 더해진 형태로 표현된다(역학지표 참고). 이 모델은 지수화된 계수에 추가하는 것이 아니라 선량에 대한 계수를 선형함수로 표현하는 것으로, 덧셈 상대위험도 모델(addictive relative risk model)이며 일반적으로 많이 사용하는 지수화 상대위험도 모델(exponential relative risk model)과 구별하여 λ(dose) = $e^{\beta 1}(1+\beta_2 dose)$로 표현된다. 이때 β_2 파라미터는 초과상대위험도를 의미한다.

선량당 초과상대위험도 산출을 위해 Epicure AMFIT 모듈에서 case와 pyr을 지정하고 fit 명령어에 보정하고자 하는 변수들을 추가한다. 이 연구에서는 성별, 연령, 출생년도, 근무기간을 보정하였다. 이후 linear subterm(line 1)을 사용하여 선량(dgycol5)당 위험도를 산출한다. 이를 위해 아래의 첫 명령어에서와 같이 대장선량 단위를 100mGy로 변환한다.

```
tran dgycol5=lag5colcumdose/100; @
tran py10k=pyr/100000; @

cases all_cancer @
pyr py10k @
fit sex agecat byrcat durcat @
line 1 dgycol5 @ fit@
```

이때 line 명령어는 dose 변수(dgycol5)가 term 1의 선형 subterm에 포함된다는 것을 의미한다. 이러한 명령어를 통해서 기존에는 log-linear term 0(기저위험도 모델)라는 한 범주에 같이 나오던 각 파라미터 값들이 log-linear term 0와 linear term 1이라는 범주로 나누어서 각각 산출된다. 여기서 linear term 1의 결과값이 선량당 초과상대위험도를 의미한다. 산출 결과 대장선량 100mGy 증가에 따라 약 0.15배 만큼의 상대위험도가 초과 발생하였다(상대위험도로는 1.15배 증가하였다).

```
line 1 dgycol5 @ fit@

Piece-wise exponential regression
Additive excess relative risk T0 * (1 + T1 + T2 + ...)

all_cancer is used for cases
    py10k is used for person years


                    Parameter Summary Table

 #   Name             Estimate  Std.Err.  Test Stat.  P value
--   ------------     --------- --------- --------    -------
Log-linear term 0
 1 %CON............  3.377     0.2067    16.34       < 0.001
 3 sex_2...........  0.7094    0.04103   17.29       < 0.001
 5 agecat_2........  0.3931    0.1885    2.086         0.037
 6 agecat_3........  0.9103    0.1818    5.007       < 0.001
 7 agecat_4........  1.390     0.1851    7.511       < 0.001
 8 agecat_5........  1.843     0.1876    9.819       < 0.001
 9 agecat_6........  2.164     0.1924    11.25       < 0.001
10 agecat_7........  2.547     0.1961    12.99       < 0.001
11 agecat_8........  2.958     0.2046    14.46       < 0.001
12 agecat_9........  3.557     0.2094    16.99       < 0.001
13 agecat_10.......  3.876     0.2137    18.14       < 0.001
14 agecat_11.......  4.329     0.2152    20.12       < 0.001
15 agecat_12.......  4.556     0.2217    20.55       < 0.001
16 agecat_13.......  4.719     0.2403    19.64       < 0.001
17 agecat_14.......  4.466     0.31      14.4        < 0.001
19 byrcat_2........  0.05467   0.06848   0.7984        0.425
20 byrcat_3........  0.1539    0.08855   1.737         0.0823
21 byrcat_4........  0.2178    0.1175    1.854         0.0637
23 durcat_2........  0.03075   0.05869   0.524       > 0.5
24 durcat_3........ -0.07316   0.06165  -1.187         0.235
25 durcat_4........ -0.08614   0.06273  -1.373         0.17

Linear term 1
 26 dgycol5........  0.1466    0.1778    0.8246        0.41

            Records used        226327

            Deviance            31419.916
            AIC                 31463.916
            Pearson Chi2        2613700.2
            Degrees of freedom  226305
```

초과상대위험도를 직업별, 성별로 산출하기 위해서는 아래와 같이 각 집단별 변수를 추가하여 명령어를 수행한다.

```
cases all_cancer @
pyr py10k @
fit sex agecat byrcat durcat @ ci @
line 1 dgycol5*occup_p @ fit@ ci @

cases all_cancer @
pyr py10k @
fit sex agecat byrcat durcat @ ci @
line 1 dgycol5*sex @ fit@ ci @
```

초과절대위험도를 산출하는 모델은 $\lambda(\text{dose}) = e^{\beta1} + \beta_2\text{dose}$와 같이 지수 계수를 선량과 구분하여 선량에 의한 추가적인 위험도가 더해지는 형태로 표현된다(반면 초과상대위험도의 경우는 선량에 의한 위험도가 지수계수와 곱해지는 형태이다). 이 모델을 구현하기 위해서는 add @ 명령어를 사용한다.

```
add @
linear 1 dgycol5 @
fit @
```

아래 결과표의 Linear term 1에서 산출된 값(1151)이 초과절대위험도로서, 10만 명당 선량이 100mGy 증가할수록 발생하는 추가적인 암 환자수를 의미한다. 그러나 국내 방사선관계종사자 연구의 경우 초과상대위험도의 불확실성이 커서 초과절대위험도 값의 의미가 제한적이라고 판단하여 논문에 반영하지는 않았다.

```
add @
linear 1 dgycol5 @

fit @

Piece-wise exponential regression
Additive  T0 + T1 + T2 + ...

all_cancer is used for cases
    py10k is used for person years
```

```
                    Parameter Summary Table
 # Name                  Estimate  Std.Err.  Test Stat.  P value
-- ----------------    --------- --------  --------    -------
Log-linear term 0
 1 %CON............  5.449     0.02054   265.2         < 0.001

Linear term 1
 2 dgycol5.........  1151.     95.39     12.07         < 0.001

            Records used         226327

            Deviance             34009.197
            AIC                  34013.197
            Pearson Chi2         2603380.7
            Degrees of freedom   226325
```

(7) 비선형 연관성 검정(AMFIT)

방사선의 선량-반응 연관성은 일반적으로 선형모형을 사용하지만 비선형모델에 대해서도 확인하는 것이 필요하다. 이를 위해 선형 모델을 기본으로 이차항 모델(dgycol5*dgycol5)과의 유의성을 검정하였다. Epicure에서는 기존 모델을 null로 설정하고 비교 모델을 수행 후 lrt 명령어로 가능도 비를 검정한다.

```
cases all_cancer @
pyr py10k @
fit sex agecat byrcat durcat @
line 1 dgycol5 @ fit@
null @
line 1 + dgycol5*dgycol5 @ fit @
lrt @
```

산출 결과 아래와 같이 비선형모델과 선형모델 간에 유의한 차이를 보였다. 그러나 현재의 국내 방사선관계종사자 자료상의 제한점과 불확실성을 고려할 때 비록 통계적으로 유의하게 산출되었다고 하더라도 이차항 모델값에 의미를 부여하기에는 한계가 있다고 판단하였다. 따라서 향후 종사자들을 장기간 추적하고 보다 넓은 선량 범위를 확보하는 것이 필요하다.

```
cases all_cancer @
pyr py10k @
fit sex agecat byrcat durcat @
...

line 1 dgycol5 @ fit@

Piece-wise exponential regression
Additive  T0 + T1 + T2 + ...

all_cancer is used for cases
    py10k is used for person years


                  Parameter Summary Table

 # Name                Estimate  Std.Err.  Test Stat.  P value
-- ---------------- --------- --------  --------    ------
Log-linear term 0
 1 %CON............ 3.370     0.2063    16.34       < 0.001
 3 sex_2........... 0.7076    0.04102   17.25       < 0.001
 5 agecat_2........ 0.3939    0.1884    2.09          0.0366
 6 agecat_3........ 0.9141    0.1818    5.029       < 0.001
 7 agecat_4........ 1.395     0.185     7.543       < 0.001
 8 agecat_5........ 1.848     0.1875    9.855       < 0.001
 9 agecat_6........ 2.171     0.1921    11.3        < 0.001
10 agecat_7........ 2.554     0.1959    13.04       < 0.001
11 agecat_8........ 2.965     0.2041    14.53       < 0.001
12 agecat_9........ 3.566     0.2088    17.08       < 0.001
13 agecat_10....... 3.889     0.2128    18.28       < 0.001
14 agecat_11....... 4.344     0.2139    20.31       < 0.001
15 agecat_12....... 4.573     0.2202    20.77       < 0.001
16 agecat_13....... 4.738     0.2387    19.85       < 0.001
17 agecat_14....... 4.490     0.308     14.58       < 0.001
19 byrcat_2........ 0.05183   0.06816   0.7604        0.447
20 byrcat_3........ 0.1554    0.08814   1.763         0.0779
21 byrcat_4........ 0.2237    0.1169    1.914         0.0557
23 durcat_2........ 0.03202   0.05866   0.5459      > 0.5
24 durcat_3........-0.06946   0.06155   -1.128        0.259
25 durcat_4........-0.06438   0.05925   -1.087        0.277
Linear term 1
26 dgycol5.........-21.42     5.102     -4.198      < 0.001

            Records used              226327
```

```
             Deviance             31420.565
             AIC                  31464.565
             Pearson Chi2         2613283.5
             Degrees of freedom   226305

null @
line 1 + dgycol5*dgycol5 @ fit @

Piece-wise exponential regression
Additive  T0 + T1 + T2 + ...

all_cancer is used for cases
    py10k is used for person years

                  Parameter Summary Table

 # Name               Estimate  Std.Err.  Test Stat.  P value
-- ----------------- --------- --------  --------    --------
Log-linear term 0
 1 %CON............. 3.386     0.2047    16.54       < 0.001
 3 sex_2............ 0.6891    0.04132   16.68       < 0.001
 5 agecat_2......... 0.3969    0.1881     2.11         0.0349
 6 agecat_3......... 0.9374    0.1814     5.166      < 0.001
 7 agecat_4......... 1.412     0.1844     7.656      < 0.001
 8 agecat_5......... 1.857     0.1867     9.95       < 0.001
 9 agecat_6......... 2.166     0.191     11.34       < 0.001
10 agecat_7......... 2.545     0.1945    13.09       < 0.001
11 agecat_8......... 2.947     0.2026    14.55       < 0.001
12 agecat_9......... 3.527     0.2076    16.99       < 0.001
13 agecat_10........ 3.844     0.2119    18.14       < 0.001
14 agecat_11........ 4.301     0.2131    20.18       < 0.001
15 agecat_12........ 4.530     0.2196    20.63       < 0.001
16 agecat_13........ 4.701     0.2383    19.72       < 0.001
17 agecat_14........ 4.408     0.3134    14.07       < 0.001
19 byrcat_2......... 0.05421   0.06629    0.8177       0.414
20 byrcat_3......... 0.1544    0.08517    1.813        0.0698
21 byrcat_4......... 0.2161    0.1136     1.903        0.0571
23 durcat_2......... 0.03530   0.05846    0.6039     > 0.5
24 durcat_3.........-0.05905   0.06122   -0.9645       0.335
25 durcat_4.........-0.03093   0.06149   -0.503      > 0.5

Linear term 1
26 dgycol5..........-394.7     117.6     -3.356      < 0.001
27 dgycol5*dgycol5.  1025.     345.3      2.968        0.00299

             Records used         226327

             Deviance             31407.538
```

```
              AIC                   31453.538
              Pearson Chi2          2609318.9
              Degrees of freedom    226304

lrt @

              LR statistic          13.03
              Degrees of freedom    1
              P value               < 0.001
```

참고 문헌References

1 역학의 소개Introduction

Bhopal RS. *Concept of Epidemiology*. 3rd edition. Oxford University Press. 2016.

McCullough LE, Maliniak ML, Amin AB, Baker JM, Baliashvili D, Barberio J, et al. "Epidemiology beyond its limits." *Sci Adv*. 2022;8(23):eabn3328.

Morabia A. *A History of Epidemiologic Methods and Concepts*. Birkhauser. 2004.

Porta M. *A dictionary of epidemiology*. 6th edition. Oxford University Press. 2014.

Rose G. "Sick individuals and sick populations." *Int J Epidemiol*. 1985; 14(1):32-8.

Trichopoulos D. "The discipline of epidemiology." *Science*. 1995; 269(5229):1326.

2 역학 지표Epidemiological Indices

Berrington de González A, Darby S. "Risk of cancer from diagnostic X-rays: estimates for the UK and 14 other countries." *Lancet*. 2004;363(9406):345–51.

Cléro E, Vaillant L, Hamada N, Zhang W, Preston D, Laurier D, et al. "History of radiation detriment and its calculation methodology used in ICRP Publication 103." *J Radiol Prot*. 2019;39:19–35.

International Commission on Radiological Protection(ICRP). "The 2007 Recommendations of the International Commission on Radiological Protection." *ICRP Publication 103*. Ann. ICRP 37 (2-4). 2007.

National Research Council (NRC). *Assessment of the Scientific Information for the Radiation Exposure Screening and Education Program*. Washington D.C. National Academies Press. 2005.

Pearce N. "Classification of epidemiological study designs." *Int J Epidemiol*.

2012;41(2):393-7.

Porta M. *A dictionary of epidemiology*. 6th edition. Oxford University Press. 2014.

Preston DL, Ron E, Tokuoka S, Funamoto S, Nishi N, Soda M, et al. "Solid cancer incidence in atomic bomb survivors: 1958-1998." *Radiat Res*. 2007;168(1):1-64.

Rothman KJ. *Epidemiology: An introduction*. 2nd edition. Oxford University Press. 2012.

Westreich D. *Epidemiology by Design: A Causal Approach to the Health Sciences*. Oxford University Press. 2020.

3 역학 연구 방법론Epidemiological Study Design

이원진.《농약과 건강의 보건학적 이해》. 고려대학교 출판부. 2013.

Andreassi MG, Piccaluga E, Gargani L, Sabatino L, Borghini A, Faita F, et al. "Subclinical carotid atherosclerosis and early vascular aging from long-term low-dose ionizing radiation exposure: a genetic, telomere, and vascular ultrasound study in cardiac catheterization laboratory staff." *JACC Cardiovasc Interv*. 2015;8:616-27.

Bernstein JL, Haile RW, Stovall M, Boice JD Jr, Shore RE, Langholz B, et al. "Radiation exposure, the ATM Gene, and contralateral breast cancer in the women's environmental cancer and radiation epidemiology study." *J Natl Cancer Inst*. 2010;102(7):475-83.

Berlivet J, Hémon D, Cléro É, Ielsch G, Laurier D, Guissou S, et al. "Ecological association between residential natural background radiation exposure and the incidence rate of childhood central nervous system tumors in France, 2000-2012." *J Environ Radioact*. 2020;211:106071.

Berrington de Gonzalez A, Iulian Apostoaei A, Veiga LH, Rajaraman P, Thomas BA, Owen Hoffman F, et al. "RadRAT: a radiation risk assessment tool for lifetime cancer risk projection." *J Radiol Prot*. 2012;32(3):205-22.

Berrington de Gonzalez A, Daniels RD, Cardis E, Cullings HM, Gilbert E, Hauptmann M, et al. "Epidemiological studies of low-dose ionizing radiation and cancer: rationale and framework for the monograph and overview of eligible studies." *J Natl Cancer Inst Monogr*. 2020;2020(56):97-113.

Berrington de Gonzalez A, Pasqual E, Veiga L. "Epidemiological studies of CT scans and cancer risk: the state of the science." ***Br J Radiol.*** 2021;94(1126):20210471.

Bonita R, Beaglehole R, Kjellstrom T. ***Basic epidemiologist.*** 2nd edition. Geneva. World Health Organization. 2006.

Cardis E, Kesminiene A, Ivanov V, Malakhova I, Shibata Y, Khrouch V, et al. "Risk of thyroid cancer after exposure to ^{131}I in childhood." ***J Natl Cancer Inst.*** 2005;97(10):724-32.

Cha ES, Chang SS, Gunnell D, Eddleston M, Khang YH, Lee WJ. "Impact of paraquat regulation on suicide in South Korea." ***Int J Epidemiol.*** 2016;45(2):470-9.

Cohen BL. "Test of the linear-no threshold theory of radiation carcinogenesis for inhaled radon decay products." ***Health Phys.*** 1995;68(2):157-74.

Cologne J, Preston DL, Imai K, Misumi M, Yoshida K, Hayashi T, et al. "Conventional case-cohort design and analysis for studies of interaction." ***Int J Epidemiol.*** 2012;41(4):1174-86.

Dos-Santos-Silva I. ***Cancer Epidemiology: Principles and Methods.*** Lyon. International Agency for Research on Cancer. 1999.

Ernster VL. "Nested case-control studies." ***Prev Med.*** 1994;23(5):587-90.

Farioli A, Violante FS, Mattioli S, Curti S, Kriebel D. "Risk of mesothelioma following external beam radiotherapy for prostate cancer: a cohort analysis of SEER database." ***Cancer Causes Control.*** 2013;24(8):1535-45.

Gold E, Gordis L, Tonascia J, Szklo M. "Risk factors for brain tumors in children." ***Am J Epidemiol.*** 1979;109(3):309-19.

Grant EJ, Cologne JB, Sharp GB, Eguchi H, Stevens RG, Izumi S, et al. "Bioavailable serum estradiol may alter radiation risk of postmenopausal breast cancer: a nested case-control study." ***Int J Radiat Biol.*** 2018;94(2):97-105.

Gunnell D, Knipe D, Chang SS, Pearson M, Konradsen F, Lee WJ. "Prevention of suicide with regulations aimed at restricting access to highly hazardous pesticides: a systematic review of the international evidence." ***Lancet Glob Health.*** 2017;5(10):e1026-e1037.

Hamood R, Hamood H, Merhasin I, Keinan-Boker L. "Risk of cardiovascular disease after radiotherapy in survivors of breast cancer: a case-cohort study." *J Cardiol*. 2019;73(4):280-91.

Higham J, Flowers J, Hall P. Standardisation. "Information on Public Health Observatory recommended methods." 2005. (https://www.scotpho.org.uk/media/1403/inphorm-6-final.pdf)

Infante-Rivard C. "Diagnostic x rays, DNA repair genes and childhood acute lymphoblastic leukemia." *Health Phys*. 2003;85(1):60-4.

Jablon S, Hrubec Z, Boice JD Jr. "Cancer in populations living near nuclear facilities. a survey of mortality nationwide and incidence in two states." *JAMA*. 1991;265(11):1403-8.

Jacob S, Boveda S, Bar O, Brézin A, Maccia C, Laurier D, et al. "Interventional cardiologists and risk of radiation-induced cataract: results of a French multicenter observational study." *Int J Cardiol*. 2013;167(5):1843-7.

Jacob S, Pathak A, Franck D, Latorzeff I, Jimenez G, Fondard O, et al. "Early detection and prediction of cardiotoxicity after radiation therapy for breast cancer: the BACCARAT prospective cohort study." *Radiat Oncol*. 2016;11:54.

Journy NM, Lee C, Harbron RW, McHugh K, Pearce MS, Berrington de Gonzalez A. "Projected cancer risks potentially related to past, current, and future practices in paediatric CT in the United Kingdom, 1990-2020." *Br J Cancer*. 2017;116(1):109-16.

Kang SH, Cha ES, Bang YJ, Na TW, Lee D, Song SY, et al. "Radiation exposure and fluoroscopically-guided interventional procedures among orthopedic surgeons in South Korea." *J Occup Med Toxicol*. 2020;15:24.

Kim J, Bang Y, Lee WJ. "Living near nuclear power plants and thyroid cancer risk: a systematic review and meta-analysis." *Environ Int*. 2016;87:42-8.

Kitahara CM, Berrington de Gonzalez A, Bouville A, Brill AB, Doody MM, Melo DR, et al. "Association of Radioactive Iodine Treatment With Cancer Mortality in Patients With Hyperthyroidism." *JAMA Intern Med*. 2019;179(8):1034-42.

Kiuchi Y, Yokoyama T, Takamatsu M, Tsuiki E, Uematsu M, Kinoshita H, et al. "Glaucoma in atomic bomb survivors." *Radiat Res*. 2013;180(4):422-30.

Kojimahara N, Yoshitake T, Ono K, Kai M, Bynes G, Schüz J, et al. "Computed tomography of the head and the risk of brain tumours during childhood and adolescence: results from a case-control study in Japan." *J Radiol Prot*. 2020.

Lagarde F, Pershagen G. "Parallel analyses of individual and ecologic data on residential radon, cofactors, and lung cancer in Sweden." *Am J Epidemiol*. 1999;149(3):268-74.

Leboulleux S, Bournaud C, Chougnet CN, Zerdoud S, Al Ghuzlan A, Catargi B, et al. "Thyroidectomy without radioiodine in patients with low-risk thyroid cancer." *N Engl J Med*. 2022;386(10):923-32.

Lesko CR, Fox MP, Edwards JK. "A framework for descriptive epidemiology." *Am J Epidemiol*. 2022;191(12):2063-70.

Lim H, Devesa SS, Sosa JA, Check D, Kitahara CM. "Trends in thyroid cancer incidence and mortality in the United States, 1974-2013." *JAMA*. 2017;317(13):1338-48.

Lee J, Cha ES, Jeong M, Lee WJ. "A national survey of occupational radiation exposure among diagnostic radiologic technologists in South Korea." *Radiat Prot Dosimetry*. 2015;167(4):525-31.

Lee WJ, Ko S, Bang YJ, Cha ES, Lee KM. "Mortality among diagnostic medical radiation workers in South Korea, 1996-2015." *Occup Environ Med*. 2018;75(10):739-41.

Lee WJ, Choi Y, Ko S, Cha ES, Kim J, Kim YM, et al. "Projected lifetime cancer risks from occupational radiation exposure among diagnostic medical radiation workers in South Korea." *BMC Cancer*. 2018;18(1):1206.

Lee WJ, Bang YJ, Cha ES, Kim YM, Cho SB. "Lifetime cancer risks from occupational radiation exposure among workers at interventional radiology departments." *Int Arch Occup Environ Health*. 2021;94(1):139-45.

Maclure M. "The case-crossover design: a method for studying transient effects on the risk of acute events." *Am J Epidemiol*. 1991;133(2):144-53.

Marazziti D, Tomaiuolo F, Dell'Osso L, Demi V, Campana S, Piccaluga E, et al. "Neuropsychological testing in interventional cardiology staff after long-term exposure to ionizing radiation." *J Int Neuropsychol Soc*. 2015;21(9):670-6.

Matanoski GM, Seltser R, Sartwell PE, Diamond EL, Elliott EA. "The current mortality rates of radiologists and other physician specialists: specific causes of death." *Am J*

Epidemiol. 1975;101(3):199-210.

Michalski JM, Moughan J, Purdy J, Bosch W, Bruner DW, Bahary JP, et al. "Effect of standard vs dose-escalated radiation therapy for patients with intermediate-risk prostate cancer: the NRG oncology RTOG 0126 randomized clinical trial." *JAMA Oncol*. 2018;4(6):e180039.

Miller AB, Goff DC, Bammann K, Wild P. "Cohort Studies." In: *Handbook of Epidemiology*. Ahrens W & Pigeot I. New York. Springer. 2014.

Moon EK, Ha WH, Seo S, Jin YW, Jeong KH, Yoon HJ, et al. "Estimates of radiation doses and cancer risk from food intake in Korea." *J Korean Med Sci*. 2016;31(1):9-12.

Morgenstern H. "Ecologic studies in epidemiology: concepts, principles, and methods." *Annu Rev Public Health*. 1995;16:61-81.

Oh CM, Jung KW, Won YJ, Shin A, Kong HJ, Lee JS. "Age-period-cohort analysis of thyroid cancer incidence in Korea." *Cancer Res Treat*. 2015;47(3):362-9.

Opstal-van Winden AWJ, de Haan HG, Hauptmann M, Schmidt MK, Broeks A, Russell NS, et al. "Genetic susceptibility to radiation-induced breast cancer after Hodgkin lymphoma." *Blood*. 2019;133(10):1130-9.

Pearce MS, Salotti JA, McHugh K, Metcalf W, Kim KP, Craft AW, et al. "CT scans in young people in Northern England: trends and patterns 1993-2002." *Pediatr Radiol*. 2011;41(7):832-8.

Pearce N. "Classification of epidemiological study designs." *Int J Epidemiol*. 2012;41(2):393-7.

Puskin JS. "Smoking as a confounder in ecologic correlations of cancer mortality rates with average county radon levels." *Health Phys*. 2003;84(4):526-32.

Shim SR, Kitahara CM, Cha ES, Kim SJ, Bang YJ, Lee WJ. "Cancer risk after radioactive iodine treatment for hyperthyroidism: a systematic review and meta-analysis." *JAMA Netw Open*. 2021;4(9):e2125072.

Smith-Bindman R, Chu P, Wang Y, Chung R, Lopez-Solano N, Einstein AJ, et al. "Comparison of the effectiveness of single-component and multicomponent interventions for reducing radiation doses in patients undergoing computed tomography: a randomized clinical trial." *JAMA Intern Med*. 2020;180(5):666-75.

Ren J, Chen Y, Li F, Xue C, Yin X, Peng J, et al. "Road injuries associated with cellular phone use while walking or riding a bicycle or an electric bicycle: a case-crossover study." *Am J Epidemiol*. 2021;190(1):37-43.

United Nations Scientific Committee on the Effects of Atomic Radiation (UNSCEAR). "Sources, effects and risks of ionizing radiation." ***UNSCEAR 2017 report***. Annex A. "Principles and criteria for ensuring the quality of the committee's reviews of epidemiological studies of radiation exposure." New York. United Nations. 2018.

Wakeford R, Darby SC, Murphy MF. "Temporal trends in childhood leukaemia incidence following exposure to radioactive fallout from atmospheric nuclear weapons testing." *Radiat Environ Biophys*. 2010;49(2):213-27.

Westreich D. *Epidemiology by Design: A Causal Approach to the Health Sciences*. Oxford University Press. 2020.

World Health Organization (WHO). ***Health risk assessment from the nuclear accident after the 2011 Great East Japan earthquake and tsunami, based on a preliminary dose estimation***. WHO Press. 2013.

Yoshida K, French B, Yoshida N, Hida A, Ohishi W, Kusunoki Y. "Radiation exposure and longitudinal changes in peripheral monocytes over 50 years: the adult health study of atomic-bomb survivors." *Br J Haematol*. 2019;185(1):107-115.

4 역학 자료 분석Epidemiological Data Analysis

Bernier MO, Doody MM, Van Dyke ME, Villoing D, Alexander BH, Linet MS, et al. "Work history and radioprotection practices in relation to cancer incidence and mortality in US radiologic technologists performing nuclear medicine procedures." *Occup Environ Med*. 2018;75(8):533-61.

Bhopal RS. *Concept of Epidemiology*. 3rd edition. Oxford University Press. 2016.

Gilbert ES, Little MP, Preston DL, Stram DO. "Issues in interpreting epidemiologic studies of populations exposed to low-dose, high-energy photon radiation." *J Natl Cancer Inst Monogr*. 2020;56:176-87.

Herbst AL, Ulfelder H, Poskanzer DC. "Adenocarcinoma of the vagina. Association of maternal stilbestrol therapy with tumor appearance in young women." *N Engl J Med.* 1971;284(15):878-81.

National Research Council (NRC). ***Analysis of cancer risks in populations near nuclear facilities phase 1***. Washington D.C. National Academies Press. 2012.

Lee WJ, Cha ES, Bang YJ, Hsu CY, Chang SS. "Suicide deaths among diagnostic medical radiation workers in South Korea, 1996-2017." ***Occup Environ Med***. 2020;77(10):675-80.

Ronckers CM, Sigurdson AJ, Stovall M, Smith SA, Mertens AC, Liu Y, et al. "Thyroid cancer in childhood cancer survivors: a detailed evaluation of radiation dose response and its modifiers." ***Radiat Res***. 2006;166(4):618-28.

Rothman KJ. ***Epidemiology: An introduction***. 2nd edition. Oxford University Press. 2012.

Szklo & Nieto. ***Epidemiology Beyond the Basics***. 3rd edition. Jones and Bartlett. 2014.

5 인과성Causality

Bhopal RS. ***Concept of Epidemiology***. 3rd edition. Oxford University Press. 2016.

Gilbert ES, Little MP, Preston DL, Stram DO. "Issues in Interpreting Epidemiologic Studies of Populations Exposed to Low-Dose, High-Energy Photon Radiation." ***J Natl Cancer Inst Monogr***. 2020;56:176-87.

Hill AB. "The environment and disease: association or causation?" ***Proc R Soc Med***. 1965:58;295-300.

Keyes KM & Galea S. ***Epidemiology matters***. 1st edition. Oxford. 2014.

Kim EA, Lee E, Kang SK, Jeong M. "Probability of causation for occupational cancer after exposure to ionizing radiation." ***Ann Occup Environ Med***. 2018;30:3.

McBain-Miller J, Scurrah KJ, Mathews JD. "Assessing a recent South Korean cohort study of cancer risk following diagnostic radiation exposure at younger ages." ***Quant Imaging Med Surg***. 2020;10(2):541-8.

Rothman KJ. ***Epidemiology: An introduction***. 2nd edition. Oxford University Press. 2012.

Westreich D. ***Epidemiology by Design: A Causal Approach to the Health Sciences***. Oxford University Press. 2020.

6 바이어스와 오류Bias & Error

Baker D & Nieuwenhuijsen MJ. *Environmental Epidemiology: study methods and application*. Oxford University Press. 2008.

Bhopal RS. *Concept of Epidemiology*. 3rd edition. Oxford University Press. 2016.

Cardis E, Bosch de Basea M. "Comment on 'Are the studies on cancer risk from CT scans biased by indication? Elements of answer from a large-scale cohort study in France'—Evidence of confounding by predisposing factors unclear." *Br J Cancer*. 2015;112(11):1842-3.

Celentano DD, Szklo M. *Gordis Epidemiology*. 6th Edition. Elsevier. 2019.

de Vocht F, Martin RM, Hidajat M, Wakeford R. "Quantitative bias analysis of the association between occupational radiation exposure and ischemic heart disease mortality in UK nuclear workers." *Radiat Res*. 2021;196(6):574-86.

Fournier L, Cléro E, Samson E, Caër-Lorho S, Laurier D, Leuraud K. "Impact of considering non-occupational radiation exposure on the association between occupational dose and solid cancer among French nuclear workers." *Occup Environ Med*. 2018;75(3):199-204.

Hallquist A, Jansson P. "Self-reported diagnostic X-ray investigation and data from medical records in case-control studies on thyroid cancer: evidence of recall bias?" *Eur J Cancer Prev*. 2005;14(3):271-6.

Harding BN, Weiss NS. "Point: immortal time bias-What are the determinants of its magnitude?" *Am J Epidemiol*. 2019;188(6):1013-5.

Health Protection Agency. "Risk of solid cancers following radiation exposure: estimates for the UK population." *Report of the independent advisory group on ionising radiation*. London. Health Protection Agency. 2011.

Journy N, Roué T, Cardis E, Le Pointe HD, Brisse H, Chateil JF, et al. "Childhood CT scans and cancer risk: impact of predisposing factors for cancer on the risk estimates." *J Radiol Prot*. 2016;36(1):N1-7.

Kim MJ, Cha ES, Ko Y, Chun BC, Lee WJ. "Reliability of self-reported questionnaire on occupational radiation practices among diagnostic radiologic technologists." *Am J*

Ind Med. 2017;60(4):377-85.

Kudo S, Ishida J, Yoshimoto K, Mizuno S, Ohshima S, Furuta H, et al. "Direct adjustment for confounding by smoking reduces radiation-related cancer risk estimates of mortality among male nuclear workers in Japan, 1999-2010." *J Radiol Prot*. 2018;38(1):357-71.

Lash TL, Fox MP, Fink AK. *Applying Quantitative Bias: Analysis to Epidemiological Data*. New York. Springer. 2009.

Lash TL, Fox MP, MacLehose RF, Maldonado G, McCandless LC, Greenland S. "Good practices for quantitative bias analysis." *Int J Epidemiol*. 2014;43(6):1969-85.

Lee WJ, Ko S, Bang YJ, Cha ES, Lee KM. "Mortality among diagnostic medical radiation workers in South Korea, 1996-2015." *Occup Environ Med*. 2018;75(10):739-41.

Linet MS, Schubauer-Berigan MK, Berrington de González A. "Outcome assessment in epidemiological studies of low-dose radiation exposure and cancer risks: sources, level of ascertainment, and misclassification." *J Natl Cancer Inst Monogr*. 2020;2020(56):154-75.

Munafò MR, Tilling K, Taylor AE, Evans DM, Davey Smith G. "Collider scope: when selection bias can substantially influence observed associations." *Int J Epidemiol*. 2018;47(1):226-35.

National Council on Radiation Protection and Measurements (NCRP). *Uncertainties in the Estimation of Radiation Risks and Probability of Disease Causation*. Bethesda. United States. NCRP. 2012.

Petersen JM, Ranker LR, Barnard-Mayers R, MacLehose RF, Fox MP. "A systematic review of quantitative bias analysis applied to epidemiological research." *Int J Epidemiol*. 2021;50(5):1708-30.

Reiner AS, Watt GP, John EM, Lynch CF, Brooks JD, Mellemkjær L, et al. "Smoking, radiation therapy, and contralateral breast cancer risk in young women." *J Natl Cancer Inst*. 2022;114(4):631-4.

Savitz DA & Wellenius GA. *Interpreting Epidemiologic Evidence: Connecting Research to Applications*. 2nd edition. Oxford University Press. 2016.

Schubauer-Berigan MK, Berrington de Gonzalez A, Cardis E, Laurier D, Lubin

JH, Hauptmann M, et al. "Evaluation of confounding and selection bias in epidemiological studies of populations exposed to low-dose, high-energy photon radiation." *J Natl Cancer Inst Monogr*. 2020;2020(56):133-53.

Stram DO, Sokolnikov M, Napier BA, Vostrotin VV, Efimov A, Preston DL. "Lung cancer in the mayak workers cohort: risk estimation and uncertainty analysis." *Radiat Res*. 2021;195(4):334-46.

Webb P, Bain C, Page A. *Essential Epidemiology*. 4th edition. Cambridge University Press. 2019.

Westreich D. "Berkson's bias, selection bias, and missing data." *Epidemiology*. 2012;23(1):159-64.

Westreich D. *Epidemiology by Design: A Causal Approach to the Health Sciences*. Oxford University Press. 2020.

White E, Armstrong BK, Saracci R. *Principles of Exposure Assessment in Epidemiology*. 2nd edition. Oxford University Press. 2008.

Wu Y, Hoffman FO, Apostoaei AI, Kwon D, Thomas BA, Glass R, et al. "Methods to account for uncertainties in exposure assessment in studies of environmental exposures." *Environ Health*. 2019;18(1):31.

Yland JJ, Wesselink AK, Lash TL, Fox MP. "Misconceptions about misclassification: non-differential misclassification does not always bias results toward the null." *Am J Epidemiol*. 2022;191(8):1485-95.

7 방사선 역학 소개 Introduction

이원진. 〈방사선 역학으로부터의 교훈〉. *Epidemiol Health*. 2018;40:e2018057.

Boice JD Jr. "Lauriston S. Taylor lecture: radiation epidemiology--the golden age and future challenges." *Health Phys*. 2011;100:59-76.

Centers for Disease Control and Prevention (CDC). *Minimum Latency & Types or Categories of Cancer*. World Trade Center Health Program. 2015.

Centers for Disease Control and Prevention (CDC). *Radiation Epidemiology for Public Health Decision Making*. (https://www.cdc.gov/nceh/radiation/emergencies/

radiation-epidemiology-videos.htm)

National Research Council (NRC). ***Health Risks from Exposure to Low Levels of Ionizing Radiation: BEIR VII phase 2***. Washington, D.C. United States. National Academies Press. 2006.

US National Cancer Institute. ***Radiation epidemiology and dosimetry course***. (https://dceg.cancer.gov/fellowship-training/training-resources-for-fellows-and-staff/rad-epi-course)

8 방사선 노출 평가Exposure Assessment

이재기. 《방사선방호원론》. 한국방사선진흥협회. 거성. 2016.

한국원자력안전기술원. 우리나라의 방사선 환경. KINS/GR-356. 2009.

Baker D, Nieuwenhuijsen MJ. ***Environmental Epidemiology – study methods and application***. Oxford University Press. 2008.

International Commission (ICRP). "Radiological protection in paediatric diagnostic and interventional radiology." ***ICRP Publication 121***. Ann. ICRP. 2013;42(2).

Jorgensen TJ. ***Strange Glow – The Story of Radiation***. Princeton University Press. 2016.

Ministry of the Environment. ***BOOKLET to Provide Basic Information Regarding Health Effects of Radiation***. Japan. 2019. (https://www.env.go.jp/en/chemi/rhm/basic-info/)

White E, Armstrong BK, Saracci R. ***Principles of exposure assessment in epidemiology***. 2nd edition. Oxford University Press. 2008.

9 방사선에 의한 건강 영향Health Effects

Baker D, Nieuwenhuijsen MJ. ***Environmental Epidemiology – study methods and application***. Oxford University Press. 2008.

Berrington de Gonzalez A, Bouville A, Rajaraman P. Schubauer-Berigan M. Chapter 13. "Ionizing Radiation." In: ***Cancer Epidemiology and Prevention***. 5th edition. New York. Oxford University Press. 2018.

Brenner DJ, Doll R, Goodhead DT, Hall EJ, Land CE, Little JB, et al. "Cancer risks attributable to low doses of ionizing radiation: assessing what we really know." ***Proc Natl Acad Sci U S A***. 2003;100(24):13761-6.

Clement C, Rühm W, Harrison J, Applegate K, Cool D, Larsson CM, et al. "Keeping the ICRP recommendations fit for purpose." ***J Radiol Prot***. 2021;41(4).

El Ghissassi F, Baan R, Straif K, Grosse Y, Secretan B, Bouvard V, et al. "A review of human carcinogens—part D: radiation." ***Lancet Oncol***. 2009;10(8):751-2.

International Commission on Radiological Protection (ICRP). "Annals of the ICRP. Pregnancy and medical radiation." ***ICRP Publication 84***. ICRP. 2000.

International Commission on Radiological Protection (ICRP). "The 2007 Recommendations of the International Commission on Radiological Protection." ***ICRP Publication 103***. Ann. ICRP. 2007;37(2-4).

International Agency for Research on Cancer Radiation (IARC). ***IARC Monographs on the Evaluation of the Carcinogenic Risks to Humans Volume 100D***. Lyon. 2012.

Little MP, Azizova TV, Hamada N. "Low- and moderate-dose non-cancer effects of ionizing radiation in directly exposed individuals, especially circulatory and ocular diseases: a review of the epidemiology." ***Int J Radiat Biol***. 2021;97(6):782-803.

Little MP, Wakeford R, Bouffler SD, Abalo K, Hauptmann M, Hamada N, et al. "Review of the risk of cancer following low and moderate doses of sparsely ionising radiation received in early life in groups with individually estimated doses." ***Environ Int***. 2022;159:106983.

National Council on Radiation Protection and Measurements (NCRP). "Implications of Recent Epidemiologic Studies for the Linear-Nonthreshold Model and Radiation Protection." ***NCRP Commentary*** No. 27. Bethesda, United States. National Council on Radiation Protection and Measurements. 2018.

Rühm W, Woloschak GE, Shore RE, Azizova TV, Grosche B, Niwa O, et al. "Dose and dose-rate effects of ionizing radiation: a discussion in the light of radiological protection." ***Radiat Environ Biophys***. 2015;54(4):379-401.

United Nations Scientific Committee on the Effects of Atomic Radiation (UNSCEAR). "Sources and effects of ionizing radiation." ***UNSCEAR 2013 Report to the General***

Assembly with scientific annexes. Vol II. New York. United Nations. 2013.

United Nations Scientific Committee on the Effects of Atomic Radiation (UNSCEAR). "Sources and effects of ionizing radiation." ***UNSCEAR 2012 Report to the General Assembly with scientific annexes A and B***. New York. United Nations. 2015.

Veiga LH, Holmberg E, Anderson H, Pottern L, Sadetzki S, Adams MJ, et al. "Thyroid cancer after childhood exposure to external radiation: an updated pooled analysis of 12 studies." ***Radiat Res***. 2016;185(5):473-84.

10 원폭 생존자Atomic Bomb Survivors

Brenner AV, Preston DL, Sakata R, Sugiyama H, Berrington de Gonzalez A, French B, et al. "Incidence of breast cancer in the life span study of atomic bomb survivors: 1958-2009." ***Radiat Res***. 2018;190(4):433-44.

Brenner AV, Sugiyama H, Preston DL, Sakata R, French B, Sadakane A, et al. "Radiation risk of central nervous system tumors in the life span study of atomic bomb survivors, 1958-2009." *Eur J Epidemiol*. 2020;35(6):591-600.

Brenner AV, Preston DL, Sakata R, Cologne J, Sugiyama H, Utada M, et al. "Comparison of All Solid Cancer Mortality and Incidence Dose-Response in the Life Span Study of Atomic Bomb Survivors, 1958-2009." ***Radiat Res***. 2022;197(5):491-508.

Cahoon EK, Preston DL, Pierce DA, Grant E, Brenner AV, Mabuchi K, et al. "Lung, Laryngeal and other respiratory cancer incidence among Japanese atomic bomb survivors: an updated analysis from 1958 through 2009." ***Radiat Res***. 2017;187(5):538-48.

Cologne JB, Preston DL. "Longevity of atomic-bomb survivors." ***Lancet***. 2000;356(9226):303-7.

Cologne J, Kim J, Sugiyama H, French B, Cullings HM, Preston DL, et al. "Effect of heterogeneity in background incidence on inference about the solid-cancer radiation dose response in atomic bomb survivors." ***Radiat Res***. 2019;192(4):388-98.

Cologne J, Sugiyama H, Hamasaki K, Tatsukawa Y, French B, Sakata R, et al. "Chromosome aberrations among atomic-bomb survivors exposed in utero: updated analysis accounting for revised radiation doses and smoking." *Radiat Environ Biophys*. 2022;61(1):59-72.

Egawa H, Furukawa K, Preston D, Funamoto S, Yonehara S, Matsuo T, et al. "Radiation and smoking effects on lung cancer incidence by histological types among atomic bomb survivors." *Radiat Res*. 2012;178(3):191-201.

French B, Cologne J, Sakata R, Utada M, Preston DL. "Selection of reference groups in the life span study of atomic bomb survivors." *Eur J Epidemiol*. 2017;32(12):1055-63.

French B, Funamoto S, Sugiyama H, Sakata R, Cologne J, Cullings HM, et al. "Population density in Hiroshima and Nagasaki before the bombings in 1945: its measurement and impact on radiation risk estimates in the life span study of atomic bomb survivors." *Am J Epidemiol*. 2018;187(8):1623-9.

Furukawa K, Preston D, Funamoto S, Yonehara S, Ito M, Tokuoka S, et al. "Long-term trend of thyroid cancer risk among Japanese atomic-bomb survivors: 60 years after exposure." *Int J Cancer*. 2013;132(5):1222-6.

Fujihara M, Sakata R, Yoshida N, Ozasa K, Preston DL, Mabuchi K. "Incidence of lymphoid neoplasms among atomic bomb survivors by histological subtype, 1950 to 1994." *Blood*. 2022;139(2):217-27.

Grant EJ, Furukawa K, Sakata R, Sugiyama H, Sadakane A, Takahashi I, et al. "Risk of death among children of atomic bomb survivors after 62 years of follow-up: a cohort study." *Lancet Oncol*. 2015;16(13):1316-23.

Grant EJ, Brenner A, Sugiyama H, Sakata R, Sadakane A, Utada M, et al. "Solid cancer incidence among the life span study of atomic bomb survivors: 1958-2009." *Radiat Res*. 2017;187(5):513-37.

Horai M, Mishima H, Hayashida C, Kinoshita A, Nakane Y, Matsuo T, et al. "Detection of de novo single nucleotide variants in offspring of atomic-bomb survivors close to the hypocenter by whole-genome sequencing." *J Hum Genet*. 2018;63(3):357-63.

Hsu WL, Preston DL, Soda M, Sugiyama H, Funamoto S, Kodama K, et al. "The incidence of leukemia, lymphoma and multiple myeloma among atomic bomb survivors: 1950-2001." *Radiat Res*. 2013;179(3):361-82.

Imaizumi M, Usa T, Tominaga T, Neriishi K, Akahoshi M, Nakashima E, et al.

"Radiation dose-response relationships for thyroid nodules and autoimmune thyroid diseases in Hiroshima and Nagasaki atomic bomb survivors 55-58 years after radiation exposure." *JAMA*. 2006;295(9):1011-22.

Kamiya K, Ozasa K, Akiba S, Niwa O, Kodama K, Takamura N, et al. "Long-term effects of radiation exposure on health." *Lancet*. 2015;386(9992):469-78.

Little MP. "Absence of evidence for differences in the dose-response for cancer and non-cancer endpoints by acute injury status in the Japanese atomic-bomb survivors." *Int J Radiat Biol*. 2002;78(11):1001-10.

Ohtaki K, Kodama Y, Nakano M, Itoh M, Awa AA, Cologne J, et al. "Human fetuses do not register chromosome damage inflicted by radiation exposure in lymphoid precursor cells except for a small but significant effect at low doses." *Radiat Res*. 2004;161(4):373-9.

Ozasa K, Shimizu Y, Suyama A, Kasagi F, Soda M, Grant EJ, et al. "Studies of the mortality of atomic bomb survivors, Report 14, 1950-2003: an overview of cancer and noncancer diseases." *Radiat Res*. 2012;177(3):229-43.

Ozasa K, Sakata R, Cullings HM, Grant EJ. "Association of acute radiation syndrome and rain after the bombings in atomic bomb survivors." *Radiat Res*. 2016;185(6):604-15.

Ozasa K, Cullings HM, Ohishi W, Hida A, Grant EJ. "Epidemiological studies of atomic bomb radiation at the Radiation Effects Research Foundation." *Int J Radiat Biol*. 2019;95(7):879-91.

Pierce DA, Vaeth M, Shimizu Y. "Selection bias in cancer risk estimation from a-bomb survivors." *Radiat Res*. 2007;167(6):735-41.

Preston DL, Ron E, Tokuoka S, Funamoto S, Nishi N, Soda M, et al. "Solid cancer incidence in atomic bomb survivors: 1958-1998." *Radiat Res*. 2007;168(1):1-64.

Preston DL, Ron E, Tokuoka S, Funamoto S, Nishi N, Soda M, et al. "Solid cancer incidence in atomic bomb survivors exposed in utero or as young children." *J Natl Cancer Inst*. 2008;100:428-36.

Richardson DB, Wing S. "Greater sensitivity to ionizing radiation at older age: follow-up of workers at Oak Ridge National Laboratory through 1990." *Int J Epidemiol*.

1999;28(3):428-36.

Sakata R, Grant EJ, Furukawa K, Misumi M, Cullings H, Ozasa K, et al. "Long-term effects of the rain exposure shortly after the atomic bombings in Hiroshima and Nagasaki." ***Radiat Res***. 2014;182(6):599-606.

Sugiyama H, Misumi M, Sakata R, Brenner AV, Utada M, Ozasa K. "Mortality among individuals exposed to atomic bomb radiation in utero: 1950-2012." ***Eur J Epidemiol***. 2021;36(4):415-28.

Takahashi I, Shimizu Y, Grant EJ, Cologne J, Ozasa K, Kodama K. "Heart disease mortality in the life span study, 1950-2008." ***Radiat Res***. 2017;187(3):319-32.

Utada M, Brenner AV, Preston DL, Cologne JB, Sakata R, Sugiyama H, et al. "Radiation risks of uterine cancer in atomic bomb survivors: 1958-2009." ***JNCI Cancer Spectr***. 2018;2(4):pky081.

Watanabe T, Miyao M, Honda R, Yamada Y. "Hiroshima survivors exposed to very low doses of A-bomb primary radiation showed a high risk for cancers." ***Environ Health Prev Med***. 2008;13(5):264-70.

Yamada M, Wong FL, Fujiwara S, Akahoshi M, Suzuki G. "Noncancer disease incidence in atomic bomb survivors, 1958-1998." ***Radiat Res***. 2004;161(6):622-32.

Yamada M, Kato N, Kitamura H, Ishihara K, Hida A. "Cognitive function among elderly survivors prenatally exposed to atomic bombings." ***Am J Med***. 2021;134(4):e264-7.

Yamada M, Furukawa K, Tatsukawa Y, Marumo K, Funamoto S, Sakata R, et al. "Congenital malformations and perinatal deaths among the children of atomic bomb survivors: a reappraisal." ***Am J Epidemiol***. 2021;190(11):2323-33.

11 체르노빌 사고Chornobyl Accident

Bazyka D, Prysyazhnyuk A, Gudzenko N, Dyagil I, Belyi D, Chumak V, et al. "Epidemiology of late health effects in Ukrainian Chornobyl cleanup workers." ***Health Phys***. 2018;115(1):161-9.

Cahoon EK, Nadyrov EA, Polyanskaya ON, Yauseyenka VV, Veyalkin IV, Yeudachkova TI, et al. "Risk of thyroid nodules in residents of Belarus exposed to Chernobyl fallout as children and adolescents." *J Clin Endocrinol Metab*. 2017;102(7):2207-17.

Cardis E, Kesminiene A, Ivanov V, Malakhova I, Shibata Y, Khrouch V, et al. "Risk of thyroid cancer after exposure to ^{131}I in childhood." *J Natl Cancer Inst*. 2005;97(10):724-32.

Hatch M, Brenner AV, Cahoon EK, Drozdovitch V, Little MP, Bogdanova T, et al. "Thyroid cancer and benign nodules after exposure in utero to fallout from Chernobyl." *J Clin Endocrinol Metab*. 2019;104(1):41-8.

Kashcheev VV, Chekin SY, Maksioutov MA, Tumanov KA, Menyaylo AN, Kochergina EV, et al. "Radiation-epidemiological study of cerebrovascular diseases in the cohort of Russian recovery operation workers of the Chernobyl accident." *Health Phys*. 2016;111(2):192-7.

Kashcheev VV, Chekin SY, Karpenko SV, Maksioutov MA, Menyaylo AN, Tumanov KA, et al. "Radiation risk of cardiovascular diseases in the cohort of russian emergency workers of the chernobyl accident." *Health Phys*. 2017;113(1):23-9.

Kesminiene A, Evrard AS, Ivanov VK, Malakhova IV, Kurtinaitis J, Stengrevics A, et al. "Risk of hematological malignancies among Chernobyl liquidators." *Radiat Res*. 2008;170(6):721-35.

Kesminiene A, Evrard AS, Ivanov VK, Malakhova IV, Kurtinaitise J, Stengrevics A, et al. "Risk of thyroid cancer among Chernobyl liquidators." *Radiat Res*. 2012;178(5):425-36.

Kryuchkov V, Chumak V, Maceika E, Anspaugh LR, Cardis E, Bakhanova E, et al. "Radrue method for reconstruction of external photon doses for Chernobyl liquidators in epidemiological studies." *Health Phys*. 2009;97(4):275-98.

Prisyazhiuk A, Pjatak OA, Buzanov VA, Reeves GK, Beral V. "Cancer in the Ukraine, post-Chernobyl." *Lancet*. 1991;338(8778):1334-5.

Romanenko AY, Finch SC, Hatch M, Lubin JH, Bebeshko VG, Bazyka DA, et al. "The Ukrainian-American study of leukemia and related disorders among Chornobyl cleanup workers from Ukraine: III. Radiation risks." *Radiat Res*. 2008;170(6):711-20.

United Nations Scientific Committee on the Effects of Atomic Radiation (UNSCEAR). "Sources and effects of ionizing radiation." *UNSCEAR 2008 report. Volume II: Effects.*

Annex D. "Health effects due to radiation from Chernobyl accident." New York. United Nations. 2011.

World Health Organization (WHO). ***Health Effects of Chernobyl Accident and Special Health Care Programmes***. Geneva. 2006.

Yeager M, Machiela MJ, Kothiyal P, Dean M, Bodelon C, Suman S, et al. "Lack of transgenerational effects of ionizing radiation exposure from the Chernobyl accident." ***Science***. 2021;372(6543):725-9.

Zablotska LB, Ron E, Rozhko AV, Hatch M, Polyanskaya ON, Brenner AV, et al. "Thyroid cancer risk in Belarus among children and adolescents exposed to radioiodine after the Chornobyl accident." ***Br J Cancer***. 2011;104(1):181-7.

Zablotska LB, Bazyka D, Lubin JH, Gudzenko N, Little MP, Hatch M, et al. "Radiation and the risk of chronic lymphocytic and other leukemias among chornobyl cleanup workers." ***Environ Health Perspect***. 2013;121(1):59-65.

Zablotska LB, Nadyrov EA, Polyanskaya ON, McConnell RJ, O'Kane P, Lubin J, et al. "Risk of thyroid follicular adenoma among children and adolescents in Belarus exposed to iodine-131 after the Chornobyl accident." ***Am J Epidemiol***. 2015;182(9):781-90.

12 마야크 종사자와 테차강 주민Mayak Workers & Techa River Populations

Akleyev AV, Krestinina LY, Degteva MO, Tolstykh EI. "Consequences of the radiation accident at the Mayak production association in 1957 (the 'Kyshtym Accident')." ***J Radiol Prot***. 2017;37(3):R19-42.

Azizova TV, Haylock RG, Moseeva MB, Bannikova MV, Grigoryeva ES. "Cerebrovascular diseases incidence and mortality in an extended Mayak worker cohort 1948-1982." ***Radiat Res***. 2014;182(5):529-44.

Azizova TV, Grigoryeva ES, Haylock RG, Pikulina MV, Moseeva MB. "Ischaemic heart disease incidence and mortality in an extended cohort of Mayak workers first employed in 1948-1982." ***Br J Radiol***. 2015;88(1054):20150169.

Azizova TV, Batistatou E, Grigorieva ES, McNamee R, Wakeford R, Liu H, et al. "An assessment of radiation-associated risks of mortality from circulatory disease in the cohorts of Mayak and Sellafield nuclear workers." *Radiat Res*. 2018;189(4):371-88.

Azizova TV, Hamada N, Grigoryeva ES, Bragin EV. "Risk of various types of cataracts in a cohort of Mayak workers following chronic occupational exposure to ionizing radiation." *Eur J Epidemiol*. 2018;33(12):1193-204.

Azizova T, Briks K, Bannikova M, Grigoryeva E. "Hypertension incidence risk in a cohort of Russian workers exposed to radiation at the mayak production association over prolonged periods." *Hypertension*. 2019;73(6):1174-84.

Azizova TV, Bannikova MV, Grigoryeva ES, Rybkina VL, Hamada N. "Occupational exposure to chronic ionizing radiation increases risk of Parkinson's disease incidence in Russian Mayak workers." *Int J Epidemiol*. 2020;49(2):435-47.

Davis FG, Yu KL, Preston D, Epifanova S, Degteva M, Akleyev AV. "Solid cancer incidence in the Techa river incidence cohort: 1956-2007." *Radiat Res*. 2015;184(1):56-65.

Deltour I, Tsareva Y, Schonfeld SJ, Vostrotin VV, Okatenko P, Sokolnikov M, et al. "Risk of hematologic malignancies in the offspring of female workers of the Mayak nuclear facility in the Southern Urals, Russian Federation." *Radiat Res*. 2016;186(4):415-21.

Degteva MO, Napier BA, Tolstykh EI, Shishkina EA, Shagina NB, Volchkova AY, et al. "Enhancements in the Techa river dosimetry system: TRDS-2016D Code for reconstruction of deterministic estimates of dose from environmental exposures." *Health Phys*. 2019;117(4):378-87.

Kossenko MM, Thomas TL, Akleyev AV, Krestinina LY, Startsev NV, Vyushkova OV, et al. "The Techa River cohort: study design and follow-up methods." *Radiat Res*. 2005;164(5):591-601.

Krestinina LY, Preston DL, Ostroumova EV, Degteva MO, Ron E, Vyushkova OV, et al. "Protracted radiation exposure and cancer mortality in the Techa river cohort." *Radiat Res*. 2005;164(5):602-11.

Krestinina LY, Davis FG, Schonfeld S, Preston DL, Degteva M, Epifanova S, et al. "Leukaemia incidence in the Techa river cohort: 1953-2007." *Br J Cancer*. 2013;109(11):2886-93.

Krestinina LY, Kharyuzov YE, Epiphanova SB, Tolstykh EI, Deltour I, Schüz J, et al. "Cancer incidence after in utero exposure to ionizing radiation in Techa river residents." ***Radiat Res***. 2017;188(3):314-24.

Little MP, Azizova TV, Hamada N. "Low- and moderate-dose non-cancer effects of ionizing radiation in directly exposed individuals, especially circulatory and ocular diseases: a review of the epidemiology." ***Int J Radiat Biol***. 2021;97(6):782-803.

Preston DL, Sokolnikov ME, Krestinina LY, Stram DO. "Estimates of radiation effects on cancer risks in the Mayak worker, Techa river and atomic bomb survivor studies." ***Radiat Prot Dosimetry***. 2017;173(1-3):26-31.

Schonfeld SJ, Krestinina LY, Epifanova S, Degteva MO, Akleyev AV, Preston DL. "Solid cancer mortality in the Techa river cohort (1950-2007)." ***Radiat Res***. 2013;179(2):183-9.

Shilnikova NS, Preston DL, Ron E, Gilbert ES, Vassilenko EK, Romanov SA, et al. "Cancer mortality risk among workers at the Mayak nuclear complex." ***Radiat Res***. 2003;159(6):787-98.

Sokolnikov M, Preston D, Stram DO. "Mortality from solid cancers other than lung, liver, and bone in relation to external dose among plutonium and non-plutonium workers in the Mayak worker cohort." ***Radiat Environ Biophys***. 2017;56(1):121-5.

Tsareva Y, Deltour I, Sokolnikov M, Okatenko P, Vostrotin VV, Schonfeld SJ, et al. "Risk of solid cancer in the offspring of female workers of the Mayak nuclear facility in the Southern Urals, Russian Federation." ***Radiat Environ Biophys***. 2016;55(3):291-7.

Wakeford R. "Does low-level exposure to ionizing radiation increase the risk of cardiovascular disease?" ***Hypertension***. 2019;73(6):1170-1.

Zhuntova GV, Azizova TV, Grigoryeva ES. "Risk of stomach cancer incidence in a cohort of Mayak PA workers occupationally exposed to ionizing radiation." ***PLoS One***. 2020;15(4):e0231531.

13 의료 방사선 노출Medical Exposure

한국보건산업진흥원. 《빅데이터를 이용한 인공방사선 노출현황과 건강위해도 평가 및 예측모델 개발》. 2019.

Abalo KD, Malekzadeh-Milani S, Hascoët S, Dreuil S, Feuillet T, Cohen S, et al. "Exposure to low-dose ionising radiation from cardiac catheterisation and risk of cancer: the COCCINELLE study cohort profile." *BMJ Open*. 2021;11(8):e048576.

Apostoaei AI, Thomas BA, Hoffman FO, Kocher DC, Thiessen KM, Borrego D, et al. "Fluoroscopy X-Ray organ-specific dosimetry system (FLUXOR) for estimation of organ doses and their uncertainties in the Canadian fluoroscopy cohort study." *Radiat Res*. 2021;195(4):385-96.

Bekelman JE, Lu H, Pugh S, Baker K, Berg CD, Berrington de González A, et al. "Pragmatic randomised clinical trial of proton versus photon therapy for patients with non-metastatic breast cancer: the Radiotherapy Comparative Effectiveness (RadComp) Consortium trial protocol." *BMJ Open*. 2019;9(10):e025556.

Bernstein JL, Langholz B, Haile RW, Bernstein L, Thomas DC, Stovall M, et al. "Study design: evaluating gene-environment interactions in the etiology of breast cancer - the WECARE study." *Breast Cancer Res*. 2004;6(3):R199-214.

Bernier MO, Baysson H, Pearce MS, Moissonnier M, Cardis E, Hauptmann M, et al. "Cohort profile: the EPI-CT study: a European pooled epidemiological study to quantify the risk of radiation-induced cancer from paediatric CT." *Int J Epidemiol*. 2019;48(2):379-81.

Berrington de González A, Darby S. "Risk of cancer from diagnostic X-rays: estimates for the UK and 14 other countries." *Lancet*. 2004;363(9406):345–51.

Berrington de Gonzalez A, Berg CD, Visvanathan K, Robson M. "Estimated risk of radiation-induced breast cancer from mammographic screening for young BRCA mutation carriers." *J Natl Cancer Inst*. 2009;101(3):205-9.

Berrington de Gonzalez A, Mahesh M, Kim KP, Bhargavan M, Lewis R, Mettler F, et al. "Projected cancer risks from computed tomographic scans performed in the United States in 2007." *Arch Intern Med*. 2009;169(22):2071-7.

Berrington de Gonzalez A, Curtis RE, Kry SF, Gilbert E, Lamart S, Berg CD, et al. "Proportion of second cancers attributable to radiotherapy treatment in adults: a cohort study in the US SEER cancer registries." *Lancet Oncol*. 2011;12(4):353-60.

Berrington de Gonzalez A, Gilbert E, Curtis R, Inskip P, Kleinerman R, Morton L, et al. "Second solid cancers after radiation therapy: a systematic review of the epidemiologic studies of the radiation dose-response relationship." *Int J Radiat Oncol Biol Phys*. 2013;86(2):224-33.

Berrington de Gonzalez A, Salotti JA, McHugh K, Little MP, Harbron RW, Lee C, et al. "Relationship between paediatric CT scans and subsequent risk of leukaemia and brain tumours: assessment of the impact of underlying conditions." *Br J Cancer*. 2016;114(4):388-94.

Berrington de Gonzalez A, Pasqual E, Veiga L. "Epidemiological studies of CT scans and cancer risk: the state of the science." *Br J Radiol*. 2021;94(1126):20210471.

Bithell JF, Draper GJ, Sorahan T, Stiller CA. "Childhood cancer research in Oxford I: the Oxford Survey of Childhood Cancers." *Br J Cancer*. 2018;119(6):756-62.

Bosch de Basea M, Pearce MS, Kesminiene A, Bernier MO, Dabin J, Engels H, et al. "EPI-CT: design, challenges and epidemiological methods of an international study on cancer risk after paediatric and young adult CT." *J Radiol Prot*. 2015;35(3):611-28.

Cardis E, Bosch de Basea M. "Comment on 'Are the studies on cancer risk from CT scans biased by indication? Elements of answer from a large-scale cohort study in France'—evidence of confounding by predisposing factors unclear." *Br J Cancer*. 2015;112(11):1842-3.

Doll R, Wakeford R. "Risk of childhood cancer from fetal irradiation." *Br J Radiol*. 1997;70:130-9.

Durand T, Jacob S, Lebouil L, Douzane H, Lestaevel P, Rahimian A, et al. "EpiBrainRad: an epidemiologic study of the neurotoxicity induced by radiotherapy in high grade glioma patients." *BMC Neurol*. 2015;15:261.

Jacob S, Pathak A, Franck D, Latorzeff I, Jimenez G, Fondard O, et al. "Early detection and prediction of cardiotoxicity after radiation therapy for breast cancer: the BACCARAT prospective cohort study." *Radiat Oncol*. 2016;11:54.

Journy N, Rehel JL, Ducou Le Pointe H, Lee C, Brisse H, Chateil JF, et al. "Are the studies on cancer risk from CT scans biased by indication? Elements of answer from a large-scale cohort study in France." *Br J Cancer*. 2015;112(1):185-93.

Journy NM, Lee C, Harbron RW, McHugh K, Pearce MS, Berrington de González A.

"Projected cancer risks potentially related to past, current, and future practices in paediatric CT in the United Kingdom, 1990-2020." *Br J Cancer*. 2017;116(1):109-16.

Kamran SC, Berrington de Gonzalez A, Ng A, Haas-Kogan D, Viswanathan AN. "Therapeutic radiation and the potential risk of second malignancies." *Cancer*. 2016;122(12):1809-21.

Lee KH, Lee S, Park JH, Lee SS, Kim HY, Lee WJ, et al. "Risk of hematologic malignant neoplasms from abdominopelvic computed tomographic radiation in patients who underwent appendectomy." *JAMA Surg*. 2021;156(4):343-51.

Lim H, Choi J, Kim JH, Cheong HK, Ha M. "Estimation of Cancer Incidence and Mortality Risks Attributed to Diagnostic Medical Radiation Exposure in Korea, 2013." *J Korean Med Sci*. 2018;33(29):e211.

Little MP, Zablotska LB. Brenner AV, Lipshultz SE. "Circulatory disease mortality in the Massachusetts tuberculosis fluoroscopy cohort study." *Eur J Epidemiol*. 2016;31(3):287-309.

Little MP, Wakeford R, Bouffler SD, Abalo K, Hauptmann M, Hamada N, et al. "Cancer risks among studies of medical diagnostic radiation exposure in early life without quantitative estimates of dose." *Sci Total Environ*. 2022;832:154723.

Little MP, Zhang W, van Dusen R, Hamada N, Bugden M, Cao M, et al. "Low-dose radiotherapy for COVID-19 pneumonia and cancer: summary of a recent symposium and future perspectives." *Int J Radiat Biol*. 2022. Online ahead of print.

Mathews JD, Forsythe AV, Brady Z, Butler MW, Goergen SK, Byrnes GB, et al. "Cancer risk in 680,000 people exposed to computed tomography scans in childhood or adolescence: data linkage study of 11 million Australians." *BMJ*. 2013;346:f2360.

Memon A, Rogers I, Paudyal P, Sundin J. "Dental X-Rays and the risk of thyroid cancer and meningioma: a systematic review and meta-analysis of current epidemiological evidence." *Thyroid*. 2019;29(11):1572-93.

Pearce MS, Salotti JA, Little MP, McHugh K, Lee C, Kim KP, et al. "Radiation exposure from CT scans in childhood and subsequent risk of leukaemia and brain tumours: a retrospective cohort study." *Lancet*. 2012;380(9840):499-505.

Ron E, Brenner A. "Non-malignant thyroid diseases after a wide range of radiation exposures." *Radiat Res*. 2010;174(6):877-88.

Ronckers CM, Land CE, Miller JS, Stovall M, Lonstein JE, Doody MM. "Cancer mortality among women frequently exposed to radiographic examinations for spinal disorders." *Radiat Res*. 2010;174(1):83-90.

Sadetzki S, Chetrit A, Boursi B, Luxenburg O, Novikov I, Cohen A. "Childhood exposure to low to moderate doses of ionizing radiation and the risk of vascular diseases." *Am J Epidemiol*. 2021;190(3):423-30.

Tran V, Zablotska LB, Brenner AV, Little MP. "Radiation-associated circulatory disease mortality in a pooled analysis of 77,275 patients from the Massachusetts and Canadian tuberculosis fluoroscopy cohorts." *Sci Rep*. 2017;7:44147.

Turcotte LM, Neglia JP, Reulen RC, Ronckers CM, van Leeuwen FE, Morton LM, et al. "Risk, risk factors, and surveillance of subsequent malignant neoplasms in survivors of childhood cancer: a review." *J Clin Oncol*. 2018;36(21):2145-52.

United Nations Scientific Committee on the Effects of Atomic Radiation (UNSCEAR). "Sources and effects of ionizing radiation." *UNSCEAR 2020/2021 report*. Scientific Annex A. *Evaluation of medical exposure to ionizing radiation*. New York. United Nations. 2022.

Wakeford R, Bithell JF. "A review of the types of childhood cancer associated with a medical X-ray examination of the pregnant mother." *Int J Radiat Biol*. 2021;97(5):571-92.

Walker V, Crijns A, Langendijk J, Spoor D, Vliegenthart R, Combs SE, et al. "Early detection of cardiovascular changes after radiotherapy for breast cancer: protocol for a european multicenter prospective cohort study (MEDIRAD EARLY HEART Study)." *JMIR Res Protoc*. 2018;7(10):e178.

Zablotska LB, Little MP, Cornett RJ. "Potential increased risk of ischemic heart disease mortality with significant dose fractionation in the Canadian Fluoroscopy Cohort Study." *Am J Epidemiol*. 2014;179(1):120-31.

14 직업 방사선 노출Occupational Exposure

질병관리청.《국내 방사선중재시술자 코호트 확대 및 위해도 평가》. 2021.

질병관리청.《2020년도 의료기관 방사선관계종사자의 개인피폭선량 연보》. 2021.

한국원자력안전재단.《2020년 피폭방사선량 분석보고서》. 2022.

Andreassi MG, Piccaluga E, Guagliumi G, Greco MD, Gaita G, Picano E. "Occupational health risks in cardiac catheterization laboratory workers." *Circulation Cardiovascular Interventions*. 2016;9:e003273.

Andreassi MG, Piccaluga E, Gargani L, Sabatino L, Borghini A, Faita F, et al. "Subclinical carotid atherosclerosis and early vascular aging from long-term low-dose ionizing radiation exposure: A genetic, telomere, and vascular ultrasound study in cardiac catheterization laboratory staff." *JACC Cardiovascular Interventions*. 2015;8:616-27.

Bernier MO, Journy N. Villoing D, Doody MM, Alexander BH, Linet MS, et al. "Cataract risk in a cohort of U.S. radiologic technologists performing nuclear medicine procedures." *Radiology*. 2018;286(2):592-601.

Berrington A, Darby SC, Weiss HA, Doll R. "100 years of observation on British radiologists: mortality from cancer and other causes 1897-1997." *Br J Radiol*. 2001;74(882):507-19.

Boice JD Jr. "The importance of radiation worker studies." *J Radiol Prot*. 2014;34(3):E7-12.

Boice JD Jr, Cohen SS, Mumma MT, Hagemeyer DA, Chen H, Golden AP, et al. "Mortality from leukemia, cancer and heart disease among U.S. nuclear power plant workers, 1957-2011." *Int J Radiat Biol*. 2022;98(4):657-78.

Boice JD Jr, Cohen SS, Mumma MT, Howard SC, Yoder RC, Dauer LT. "Mortality among medical radiation workers in the United States, 1965-2016." *Int J Radiat Biol*. 2022. Online ahead of print.

Cardis E, Vrijheid M, Blettner M, Gilbert E, Hakama M, Hill C, et al. "Risk of cancer after low doses of ionising radiation: retrospective cohort study in 15 countries." *BMJ*. 2005;331(7508):77.

Cardis E, Vrijheid M, Blettner M, Gilbert E, Hakama M, Hill C, et al. "The 15-country collaborative study of cancer risk among radiation workers in the nuclear industry: estimates of radiation-related cancer risks." ***Radiat Res***. 2007;167(4):396-416.

Chartier H, Fassier P, Leuraud K, Jacob S, Baudin C, Laurier D, et al. "Occupational low-dose irradiation and cancer risk among medical radiation workers." ***Occup Med*** (Lond). 2020;70(7):476-84.

Cucinotta FA, Manuel FK, Jones J, Iszard G, Murrey J, Djojonegro B, et al. "Space radiation and cataracts in astronauts." ***Radiat Res***. 2001;156(5 Pt 1):460-6.

Darby S, Hill D, Auvinen A, Barros-Dios JM, Baysson H, Bochicchio F, et al. "Radon in homes and risk of lung cancer: collaborative analysis of individual data from 13 European case-control studies." ***BMJ***. 2005;330(7485):223.

Dreger S, Wollschläger D, Schafft T, Hammer GP, Blettner M, Zeeb H. "Cohort study of occupational cosmic radiation dose and cancer mortality in German aircrew, 1960-2014." ***Occup Environ Med***. 2020;77(5):285-91.

Elgart SR, Little MP, Chappell LJ, Milder CM, Shavers MR, Huff JL, et al. "Radiation exposure and mortality from cardiovascular disease and cancer in early NASA astronauts." ***Sci Rep***. 2018;8(1):8480.

Gaskin J, Coyle D, Whyte J, Krewksi D. "Global estimate of lung cancer mortality attributable to residential radon." ***Environ Health Perspect***. 2018;126(5):057009.

Gillies M, Richardson DB, Cardis E, Daniels RD, O'Hagan JA, Haylock R, et al. "Mortality from circulatory diseases and other non-cancer outcomes among nuclear workers in France, the United Kingdom and the United States (INWORKS)." ***Radiat Res***. 2017;188(3):276-90.

Hamm PB, Nicogossian AE, Pool SL, Wear ML, Billica RD. "Design and current status of the longitudinal study of astronaut health." ***Aviat Space Environ Med***. 2000;71(6):564-70.

Hamra GB, Richardson DB, Cardis E, Daniels RD, Gillies M, O'Hagan JA, et al. "Cohort profile: the International Nuclear Workers Study (INWORKS)." ***Int J Epidemiol***. 2016;45(3):693-9.

Haylock RGE, Gillies M, Hunter N, Zhang W, Phillipson M. "Cancer mortality and incidence following external occupational radiation exposure: an update of the 3rd analysis of the UK national registry for radiation workers." *Br J Cancer*. 2018;119(5):631-37.

International Commission on Radiological Protection (ICRP). "Lung cancer risk from radon and progeny and statement on radon." *ICRP Publication 115*. Ann ICRP. 2010;40(1).

Jacob S, Boveda S, Bar O, Brezin A, Maccia C, Laurier D, et al. "Interventional cardiologists and risk of radiation-induced cataract: results of a French multicenter observational study." *Int J Cardiol*. 2013;167:1843-7.

Jang S, Lee JK, Cho M, Yang SS, Kim SH, Kim WT. "Consecutive results of blood cell count and retrospective biodosimetry: useful tools of health protection regulation for radiation workers." *Occup Environ Med*. 2016;73(10):694-700.

Jeong M, Jin YW, Yang KH, Ahn YO, Cha CY. "Radiation exposure and cancer incidence in a cohort of nuclear power industry workers in the Republic of Korea, 1992-2005." *Radiat Environ Biophys*. 2010;49(1):47-55.

Kitahara CM, Linet MS, Drozdovitch V, Alexander BH, Preston DL, Simon CL, et al. "Cancer and circulatory disease risks in US radiologic technologists associated with performing procedures involving radionuclides." *Occup Environ Med*. 2015;72(11):770-6.

Kitahara CM, Linet MS, Balter S, Miller DL, Rajaraman P, Cahoon EK, et al. "Occupational radiation exposure and deaths from malignant intracranial neoplasms of the brain and CNS in U.S. radiologic technologists, 1983-2012." *AJR AM J Roentgenol*. 2017;208(6):1278-84.

Kitahara CM, Preston DL, Neta G, Little MP, Doody MM, Simon SL, et al. "Occupational radiation exposure and thyroid cancer incidence in a cohort of U.S. radiologic technologists, 1983-2013." *Int J Cancer*. 2018;143(9):2145-9.

Ko S, Kang S, Ha M, Kim J, Jun JK, Kong KA, et al. "Health effects from occupational radiation exposure among fluoroscopy-guided interventional medical workers: a systematic review." *J Vasc Interv Radiol*. 2018;29(3):353-66.

Laurier D, Marsh JW, Rage E, Tomasek L. "Miner studies and radiological protection against radon." *Ann ICRP*. 2020;49(1_suppl):57-67.

Lee T, Sigurdson AJ, Preston DL, Cahoon EK, Freedman DM, Simon SL, et al. "Occupational ionising radiation and risk of basal cell carcinoma in US radiologic technologists (1983-2005)." *Occup Environ Med*. 2015;72(12):862-9.

Lee W, Kang MY, Yoon JH. "Cancer incidence among air transportation industry workers using the national cohort study of korea." *Int J Environ Res Public Health*. 2019;16(16):2906.

Lee WJ, Preston DL, Cha ES, Ko S, Lim H. "Thyroid cancer risks among medical radiation workers in South Korea, 1996-2015." *Environ Health*. 2019;18(1):19.

Lee WJ, Ko S, Bang YJ, Choe SA, Choi Y, Preston DL. "Occupational radiation exposure and cancer incidence in a cohort of diagnostic medical radiation workers in South Korea." *Occup Environ Med*. 2021;78(12):876-83.

Lee WJ, Jang EJ, Kim KS, Bang YJ. "Underestimation of Radiation Doses by Compliance of Wearing Dosimeters among Fluoroscopically-Guided Interventional Medical Workers in Korea." *Int J Environ Res Public Health*. 2022;19(14):8393.

Leuraud K, Richardson DB, Cardis E, Daniels RD, Gillies M, Haylock R, et al. "Risk of cancer associated with low-dose radiation exposure: comparison of results between the INWORKS nuclear workers study and the A-bom survivors study." *Radiat Environ Biophys*. 2021;60(1):23-39.

Leuraud K, Richardson DB, Cardis E, Daniels RD, Gillies M, O'Hagan JA, et al. "Ionising radiation and risk of death from leukaemia and lymphoma in radiation-monitored workers (INWORKS): an international cohort study." *Lancet Haematol*. 2015;2(7):e276-81.

Linet MS, Little MP, Kitahara CM, Cahoon EK, Doody MM, Simon SL, et al. "Occupational radiation and haematopoietic malignancy mortality in the retrospective cohort study of US radiologic technologists, 1983-2012." *Occup Environ Med*. 2020;77(12):822-31.

Little MP, Kitahara CM, Cahoon EK, Bernier MO, Velazquez-Kronen R, Doody MM, et al. "Occupational radiation exposure and risk of cataract incidence in a cohort of US radiologic technologists." *Eur J Epidemiol*. 2018;33(12):1179-91.

Little MP, Cahoon EK, Kitahara CM, Simon SL, Hamada N, Linet MS. "Occupational radiation exposure and excess additive risk of cataract incidence in a cohort of US radiologic technologists." *Occup Environ Med*. 2020;77(1):1-8.

Little MP, Patel A, Hamada N, Albert P. "Analysis of cataract in relationship to occupational radiation dose accounting for dosimetric uncertainties in a cohort of U.S. radiologic technologitsts." *Radiat Res*. 2020;194(2):153-161.

Martinez NE, Jokisch DW, Dauer LT, Eckerman KF, Goans RE, Brockman JD, et al. "Radium dial workers: back to the future." *Int J Radiat Biol*. 2021:1-19.

National Council on Radiation Protection and Measurements (NCRP). "Using personal monitoring data to derive organ doses for medical radiation workers, with a focus on lung." *NCRP commentary* No. 30. Bethesda, Md: National Council on Radiation Protection and Measurements. 2020.

Park S, Seo S, Lee D, Park S, Jin YW. "A cohort study of Korean radiation workers: baseline characteristics of participants." *Int J Environ Res Public Health*. 2020;17(7):2328.

Park S, Lee DN, Jin YW, Cha ES, Jang WI, Park S, et al. "Non-cancer disease prevalence and association with occupational radiation exposure among Korean radiation workers." *Sci Rep*. 2021;11(1):22415.

Preston DL, Kitahara CM, Freedman DM, Sigurdson AJ, Simon SL, Little MP, et al. "Breast cancer risk and protracted low-to-moderate dose occupational radiation exposure in the US Radiologic Technologists Cohort, 1983-2008." *Br J Cancer*. 2016;115(9):1105-12.

Rage E, Richardson DB, Demers PA, Do M, Fenske N, Kreuzer M, et al. "PUMA - pooled uranium miners analysis: cohort profile." *Occup Environ Med*. 2020;77(3):194-200.

Rajaraman P, Doody MM, Yu CL, Preston DL, Miller JS, Sigurdson AJ, et al. "Incidence and mortality risks for circulatory diseases in US radiologic technologists who worked with fluoroscopically guided interventional procedures, 1994-2008." *Occup Environ Med*. 2016;73:21-7.

Rajaraman P, Doody MM, Yu CL, Preston DL, Miller JS, Sigurdson AJ, et al. "Cancer risks in U.S. radiologic technologists working with fluoroscopically guided interventional procedures, 1994-2008." *AJR Am J Roentgenol.* 2016;206(5):1101-8.

Richardson DB, Cardis E, Daniels RD, Gillies M, O'Hagan JA, Hamra GB, et al. "Risk of cancer from occupational exposure to ionising radiation: retrospective cohort study of workers in France, the United Kingdom, and the United States (INWORKS)." *BMJ.* 2015;351:h5359.

Richardson DB, Cardis E, Daniels RD, Gillies M, Haylock R, Leuraud K, et al. "Site-specific solid cancer mortality after exposure to ionizing radiation: a cohort study of workers (INWORKS)." *Epidemiology.* 2018;29(1):31-40.

Richardson DB, Rage E, Demers PA, Do MT, DeBono N, Fenske N, et al. "Mortality among uranium miners in North America and Europe: the Pooled Uranium Miners Analysis (PUMA)." *Int J Epidemiol.* 2021;50(2):633-43.

Schubauer-Berigan MK. "Hazards at 10 000 m: studies of aircrew and their importance in understanding cancer risks from cosmic radiation and circadian disruption." *Occup Environ Med.* 2020;77(5):283-4.

Simon SL, Weinstock RM, Doody MM, Neton J, Wenzl T, Stewart P, et al. "Estimating historical radiation doses to a cohort of U.S. radiologic technologists." *Radiat Res.* 2006;166(1Pt 2):174-92.

Simon SL, Preston DL, Linet MS, Miller JS, Sigurdson AJ, Alexander BH, et al. "Radiation organ doses received in a nationwide cohort of U.S. radiologic technologists: methods and findings." *Radiat Res.* 2014;182(5):507-28.

Ulrich H. "The incidence of leukemia in radiologists." *N Engl J Med.* 1946;234:45.

Velazquez-Kronen R, Gilbert ES, Linet MS, Moysich KB, Freudenheim JL, Wactawski-Wende J, et al. "Lung cancer mortality associated with protracted low-dose occupational radiation exposures and smoking behaviors in U.S. radiologic technologists, 1983-2012." *Int J Cancer.* 2020;147(11):3130-8.

Velazquez-Kronen R, Borrego D, Gilbert ES, Miller DL, Moysich KB, Freudenheim JL, et al. "Cataract risk in US radiologic technologists assisting with fluoroscopically guided interventional procedures: a retrospective cohort study." *Occup Environ Med.* 2019;76(5):317-25.

Vrijheid M, Cardis E, Ashmore P, Auvinen A, Bae JM, Engels H, et al. "Mortality from diseases other than cancer following low doses of ionizing radiation: results from the 15-Country Study of nuclear industry workers." *Int J Epidemiol*. 2007;36(5):1126-35.

Wakeford R. "Radiation in the workplace-a review of studies of the risks of occupational exposure to ionising radiation." *J Radiol Prot*. 2009;29(2A):A61-79.

Wakeford R. "Overview of epidemiological studies of nuclear workers: opportunities, expectations, and limitations." *J Radiol Prot*. 2021;41(4).

Zablotska LB, Lane RS, Thompson PA. "A reanalysis of cancer mortality in Canadian nuclear workers (1956-1994) based on revised exposure and cohort data." *Br J Cancer*. 2014;110(1):214-23.

15 환경 방사선 노출Environmental Exposure

Ahn YO, Li ZM. KREEC Study Group. "Cancer risk in adult residents near nuclear power plants in Korea-a cohort study of 1992-2010." *J Korean Med Sci*. 2012;27(9):999-1008.

Baker PJ, Hoel DG. "Meta-analysis of standardized incidence and mortality rates of childhood leukemia in proximity to nuclear facilities." *Eur J Cancer Care*. 2007;16:355-63.

Berlivet J, Hémon D, Cléro É, Ielsch G, Laurier D, Guissou S, et al. "Ecological association between residential natural background radiation exposure and the incidence rate of childhood central nervous system tumors in France, 2000-2012." *J Environ Radioact*. 2020;211:106071.

Committe on Medical Aspects of Radiation on the Environment (COMARE). 17th report. *Further consideration of the incidence of cancers around the nuclear installantions at Sellafield and Dounreay*. Public Health England. 2016.

Darby S, Hill D, Deo H, Auvinen A, Barros-Dios JM, Baysson H, et al. "Residential radon and lung cancer--detailed results of a collaborative analysis of individual data on 7148 persons with lung cancer and 14,208 persons without lung cancer from 13 epidemiologic studies in Europe." *Scand J Work Environ Health*. 2006;32 Suppl 1:1-83.

Davis S, Kopecky KJ, Hamilton TE, Onstad L, Hanford Thyroid Disease Study Team. "Thyroid neoplasia, autoimmune thyroiditis, and hypothyroidism in persons exposed to iodine 131 from the hanford nuclear site." *JAMA*. 2004;292(21):2600-13.

Desbiolles A, Roudier C, Goria S, Stempfelet M, Kairo C, Quintin C, et al. "Cancer incidence in adults living in the vicinity of nuclear power plants in France, based on data from the French network of cancer registries." *Int J Cancer*. 2018;142(5):899-909.

de Vathaire F, Drozdovitch V, Brindel P, Rachedi F, Boissin JL, Sebbag J, et al. "Thyroid cancer following nuclear tests in French Polynesia." *Br J Cancer*. 2010;103(7):1115-21.

Gardner MJ, Snee MP, Hall AJ, Powell CA, Downes S, Terrell JD. "Results of case-control study of leukaemia and lymphoma among young people near Sellafield nuclear plant in west Cumbria." *BMJ*. 1990;300:423-9.

Gaskin J, Coyle D, Whyte J, Krewksi D. "Global estimate of lung cancer mortality attributable to residential radon." *Environ Health Perspect*. 2018;126(5):057009.

Gilbert ES, Huang L, Bouville A, Berg CD, Ron E. "Thyroid cancer rates and ^{131}I doses from Nevada atmospheric nuclear bomb tests: an update." *Radiat Res*. 2010;173(5):659-64.

Hsieh WH, Lin IF, Ho JC, Chang PW. "30 years follow-up and increased risks of breast cancer and leukaemia after long-term low-dose-rate radiation exposure." *Br J Cancer*. 2017;117(12):1883-7.

Hwang SL, Hwang JS, Yang YT, Hsieh WA, Chang TC, Guo HR, et al. "Estimates of relative risks for cancers in a population after prolonged low-dose-rate radiation exposure: a follow-up assessment from 1983 to 2005." *Radiat Res*. 2008;170(2):143-8.

Jablon S, Hrubec Z, Boice JD Jr. "Cancer in populations living near nuclear facilities. A survey of mortality nationwide and incidence in two states." *JAMA*. 1991;265(11):1403-8.

Kaatsch P, Spix C, Schulze-Rath R, Schmiedel S, Blettner M. "Leukaemia in young children living in the vicinity of German nuclear power plants." *Int J Cancer*. 2008;122(4):721-6.

Kendall GM, Little MP, Wakeford R. "A review of studies of childhood cancer and natural background radiation." *Int J Radiat Biol*. 2021;97(6):769-81.

Kim J, Bang Y, Lee WJ. "Living near nuclear power plants and thyroid cancer risk: A systematic review and meta-analysis." *Environ Int*. 2016;87:42-8.

Kinlen L. "Evidence for an infective cause of childhood leukaemia: comparison of a Scottish new town with nuclear reprocessing sites in Britain." *Lancet*. 1988;2(8624):1323–7.

Koerblein A, Fairlie I. "French Geocap study confirms increased leukemia risks in young children near nuclear power plants." *Int J Cancer*. 2012;131(12):2970-1.

Krewski D, Lubin JH, Zielinski JM, Alavanja M, Catalan VS, Field RW, et al. "Residential radon and risk of lung cancer: a combined analysis of 7 North American case-control studies." *Epidemiology* 2005;16(2):137-45.

Lee WJ. "Cancer risk among population near nuclear power plants in Korea." *J Korean Med Sci*. 2015;30(5):666-7.

Lin CM, Chang WP, Doyle P, Wang JD, Lee LT, Lee CL, et al. "Prolonged time to pregnancy in residents exposed to ionising radiation in cobalt-60-contaminated buildings." *Occup Environ Med*. 2010;67(3):187-95.

Mazzei-Abba A, Folly CL, Coste A, Wakeford R, Little MP, Raaschou-Nielsen O, et al. "Epidemiological studies of natural sources of radiation and childhood cancer: current challenges and future perspectives." *J Radiol Prot*. 2020;40(1):R1-R23.

McLean AR, Adlen EK, Cardis E, Elliott A, Goodhead DT, Harms-Ringdahl M, et al. "A restatement of the natural science evidence base concerning the health effects of low-level ionizing radiation." *Proc Biol Sci*. 2017;284(1862):20171070.

Moon EK, Ha WH, Seo S, Jin YW, Jeong KH, Yoon HJ, et al. "Estimates of radiation doses and cancer risk from food intake in Korea." *J Korean Med Sci*. 2016;31(1):9-12.

Nair RR, Rajan B, Akiba S, Jayalekshmi P, Nair MK, Gangadharan P, et al. "Background radiation and cancer incidence in Kerala, India-Karanagappally cohort study." *Health Phys*. 2009;96(1):55-66.

National Research Council (NRC). *Analysis of cancer risks in populations near nuclear facilities phase 2, pilot planning*. Washington D.C. National Academies Press. 2014.

Seo S, Ha WH, Kang JK, Lee D, Park S, Kwon TE, et al. "Health effects of exposure to radon: implications of the radon bed mattress incident in Korea." *Epidemiol Health*.

2019;41:e2019004.

Sermage-Faure C, Laurier D, Goujon-Bellec S, Chartier M, Guyot-Goubin A, Rudant J, et al. "Childhood leukemia around French nuclear power plants--the Geocap study, 2002-2007." *Int J Cancer*. 2012;131(5):E769-80.

Spix C, Schmiedel S, Kaatsch P, Schulze-Rath R, Blettner M. "Case-control study on childhood cancer in the vicinity of nuclear power plants in Germany 1980-2003." *Eur J Cancer*. 2008;44(2):275-84.

Spycher BD, Feller M, Zwahlen M, Röösli M, von der Weid NX, Hengartner H, et al. "Childhood cancer and nuclear power plants in Switzerland: a census-based cohort study." *Int J Epidemiol*. 2011;40(5):1247-60.

Su Y, Wang Y, Yoshinaga S, Zhu W, Tokonami S, Zou J, et al. "Lens opacity prevalence among the residents in high natural background radiation area in Yangjiang, China." *J Radiat Res*. 2021;62(1):67-72.

Tao Z, Akiba S, Zha Y, Sun Q, Zou J, Li J, et al. "Cancer and non-cancer mortality among Inhabitants in the high background radiation area of Yangjiang, China (1979-1998)." *Health Phys*. 2012;102(2):173-81.

Wakeford R, Darby SC, Murphy MF. "Temporal trends in childhood leukaemia incidence following exposure to radioactive fallout from atmospheric nuclear weapons testing." *Radiat Environ Biophys*. 2010;49(2):213-27.

Wing S, Richardson DB, Hoffmann W. "Cancer risks near nuclear facilities: the importance of research design and explicit study hypotheses." *Environ Health Perspect*. 2011;119(4):417-21.

부록

Lee WJ, Ko S, Bang YJ, Choe SA, Choi Y, Preston DL. "Occupational radiation exposure and cancer incidence in a cohort of diagnostic medical radiation workers in South Korea." *Occup Environ Med*. 2021;78(12):876-83.

Risk Sciences International. "User Manual and Command Summary." *EPICURE Version 2 User Guide* (http://epicure.risksciences.com).

찾아보기

역학과 방사선

초판 발행 1쇄 2022년 11월 30일

지은이 이원진
펴낸곳 고려대학교출판문화원
www.kupress.com
kupress@korea.ac.kr
(02841) 서울특별시 성북구 안암로 145
Tel 02-3290-4230, 4232
Fax 02-923-6311
찍은곳 (주)동화인쇄

ISBN 979-11-6956-004-7 93400

값 32,000원
※ 잘못 만들어진 책은 바꿔 드립니다.